Onder redactie van:
Martine Busch
Anneke Huisman
Susan Hupkens
Adriaan Visser

Inleiding complementaire zorg

Onder redactie van:
Martine Busch
Anneke Huisman
Susan Hupkens
Adriaan Visser

Inleiding complementaire zorg

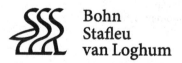
Bohn
Stafleu
van Loghum

Houten, 2017

Eerste druk, Reed Business, Amsterdam 2006
Tweede Druk, Bohn Stafleu van Loghum, Houten 2017

ISBN 978-90-368-1711-0   ISBN 978-90-368-1712-7 (eBook)

NUR 876
Omslagontwerp en basisontwerp binnenwerk: Mariël Lam BNO, Empel
Opmaak: Studio Imago, Amersfoort
Foto's omslag: Weleda Nederland NV en Van Praag Instituut
Illustraties in het binnenwerk: zie illustratieverantwoording achter in het boek.

Bohn Stafleu van Loghum
Het Spoor 2
Postbus 246
3990 GA Houten
www.bsl.nl

Medewerkers

Martine Busch

Martine Busch MA, is directeur en medeoprichter van het Van Praag Instituut. Zij studeerde orthopedagogiek en geeft nu onder meer trainingen therapeutic touch, centeren en Gezonde Verbeelding aan zorgverleners en mantelzorgers, en adviseert zorginstellingen bij de implementatie van complementaire zorg. Zij publiceert en spreekt regelmatig over deze onderwerpen.

Marilène Dols

Marilène Dols is van oorsprong docent gezondheidskunde en biologie en studeerde natuurgeneeskunde aan de Academie voor Natuurgeneeswijzen te Hilversum. Zij doceert natuurgeneeskunde en fytotherapie aan diverse opleidingen. Tevens voert zij een natuurgeneeskunde- en fytotherapiepraktijk aan huis.

Jos Galdermans

Jos Galdermans is werkzaam als (bedrijfs)natuurgeneeskundige en coach. Daarnaast geeft hij lezingen, verzorgt nascholingen en doceert aan academies voor natuurgeneeskunde in binnen- en buitenland en aan de opleiding complementaire zorg.

Jolanda van Herk

Jolanda van Herk is adviseur kwaliteitsbeleid bij het Kwaliteitsinstituut voor de gezondheidszorg CBO te Utrecht. Zij was tot eind 2005 projectleider van het ondersteuningsprogramma Implementatie Kwaliteitszorg Alternatieve Behandelwijzen (IKAB). Daarnaast heeft zij een praktijk voor rebalancing en reiki.

Anneke Huisman

Anneke Huisman is verpleegkundige en voorzitter van de Nederlandse Vereniging voor Complementaire Zorg (NVCZ) en werkzaam in het Erasmus MC locatie Dr. Daniel den Hoedkliniek als avondcoördinator, waar zij met complementaire zorg werkt. Daarnaast is zij werkzaam als trainer bij de Stichting MAIA en heeft de opleidingen aroma- en voetreflextherapie gevolgd.

Susan Hupkens

Susan Hupkens is docent verpleegkunde bij de Mondriaan Onder-wijsgroep in Den Haag, waar zij de basisopleiding complementaire zorg coördineert. Zij geeft daarnaast trainingen en cursussen over complementaire zorg, massage en aromatherapie, onder meer bij de Stichting MAIA, en heeft een praktijk als aromatherapeut.

Catherine Jansen

Catherine Jansen is werkzaam als docent verpleegkunde hbo-v en docent complementaire zorg. Als lid van de Nederlandse Vereniging voor Complementaire Zorg (NVCZ) heeft zij meegewerkt aan het opstellen van het beroepsdeelprofiel complementair verpleegkun-dige. Zij is actief in de ontwikkeling en uitvoering van complemen-taire zorg in het verpleegkundig onderwijs.

Erwin Kompanje

Dr. Erwin J.O. Kompanje studeerde verpleegkunde en filosofie van de geneeskunde. Hij promoveerde in 1999 op een proefschrift over orgaandonatie. Zijn interessegebied is onder meer de filosofische basis van zorgverlening en ziektebeleving.

Jasperien van der Pasch-Fliermans

Jasperien van der Pasch-Fliermans behaalde in 1999 het diploma Creatieve Therapie Muziek te Amersfoort. Zij werkte als muziek-therapeute op een orthopedagogisch kinderdagcentrum in een ver-zorgings- en verpleeghuis. Sinds twee jaar is zij als trainer verbon-den aan de Stichting MAIA te Rotterdam.

Ronald van Sluis

Mr. Ronald van Sluis is als adviseur in gezondheidsrecht werkzaam bij Maat & Van Sluis. Daarnaast werkt hij als verpleegkundige in het Erasmus MC locatie Sophia Kinderziekenhuis te Rotterdam.

Joke Thijssen-Kerstens

Joke Thijssen-Kerstens is opgeleid als A-verpleegkundige. Ze deed de kinderaantekening en volgde de docentenopleiding. Momenteel is ze coördinator van de Vakopleiding Aromatherapie, een driejarige ministerieel erkende opleiding. Zij geeft trainingen in het hele land en is als docent verbonden aan de opleiding complementaire zorg.

Adriaan Visser

Dr. Adriaan Visser, psycholoog, hield zich bezig met diverse onderzoekthema's in de gezondheidspsychologie. Hij was tot medio 2006 werkzaam bij het Helen Dowling Instituut (Centrum voor Psycho-oncologie) te Utrecht. Momenteel doet hij als senior onderzoeker in samenwerking onderzoek naar de effecten van complementaire zorg en is Europees redacteur van *Patient Education and Counseling*.

Imelda Wahlen

Imelda Wahlen specialiseerde zich als A-verpleegkundige onder andere in de obstetrie, gynaecologie en complementaire zorg. Daarnaast heeft zij als gecertificeerd holistisch masseur een privépraktijk.

Michel Wysmans

Michel Wysmans is econoom en socioloog. Hij is medeoprichter van het Helen Dowling Instituut, de Stichting MAIA en De Vruchtenburg, centrum voor ondersteuning van mensen met kanker. Hij adviseert bij zorgvernieuwingsprojecten gericht op het bevorderen van 'hart-' en 'zielskwaliteiten' in de zorg en bij de introductie van complementaire zorg.

Voorwoord

Mieke Grypdonck

Met complementaire zorg kwam ik voor het eerst in aanraking toen we met het ontwerpen van het patiëntgericht verpleegmodel Integrerende Verpleegkunde doende waren. Het had toen nog niet die naam. Gerard Koene, die als hoogleraar psychologie het toenmalige team leidde, maakte ons attent op publicaties van de *Humanistic Medicine*beweging. Het is dezelfde bron waar later Marco de Vries zich zou door laten inspireren en verder zou mee werken. Humanistic Medicine was in de eerste plaats een reactie tegen de te gerationaliseerde geneeskunde.

De oorzaken van de erg rationele benadering in de westerse geneeskunde kan men op verschillende bronnen terugvoeren. Vaak wordt Descartes verantwoordelijk gesteld, volgens sommigen geheel ten onrechte. Zeker heeft ook het paradigma van Claude Bernard een invloed gehad. Als de wetenschappelijke, experimentele studie van de fysiologie via diermodellen verloopt, kan men niet veel aandacht voor gevoelens en emoties verwachten. In het spoor van Menzies kan men de hyperrationaliteit ook beschouwen als een *defence against anxiety,* een verdediging tegen de eigen angst die het omgaan met zieke mensen meebrengt.

De aandacht voor complementaire zorg is ook een gevolg van de veranderde waardering voor andere culturen. Wellicht is het ook daarom dat de complementaire zorg in de VS een veel grotere verspreiding kent en een grotere vanzelfsprekendheid heeft. Wat anders is, is niet langer meer vanzelfsprekend primitief, naïef, achterlijk, lachwekkend. De Humanisitic Medicine, en de complementaire zorg hebben hun aandacht voor de emoties en gevoelens in de zorg laten beïnvloeden door oosterse denk- en werkwijzen. We zien eenzelfde belangstelling bij katholieke monniken voor oosterse filosofie en meditatie. Er is ook een andere manier van redeneren, een ander wereldbeeld mogelijk dan die van de westerse wetenschap, en die heeft mogelijk veel te bieden. De oosterse opvattingen, voor zuivere rationalisten te zweverig, spreekt veel mensen aan. Het is wellicht tekenend voor het eclecticisme van onze huidige maatschappij dat die belangstelling niet impliceert dat men de verklaringsmodellen accepteert. Of, zoals een patiënt het in een interview zei: 'het maakt mij niets uit dat het niet verklaarbaar is. Als ik er deugd van heb...'

Mede onder invloed van deze ontwikkelingen, maar zonder twijfel ook gestimuleerd door commercie en propaganda, is er een groeiende belangstelling, en ook een groeiende markt voor welzijnsbevordering. 'Add life to years, not only years to life' is een slogan uit onverdachte hoek, de Wereldgezondheidsorgansiatie. Behandelingen en zorg moeten niet alleen beoordeeld worden op de mate waarin ze genezing of verlenging van het leven bewerkstelligen, maar ook op de (verschillen in) kwaliteit van leven waarin ze resulteren. Patiënten willen niet alleen genezen (maar dat wel in de eerste plaats), ze willen ook de wijze waarop ze in het leven staan goed houden. De term vitaliteit, zoals door Rudi Rijke omschreven, is daarvoor passend, hoewel de respondenten in onze onderzoeken die term maar zelden gebruiken. Patiënten maken gebruik van heel verschillende middelen, en van heel verschillende inspiraties. Het aantal patiënten met ernstige vormen van kanker dat uit het boek van Lance Armstrong[1] kracht heeft geput is, zo blijkt uit onze onderzoeken, groot. Allerlei vormen van complementaire zorg blijken gebruikt te worden, en voor dat doel als effectief ervaren te worden.

Complementaire zorg is een verzamelnaam is voor zeer diverse vormen van zorg. Beenmassage bij een zwangere vrouw die met een scheur in de vliezen het bed moet houden, een aromabad voor een oudere in een bejaardentehuis, therapeutic touch bij brandwondenpatiënten, of het uitzoeken van een steen om onrust te bestrijden, het zijn zeer verschillende dingen, waarover ook zeer verschillend geoordeeld kan worden. Elke discussie wordt moeilijk en vele redeneringen verliezen hun geldigheid door over zo een heterogeen conglomeraat als complementaire zorg te spreken. We zouden moeten ophouden het te doen. Het is een grote verdienste van het voorliggende boek dat verschillende vormen van complementaire zorg helder onderscheiden worden. Het zal veel aan de helderheid van de discussie (kunnen) bijdragen.

Veel van de complementaire interventies hebben als basis de aandacht die de verpleegkundige aan de zorgontvanger geeft. Patiënten getuigen daar ook van. Niet dat ze in de reguliere zorg geen aandacht krijgen. De aandacht in de reguliere zorg betreft echter vaak hun problemen, geven ze aan, maar niet (of veel minder) hun persoon. In *Inleiding complementaire zorg* wordt naar die aandacht verwezen als centeren, een term die in therapeutic touch gebruikt wordt, maar het concept is veel breder bruikbaar. Bij dat centeren

1 Lance Armstrong, Sally Jenkins. *It's not about the bike. My journey back to life.* Putnam 2000, ISBN 0 425 17961 3.

gaat het erom dat je alleen bezig bent met die ene zorgontvanger en wat op dat ogenblik speelt. Dat is meer dan de handeling die gesteld wordt, het kan natuurlijk ook het verleden zijn van die zorgontvanger, als dat relevant is (bijvoorbeeld een zorgontvanger die voor de zoveelste maal vertelt dat hij echt zijn best heeft gedaan om de zelfmoord van zijn partner te voorkomen), of over de toekomst gaan als de zorgontvanger het daarover wil hebben. Maar niet over het infuus dat straks misschien opnieuw geprikt moet worden, het ontslag dat de verpleegkundige nog moet regelen of de zoon van de medebewoner van wie het nog af te wachten is of hij op tijd komt om zijn moeder nog te zien. Deze aandacht is in de complementaire zorg essentieel, en het is erg nodig die ook goed te bewaken, omdat anders de complementaire zorg gemakkelijk een techniek wordt naast de andere technieken. Tegelijkertijd is het ook moeilijk, omdat de aandacht juist weggaat als men er zich te zeer op toelegt: men is dan niet meer bezig met de zorgontvanger, maar met de aandacht.

De effectiviteit van de complementaire zorg is het grote twistpunt, althans zo laten de tegenstanders het uitschijnen. De effectiviteitvraag is inderdaad van het grootste belang. Verpleegkundigen hun tijd laten verdoen aan handelingen, interventies of acties die geen zoden aan de dijk zetten, is, zeker in de huidige gezondheidszorg waar tijd zo een schaars goed is, niet te verantwoorden. Over effectiviteit moet echter wel met de nodige nuancering gedacht worden. In dit boek wordt er terecht de nadruk op gelegd dat complementaire zorg niet de bedoeling heeft te genezen, niet wil behandelen. Eerder heb ik al aangegeven dat het erbij complementaire zorg vaak om gaat dat de zorgontvanger zich goed of beter gaat voelen: minder onrustig, minder gespannen, een grotere vitaliteit heeft, meer geniet. Zeker in de zorg voor mensen die langdurig met fysieke en geestelijke beperkingen geconfronteerd worden, zijn dat op zich zeer waardevolle betrachtingen. *Op zich* betekent hier: zonder dat er verdere gezondheidswinst aan te pas komt of zelfs sprake is van een (meetbare) verbetering van kwaliteit van leven. Een student observeerde in een woon- en zorgcentrum het verloop van aromabaden. Het waren zowel voor de bewoners als voor de verzorgenden momenten van intens genieten. Genieten van de aandacht, van de ontspanning, van het warme water, van de lekkere, zelf uitgekozen geur. Het staat als een paal boven water dat dit waardevolle zorg is, die in een woon- en zorgcentrum geen andere legitimatie nodig heeft dan dat deze bewoners ervan genieten. Heeft het langetermijneffecten? Misschien, maar dat is niet de vraag, evenmin als ik die vraag stel als ik met mijn kinderen naar *Holiday on Ice* ga, en al mijn reserves tegen de commercialisering van ontspanning voor kinderen vergeet als ik ze met Sneeuwwitje en de prins mee zie leven. Daar waar complementaire zorg de pretentie heeft problemen op te lossen, is er de zinvolle vraag of die problemen verminderd of verdwenen zijn. Dat zal vaak niet met het blote oog vast te stellen zijn, en dus door wetenschappelijk onderzoek aangetoond moeten worden. In *Inleiding complementaire zorg* wordt daar ook volop aandacht aan gegeven.

Experimenteel onderzoek van complementaire interventies is moeilijk onderzoek zoals alle onderzoek dat min of meer complexe interventies in een representatieve situatie wil toetsen. De problemen worden in dit boek aan de orde gesteld. Ze verschillen, op één punt na (dat van de interpretatie van placebo-effecten), niet van de problemen waarmee onderzoek van andere verpleegkundige interventies te maken heeft. De gevolgen zijn ook vergelijkbaar: de experimenten zijn nooit volmaakt, en dat is niet het gevolg van een tekort bij de onderzoekers, maar van de aard van de materie, of, beter nog, van de illusie dat wat voor medicatie geldt als standaard genomen moet worden voor andersoortige interventies. Het gevolg is dat er op de experimenten steeds wat aan te merken is, en dat men nooit verder komt dan dat 'de beperkingen van het onderzoek niet toelaten te zeggen dat de werkzaamheid van de interventie bewezen is'. Dat laatste geldt bijvoorbeeld ook voor het – terecht – zeer geprezen promotieonderzoek van Julia de Weert over de effecten van snoezelen geïntegreerd in 24-uurszorg. Ook daarin verschilt het onderzoek over complementaire zorg nauwelijks van onderzoek over andere zorginterventies.

De ideologie van de *Evidence Based Medicine* heeft er echter toe geleid dat zorgontvangers en hulpverleners niet meer op hun oordeelsvermogen tot durven en mogen vertrouwen, ook wanneer dat oordeelsvermogen een zeer goede inschatting van de werkelijkheid kan leiden. Omdat het soms misleidend kan zijn, is het geheel buiten werking gesteld. Logisch is dat niet, en het kan heel nare gevolgen hebben. Een verpleegkundige die een wetenschappelijke opleiding heeft gehad, zei in een gesprek over brandwondenpatiënten dat deze patiënten zeer veel pijn hadden, en corrigeerde vervolgens zichzelf: 'Mag ik dat wel zeggen want ik heb het niet gemeten'. Door de kritiek die er op complementaire zorg is, dreigt ook dat gevaar bij de complementaire zorg. De wetenschapsfilosofie, de logica en de psychologie leren ons te oordelen en onderscheid te maken tussen wanneer onze observaties misleidend kunnen zijn, en wanneer ze betrouwbaar zijn. Zorgverleners moeten op hun observatie- en oordeelsvermogen blijven vertrouwen. Dat is zo in de reguliere zorg, en dat is in de complementaire zorg niet anders.

In *Inleiding complementaire zorg* wordt de complementaire zorg zo veel mogelijk ingekaderd in het gangbare verpleegkundig denken. Dat onderlijnt het complementaire karakter, in tegenstelling tot het alternatieve. De auteurs hebben daarbij gekozen voor het model van de verpleegkundige diagnostiek volgens Gordon. Dat heeft mij sterk verbaasd. Immers, de verpleegkundige diagnostiek van Gordon is bij uitstek een medisch model, ontegensprekelijk geënt op een (door de auteurs gecontesteerd) lineair denkmodel van problemen met identificeerbare oorzaken (E in de PES), en consequenties (de S van de PES). Door de complementaire zorg zo met problemen te verbinden wordt het welbevinden gereduceerd tot de afwezigheid van problemen, terwijl de complementaire zorg er vaak toe bijdraagt dat mensen meer welbevinden ervaren ondanks de problemen. Het negatieve wordt gecompenseerd door iets positiefs, dat het negatieve niet vermindert maar (soms even) uit het centrum haalt.

Echter, juist in het aan het licht brengen van wat volgens mij een inconsistentie is, ligt voor een deel de waarde van dit boek. Het is het gevolg van de explicitering, en daardoor wordt een kritische lezing (niet in de betekenis van afkeurend maar van onderscheidend) mogelijk. Op een door de AVVV (tegenwoordig V&VN genoemd) georganiseerd forum zei een van de deelnemers aan de discussie: 'Ik weet niet zoveel over complementaire zorg, maar ik ben er tegen'. Het is zeker een stelling die voor veel deelnemers aan de discussie, en niet alleen voor tegenstanders, opgaat. Dit boek laat toe een geïnformeerde discussie te voeren over een belangrijk deel van de toepassingen van complementaire zorg in Nederland. En dat is pure winst, zowel voor voor- als tegenstanders.

Mieke Grypdonck
hoogleraar verplegingswetenschap

Inhoud

Deel 1

Complementaire zorg, een plaatsbepaling

Inleiding

Martine Busch

Er is een groeiende interesse voor complementaire zorg. Dit hangt samen met de veranderde leefstijl van Nederlanders, zoals blijkt uit het gebruik van natuurproducten, voedingssupplementen en biologische voedingsmiddelen. Elke supermarkt heeft kruidenthee, vegetarische producten en biologische groenten in de schappen staan. Bij elke drogist of apotheek zijn homeopathische en fytotherapeutische middelen verkrijgbaar. Er is in de samenleving meer aandacht voor het handhaven van de balans tussen het gebruik van dit soort middelen en gezondheid; veel mensen gaan naar de sauna, laten zich masseren – soms zelfs op het werk in de vorm van een stoelmassage – doen aan tai chi, meditatie of yoga. Het is aannemelijk dat mensen deze bewust gekozen zelfzorgmethoden willen continueren als zij worden opgenomen in een zorginstelling of anderszins met de gezondheidszorg in aanraking komen.

De huidige ontwikkeling van vraaggestuurde zorg biedt daar ook de mogelijkheden voor. Want vraagsturing betekent hulpverlening waarbij niet het beschikbare aanbod de oplossingsrichting bepaalt, maar waarbij de zorgvrager met zijn situatie, zijn mogelijkheden en zijn zorgvraag centraal staat. Dat vraagt om meer aandacht voor keuzevrijheid en voor informatie waarop zorgvragers hun keuzen kunnen baseren.

Gezien deze ontwikkelingen is het te verwachten dat zorgverleners in toenemende mate geconfronteerd zullen worden met vragen over adviezen over complementaire interventies en dat zij actief betrokken kunnen zijn bij de uitvoering ervan.

Maar ook zorgverleners hebben steeds meer interesse in de aanvullende mogelijkheden van complementaire zorg. Het groeiend aantal chronisch zieken, de toegenomen complexiteit van de zorgvraag, de vergrijzing en meer aandacht voor palliatieve zorg maken dat zorgverleners op zoek gaan naar aanvullende methoden om zorgvragers meer comfort te kunnen bieden en hun welbevinden te bevorderen. Kwaliteit van leven is een steeds belangrijker begrip geworden, zeker wanneer genezing niet meer mogelijk is.

Hoewel Nederlandse verpleegkundigen in het algemeen tevreden zijn over de kwaliteit van zorg die zij kunnen bieden, geven sommigen regelmatig aan dat zij een tegenwicht zoeken voor de schaarste aan aandacht voor de hele mens in het bestaande zorgstelsel en dat zij behoefte hebben aan 'meer gevoel' binnen de zorg. Het toepassen van complementaire zorg zou daaraan tegemoet kunnen komen.

Over het begrip 'complementaire zorg' bestaat enige onduidelijkheid. Voor sommigen behoort het tot de standaardzorg, omdat zij het beschouwen als niet meer dan het geven van aandacht. Anderen plaatsen het juist buiten de standaardzorg en zien geen verschil met alternatieve geneeswijzen. Weer anderen zijn van mening dat wat nu complementair is, straks tot de standaardzorg behoort en dat het begrip complementair dus relatief is. Wat is nu complementaire zorg?

Dit boek geeft de huidige stand van zaken weer rond complementaire zorg in Nederland. Het is geschreven door mensen die betrokken zijn bij de ontwikkeling van complementaire zorg, zowel vanuit het verpleegkundig beroep en het verpleegkundig onderwijs als vanuit onderzoeks- en adviesfuncties op dit gebied, aangevuld met deskundigen uit verschillende aansluitende gebieden.

Het eerste deel gaat vooral in op de kenmerken van complementaire zorg en complementaire zorg binnen het verpleegkundig domein. Daarnaast wordt complementaire zorg in een internationaal perspectief geplaatst. In deel twee wordt een zestal complementaire zorginterventies beschreven die regelmatig door Nederlandse zorgverleners worden toegepast: massage, werken met kruiden, werken met etherische oliën, werken met muziek, toepassing van ontspanningsoefeningen en therapeutic touch. Dit deel is praktisch van opzet, maar is uitdrukkelijk niet bedoeld als handleiding op basis waarvan zorgverleners de interventies zelf gaan toepassen. Daarvoor is meer gerichte scholing nodig. Per interventie wordt ook ingegaan op onderzoek en de mate van *evidence* voor de betreffende interventie en is een uitgebreide literatuurlijst toegevoegd. Deel drie behandelt het onderzoek naar complementaire zorg en de implementatie ervan in de zorginstelling. Het boek wordt afgesloten met aanbevelingen en met een visie op de toekomst van complementaire zorg.

Omdat complementaire zorg in alle zorgsettings kan worden toegepast, heeft de redactie gekozen voor het neutrale begrip 'zorgvrager', behalve als het duidelijk één specifieke setting betreft. Dan wordt gesproken van patiënt, bewoner of cliënt.

Complementaire zorg wordt door verschillende typen beroepsbeoefenaren toegepast: verpleegkundigen en verzorgenden zijn weliswaar in de meerderheid, maar ook activiteitenbegeleiders, pastoraal werkenden, maatschappelijk werkenden, fysiotherapeuten en psychotherapeuten kunnen er in hun werk gebruik van maken. Daarom heeft de redactie meestal gekozen voor het verzamelbegrip 'zorgverlener', maar als uit de beschreven situatie duidelijk blijkt dat het om een verpleegkundige of verzorgende gaat, wordt zij ook zo genoemd.

Overigens is complementaire zorg voor de verpleegkundige beroepsgroep het meest uitgewerkt in bestaande modellen en standaarden, zoals het methodisch verpleegkundig handelen, de Nursing Interventions Classification (NIC) en de North American Nursing Diagnosis Association (NANDA). Complementaire zorg kan binnen deze bestaande kaders een plaats hebben. Wellicht zijn deze kaders voor andere beroepsgroepen enigszins anders.

Om de leesbaarheid te vergroten wordt verder naar de zorgvrager verwezen met 'hij' en naar de zorgverlener met 'zij'.

De redactie hoopt met dit boek een betrouwbare kennisbron te bieden voor de (on)mogelijkheden van verschillende veelvoorkomende complementaire interventies en een aanzet te geven voor een beroepsinhoudelijke discussie over de plaats van complementaire zorg. Tegelijkertijd biedt het boek praktische tips en aanknopingspunten voor die zorgverleners die zich willen scholen in een of meer complementaire interventies of die complementaire zorg willen introduceren in de instelling waarin zij werkzaam zijn.

De redactie
Zomer 2006

1   Wat is complementaire zorg?

Susan Hupkens

Complementaire zorg is in ontwikkeling: vanuit de maatschappij, in het verpleegkundig beroep, in binnen- en buitenland. Het begrip complementaire zorg zorgt nogal eens voor verwarring en controversen. Het is niet altijd duidelijk wat met dit begrip wordt bedoeld. Wat zijn de kenmerken van complementaire zorg en welke interventies vallen eronder? In hoeverre is complementaire zorg anders dan 'gewone' zorg? Een definitieve afbakening is op dit moment nog niet mogelijk. Sinds 1996 wordt in de verpleegkundige en verzorgende beroepen gebruik gemaakt van de definitie van complementaire zorg door Noorden (1). In dit hoofdstuk wordt op deze definitie ingegaan en wordt beschreven wat de kenmerken zijn van complementaire zorg zoals die in de Nederlandse zorg wordt toegepast. Complementaire zorg sluit goed aan bij de uitgangspunten in de verpleegkundige en verzorgende beroepsuitoefening. Daarom is dit hoofdstuk vooral vanuit de invalshoek van deze beroepsgroep geschreven. Maar ook in andere beroepsgroepen kan wellicht aansluiting worden gevonden bij bestaande kaders.

1.1   Definitie

Complementaire zorg betekent letterlijk 'aanvullende zorg'. Deze zorg komt dus niet in de plaats van de gangbare zorg maar vormt daarop slechts een aanvulling.

Casus
Meneer Jansma ligt in het ziekenhuis en kan niet slapen omdat hij zich zorgen maakt over de uitslag van een belangrijk onderzoek. In het ziekenhuis wordt complementaire zorg toegepast door verpleegkundigen die daartoe een aanvullende scholing hebben gevolgd. Als complementaire zorg kan wellicht een voetmassage of verdamping van een etherische olie worden toegepast. Maar natuurlijk kan hij ook een slaaptablet krijgen als hij dit wil. De verpleegkundige en meneer Jansma kunnen ook besluiten de slaaptablet te combineren met een voetmassage met etherische olie.

Onder complementaire zorg wordt echter meer verstaan dan alleen een aanvulling op de gangbare zorg. Daartoe kunnen enkele uitgangspunten worden benoemd.

In Nederland is de term 'complementaire zorg' in 1996 in het verpleegkundig beroep geïntroduceerd door Noorden. Zij deed onderzoek naar het toepassen van deze zorgvormen door Nederlandse verpleegkundigen en formuleerde een definitie van het begrip 'complementaire zorginterventie'. Deze definitie wordt in Nederland veel gebruikt om het begrip 'complementaire zorg' te verduidelijken.

Definitie

Complementaire zorginterventies zijn die verpleegkundige interventies binnen het verpleegkundig proces en de verpleegkundige praktijk, die toegepast worden op basis van natuurlijke therapieën om het zelfhelende vermogen van de zorgvrager te ondersteunen, te stimuleren of te activeren en waarbij de zorg betrekking heeft op de mentale, emotionele, lichamelijke, spirituele en sociale behoeften van de zorgvrager, zodat hij een staat van welbevinden kan (her)winnen (1).

kenmerken van complementaire zorg

Uit deze definitie volgen de kenmerken van complementaire zorg:

1 complementaire zorg speelt zich af binnen het verpleegkundig beroep;
2 complementaire zorg stelt zich als doel het welbevinden van de zorgvrager te vergroten;
3 uitgangspunt is het holistische mensbeeld;
4 bij de interventies worden stoffen uit de natuur gebruikt en/of wordt uitgegaan van het energetische principe;
5 de interventies stimuleren het zelfhelende vermogen.

Naast deze kenmerken van complementaire zorg vanuit de definitie van Noorden, is er nog een ander belangrijk kenmerk:

6 bij de toegepaste interventies spelen de kwaliteit van de aanwezigheid en de aandacht van de zorgverlener een belangrijke rol.

ontwikkeling van complementaire zorg

In de afgelopen jaren hebben verschillende invloeden bijgedragen aan de ontwikkeling van complementaire zorg. Er zijn verschillende inspiratiebronnen van verschillende herkomst. Een belangrijke inspiratiebron voor complementaire zorg zijn de natuurgeneeswijzen. Maar ook de veranderde zelfzorg van mensen speelt een rol in de ontwikkeling en de waardering van complementaire zorg. Andere invloeden zijn: het energetisch denken vanuit de oosterse geneeswijzen, de *mind-body*beweging, traditionele zelfzorggebruiken bij zorgvragers, de invloed van grote migratiestromen en toegenomen mobiliteit (multiculturele zorg), de belevingsgerichte zorg en de palliatieve zorg (zie ook hoofdstuk 2 en 4).

In alle complementaire interventies zijn de zes genoemde principes herkenbaar. Door de verschillende herkomst van interventies kan de nadruk die deze principes krijgen, echter per interventie verschillen.

De zes kenmerken in de praktijk

Meneer Terberg is opgenomen in verband met vage buikklachten. Hij krijgt morgen de pa-uitslag van een biopt dat genomen is bij coloscopie. Hij is erg gespannen. Hij vertelt dat hij normaal gesproken 's morgens in stilte mediteert en dat hem dit vertrouwen geeft en rustig maakt. Deze rust mist hij nu. De verpleegkundige vraagt hem of hij nu behoefte heeft om te mediteren. Meneer Terberg zegt dat het hem op dit moment niet lukt om zich op de meditatie te concentreren. De verpleegkundige vraagt of zij een geleide-fantasieoefening met hem zal doen. Meneer stemt toe. In de oefening maakt de verpleegkundige gebruik van beelden waarvan stilte uitgaat, zoals een berglandschap. Meneer Terberg laat zich leiden door de rustige stem van de verpleegkundige. Zijn ademhaling wordt rustiger en zijn houding meer ontspannen. Na de oefening vertelt hij dat hij zich meer in balans voelt.

In dit voorbeeld zijn de volgende principes herkenbaar.

1 De verpleegkundige handelt vanuit haar rol als verpleegkundige: het reduceren van stress hoort bij haar competenties.
2 Door de rustige stem van de verpleegkundige en de keuze van de visualisatie kan meneer Terberg zich beter ontspannen en voelt hij zich meer in balans. Dit draagt bij aan zijn welbevinden.
3 Het holistische mensbeeld komt in dit voorbeeld niet zo duidelijk naar voren. De verpleegkundige gaat in op de angst van meneer Terberg. Angst kan het totale functioneren verlammen. De angst van meneer Terberg heeft te maken met zijn lichamelijke klachten. Indirect is er wel verband met het holistische mensbeeld.
4 In dit voorbeeld wordt niet gebruik gemaakt van materialen of natuurlijke stoffen; het gaat vooral om het stimuleren van de balans. Meneer Terberg benoemt dit ook zo.
5 Meneer Terberg vertelt dat meditatie hem helpt om vertrouwen te hebben en ontspannen te zijn.
6 De verpleegkundige neemt de angst van meneer Terberg serieus. Zij zoekt samen met hem een manier om ermee om te gaan die past bij de gewoonten van meneer. De rustige stem en mogelijk ook de houding van de verpleegkundige zijn belangrijk voor visualisatieoefeningen. Als de verpleegkundige niet rustig is, kan zij deze interventie niet toepassen.

1.2 Complementaire zorg binnen het verpleegkundig beroep

Complementaire zorg is geen alternatieve therapie (zie ook hoofdstuk 4). Complementaire interventies zijn interventies die volgens het verpleegkundig proces in de praktijk worden toegepast. Ze behoren tot het domein van de verpleegkunde.

1.2.1 Het beroepsprofiel: draaglast en draagkracht

De verpleegkundige richt zich volgens het beroepsprofiel van de verpleegkundige op 'feitelijke of potentiële reacties op gezondheidsproblemen en/of daaraan gerelateerde bestaansproblemen en op behandeling of therapie om het evenwicht tussen draagkracht en draaglast te handhaven of te herstellen' (2). Verpleegkundigen richten zich dus in eerste instantie op problemen die het gevolg zijn van ziekte of een andere stoornis, maar niet op de stoornis zelf. Dit laatste is het terrein van de arts en andere therapeuten.

evenwicht in draaglast en draagkracht

Om het evenwicht in draaglast en draagkracht te verbeteren kan de verpleegkundige twee soorten interventies toepassen:
1 interventies die de draaglast van de zorgvrager verminderen, of
2 interventies die de draagkracht van de zorgvrager vergroten.

Bij complementaire interventies is dit niet anders.

Casus
Meneer Barsati kan niet slapen omdat hij last heeft van vastzittend slijm. Ook maakt hij zich zorgen over de behandeling die hem morgen te wachten staat. Voorbeelden van gebruikelijke verpleegkundige interventies zijn:
• het geven van voorlichting over de behandeling, en de gevolgen daarvan. Daardoor maakt meneer Barsati zich niet meer zorgen dan nodig omdat hij weet hoe de behandeling waarschijnlijk zal verlopen (= vermindering van draaglast);
• de verpleegkundige kan meneer Barsati ook instructie geven hoe hij het beste kan ophoesten (= vergroten van draagkracht).

Ook complementaire interventies kunnen zich richten op vergroting van de draagkracht of het verminderen van de draaglast. Voorbeelden hiervan zijn:
• door verdamping van etherische olie van mirre heeft meneer Barsati minder last van slijm in de luchtwegen (= vermindering van draaglast);
• door een ontspanningsoefening met meneer Barsati te doen kan hij beter omgaan met zijn zorgen over de behandeling (= vergroten van draagkracht).

De in deze casus genoemde interventies kunnen naast elkaar worden toegepast. Het doel van zowel de complementaire als de gangbare interventies is dat gezondheidsklachten van de zorgvrager worden beperkt en dat hij beter kan omgaan met klachten die niet te verhelpen zijn.

1.2.2 Verpleegkundige problematiek en methodiek

Complementaire zorginterventies worden toegepast bij problemen van zorgvragers die op verpleegkundig terrein liggen: de verpleegkundige diagnosen.

Uit een Nederlands onderzoek naar de implementatie van complementaire zorg bleek bij welke problemen men het meest gebruikmaakt van complementaire zorg: angst/spanning, pijn, slapeloosheid, verwardheid/onrust en isolement (moeilijk contact maken) (3). Deze problemen zijn gangbare verpleegkundige (NANDA-)diagnosen. De verpleegkundige blijft dus binnen haar domein als zij bij deze diagnosen complementaire zorg toepast. Ook bij veel andere verpleegkundige diagnosen kunnen complementaire interventies verbetering brengen; dit wordt nader uitgewerkt in deel 2 van dit boek.

Complementaire interventies worden geïndiceerd, gepland, uitgevoerd en geëvalueerd volgens de gangbare methodische werkwijze in het verpleegkundig beroep (zie hoofdstuk 5).

Complementaire zorg geeft verpleegkundigen extra mogelijkheden om creatief om te gaan met de problematiek van de zorgvrager. Verpleegkundigen die complementaire zorg kunnen toepassen, hebben meer mogelijkheden voor interventies die effectief kunnen zijn bij problemen van zorgvragers.

1.2.3 De corebusiness van verpleegkundigen

In de Wet BIG (Wet op de Beroepen in de Individuele Gezondheidszorg) worden de taken voor verpleegkundigen in twee hoofdgroepen verdeeld.

1 Het verrichten van handelingen op het gebied van observatie, begeleiding, verpleging en verzorging. De verpleegkundige kan op dit gebied zelfstandig beslissen en handelen. Dit zijn handelingen als wassen, kleden, helpen met bewegen, pijn verlichten, voorkomen van bedcomplicaties, begeleidingsgesprekken voeren, voorlichting geven over gezonde leefwijze, enzovoort.
2 Het verrichten van handelingen voor een andere beroepsbeoefenaar (meestal de arts) in aansluiting op diens diagnostische en therapeutische werkzaamheden. Voor deze handelingen heeft de

verpleegkundige een verzoek van de arts nodig. Voorbeelden zijn: bloeddruk meten, een infuus prikken en het verzorgen daarvan, urine verzamelen voor onderzoek, enzovoort (2).

Complementaire zorg sluit vooral aan bij het eerste 'eigen' domein van de verpleegkunde: *care*, of in goed Nederlands: zorg. Snyder (4), noemt zorg de *core*, de kern, van verplegen. Complementaire interventies passen bij dit zorgend karakter van het beroep.
Verzorgende Bertina over complementaire zorg:
> 'Ik had er meteen een goed gevoel over. Dáár kunnen we wat mee op onze afdeling, dacht ik. Dat je net dat beetje extra kunt doen voor de cliënt. Pijn verlichten of extra persoonlijke aandacht geven. Het zijn de kleine dingen die het verschil maken voor cliënten. Voor mij heeft complementaire zorg te maken met de kern van mijn vak: aandacht en zorg' (5).

1.2.4 Het beroepsdeelprofiel

In 2004 heeft de Nederlandse Vereniging voor Complementaire Zorg (NVCZ) in samenwerking met de Algemene Vereniging Verpleegkundigen en Verzorgenden (AVVV, voormalige koepelorganisatie voor verpleegkundige beroepsorganisaties, tegenwoordig: V&VN, Verpleegkundigen en Verzorgenden Nederland) een beroepsdeelprofiel van de complementair verpleegkundige gepubliceerd (6). Een beroepsdeelprofiel is een verbijzondering van het algemene verpleegkundig beroepsprofiel. In het beroepsdeelprofiel wordt, uitgaande van een gemeenschappelijke kern van het verpleegkundig beroep, de verbijzondering van een bepaald deelgebied beschreven, in dit geval de complementaire zorg. In een beroepsdeelprofiel staat dus wat de complementair verpleegkundige doet, voor wie, hoe en waarom. In het beroepsdeelprofiel zijn ook de kernopgaven en kerncompetenties van de complementair verpleegkundige beschreven (zie bijlage 1).

taakgebieden complementair verpleegkundige

Voor de complementair verpleegkundige zijn er drie taakgebieden:
1 zorgvragergebonden taken: datgene wat de verpleegkundige doet in de directe zorgverlening, zoals specifieke vragen stellen bij de anamnese, voorlichting geven over ontspanningstechnieken, toepassen van complementaire interventies zoals het gebruik van kruiden, massage en baden met etherische olie;
2 professiegebonden taken: de verpleegkundige levert een bijdrage aan de ontwikkeling en kwaliteit van het beroep in de vorm van het volgen van cursussen, evalueren van implementatie van 'nieuwe' interventies en consulteren van collega's;

3 organisatiegebonden taken: meedenken over en meewerken aan het beleid met betrekking tot complementaire zorg en creëren van voorwaarden voor een goede implementatie. Bijvoorbeeld: participeren in de VAR (verpleegkundige adviesraad), ontwerpen van richtlijnen voor complementaire zorg, zorg voor en kennis over materialen die daarvoor nodig zijn.

1.3 Doel is welbevinden

Met complementaire zorg wordt niet geprobeerd de zorgvrager te genezen. Het gaat om het bevorderen van 'welbevinden' en 'comfort'. In de zorg wordt ook wel gesproken van 'kwaliteit van leven'. Het gaat er in de gezondheidszorg niet alleen om dat de zorgvrager zo veel mogelijk van zijn ziekten en kwalen wordt afgeholpen, maar ook dat hij (weer) welbevinden ervaart. Ook in de definitie van de World Health Organization (WHO) van gezondheid komt het begrip welbevinden voor: 'Gezondheid is een toestand van volledig lichamelijk, psychisch en sociaal welbevinden en niet slechts de afwezigheid van ziekte.'

welbevinden is een persoonlijk begrip

Welbevinden is een persoonlijk en subjectief gegeven. Zorgverleners moeten in hun benadering dus uitgaan van de subjectieve beleving van zorgvragers. Wat vinden zij welbevinden? Waar leggen zij hun prioriteiten? Willen zij bijvoorbeeld graag elke dag fris gewassen in bed liggen, of vinden zij het belangrijk om aandacht te kunnen besteden aan het bezoek, of is welbevinden voor hen een wandeling in de natuur? Welbevinden is een persoonlijk begrip. Wat voor een zorgvrager in een bepaalde situatie belangrijk is, kan alleen worden bepaald door de zorgvrager zelf. In een gesprek met de zorgvrager en door observatie kan worden vastgesteld wat voor hem belangrijk is. De kunst van verplegen is om optimaal aan te sluiten bij deze persoonlijke behoefte. Als deze behoefte ligt op het gebied van de complementaire zorg dient de zorgverlener dit niet uit te sluiten.
Een cursist van de Basisopleiding Complementaire Zorg verwoordde als volgt waarom zij het belangrijk vindt complementaire zorg aan te bieden:

> 'Complementaire zorg hoort bij mijn visie. Als een patiënt zich door complementaire zorg toe te passen beter voelt, dan moet je dat als verpleegkundige voortzetten. De patiënt komt tenslotte op de eerste plaats en je probeert zo veel mogelijk voor hem te doen. Wat mij bij complementaire zorg aanspreekt is dat je door dit soort zorg dichter bij een patiënt komt te staan dan wanneer je alleen reguliere zorg toepast. Dit kan vaak al door simpele dingen als het toepassen van een massage of het geven van een kruidenthee.'

De NOC (Nursing Outcomes Classification) (7) geeft een definitie van en indicatoren voor comfort en welbevinden (tabel 1.1 en 1.2).

Tabel 1.1 Comfort

Definitie: mate van lichamelijk en geestelijk welbevinden

Indicatoren voor comfort (comfort level)

- geuit lichamelijk welbevinden
- geuite tevredenheid over symptoombestrijding
- geuit lichamelijk welbevinden
- geuite tevredenheid over de fysieke omgeving
- geuite tevredenheid over sociale relatie
- geuit spiritueel welbevinden
- geuite tevredenheid over de pijnbestrijding
- overige (specificeer)

Tabel 1.2 Welbevinden

Definitie: geuite mate van tevredenheid over de gezondheidstoestand

Indicatoren voor welbevinden (well-being)

- tevredenheid over de lichamelijke gezondheid
- tevredenheid over het emotioneel welbevinden
- tevredenheid over de leefstijl
- tevredenheid over de vervulling van de gebruikelijke rollen
- tevredenheid over de sociale steun
- tevredenheid over de instrumentale steun
- tevredenheid over de professionele hulpverlening
- tevredenheid over de sociale relaties
- tevredenheid over de rol van de mantelzorgverlener
- overige (specificeer)

Casus

In een gesloten afdeling in een verpleeghuis voor geriatrische bewoners woont mevrouw Joritsma. Haar cognitieve functies zijn de laatste maanden ernstig achteruitgegaan. Zij weet niet meer waar ze is en herkent alleen nog enkele verzorgenden. Sommige ziet zij aan voor familieleden. Door de snelle achteruitgang is zij erg wantrouwig geworden en probeert zij de controle te houden, iets wat steeds minder lukt. Mevrouw is ook fysiek gespannen. Door haar artrose zijn de gewrichten pijnlijk en zijn er contracturen. Zij houdt haar schouders vaak gespannen en kijkt dikwijls boos. Mevrouw weert lichamelijk contact meestal af en scheldt dikwijls tegen iedereen die bij haar in de buurt komt. Daardoor is het voor de verzorgenden moeilijk om haar te benaderen. Verzorgende Sjaak heeft gemerkt dat zij rustiger wordt als je bij haar zit en haar hand vasthoudt. Mevrouw Joritsma krijgt van Sjaak nu regelmatig een handmassage met rozenolie. Als zij de geur ruikt ontspant haar gezicht. Hoewel mevrouw Joritsma aan het begin van de massage nog met harde stem >>

>> roept: 'Ga weg', laat zij het na een tijdje toe. Zij mompelt zachtjes: 'Heerlijk, dat is lekker warm'. En later: 'Je bent een lieve jongen'. Haar houding wordt meer ontspannen. Ook de hand ontspant zich en is soepeler te bewegen.

1.4 Het holistische mensbeeld

Al enkele decennia hanteren verpleegkundigen en verzorgenden het holistische mensbeeld. Hierbij gaat men ervan uit dat de mens bestaat uit lichaam, geest, ziel en omgeving. Het geheel is echter meer dan de som der delen: de mens is meer dan een optelsom van verschillende factoren. Juist de integratie, de samenhang van alle aspecten maakt ieder mens uniek. Voor ieder mens betekenen de verschillende delen iets anders. Ieder mens kent een eigen invulling en samenhang van zijn behoeften en stelt andere prioriteiten. Een probleem of klacht betreffende een van de behoeften werkt vaak door in een van de andere gebieden. Elke zorgverlener moet eigen keuzen in de leefstijl van de zorgvrager respecteren. De zorgverlener geeft zorg en voorlichting, waarbij eigen waarden, normen en autonomie van de zorgvrager uitgangspunt zijn voor de zorg.

In verpleegkundige theorieën en modellen komt het holistische mensbeeld regelmatig aan de orde. Na de veelheid van verpleegkundige modellen en theorieën in de jaren tachtig gaat men de laatste jaren in de meeste zorginstellingen en verpleegkundige opleidingen uit van de elf gezondheidspatronen van Gordon (8), waarin het holistische mensbeeld duidelijk te herkennen is. In deze elf gezondheidspatronen komen zowel het lichamelijk, psychisch en sociaal functioneren als het spiritueel functioneren aan de orde. De indeling in gezondheidspatronen kan in alle zorgsettings worden toegepast (ook in deel 2 worden deze gezondheidspatronen gebruikt).

gezondheids-patronen van Gordon

Hoewel verpleegkundigen en verzorgenden vaak zeggen dat zij uitgaan van het holistische mensbeeld, geven zij regelmatig aan dat zij in hun dagelijks werk in de praktijk weinig terugvinden van dit mensbeeld. In veel gevallen is er eenzijdige aandacht voor lichamelijke of psychische problemen. Doorgaans wordt aangegeven dat zorgverleners de tijd niet hebben om op alle aspecten van de zorgvrager in te gaan. Ook wordt gesteld dat het logisch is dat in een psychiatrisch centrum de nadruk meer op de psychische problemen ligt en in een algemeen ziekenhuis meer op de lichamelijke klachten van de zorgvrager. Ondanks deze argumenten onderschrijven veel zorgverleners toch het holistische mensbeeld.

Door complementaire zorg kan de zorgverlener zich nadrukkelijker richten op het totaal van de zorgvrager. Complementaire interventies richten zich namelijk op meer aspecten van het functioneren en daardoor op verschillende gezondheidspatronen en op de keuzen die mensen in hun zelfzorg maken. Daardoor wordt het mogelijk het holistische mensbeeld te concretiseren, 'handen en voeten te geven'. In de voorgaande casus besteedt Sjaak met de handmassage zowel aandacht aan het psychisch welbevinden (stemming, angst, onrust) en het lichamelijk welbevinden (lichamelijke spanning, contracturen) als aan het sociaal welbevinden (persoonlijk contact). Veel mensen maken tegenwoordig bewust andere keuzen in hun zelfzorg dan vroeger (zie ook paragraaf 2.1.1). In de zelfzorg wordt in toenemende mate gebruik gemaakt van kruiden, etherische olie, massage, meditaties enzovoort om gezond te blijven en kleine klachten te verhelpen. Niet alle zorgverleners weten voldoende over deze natuurlijke zelfzorgmethoden om ze ook in de zorgverlening te kunnen toepassen. Toch is dit wel wenselijk. Volgens het verpleegkundig beroepsprofiel (2) moet de verpleegkundige uitgaan van de leefwijze van de zorgvrager en moet zij in de zorg hierbij zo veel mogelijk aansluiten. De volgende casus is daarvan een voorbeeld.

Casus

Op het consultatiebureau komt mevrouw Huibers met dochter Sofie van 1 jaar oud. Mevrouw eet vegetarisch en wil ook haar dochter vegetarisch opvoeden omdat zij van mening is dat vlees veel schadelijke stoffen bevat. De verpleegkundige past haar voedingsadviezen hierop aan. Zij wijst op de noodzaak van een volwaardige voeding en controleert of mevrouw voldoende kennis heeft om de voeding af te stemmen op de behoeften van Sofie. Mevrouw Huibers geeft aan tegen vaccinaties te zijn. De verpleegkundige vraagt haar waarom. De verpleegkundige vat de mening van mevrouw samen en stelt verduidelijkende vragen. Daardoor wordt mevrouw Huibers zich ervan bewust dat zij het toch niet zo zeker weet. De verpleegkundige adviseert haar er ook nog met de consultatiebureauarts over te praten en geeft mevrouw een aantal folders en adressen van relevante websites mee. Tot slot worden bij Sofie de gebruikelijke controles gedaan.

1.5 Aard van de interventies

complementaire
interventies

Het beroepsdeelprofiel van de complementair verpleegkundige noemt veertien interventies die tot de complementaire zorg mogen worden gerekend (tabel 1.3).

Tabel 1.3 Complementaire interventies (6)

Toepassen van

• kruiden	• therapeutic touch
• etherische oliën	• reiki
• baden	• muziek
• warmte en koude	• vormen en kleuren
• voedingsadviezen	• bachremedies
• massage	• voetreflexmassage

Begeleiden bij

• ontspanningsoefeningen	• visualisaties

Deze interventies hebben verschillende technieken en toepassingen, maar hebben een aantal overeenkomsten wat betreft de herkomst of het werkingsprincipe:
- er wordt gebruik gemaakt van bepaalde stoffen uit de natuur;
- de werking wordt verklaard vanuit het energetische principe;
- door de interventie wordt het zelfhelende vermogen gestimuleerd;
- de kwaliteit van de aandacht en de aanwezigheid van de zorgverlener spelen een belangrijke rol.

Deze principes worden hieronder toegelicht.

1.5.1   Gebruik van stoffen uit de natuur

natuurlijke
producten

Bij een aantal complementaire interventies maakt de zorgverlener gebruik van natuurlijke producten. Kruiden, etherische olie, vette plantenolie (in massageolie), leem, honing en water zijn producten die hun natuurlijke samenstelling behouden hebben. Er wordt geen gebruik gemaakt van chemisch gefabriceerde grondstoffen. Natuurlijke grondstoffen zijn dikwijls mild en hebben bij een juiste toepassing over het algemeen weinig bijwerkingen (zie hoofdstuk 12 en 13). De methoden zijn niet-invasief en dus niet zo ingrijpend voor de zorgvrager. Zorgverleners moeten vanzelfsprekend op de hoogte zijn van de eigenschappen, toepassing en eventuele nevenverschijnselen. Ondeskundig gebruik kan zeker risico's met zich meebrengen.

Veel mensen gebruiken regelmatig kruiden, etherische olie, biologische voeding, enzovoort. Ook zorgverleners hebben deze veranderingen in hun zelfzorg doorgemaakt. De eigen positieve ervaringen van een zorgverlener kunnen haar motiveren om dit ook in de praktijk te willen toepassen, maar de behoefte van de zorgvrager komt vanzelfsprekend op de eerste plaats. Welke producten gebruikte hij al thuis? Wat past er bij zijn manier van zelfzorg? Welke methoden worden veel gebruikt in zijn cultuur?

Bij de volgende interventies wordt gebruik gemaakt van stoffen uit de natuur: toepassing van kruiden, toepassing van etherische olie, baden, warmte- en koudetoepassing, voedingsadviezen, massage, toepassing van vormen en kleuren, toepassing van bachremedies.

1.5.2 Het energetische principe

Zoals bij veel complementaire en alternatieve therapieën (CAM: *complementary and alternative medicine*) het geval is, gaat ook de complementaire zorg uit van een energetisch principe. Dit principe veronderstelt dat iedere mens levensenergie bezit, binnen verschillende tradities ook wel *vital force*, vitaliteit, levenskracht, *prana*, *ki* of *chi* genoemd. Symptomen van ziekte worden gezien als een uiting van verstoorde levensenergie. Het lichaam, of de geest, probeert een nieuw evenwicht te vinden. Door het in balans brengen van de energie kunnen welbevinden en gezondheid (indien mogelijk) worden herwonnen.

levensenergie

Deze visie staat dicht bij het principe van draaglast en draagkracht uit het beroepsprofiel (zie paragraaf 1.2): door een toegenomen balans in de energie van de zorgvrager kan hij sommige klachten beter aan. Veel zorgverleners herkennen dit in de praktijk.

Hoewel in alle complementaire interventies een energetische component aanwezig is, zijn er enkele interventies die zich voornamelijk richten op het herstel van de energiebalans (reiki, therapeutic touch en voetreflexmassage). Ontspanningsoefeningen en visualisaties richten zich ook op herstel van de balans, maar deze balans richt zich voornamelijk op een gezond evenwicht tussen lichaam en geest.

1.5.3 Stimuleren van het zelfhelend vermogen

'Sickness or disease is nature's way to get rid of the effects of conditions which have interfered with health. It is nature's way to cure. The aim of nursing is to put the person in the best possible conditions for nature to restore or preserve health.'

'Door ziekte is de natuur in staat de (kwalijke) gevolgen van omstandigheden voor onze gezondheid kwijt te raken. Het is de manier waarop de natuur geneest. Het doel van verplegen is te zorgen dat de persoon in de best mogelijke omstandigheden verkeert, zodat de natuur de gezondheid kan herstellen of behouden.' (Florence Nightingale, 1893)

Het begrip 'zelfhelend vermogen' is afkomstig uit de natuurgeneeswijzen.

Natuurlijke processen bij levende wezens zijn gericht op het in
stand houden van de gezondheid en uiteindelijk van de soort. Het
zelfhelende vermogen is het vermogen van organismen om de eigen
mogelijkheden tot herstel te benutten.

Ziektesymptomen worden in de reguliere geneeskunde vaak onderdrukt. Vanuit de complementaire en alternatieve geneeskunde
wordt daar anders tegenaan gekeken. Hoewel levensbedreigende
symptomen vanzelfsprekend (regulier) behandeld moeten worden,
kunnen veel symptomen nuttig zijn voor de zorgvrager om een
nieuw evenwicht te verkrijgen.

benutten van
eigen mogelijk-
heden tot herstel

Voorbeelden

Een zorgvrager die braakt na het eten van bedorven voedsel, zal geen anti-
emetica toegediend krijgen. Het is juist belangrijk dat het lichaam de kans
krijgt de schadelijke stoffen te verwijderen.

Een zorgvrager die een geliefd persoon heeft verloren, maakt een rouwproces
door en voelt zich daardoor soms opstandig, somber of labiel.

De in het voorbeeld genoemde symptomen worden niet onderdrukt,
ze zijn juist functioneel. Na het doormaken van dit proces zal de
zorgvrager in de meeste gevallen spontaan in een nieuw evenwicht
komen en met hernieuwde kracht zijn leven vervolgen.

Dat symptomen niet onderdrukt worden wil overigens niet zeggen
dat de zorgverlener slechts kan toekijken. Juist bij de begeleiding
van een zorgvrager met deze symptomen kan de zorgverlener van
grote waarde zijn.

Bij de zorgvrager die braakt als gevolg van een voedselvergiftiging,
kan de zorgverlener zorgen voor een frisse, rustige kamer, verfris-
sing van de mond en eventueel verdamping van etherische olie om
de misselijkheid te verlichten.

De zorgvrager die rouwt om een verlies van een geliefd persoon, kan
zich door liefdevolle aandacht en empathie gesteund voelen in het
verwerkingsproces. Ook zachte massage, therapeutic touch en
muziek kunnen de zorgvrager begeleiden naar een nieuw evenwicht.

Complementaire zorg beoogt om de zelfhelende krachten in de
mens te ondersteunen, te stimuleren of te activeren. Niet het zieke
deel in de mens, maar juist de gezonde vermogens in de mens worden aangesproken, waardoor de zorgvrager zich als een volledig
mens kan ervaren. Dit draagt bij aan het gevoel van welbevinden. De

zorgverlener kan allerlei interventies aanbieden die het gezonde functioneren benadrukken of die de zorgvrager activeren tot gezond gedrag. Voorbeelden hiervan zijn: warmte, koude, massage, kruiden, muziek.

- De filosofie van de natuurgeneeswijzen biedt een aanknopingspunt voor de intensiteit en het te verwachten effect van de te gebruiken interventie. Een veelgebruikte wet in de natuurgeneeswijzen is die van Arndt-Schulz (9). Deze wet stelt dat het effect van een prikkel op de levensenergie (vitaliteit) afhankelijk is van de intensiteit van de prikkel (lees: interventie).

wet van Arndt-Schulz

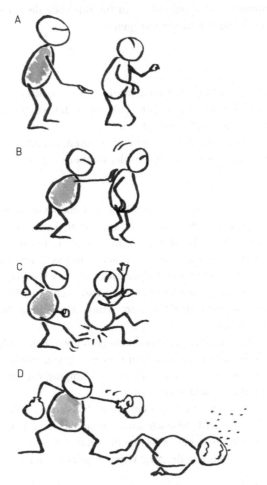

Figuur 1.1 De invloed van prikkels op de vitaliteit

A Een zwakke prikkel wekt de vitaliteit op
B Een matige prikkel stimuleert de vitaliteit
C Een sterke prikkel blokkeert de vitaliteit
D Een zeer sterke prikkel heft de vitaliteit op

In de complementaire zorg wordt altijd gekozen voor een zwakke of matige prikkel. Het uitgangspunt hierbij is dus dat daardoor de levensenergie wordt gewekt of gestimuleerd, waardoor herstel van een evenwicht mogelijk is (zelfhelend vermogen).

De keuze voor een zwakke of matige prikkel biedt nog een ander voordeel: de interventies zijn altijd prettig om te ondergaan. Hiermee vormt de complementaire zorg soms een prettig tegenwicht tegen de meer invasieve en ingrijpende handelingen in de gangbare zorg.

Door een goede anamnese en observatie kan de zorgverlener te weten komen hoe bij een zorgvrager het zelfhelende vermogen kan worden aangesproken. De ene mens is gevoeliger voor geuren, de ander voor muziek en weer een ander voor aanraking, enzovoort. Ook hier wordt aangesloten bij de zelfzorgmethoden die een zorgvrager al toepast.

Door een zorgvuldig gekozen interventie kan de zorgvrager soms zelf net dat ene 'drempeltje' nemen om zichzelf weer als een 'heel mens' te ervaren. Het voorbeeld in de onderstaande casus illustreert dit.

Vooral bij chronisch zieken of in de palliatieve en terminale zorg, waar genezing niet meer mogelijk is, is dit zelfhelende vermogen van belang. Door aan te spreken wat nog wel kan, voelt een zorgvrager zich (weer) een heel mens, meer dan alleen zijn ziekte.

Casus

Mevrouw De Groot (75 jaar) woont in een bovenwoning in het centrum van de stad. Zij heeft diabetes en moet sinds kort insuline spuiten omdat de bloedsuikers hoog blijven. Zij kan dit nog niet zelf, zodat de thuiszorg tweemaal per dag langskomt. Meneer De Groot is een half jaar geleden overleden. Het echtpaar had geen kinderen. Meneer was musicus en mevrouw ging vaak mee naar de optredens van haar man. Ook na de pensionering ging het echtpaar vaak naar concerten. Meneer De Groot kreeg twee jaar geleden een CVA (cerebrovasculair accident; beroerte). Hij was volledig hulpbehoevend en mevrouw heeft hem thuis verzorgd tot hij overleed aan een tweede CVA. In die periode lag haar sociale leven stil. Zij kwam de deur niet uit en bezoek kwam er nauwelijks. De boodschappen liet zij thuis bezorgen.

Mevrouw De Groot mist haar echtgenoot erg. Zij kan er maar niet toe komen iets te ondernemen en is erg neerslachtig. Tijdens een van de bezoeken vraagt wijkverpleegkundige Mirjam hoe het nu met mevrouw gaat. Mevrouw De Groot vertelt dat het moeilijk is om haar dagen te vullen nu haar man er niet meer is. Mirjam vraagt wat haar zou kunnen helpen om weer meer energie te krijgen. Mevrouw kan hierop geen antwoord geven, maar vertelt wel dat >>

>> het luisteren naar bepaalde muziek haar vroeger in beweging bracht. Mirjam vraagt of dit nog steeds zo zou kunnen zijn. Mevrouw De Groot geeft aan dat zij al sinds de dood van haar man niet meer naar muziek heeft geluisterd omdat zij er verdrietig van wordt. Mirjam vraagt of dit voor alle muziek geldt. Bij haar volgende bezoek komt zij terug op het gesprek. Mevrouw De Groot vertelt dat zij wel wil proberen samen naar muziek te luisteren. Mirjam maakt er een paar keer tijd voor vrij. Mevrouw zoekt zelf de muziek die zij op dat moment aankan. Na een paar weken moet Mirjam bekennen dat zij onvoldoende tijd heeft om samen met mevrouw De Groot naar de muziek te luisteren, maar dat zij contact kan zoeken met een vrijwilliger. Het lukt om een vrijwilliger te vinden die ook van klassieke muziek houdt en die eenmaal per week langskomt om samen met mevrouw naar muziek te luisteren. Langzaamaan gaat het beter met mevrouw De Groot. Samen met de vrijwilliger gaat zij af en toe naar een concert in de stad en zij geniet steeds meer van muziek. Ook doet zij weer zelf een boodschap in de buurt. Mevrouw De Groot zegt tegen Mirjam dat zij zelf wil leren de insuline te spuiten.

1.5.4 Aandacht en aanwezigheid van de zorgverlener

Critici van complementaire zorg beweren wel eens dat het effect van deze zorg uitsluitend gebaseerd zou zijn op het geven van aandacht. Hoewel onderzoeken soms aantonen dat complementaire zorg beter werkt dan een placebo (zie voorbeelden van onderzoeken in deel 2), is aandacht zeker een belangrijk element van complementaire interventies. Maar niet alleen van complementaire interventies: verpleegkundigen en verzorgenden in de praktijk geven aan dat het geven van aandacht een van de belangrijkste elementen van hun werk is. Aandacht voor de zorgvrager betekent dat hij gezien en gehoord wordt in alle aspecten van het mens-zijn, in al zijn lichamelijke, psychische, sociale en spirituele behoeften. Ook gevoelens die mensen doorgaans moeilijk uiten ten opzichte van elkaar mogen er zijn: twijfels, angsten, spirituele vragen. Zorgvragers vragen zich af wat de zin van hun ziekte is en van de plaats die deze in hun levensloop inneemt. Zij vinden het soms moeilijk daarover te praten, omdat zorgverleners soms een niet-begrijpende of veroordelende houding aannemen. Het hoort bij de verpleegkundige en verzorgende beroepsuitoefening de zorgvrager bij deze vragen en problemen te begeleiden. Het geven van aandacht is zowel in de gangbare als in de complementaire zorg een van de belangrijkste pijlers van het beroep.

Aandacht hangt samen met aanwezigheid. Aanwezigheid is een interventie die beschreven is in de Nursing Interventions Classification (NIC) (10): 'er voor de patiënt zijn in tijden van nood'. In aanwezigheid kan empathie worden getoond, verbaal, maar zeker ook non-verbaal. Non-verbaal kan aanwezigheid op verschillende manieren worden getoond: door de lichaamshouding, de gezichtsuitdrukking, de aanwezige rust, het al of niet contact maken, luisteren en door gebruik te maken van stilte. Doordat zij veel tijd doorbrengen met de zorgvrager zijn juist verpleegkundigen en verzorgenden in staat aanwezigheid te tonen. De zorgvrager is gewend dat de verpleegkundige en verzorgende door haar werk op een vanzelfsprekende en bijna alledaagse manier aanwezig is in de kamer. Het niet-nadrukkelijke karakter van de aanwezigheid kan de zorgvrager juist ruimte geven om zichzelf te zijn.

Het is voor zorgverleners niet altijd eenvoudig volledige aandacht aan de zorgvrager te besteden. Er zijn op de afdeling immers zoveel zaken die aandacht vragen.

In de complementaire zorg hecht men er in het contact met de zorgvrager veel waarde aan al deze storende gedachten en omstandigheden even naar de achtergrond te schuiven. De zorgvrager wordt in het centrum van de aandacht geplaatst. Dit wordt ook wel 'waarlijk aanwezig zijn' genoemd (figuur 1.2). De aanwezigheid van een geliefd persoon of een vertrouwde zorgverlener kan een heilzame uitwerking hebben op de zorgvrager. Dat klinkt eenvoudiger dan het is. Waarlijk aanwezig zijn betekent dat de zorgverlener de vaardigheid moet hebben om de aandacht te richten. Te voelen welke factoren haar van binnenuit of van buitenaf belemmeren om deze aandacht op te brengen, deze factoren te erkennen en even te negeren om de aandacht op de zorgvrager te richten. Het proces waarbij de aandacht wordt gericht, heet ook wel gronden, aarden of centeren. Pas als de zorgverlener gecenterd is, kan zij waarlijk aanwezig zijn.

waarlijk aanwezig zijn

Door waarlijk aanwezig te zijn voelen zowel de zorgvrager als de zorgverlener de nabijheid van de ander. De zorg wordt persoonlijker: een ontmoeting van de ene mens met de ander. Deze vertrouwdheid of vertrouwensrelatie is niet specifiek voor verpleegkundigen en verzorgenden, maar door de dagelijkse omgang van de verpleegkundige met de zorgvrager en door het intieme karakter van de zorgverlening komt deze vertrouwensrelatie wel makkelijker op gang. Behalve voor de zorgvrager kunnen dit ook voor de zorgverlener momenten zijn van persoonlijke groei. In hoofdstuk 10 wordt dieper ingegaan op wat complementaire zorg betekent voor de zorgverlener.

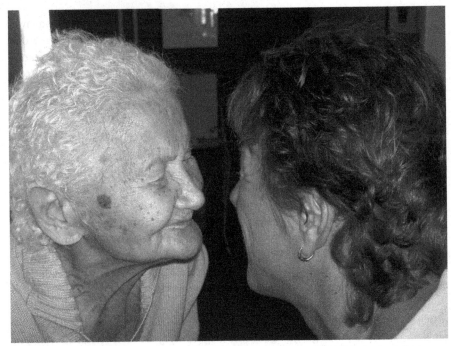

Figuur 1.2 Door waarlijk aanwezig te zijn voelen we de aanwezigheid van de ander

Reflectie

Interesse gewekt? Hoe nu verder?

- Denk eens na over wat jouw vak voor jou bijzonder maakt.
- Praat eens met mensen die complementaire zorg ervaren hebben: mensen in je directe omgeving of zorgvragers.
- Onderga eens een complementaire interventie: een massage, een TT-behandeling (therapeutic touch), een aromatisch bad, neem eens wat vaker kruidenthee. Hoe is dat voor jou?
- Praat met zorgverleners die complementaire zorg toepassen: wat zijn hun ervaringen?
- Lees dit boek! Zoek meer informatie en onderzoek wat jou boeit om er verder mee te gaan.

2   Complementaire zorg in het verpleegkundig beroep

Susan Hupkens

In dit hoofdstuk worden de ontwikkelingen van complementaire zorg in het verpleegkundig beroep beschreven. Eerst wordt in een beknopte terugblik de voor dit onderwerp relevante geschiedenis van de zorg in kaart gebracht, zowel wat betreft de zelfzorg als de verpleegkundige zorg. Daarna wordt de recente ontwikkeling van de complementaire zorg in een aantal landen, waaronder Nederland, beschreven.

2.1   Geschiedenis

2.1.1   Zelfzorg in historisch perspectief

Mensen zorgen voor zichzelf en hun naasten. Zij doen dat om gezond te blijven en om beter te worden bij ziekte. Traditionele zorg is gebaseerd op datgene wat in de omgeving aanwezig is: vooral kruiden, water en voeding hebben dan ook altijd een belangrijke plaats ingenomen in zelfzorg en mantelzorg. Het gebruik van kruiden was ook in Europa de manier om gezondheidsklachten te verhelpen. Men verzamelde planten uit de eigen omgeving. De meeste mensen kenden in het begin van de twintigste eeuw nog wel een aantal eenvoudige middeltjes: tijmstroop tegen keelpijn, kamillethee bij krampen, citroenmelisse bij onrust. Warme en koude kompressen werden gebruikt bij verschillende soorten pijn. Na een ziekbed mocht de zieke aansterken met stevige bouillon en andere versterkende
volks-geneeskunde voedingsmiddelen. Al deze middelen behoren tot de volksgeneeskunde. In onze taal zijn in spreekwoorden en gezegden nog enkele van deze tradities terug te vinden. Een paar voorbeelden: 'Bitter in de mond, maakt het hart gezond'; dit spreekwoord verwijst naar het gebruik van bittere kruiden om het hart te versterken. 'Daar is geen kruid tegen gewassen' verwijst naar een kwaal die niet met kruiden kan worden genezen. De kennis van de volksgeneeskunde was en is gebaseerd op traditie en ervaring, niet op wetenschappelijk onderzoek. Vooral bijwerkingen van kruiden waren niet onderzocht.

Naast effectieve methoden bestonden er ook methoden die onvoldoende effect hadden of zelfs schadelijk waren. Spiritualiteit (bijvoorbeeld gebed, rituelen) speelde een belangrijke rol in het leven en de gezondheid van mensen. Zo kende men in de katholieke kerk bijvoorbeeld de blasiuszegen, een zegen die zou beschermen tegen keelklachten. Vanaf de middeleeuwen werden vooral door kloosterlingen boeken geschreven over geneeskrachtige planten. Spiritualiteit en genezing, lichaam, geest, ziel en omgeving waren sterk met elkaar verbonden.

geneeskrachtige
planten

Het onderstaande citaat uit de *Physica* van de veelzijdige Middeleeuwse mystica Hildegard van Bingen illustreert dit.

'Toen de mens geschapen werd uit aarde, waren alle elementen aan hem onderworpen. Omdat de mens levend was werkten de elementen met hem samen in al hun acties, en de mens werkte met hen. En uit de aarde ontsprong de weelderige natuur overeenkomstig het ras, de aard en de gewoonten van mensen. Want de aarde heeft veel nuttige kruiden om de mens in zijn spirituele noden te ondersteunen, en is toch verschillend van de mens. Maar ook heeft de aarde nutteloze kruiden die de nutteloze en duivelse gewoonten van mensen weerspiegelen. Sommige kruiden zijn voedzaam en men zal ze graag eten. Ze zijn licht verteerbaar en maken de mens niet neerslachtig. Ze zijn aangepast aan zijn vlees. Het sap van fruitdragende bomen, vers samengesteld en vloeiend, kan vergeleken worden met het menselijk bloed. [...]

De stenen van de aarde zijn te vergelijken met de botten van de mens. De vochtigheid van de steen is vergelijkbaar met het beenmerg, want als een steen vochtig is, is hij ook warm. [...]

Elk kruid is of warm of koud. Ze ontspruiten zo uit de aarde. De warmte van kruiden staat symbool voor de ziel en de koude van kruiden voor het lichaam.' (1)

Aanvankelijk gebruikten ook artsen veel geneeskrachtige planten. De kennis daarover vond men in een *Pharmacopoeia*, een geneesmiddelenboek. Culpepper (1616-1654) haalde zich in Engeland de woede van het College van Geneesheren op de hals door de *Pharmacopoeia* te vertalen in het Engels. Op die manier wilde hij de kennis van geneeskrachtige planten onder het gewone volk verspreiden. Het College was het hiermee niet eens. Doordat men de planten nu zelf kon gaan zoeken en bereiden, zouden er minder (dure) geneesmiddelen bij arts en apotheek worden gekocht.

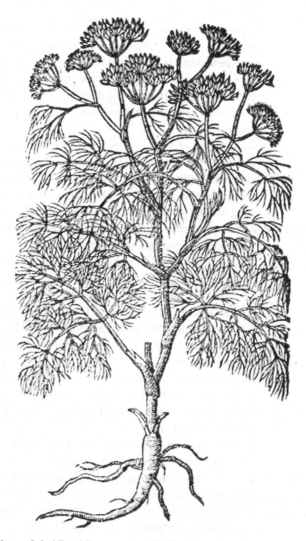

Figuur 2.1 Afbeelding van venkel uit plantenboek uit 1568

Met de komst van de moderne geneeskunde, vooral vanaf de negentiende eeuw, zijn mensen steeds minder gaan vertrouwen op de van generatie op generatie overgedragen ervaringskennis van gezondheid en ziekte. De dokter, en de zuster, wisten het beter. De geneeskunde werd het exclusieve domein van de universitair geschoolde arts. Dit werd vastgelegd in de Wet van Thorbecke. Ieder ander dan de arts die de geneeskunst beoefende, was strafbaar. Door deze wetgeving werden burgers beschermd tegen allerlei kwalijke praktijken van ondeskundige genezers en van kwakzalverij. Maar tegelijkertijd werden bonafide beoefenaars van kruidengeneeskunde en homeopathie niet meer erkend. De gezondheidszorg werd steeds meer

Wet van Thorbecke

geprofessionaliseerd. In de geneeskunde ontstonden deelgebieden. Een van de eerste splitsingen was die tussen lichamelijke en psychische geneeskunde, de psychiatrie. Een verdere specialisatie in kleinere deelgebieden volgde. De revolutionaire ontwikkeling van de geneeskunde heeft als gevolg dat burgers voor steeds meer klachten een beroep op de geneeskunde doen en vertrouwen op de mogelijkheden daarvan.

Sinds ongeveer 1960 is er een kentering gaande. Naast de enorme verworvenheden van de geneeskunde zijn ook de beperkingen en zelfs schadelijke gevolgen ervan bekend. Men wordt zich bewuster van de wisselwerking tussen lichaam geest en omgeving, de samenhang van het grotere geheel. De belangstelling voor natuurlijke zelfzorgmethoden en complementaire geneeswijzen neemt toe (zie hoofdstuk 4). Mensen passen tegenwoordig voor zichzelf of hun gezinsleden dagelijks methoden als kruiden, etherische olie, yoga en dergelijke toe. De verantwoordelijkheid voor gezondheid en ziekte wordt niet meer uitsluitend bij de arts gelegd, maar men wil er ook zelf iets aan bijdragen. Deze interesse uit zich ook in allerlei tijdschriften die gericht zijn op gezondheid en welbevinden. De mondiger wordende burger zal steeds meer opkomen voor de gekozen zelfzorgmethoden.

natuurlijke zelfzorgmethoden

Het is voor de zorgvrager echter niet eenvoudig onderscheid te maken tussen wat wel en niet geschikt is voor hem. Er is veel te koop op de markt van gezondheid en geluk. Objectieve voorlichting is moeilijk te vinden.

scheiding tussen reguliere en traditionele gezondheidszorg

In veel landen buiten Europa en de Verenigde Staten (VS) was de scheiding tussen reguliere en traditionele gezondheidszorg niet zo sterk. In veel culturen gebruikt men in de zelfzorg westerse (farmaceutische) middelen naast traditionele (natuurlijke, spirituele) middelen en methoden. De vele immigranten naar Europa namen een rijkdom aan traditionele zorgmethoden mee. Zo zijn er bijvoorbeeld in Nederland veel mensen met een Antilliaanse of Surinaamse achtergrond die bij ziekte kruiden laten overkomen uit hun geboorteland. In gespecialiseerde winkels zijn Chinese kruiden te koop. Marokkanen en Turken gaan regelmatig naar de hamam waar de reinheid (spiritueel en lichamelijk) en de gezondheid door baden en massage worden bevorderd. Langzamerhand vermengen deze zelfzorgmethoden zich: de moderne mens kiest niet alleen tussen regulier en complementair, maar ook tussen methoden die passen in verschillende culturele tradities. Zo is een ayurvedische massage een weldaad die niet alleen door Hindoestanen wordt gewaardeerd. En ook in de hamam zijn mensen te vinden uit verschillende culturen.

2.1.2   Verpleegkundige zorg in historisch perspectief

Over verpleegkundige zorg in de vroege geschiedenis is weinig bekend. Vaak waren denkbeelden over geneeskunde en verpleegkunde nauw met elkaar verweven of werd de zorg voor zieken aan de familie overgelaten. In de geschiedenis van de gezondheidszorg worden regelmatig interventies genoemd die tegenwoordig tot complementaire zorg worden gerekend. Een volledige beschouwing valt buiten het bestek van dit boek; slechts een aantal voorbeelden wordt genoemd.

Soemeriërs

In Mesopotamië woonden rond 5500 voor Christus de Soemeriërs die een zeer uitgebreide kruidenkennis hadden. Dit blijkt uit kleitabletten waarin gedetailleerde informatie is beschreven. In deze samenleving waren de vrouwen de heelmeesters: zij waren sjamaan of kruidengeneeskundige.

China en India

In China en India maakten en maken interventies als kruiden, massages, meditaties en baden deel uit van traditionele gezondheidssystemen. In oude geschriften uit India is een beschrijving gevonden van een gasthuis. Hier waren ook verplegenden aanwezig. De verplegenden moesten van goed gedrag zijn en een goede algemene ontwikkeling bezitten. Behalve het uitvoeren van hygiënische maatregelen, dagelijkse lichamelijke zorg voor de zieken en medicijntoediening konden de verplegers ook massages toepassen, zorgen voor gezonde voeding en ondersteuning bieden bij pijn. In de gasthuizen werd muziek gemaakt en werden verhalen voorgedragen. Ook dit vond men van groot belang voor de genezing.

Hippocrates

De Griekse arts Hippocrates (460-377 v.C.) ging uit van de humoraalleer: de verhouding tussen de vier lichaamssappen – bloed, slijm, gal en zwarte gal – moest in balans zijn. Hij vermeldde in zijn geschriften richtlijnen voor verpleging van zieken. Daarin werden interventies als baden, voedingsvoorschriften en massages beschreven. Aromatische planten werden voorgeschreven ter voorkoming van infectie. Griekse dokters reisden rond met tassen kruiden en er waren duidelijke instructies voor het plukken en bewaren van kruiden.

Vanaf de derde eeuw voor Christus was Alexandrië het centrum van medische kennis. In het begin van de elfde eeuw na Christus woonde hier Abd Allah ibn Sina, ook wel Avicenna genoemd. Deze 'Arabische Hippocrates' schreef meer dan twintig medische boeken, waaronder een boek waarin 760 geneeskrachtige planten en hun bereidingswijze werden beschreven. Tevens ontwikkelde hij een distillatieapparaat voor etherische olie.

Avicenna

Hildegard van Bingen

In de kloosters in Europa had men tijdens de middeleeuwen een uitgebreide kennis over kruiden. Onder anderen de abdis Hildegard van Bingen beschreef het gebruik van talloze geneeskrachtige kruiden voor lichaam en geest. Zusters en broeders van verschillende kloosterorden verpleegden met liefde, toewijding en gebed de zieken, behoeftigen, armen en iedereen die aan de poort klopte.

oriëntatie op de natuur

Aan het einde van de negentiende eeuw was er een sterke oriëntatie op de natuur: de reformbeweging maakte daar deel van uit, maar ook de homeopathie en de antroposofie zijn in die tijd ontstaan. Vooral in Midden-Europa ontstonden kuuroorden en sanatoria waar men de gezondheid bevorderde door baden, frisse lucht, lichaamsbeweging, massages, diëten en afleiding door muziek en kunst. In Tsjechië, Oostenrijk en Hongarije zijn deze, vaak prachtig gelegen gebouwen, ook nu nog te bezoeken.

De geschiedenis van de professionele verpleegkunde in Europa begint eigenlijk met de eerste school voor verpleegkundigen, opgericht door Florence Nightingale in 1860. Florence Nightingale

Florence Nightingale

beschrijft in haar boek *Notes for nursing* onder meer het belang van frisse lucht, voeding, massages, baden, warmte- en koudetoepassingen en afleiding, waaronder muziek (2).

In de twintigste eeuw volgde de verpleegkundige zorg aanvankelijk de geneeskunde. Het westers wetenschappelijk denken beïnvloedde ook het verpleegkundig beroep. In de westerse wetenschap speelde en speelt het dualisme een belangrijke rol. Descartes (1596-1650) herkende in de werkelijkheid twee substanties: de stoffelijke en de geestelijke wereld. Deze substanties zouden onafhankelijk van elkaar opereren. De stoffelijke wereld, de materie, is weer te verdelen in kleinere elementen, zoals dat bij een machine werkt. Het lichaam is volgens deze denkwijze te beschouwen en te begrijpen als een prachtig mechanisme. Een arts wordt daarmee teruggebracht tot een zeer deskundige reparateur van onderdelen die hersteld kunnen worden. In de gezondheidszorg, en ook in de verpleegkunde, ontstond een duidelijke scheiding tussen zorg voor het lichaam en zorg voor de geest. Er werd steeds meer aandacht besteed aan medisch-technische handelingen en de verpleegkundige werd gezien als 'de verlengde arm' van de arts. De verdeling van zorgvragers over de afdelingen en de ontwikkeling van verpleegkundige

ontwikkeling van verpleegkunde

specialisaties volgden de verdergaande opdeling van de mens in deelgebieden, zoals die in de geneeskunde plaatsvond: er kwamen psychiatrisch verpleegkundigen, diabetesverpleegkundigen, oncologieverpleegkundigen, neurologieverpleegkundigen, ic-verpleegkundigen, stomaverpleegkundigen, enzovoort.

Vanaf de jaren zestig ontwikkelde de verpleegkunde zich meer als een zelfstandige professie. Onder andere onder invloed van de sociale wetenschappen werd het holistische mensbeeld, dat al eerder centraal had gestaan in de gezondheidszorg, de basis van het verpleegkundig beroep. In de jaren zeventig en tachtig werden talloze verpleegkundige visies en theorieën ontwikkeld, waarin men dit holistische mensbeeld vrijwel altijd kon herkennen.

Gezien hun geschiedenis hebben verpleegkundigen hun wortels zowel in het dualisme van het westers wetenschappelijk denken als in het holisme, dat een sterkere relatie heeft met de oosterse en voorwetenschappelijke denkwijzen. Deze denkwijzen verschillen fundamenteel van elkaar: Het westers wetenschappelijk denken kent een ander paradigma (denkraam). In het westers denken staan begrippen als reductionisme, determinisme en objectivisme centraal. In de medische wetenschap heeft dit geleid tot gerichtheid op de ziekte, waarbij de behandeling zich richt op eliminatie of controle van de ziekte.

dualisme en holisme

Binnen het paradigma van het oosters denken ligt de nadruk meer op systemen, onderlinge relaties, complexiteit, creativiteit en subjectiviteit. Dit leidt tot een meer holistische benadering, waarbij de eenheid van lichaam, geest en omgeving centraal staat. Hoewel er veel wetenschappers zijn die vasthouden aan de westerse denkwijze, zijn er ook wetenschappers die spreken over een paradigmaverschuiving in de richting van de oosterse denkwijze. Deze paradigmaverschuiving is ook te herkennen in denkbeelden en leefwijzen van mensen in de samenleving. In het verpleegkundig beroep is er altijd plaats geweest voor beide aspecten.

care en cure

Een ander onderscheid is dat tussen *care* en *cure*. Care (zorg) is het eigen domein van de verpleegkundige. Cure is het handelen in opdracht van de arts, waarbij handelingen worden uitgevoerd ter behandeling van de ziekte. Care en cure staan in het verpleegkundig beroep soms op gespannen voet: waaraan moet de meeste tijd en aandacht worden besteed? Er is een spanning te herkennen tussen verpleegkunde en verpleegkunst. De verpleegkunde is gebaseerd op wetenschappelijke theoretische kennis. Het *evidence based* handelen neemt daarin een steeds prominentere plaats in (zie hoofdstuk 17). Daarnaast is er de verpleegkunst: het op creatieve wijze en met gevoel en intuïtie toepassen van verpleegkundige vaardigheden in de unieke relatie met de zorgvrager. De verpleegkunst sluit meer aan bij het oosterse paradigma. De verpleegkundige moet een evenwicht in deze polariteiten zien te realiseren. Te veel van het een leidt tot te weinig van het ander.

Voor verpleegkundigen kan de tegenstelling in paradigma's erg verwarrend zijn. Zij ervaren vaak een kloof tussen theorie en praktijk, gevoel en verstand, doen en zijn, persoonlijke ontwikkeling en professionele ontwikkeling. Dit biedt echter ook een kans voor ontwikkeling, want juist verpleegkundigen zijn, vanuit hun worteling in beide systemen, als geen ander in staat een brug te slaan tussen de twee verschillende paradigma's.

Reflectie
- Wat betekent de geschiedenis van de verpleegkunde voor de opkomst van de complementaire zorg?
- Zijn de verschillende denkwijzen in de laatste alinea herkenbaar in jouw praktijksituatie? Wat betekent dat voor jou?

2.2 Ontwikkelingen in het buitenland

In veel landen worden complementaire zorg en CAM (*complementary and alternative medicine*) niet apart onderscheiden (zie hoofdstuk 4). Meestal valt complementaire zorg onder het begrip CAM. Momenteel is er geen volledig overzicht van complementaire zorg in de verschillende landen. In een rapport van de World Health Organization (WHO) (3) wordt het gebruik van CAM in een groot aantal landen in de wereld wel geïnventariseerd. Uit dit rapport blijkt dat het gebruik van CAM wijdverbreid is en toeneemt. In hoeverre de verpleegkundige zorg deze ontwikkeling volgt, is niet onderzocht. Uit studieboeken en artikelen over complementaire zorg voor verpleegkundigen in verschillende landen en uit het ontstaan van nieuwe beroepsorganisaties en opleidingen blijkt echter dat deze zorg een internationale ontwikkeling is in de verpleegkunde. In verschillende landen in Europa en in Australië en de Verenigde Staten wordt complementaire zorg in toenemende mate aangeboden door verpleegkundigen. De redenen die men hiervoor noemt, zijn:
- complementaire zorg past binnen de holistische verpleegkundige visie;
- complementaire zorg sluit aan bij veranderende gewoonten van mensen in hun zelfzorg;
- complementaire zorg past in de verpleegkundige beroepsuitoefening en in de rol die verpleegkundigen hebben bij het bevorderen van het welbevinden van de zorgvrager;
- complementaire zorg biedt extra mogelijkheden om zorgresultaten te verbeteren.

In veel landen worden verschillende termen gebruikt voor complementaire zorg. Vaak heeft men het over *complementary therapies in nursing, holistic nursing* of *complementary care*.
Gemeenschappelijke uitgangspunten in de definities en beschrijvingen van deze termen in de verschillende landen zijn hieronder samengevat.

Kenmerken van complementaire zorg in de internationale definities (4, 5, 6, 7):
- centrale rol van levensenergie (*vital force*);
- bevorderen van zelfzorg en zelfheling, waarbij de leefstijl van de zorgvrager in beschouwing wordt genomen;
- herstel van evenwicht;
- nadruk op welbevinden;
- eigen verantwoordelijkheid van de zorgvrager (vergroten *empowerment*);
- een zorgrelatie die gebaseerd is op partnerschap, de 'persoon' van de hulpverlener is instrument in de hulpverleningsrelatie. Hierbij wordt ook vaak de helende rol van de verpleegkundige genoemd.

Welke interventies door verpleegkundigen worden toegepast, is verschillend. Ook buiten Nederland is het nog niet duidelijk wat nu wel en niet door verpleegkundigen kan worden toegepast. Frequent genoemde interventies in het buitenland zijn: voeding, aromatherapie, massage, ontspanningstechnieken, therapeutic touch, muziek en diertherapie. Daarnaast worden interventies genoemd die in Nederland niet gangbaar zijn als verpleegkundige interventie, zoals gebed, *healing*, acupressuur, hypnose en acupunctuur. De discussie of deze interventies tot CAM of complementaire zorg behoren, is in het buitenland minder actueel. Men lijkt er niet zoveel moeite mee te hebben als verpleegkundigen complementaire therapieën uitvoeren, mits dit volgens kwaliteitscriteria gebeurt.

CAM en CAT

In de VS maakt men soms wel onderscheid tussen CAM en CAT. CAM zijn complementaire therapieën die deel uitmaken van een gezondheidssysteem, zoals TCM (*traditional Chinese medicine*) of ayurveda. CAT zijn interventies die los van een bepaald gezondheidssysteem zijn toe te passen door andere beroepbeoefenaars dan therapeuten, zoals massage, gebruik van muziek, therapeutic touch. De term CAM wordt echter het meest gebruikt voor beide soorten interventies.

In een aantal landen is de ontwikkeling van complementaire zorg al verder dan in Nederland.

2.2.1 Verenigd Koninkrijk

In een toenemend aantal ziekenhuizen worden complementaire zorgvormen aangeboden. Hospices en oncologische centra lopen hierin voorop. In Engeland is vooral het gebruik van etherische oliën populair. Door het toegenomen gebruik wordt er een discussie gevoerd over regulering van het aanbod en opleiding van professionals. In deze discussie speelt de Prince of Wales' Foundation for Integrated Health een belangrijke rol. De verpleegkundige beroepsorganisatie, de Royal Council of Nursing (RCN), heeft al veertien jaar een forum voor complementaire zorg, waarin verpleegkundigen participeren die complementaire zorg toepassen. Dit forum promoot hoge standaarden voor complementaire zorg en draagt daaraan een

richtlijnen en
standpunten

steentje bij door het opstellen van richtlijnen. De RCN heeft samen met dit forum een standpunt geformuleerd over complementaire zorg. Hierin wordt onder meer gesteld dat:

- iedere zorgvrager het recht heeft om complementaire zorg te ontvangen;
- de verpleegkundige in samenspraak met de zorgvrager kiest voor een therapie die bij voorkeur evidence based moet zijn;
- verpleegkundigen gekwalificeerd moeten zijn in de toegepaste therapie en de gangbare protocollen en kwaliteitsstandaarden moeten volgen;
- verpleegkundigen moeten overleggen met het multidisciplinaire team en zorg moeten dragen voor dataverzameling voor evaluatie.

De RCN heeft samen met het forum een checklist met vragen ontwikkeld zodat cliënten de juiste therapie kunnen kiezen (www.rcn.org.uk, 1993), alsmede een checklist voor verpleegkundigen om een opleiding in de complementaire zorg te kunnen kiezen (www.rcn.org.uk, 1992). Voor verpleegkundigen die geschoold zijn in complementaire zorg, zijn er nieuwe functies ontstaan, zoals coördinator complementaire zorg. Deze coördinatoren spelen een belangrijke rol als projectleiders in de verdere ontwikkeling van complementaire zorg door het organiseren van mogelijkheden voor zorgvragers, mantelzorgers en hulpverleners om complementaire interventies te ondergaan. Zij organiseren cursusprogramma's, studiedagen en conferenties. Daarnaast organiseren zij supervisie voor therapeuten. Toch zijn er in het Verenigd Koninkrijk nog steeds verpleegkundigen die erg veel moeite moeten doen om de voorwaarden te realiseren om complementaire zorg te kunnen toepassen.

2.2.2 Verenigde Staten van Amerika

Ook in de VS zijn complementaire zorgvormen populair. Veel Amerikanen maken gebruik van CAM. De uitgaven voor CAM hebben inmiddels de uitgaven voor de reguliere gezondheidszorg overschreden. Door de toegenomen vraag van de consument zag het Witte Huis in dat CAM een niet meer weg te denken verschijnsel is, dat serieus moet worden onderzocht. In een rapport uit 2002 van een door het Witte Huis ingestelde commissie, de White House Commission on Complementary and Alternative Medicine Policy (8), wer-

aanbevelingen den aanbevelingen gedaan om CAM meer te integreren in het gezondheidssysteem. Daarbij ging de commissie uit van tien principes, waaronder:

- gezondheid omvat alle aspecten van het leven – verstand, lichaam, geest en omgeving;
- de belangrijkste focus voor gezondheid is het steunen en bevorderen van het zelfhelende vermogen van de mens;
- de individuele keuze van de persoon moet worden gerespecteerd.

Uit de aanbevelingen spreekt de intentie om complementaire benaderingen te integreren in het gezondheidszorgsysteem, te onderzoeken welke methoden veilig en effectief zijn en de voorlichting aan consumenten te verbeteren.

onderzoek en helende zorg-omgeving Onderzoek naar complementaire interventies (met name CAM) wordt in de VS vooral gedaan door het National Center for Complementary Alternative Medicine (NCCAM). Ongeveer 95 ziekenhuizen die complementaire zorg toepassen, zijn verenigd in de Planetree-groep. In Planetree-huizen wordt gestreefd naar een helende zorgomgeving. Dit wordt onder meer bereikt door specifieke aandacht voor het menselijke contact, spiritualiteit, zelf- en mantelzorg en educatie. In Planetree-huizen worden complementaire interventies als massages aangeboden aan zorgvragers, evenals mogelijkheden om deel te nemen aan kunstactiviteiten als muziek, clownerie en verhalen vertellen. Ook is er extra aandacht voor architectuur, voeding en participatie van familie.

verpleegkundige organisaties De American Holistic Nurses Association (AHNA) is de beroepsvereniging van Amerikaanse holistisch verpleegkundigen. De AHNA is een krachtige beroepsvereniging die de vooruitgang van holistische zorg in de verpleegkundige praktijk bevordert door de ontwikkeling van standaarden voor de verpleegkundige praktijk, onderwijs en onderzoek. In de visie van de AHNA wordt de nadruk gelegd op zowel de zorgvrager als de zorgverlener als unieke persoon en de (helende) relatie in de zorgverlening. Bij de holistische zorg maakt men gebruik van kennis, theorieën, ervaring, intuïtie en creativiteit. Interventies die het evenwicht tussen lichaam, geest en omgeving bevorderen kunnen het holistische mensbeeld tot uiting brengen. Complementaire interventies zijn daarbij inbegrepen. Ook in de VS is een diversiteit aan opleidingen voor verpleegkundigen die zich willen scholen in complementaire interventies. De AHNA heeft een systeem ontworpen voor verpleegkundige opleidingen op complementair gebied. Deze aanvullende scholingen zijn aangepast aan specifieke verpleegkundige opleidingsniveaus, van basisverpleegkundige tot universitair geschoolde verpleegkundig specialisten. Hieraan is tevens een accreditatiesysteem verbonden (9).

Elke staat in de VS heeft een eigen Board of Nursing (BON). In een onderzoek (10) bleek 47% van deze BON's het standpunt te hebben ingenomen dat verpleegkundigen toestemming hebben om verschillende complementaire therapieën toe te passen; 13% was bezig een standpunt in te nemen en 40% had nog geen formeel standpunt ingenomen, maar ontmoedigen verpleegkundigen niet in het toepassen van complementaire therapieën. Geen enkele BON heeft tot nu toe een ontmoedigend beleid met betrekking tot complementaire zorg ontworpen.

2.2.3 Australië

Ook in Australië zijn CAM en complementaire zorg in ontwikkeling. De aboriginals gebruiken zeer veel geneeskrachtige planten. Eén daarvan is de bekende *tea tree*, die meestal wordt gebruikt in de vorm van etherische olie ter bestrijding van infecties en ter bevordering van huidgenezing. Ook in Australië ziet men een herwaardering van traditionele manieren waarop mensen zich gezond hielden of gezondheidsproblemen oplosten.

Uit een onderzoek in 28 verpleeghuizen in New South Wales naar het gebruik van essentiële oliën (11) bleek dat 59% van de bewoners baden of massages met deze oliën kregen, waarvan 47% dagelijks. Deze baden en massages met etherische oliën werden gebruikt om lichamelijke klachten en problemen rond dementie te verlichten. In de meeste verpleeghuizen werden deze interventies toegepast door verpleegkundigen (60%) of verpleegassistenten (96%). Directeuren van de instellingen gaven aan dat de toepassingen relatief goedkoop zijn en het medicijngebruik matig verminderen.

Het Australische onderzoeksinstituut dat zich richt op het onderzoeken van CAM is het Australian Centre for Complementary Medicine Education & Research (ACCMER). Het instituut doet wetenschappelijk onderzoek en verzorgt een postacademische opleiding voor artsen, apothekers, verpleegkundigen en natuurgeneeskundigen, waarin zowel reguliere als complementaire aspecten aan de orde komen. Volgens het ACCMER past 38% van de verpleegkundigen complementaire interventies toe in de zorg en geeft 76% van de verpleegkundigen aan dat zij zorgvragers zouden verwijzen naar een complementair therapeut.

onderzoek en opleiding

Ook in Australië heeft de snelle toename van complementaire interventies geleid tot discussie. Deze discussie richt zich vooral op het belang van veilige en effectieve toepassing van deze interventies door geschoolde verpleegkundigen. Dit heeft geleid tot het opstellen van beleidsstandpunten en richtlijnen door verschillende beroepsverenigingen, waaronder de Australian Nursing Federation

beleidsstandpunten en richtlijnen

(ANF) en de Royal College of Nursing Australia. Beide beroepsverenigingen ondersteunen de toepassing van complementaire interventies door verpleegkundigen. Complementaire zorg wordt gezien als een logische ontwikkeling in het beroep, een gevolg van het holistische mensbeeld en de toename van de vraag van het publiek naar complementaire zorg en CAM. Ook deze beroepsorganisaties wijzen op het belang van goede voorlichting, onderzoek en scholing.

Uit bovenstaande voorbeelden blijkt dat de integratie van complementaire zorg niet alleen in Nederland actueel is, maar ook in andere landen. Hoewel in de genoemde landen de ontwikkelingen enigszins vooruitlopen op die in Nederland, is ook daar de discussie nog niet afgerond en zoekt men net als in Nederland naar goede manieren om complementaire zorg te integreren in de gebruikelijke zorg.

Reflectie
- Wat kunnen we in Nederland leren van de landen waar complementaire zorg al wat verder ontwikkeld is?

2.3 Ontwikkeling van complementaire zorg in Nederland

In deze paragraaf worden de ontwikkelingen in Nederland op het gebied van complementaire zorg beschreven. Aan de orde komen:
- ontwikkelingen in het verpleegkundig beroep;
- relatie met andere vormen van zorg;
- onderzoek;
- scholing;
- beroepsorganisaties.

2.3.1 Ontwikkelingen in het verpleegkundig beroep

In paragraaf 2.1.2 werd al ingegaan op de spanning in het verpleegkundig beroep tussen cure en care. In de verpleegkunde in Nederland zijn momenteel ontwikkelingen te onderscheiden die zowel de cure als de care versterken.

Sinds de jaren negentig staat in Nederland het medisch-technisch handelen sterk in de belangstelling, mede door de invoering van de

Wet BIG

Wet BIG, die een eigen deskundigheid erkent van de verpleegkundige bij de zogenoemde 'voorbehouden handelingen'. Ook is er aandacht voor een herschikking van taken tussen arts en verpleegkundige. Nieuwe functies ontstonden: de *nurse practitioner* en de *physician assistant*. Tegelijkertijd vindt er een bezinning plaats over de vraag of er in de zorg wel voldoende aandacht is voor 'de mens achter de zieke'. Is er in Nederlandse zorginstellingen voldoende aandacht voor welbevinden? Vooral publicaties over de zorgverlening in verpleeghuizen vestigden de aandacht op (het ontbreken van) kwaliteit van zorg.

De interesse van verpleegkundigen in complementaire zorg neemt toe. In vakbladen worden regelmatig artikelen over dit onderwerp gepubliceerd en er zijn regelmatig congressen die goed worden bezocht. Verpleegkundigen zijn zich als geen andere beroepsgroep

biomedisch model

bewust van de beperkingen van het biomedische model. Hoewel dit model voor veel verworvenheden heeft gezorgd met betrekking tot genezing van zieken, blijven er problemen waaraan men onvoldoende tegemoet kan komen door deze benadering. Het gaat dan vooral om problemen als angst, pijn, slaapproblemen, ineffectieve *coping*, rouw en isolement. Soms kan complementaire zorg deze problemen helpen verlichten. Bovendien ervaren zorgvragers de aandacht en het contact als steunend en troostend.

mensvisie en
ervaring

Veel verpleegkundigen ervaren dat zij tekortschieten in het realiseren van hun mensvisie. Zij zijn de laatste 25 jaar opgeleid vanuit het holistische mensbeeld en geven aan dit in de praktijk onvoldoende te kunnen waarmaken, niet alleen door tijdgebrek, maar ook door de eenzijdige benadering gericht op ziekte. Verpleegkundigen die uit het beroep stappen, geven aan dat zij zich onvoldoende kunnen ontplooien en onvoldoende voldoening ervaren van hun werk (12). Gebleken is dat er onder complementaire therapeuten veel ex-verpleegkundigen zijn. Kunnen deze ex-verpleegkundigen hun mensvisie beter gestalte geven in hun nieuwe beroep? Hoewel er natuurlijk vele mogelijkheden zijn om je te ontplooien, is complementaire zorg daar zeker een voorbeeld van. Verpleegkundigen en verzorgenden die complementaire zorg toepassen, geven aan dat zij zich competenter voelen en meer voldoening ervaren door deze toepassingen in hun werk.

Verpleegkundigen blijken ook in hun zelfzorg bekend te zijn met complementaire toepassingen. In lesgroepen in verpleegkundige opleidingen blijken veel studenten persoonlijk ervaring te hebben met kruiden, massages, reiki, yoga, bachbloesems en etherische oliën. Zij passen deze methoden toe om dezelfde redenen als andere Nederlanders: de methoden passen bij hun opvoeding en levensvisie, de bijwerkingen zijn minder, of simpelweg omdat het helpt.

Uit een onderzoek bleek dat 69% van de verpleegkundigen alternatieve geneeswijzen tot de essentiële zorg rekent (13). Het is niet bekend in hoeverre verpleegkundigen van mening zijn dat dit ook voor complementaire zorg geldt.

complementaire zorg in de Nederlandse gezondheidszorg

Er is niet onderzocht waar en in welke mate complementaire zorg in de Nederlandse gezondheidszorg wordt toegepast. Wie complementaire zorg toepast, en waar, wanneer en waarom, is dus niet bekend. In een inventarisatieonderzoek (14) naar toepassing van complementaire zorg bij mensen die congressen over deze zorg bezochten, bleken er in Nederland een kleine vijftig projecten bekend te zijn. In deze projecten bleek dat complementaire zorg in meer dan 60% van de gevallen wordt toegepast door verpleegkundigen. Verzorgenden pasten in 23% van deze projecten complementaire zorg toe. De meest toegepaste interventies waren massage, therapeutic touch en aromatherapie (werken met etherische olie).

Zorgverleners ervaren soms weerstand als zij complementaire zorg willen toepassen (figuur 2.2). Allereerst moeten de collega's in het team en de manager worden overtuigd. Er moet draagvlak worden gecreëerd voor de vernieuwing. Daarnaast moet de zorg passen in het beleid van de instelling. Vaak is er geen beleid betreffende complementaire zorg geformuleerd. In verschillende ziekenhuizen in Nederland heeft de verpleegkundige adviesraad (VAR), de medisch-ethische commissie (MEC) of de raad van bestuur inmiddels een discussie gevoerd over complementaire zorg. In het eerdergenoemde onderzoek (14) werd zelden (ongeveer in een vijfde van de projecten) advies gevraagd aan de VAR of de MEC. De vraag om advies leidde in de meeste gevallen wel tot steun. Soms resulteert dit in een integrale aanpak, zodat een implementatieproject met scholing en andere voorwaarden kan volgen. Vaak blijft het officiële beleid vaag, waardoor de mogelijkheden voor de verpleegkundigen in de praktijk beperkt zijn. Complementaire zorg wordt dikwijls op kleine schaal toegepast door enthousiaste verpleegkundigen die weinig steun krijgen van het management. Voorwaarden met betrekking tot tijd, scholing en materiaal zijn dikwijls beperkt. Ook een evaluatie ontbreekt nogal eens. Het gevolg is dat er nauwelijks zicht is op het voorkomen en het effect van complementaire zorg. De continuïteit van zorg is vaak slecht: de toepassing van interventies hangt samen met de aanwezigheid van een of enkele verpleegkundigen.

implementatie

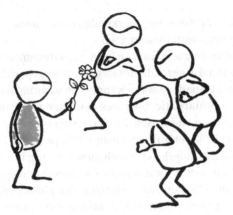

Figuur 2.2 Zorgverleners ervaren soms weerstand als zij complementaire zorg willen toepassen

Geheel naar Nederlandse traditie wordt er vaak van 'gedoogbeleid' gesproken. In hoofdstuk 18 wordt het implementatieproces nader uitgewerkt.

Reflectie
- Waarin zie jij het holistische mensbeeld terug in je werk? Waarin niet?
- Ken jij verpleegkundigen die complementaire zorg toepassen? Zijn de voorwaarden waaronder deze zorg wordt toegepast duidelijk?

2.3.2 Relatie met andere vormen van zorg

In de Nederlandse gezondheidszorg zijn er allerlei ontwikkelingen die raakvlakken hebben met complementaire zorg. Het gaat dan vooral om zorgvormen waarbij men zich tot doel stelt het welbevinden van de zorgvrager te vergroten. Daarnaast heeft complementaire zorg raakvlakken met ontwikkelingen die het gezonde in de mens stimuleren. Hieronder worden enkele ontwikkelingen geschetst.

Antroposofische verpleegkunde
Een antroposofisch verpleegkundige is een regulier geschoolde verpleegkundige die een aanvullende opleiding heeft gevolgd. Een antroposofisch verpleegkundige werkt in een reguliere of antroposofische instelling of als zelfstandige, bijvoorbeeld in een therapeuticum.

De antroposofische verpleegkunde gaat uit van de antroposofische levensvisie die door Rudolf Steiner (1861-1935) is ontwikkeld. De antroposofie is een leefwijze die niet alleen in de verpleegkunde en de geneeskunde tot uiting komt, maar bijvoorbeeld ook in landbouw, architectuur en onderwijs. Het antroposofische mensbeeld is een drieledig en vierledig mensbeeld waarin elementen van het holistische mensbeeld zijn te herkennen. Ook in de antroposofie ziet men de mens als lichaam, ziel en geest. De mens staat in levendig contact met de aarde en de kosmos. In het lichaam zijn drie gebieden te herkennen: de bovenpool (hersenen en zintuigen) waar koelte en rust overheersen, de onderpool (ledematen en buikorganen) waar warmte en beweging plaatsvindt, en het middengebied (longen, hart) waar het ritme bemiddelt tussen boven- en onderpool. Het vierledige mensbeeld onderscheidt een fysiek lichaam, een etherlichaam, een astraal lichaam en een ik-lichaam. Deze vierledige visie toont hoe de mens samenhangt met de omringende natuur en daarmee vanuit zijn ik-lichaam een autonome verhouding kan ontwikkelen.

In het kader van dit boek voert het te ver om deze veelomvattende mensvisie verder uit te werken. In het beroepsprofiel van de antroposofisch verpleegkundige (15) is beschreven hoe dit mensbeeld invloed heeft op het verpleegkundig handelen. De antroposofisch verpleegkundige kan vanuit haar mensbeeld haar vak verdiepen en specifieke verpleegkundige interventies – de uitwendige therapieën – toepassen, zoals inwrijvingen, wikkels, kompressen en baden. Doel van deze interventies is de zelfhelende krachten in de mens te stimuleren. Bij deze interventies wordt dikwijls gebruik gemaakt van kruiden en etherische oliën. Hoewel de antroposofische verpleegkunde een eigen geschiedenis en inbedding heeft in de antroposofische gezondheidszorg, zijn er duidelijke overeenkomsten met de complementaire zorg, zowel in de visie als in de verpleegkundige interventies.

Palliatieve zorg

In de palliatieve zorg draait het om symptoombestrijding in een fase van het leven waarin genezing van een ziekte niet meer mogelijk is. Doel van de behandeling en verpleging is het realiseren van een zo groot mogelijke kwaliteit van leven. De doelstellingen van complementaire en palliatieve zorg liggen dicht bij elkaar: bij beide gaat het om welbevinden van de zorgvrager. In veel palliatieve units en hospices wordt enige vorm van complementaire zorg toegepast. In de *Richtlijn palliatieve zorg* (16) van het Integraal Kankercentrum Midden-Nederland werd in 2002 voor het eerst een hoofdstuk gewijd aan toepassing van complementaire zorg in de palliatieve fase. In de nieuwe (landelijke) richtlijnen is deze voortrekkersrol gehandhaafd (17).

Ervaring in een hospice

Tijdens mijn basisopleiding Complementaire Zorg zijn we in Kuria gaan nadenken welke vorm van complementaire zorg wij in het hospice het best kunnen toepassen. Als verpleegkundige wil je naast het toedienen van medicatie graag iets extra's doen. Bewoners zijn vaak bedlegerig en te ziek en te moe om te zitten. Om voor deze groep zeer ernstig zieke mensen toch iets te kunnen doen, hebben we besloten te starten met handmassage.

We zijn begonnen met een inleidende lezing over complementaire zorg. Daarna zijn de collega's door mij geschoold in hand- en voetmassage en hebben we op elkaar geoefend. In mei 2005 zijn we in overleg met de arts en de fysiotherapeut gestart met hand- en voetmassage bij de bewoners die dat willen. Op dit moment zijn alleen de verpleegkundigen geschoold. Binnenkort hopen we ook de vrijwilligers te scholen. Waar mogelijk schakelen we familie of naasten in. Vaak passen de jongeren, zoals dochters of zonen of vriendinnen, de zorg graag toe bij hun moeder of oma. Met behulp van een checklist houden we de effecten bij en de toepassingswijze: welke olie werd gebruikt? Naast de basisolie zijn er ook etherische oliën om massageolie mee te maken, zoals lavendel. De bewoners vinden het zeer prettig. De massage geeft ze rust en biedt ontspanning. Ze krijgen een andere vorm van aandacht. Ook de familie is er vaak enthousiast over. Massage geven is fijn: het geeft een ander gevoel dan bijvoorbeeld een wasbeurt. Je moet er wel de tijd en de rust voor nemen en dat moeten we leren. Maar zeker als er meer masseurs bijkomen zoals vrijwilligers, is het werk beter te verdelen. Voorlopig valt het in goede aarde. We gaan deze maand evalueren: hoe bevalt het bij iedere medewerker en waarom bevalt het wel of niet. Als er knelpunten zijn, geven we eventueel weer een klinische les. Als de massages goed gaan, hopen we met de volgende stap te beginnen. We willen gaan werken met verdamping van etherische oliën. Ik denk bijvoorbeeld aan het neutraliseren van de geur van oncologische wonden.

Coby Mol, Hospice Kuria, Amsterdam

Belevingsgerichte zorg

Bij belevingsgerichte zorg staat de beleving van de zorgvrager centraal. Belevingsgerichte zorg wordt vooral toegepast bij demente zorgvragers. Bij dementie raakt de zorgvrager steeds meer cognitieve en praktische vaardigheden kwijt en uiteindelijk zichzelf. De hulpverlener kan het gevoel van angst dat overheerst bij dit proces, verminderen of hanteerbaar houden en kan het welbevinden bevorderen. In ontmoetingen met de zorgvrager worden veiligheid en bescherming geboden, waarbij de eigen identiteit, levensloop en autonomie van de zorgvrager worden gerespecteerd.

Snoezelen is een manier van zintuigactivering waarbij het welbevinden van de zorgvrager wordt bevorderd. Belevingsgerichte zorg, snoezelen en complementaire zorg hebben hetzelfde doel: welbevinden. In de zorg voor demente mensen biedt het gebruik van complementaire interventies, in het bijzonder muziek, massage, etherische olie en therapeutic touch, een mogelijkheid tot contact die met alleen reguliere zorg niet mogelijk is. Behalve bij demente zorgvragers kan belevingsgerichte zorg ook bij andere zorgvragers worden toegepast. Steeds staan de beleving van de zorgvrager, zijn autonomie en continuering van de levensloop centraal.

Verwenzorg

Verwenzorg is een nieuw zorgconcept en heeft, net als complementaire zorg, welbevinden als doel. Verwenzorg is het aanbieden van de nodige extra's aan chronisch zieken, waardoor zij prettige momenten meemaken en meer van het leven kunnen genieten. Door het terugbrengen van het gewone menselijke in de zorgverlening kan een zorgvrager meer kwaliteit van leven ervaren. Bij verwenzorg worden er, naast de gebruikelijke zorg, verrassende activiteiten ondernomen, waardoor een zorgvrager even in het zonnetje komt te staan. In sommige verpleeghuizen heet dit: 'een dagje anders'. Verzorgenden, verpleegkundigen en activiteitenbegeleiders passen een verrassende activiteit in in het normale ritme van de week.

Deze activiteiten worden ook wel eens uitbesteed. Zo komt de Stichting Anders Beleven met een team 'zintuigartiesten' in gezondheidszorginstellingen. De artiesten bieden de zorgvragers zintuigindrukken aan als muziek, dans, kleur, massage en geur, waardoor zij de gezonde kant van zichzelf ervaren: er is aandacht voor wat nog kan, in plaats van wat niet kan. Op kinderafdelingen zijn cliniclowns en pleisterclowns graag geziene gasten. De clowns zorgen ervoor dat een ziek kind even 'gewoon kind' kan zijn. Zij appelleren aan het normale functioneren van het kind en leggen geen nadruk op de ziekte. Ook wordt gebruik gemaakt van dieren, bijvoorbeeld van de kinderboerderij.

Een overeenkomst tussen verwenzorg en complementaire zorg is dat ze kunnen worden toegevoegd aan de gebruikelijke zorg en als weldadig worden ervaren door zorgvragers en zorgverleners. Een verschil is dat complementaire zorg niet eenmalig is. Complementaire interventies zijn gericht op verpleegkundige diagnosen en moeten geïntegreerd worden in het zorgproces.

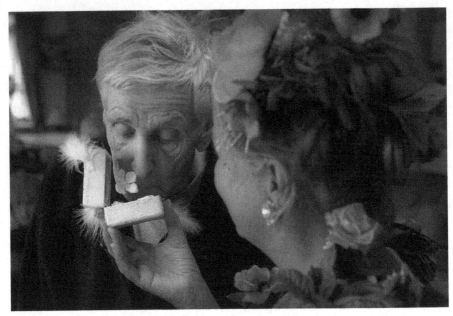

Figuur 2.3 De Stichting Anders Beleven verrast een zorgvrager

Vraaggestuurde zorg

Zowel overheid, zorgverzekeraars, zorginstellingen als patiënten-organisaties houden zich de laatste jaren in toenemende mate bezig met de verandering naar vraaggestuurde zorg. Vraaggestuurde zorg betekent dat het aanbod van zorg wordt gestuurd door de zorgvrager. Hij neemt belangrijke beslissingen over welke zorg er wordt geboden en hoe dat gebeurt. Vraaggestuurde zorg is de tegenhanger van aanbodgestuurde zorg. Bij aanbodgestuurde zorg bepalen zorgverleners, overheid en zorgverzekeraars welke zorg de zorgvrager kan krijgen en hoe dat gebeurt. De omwenteling naar vraaggestuurde zorg is nog maar net begonnen.

Vraaggestuurde zorg gaat uit van de mondige zorgvrager die zelf weet wat hij verwacht van de hulpverlening. De zorgverlener zorgt dat het zorgaanbod zo veel mogelijk aansluit bij de behoeften van de zorgvragers. Bij vraaggestuurde zorg wordt niet alleen uitgegaan van wat iemand niet kan, maar juist van wat iemand wel kan. Er wordt rekening gehouden met de leefstijl van de zorgvrager. Deze laatste twee uitgangspunten gelden ook voor complementaire zorg. Uitgaande van de constatering dat de leefstijl van veel mensen veranderd is, zal er in de toekomst meer vraag zijn naar complementaire interventies als massages, gebruik van kruiden, gebruik van etherische olie, enzovoort. Bij vraaggestuurde thuiszorgorganisaties worden tegenwoordig (tegen betaling) stoelmassages en voetreflex-

massages aangeboden. Dit aanbod zal zich de komende jaren ver-
moedelijk uitbreiden.

Reflectie
- Met welke actuele ontwikkeling in de gezondheidszorg ben jij in je organisa-
tie bezig?
- Wat vind je van deze ontwikkeling?
- Vind je dat complementaire zorg deel zou kunnen uitmaken van deze ont-
wikkeling?

2.3.3 Onderzoek

Het begrip complementaire zorg werd in 1996 in Nederland geïntroduceerd door verplegingswetenschapper Astrid Noorden. Zij
voerde een kwalitatief onderzoek uit naar het gebruik van methoden uit de natuurgeneeswijzen in de verpleegkundige zorgverlening. In dit onderzoek onder tien verpleegkundigen werden 24
interventies gevonden die bij de zorg voor de zorgvragers werden
toegepast. Van deze 24 methoden werden 5 interventies aangemerkt
als het meest haalbaar in de praktijk: massage, reiki, werken met
kruiden, geven van simpele dieetadviezen en counseling (18). In
2004 noemden Bogaart e.a. (14) als meest voorkomende interventies:
massage (60%), therapeutic touch (50%) en aromatherapie (43,5%).
Tevens werden genoemd: ontspanningstherapie, muziektherapie,
voetreflexologie en fytotherapie (gebruik van kruiden). In beide
onderzoeken wisten de onderzoekers al dat de respondenten geïnteresseerd waren in complementaire zorg. Er was geen willekeurige
benadering van verpleegkundigen of instellingen. Dit zal het beeld
wellicht vertekenen.

De interventies die in dit boek worden beschreven, worden waarschijnlijk het meest toegepast en vaak aangeboden in scholing in
complementaire zorg. In Nederland is er nog zeer weinig onderzoek
gedaan naar complementaire interventies die worden toegepast
door verpleegkundigen. In welke mate in Nederland complementaire zorg wordt toegepast door verpleegkundigen is onbekend, evenals
in welke situaties zij dit doen en met welk resultaat. Er is beperkt
onderzoek gedaan naar het effect van complementaire interventies
door verzorgenden, activiteitenbegeleiders, schoonheidsspecialisten en complementair therapeuten. In Nederland ontbreekt een
onderzoeksinstituut als het NCCAM in de VS en de ACCMER in
Australië. Ook op de universiteiten ontbreekt een onderzoekspro-
gramma. Een aantal instellingen participeert regelmatig in onder-

zoek naar complementaire interventies, namelijk het Helen Dowling Instituut in Utrecht, de Stichting MAIA in Rotterdam en het Van Praag Instituut in Utrecht.

In deel 2 van dit boek worden enkele effectonderzoeken genoemd naar de specifieke interventies. In deel 3 wordt de problematiek rond het onderzoek van complementaire zorg verder omschreven.

Reflectie
- Baseer jij je verpleegkundig handelen op wetenschappelijk onderzoek?
- Zo ja, hoe doe je dat?
- Zo niet: waar baseer je je handelen dan op?

2.3.4 Scholing

In Nederland zijn er enkele mogelijkheden voor professionele scholing in complementaire zorg. Hieronder worden de belangrijkste initiatieven genoemd.

In de jaren negentig nam Van der Laan, coördinator van de Leergang Complementaire Zorg, het initiatief om een post-hbo-opleiding complementaire zorg te ontwerpen voor verpleegkundigen. In 1995 werd deze opleiding voor het eerst gegeven aan de toenmalige Hogeschool Holland in Diemen, in samenwerking met de Academie voor Natuurgeneeswijzen te Hilversum. De Leergang beoogde verpleegkundigen op te leiden in de uitvoering en implementatie van complementaire zorg. Het betrof een eenjarige parttime scholing waarbij de student naast een aantal praktische interventies een uitgebreide inleiding kreeg in de achtergronden van de natuurgeneeswijzen. De verpleegkundige werd gezien als intermediair tussen de reguliere en complementaire zorg. Het eindproduct van deze opleiding was een doorbraakproject, waarbij een start werd gemaakt met de invoering van complementaire zorg in de praktijk. In 2000 is deze opleiding gestopt omdat ze niet meer aansloot bij het beleid van de hogeschool.

Op initiatief van de Nederlandse Vereniging voor Complementaire Zorg (NVCZ), destijds Werkgroep Complementaire Zorg, kwam er een samenwerking tot stand van de NVCZ met de Mondriaan Onderwijsgroep in Den Haag. Met subsidie van de V&VN, Verpleegkundigen en Verzorgenden Nederland, de koepelorganisatie van verpleegkundige beroepsverenigingen, werd een nieuwe vervolgopleiding ontwikkeld op basis van het beroepsprofiel van de verpleegkundige en de ervaringen uit de Leergang Complementaire Zorg. Het gaat om een parttimeopleiding van een jaar, waarin een theoretische onderbouwing aan de orde komt en een aantal verpleegkundige interventies wordt aangeleerd: voedingsadviezen, werken met kruiden, werken met etherische oliën, ontspanningstechnieken, massage, werken met muziek en voorlichting over natuurlijke zelfzorg, complementaire zorg en complementaire therapieën. In deze opleiding ligt de nadruk op het praktisch, onderbouwd handelen. Behalve verpleegkundigen (niveau 4 en 5) kunnen ook verzorgenden deze opleiding volgen. Afgeleid van de Basisopleiding Complementaire Zorg worden door de Mondriaan Onderwijsgroep ook korte cursussen gegeven, eventueel aangepast aan de situatie in de instellingen. Het Van Praag Instituut is in Nederland het cursusinstituut voor therapeutic touch (TT). De afgelopen jaren zijn er veel verpleegkundigen geschoold in het toepassen van deze verpleegkundige interventie. Daarnaast verzorgt het Van Praag Instituut cursussen in centeren en het werken met visualisatieoefeningen ('Gezonde Verbeelding'). De Stichting MAIA ontwikkelt en ondersteunt zorgvernieuwingsprojecten die bijdragen aan een helende zorgomgeving. In dit implementatieproces vormen training en wetenschappelijk onderzoek een essentieel onderdeel van de vernieuwing. De trainingen worden aangepast aan de behoefte van de instelling. Zo kunnen er trainingen worden gegeven in massagetechnieken, muziek en werken met geur, en zijn er coachingstrajecten 'zorg voor de zorgenden'. Het Helen Dowling Instituut is een instituut voor psycho-oncologie. Een van de pijlers van het instituut is deskundigheidsbevordering. Beroepsbeoefenaars die werken in de oncologische zorg kunnen zich onder andere bijscholen in begeleidingsmethoden bij kanker en rouwverwerking. De Stichting Plegan verzorgt een basiscursus en jaaropleiding tot antroposofische verpleegkunde. Tevens verzorgt de stichting bij- en nascholingen. De genoemde instituten geven alle scholing aan diverse beroepsbeoefenaars, en enkele ook aan mantelzorgers. Behalve de genoemde instituten zijn er individuele complementaire therapeuten die op kleine schaal bijscholingen geven aan verpleegkundigen in instellingen, bijvoorbeeld massagetechnieken in een ziekenhuis of werken met etherische olie in een hospice. Binnen de initiële opleiding tot verpleegkundige (niveau 4 en 5) bieden verschillende ROC's en hogescholen modules complementaire zorg aan. Deze modules zijn over het algemeen oriënterend van aard en niet gericht op praktisch handelen. Meestal betreft het keuzemodules. Waarschijnlijk zijn er veel verpleegkundigen en verzorgenden die geen specifieke scholing hebben gevolgd op het gebied van complementaire zorg maar deze zorg wel toepassen. In het onderzoek van Bogaart e.a. (14) bleken respondenten slechts weinig cursussen op het gebied van complementaire zorg te hebben gevolgd. Toch schatten zij hun kennis hoog in. In het kader van verdere ontwikkeling en implementatie van complementaire zorg is scholing een belangrijk aandachtspunt.

2.3.5 Beroepsorganisaties

Binnen de verpleegkundige beroepsgroep verenigen verpleegkundigen zich die overeenkomstige ideeën of belangen hebben. Zo waren er begin 2006 meer dan vijftig verschillende verpleegkundige beroepsverenigingen. Ook op het gebied van de complementaire zorg is er een beroepsvereniging ontstaan: de Nederlandse Vereniging voor Complementaire Zorg (NVCZ). Deze vereniging is in 2002 voortgekomen uit de Werkgroep Complementaire Zorg (opgericht in 1998). De NVCZ ondersteunt verpleegkundigen en verzorgenden die complementaire zorg willen integreren in de verpleegkundige beroepsuitoefening. De vereniging bundelt kennis en ervaring op het gebied van de complementaire zorg en heeft een uitgebreid netwerk. De vereniging wil in de gezondheidszorg het aanspreekpunt zijn voor verpleegkundigen en verzorgenden die zich bezighouden met complementaire zorg. Daartoe brengt zij onder andere een nieuwsbrief uit en verzorgt eenmaal per jaar een congres. De NVCZ is inhoudelijk verantwoordelijk voor de Basisopleiding Complementaire Zorg die in samenwerking met de Mondriaan Onderwijsgroep in Den Haag wordt gegeven.

In 2004 werd door de NVCZ het beroepsdeelprofiel voor de complementair verpleegkundige gepubliceerd. Hierin zijn de kernopgaven en kerncompetenties van de complementair verpleegkundige beschreven. Deze kerncompetenties liggen op de volgende terreinen: zorgvragergebonden taken, professiegebonden taken en organisatiegebonden taken. In het beroepsdeelprofiel wordt voor het eerst beschreven wat de complementair verpleegkundige doet, voor wie, hoe en waarom (zie bijlage 1).

De NVCZ was lid van de AVVV, de koepelorganisatie van verpleegkundigen. De AVVV gaf in 2001 subsidie aan het ontwikkeltraject van de huidige Basisopleiding Complementaire Zorg. De AVVV begeleidde de NVCZ bij het schrijven van het beroepsdeelprofiel. Tot nu toe heeft de AVVV echter nog geen officieel standpunt ingenomen over complementaire zorg en antroposofische zorg. De discussie is nog gaande. De AVVV en een groot aantal andere beroepsverenigingen, waaronder de NVCZ, zijn in 2006 gefuseerd tot een nieuwe verpleegkundige beroepsvereniging: Verpleegkundigen & Verzorgenden Nederland (V&VN). Binnen deze vereniging is de NVCZ herkenbaar als V&VN Complementaire Zorg.

De Nederlandse Vereniging van Antroposofisch Verpleegkundigen (NVAV) bestaat al sinds 1962. De vereniging wil impulsen geven aan verpleegkundigen vanuit het mens- en wereldbeeld van de antroposofie. De vereniging heeft al diverse beroepsprofielen geschreven, waarvan de laatste dateert uit 2003. De vereniging heeft de Stichting Plegan opgericht, die verantwoordelijk is voor de antroposofische vervolgopleidingen. In samenwerking met deze stichting is ook een systeem ontworpen voor bij- en nascholing en registratie. De vereniging heeft een nieuwsbrief en organiseert congressen. De NVAV maakt deel uit van de Federatie van de Antroposofische Gezondheidszorg (FAG) en van internationale netwerken van antroposofisch verpleegkundigen. Ook de NVAV is in 2006 gefuseerd met de V&VN.

NU'91, een van de algemene beroepsorganisaties voor verpleegkundigen, formuleerde in 1999 een standpunt over complementaire zorg. Centraal in het standpunt staat dat de verpleegkundige dient te handelen volgens de vigerende wetgeving (Wet BIG en WGBO) en de beroepscode. Tevens dient zij afspraken te maken met de werkgever over toepassing van complementaire interventies en de vertrouwensband met de zorgvrager in ere te houden door goede voorlichting, overleg en eventuele doorverwijzing.

Reflectie
- Welke rol kunnen beroepsorganisaties spelen in het ontwikkelen van complementaire zorg? Welke belanghebbenden moeten daarbij nog meer worden betrokken?
- Welke invloed hebben beroepsorganisaties op jouw handelen?

2.4 Tegenstanders

De discussie over complementaire zorg is nog in volle gang. Zowel voor- als tegenstanders mengen zich in debatten die tijdens congressen en in vakbladen worden gevoerd. De tegenstanders laten zich individueel horen, maar ook via organisaties.

De verstrekking van een subsidie aan de NVCZ door de V&VN voor de ontwikkeling van de Basisopleiding Complementaire Zorg was voor de Vereniging tegen de Kwakzalverij (VtdK) reden een open brief te schrijven aan docenten en hoogleraren verpleegkunde en aan de minister van Volksgezondheid, Welzijn en Sport (VWS). De VtdK maakt zich zorgen over het vage karakter van de interventies. De interventies worden 'wezensvreemde en schadelijke elementen' genoemd. De VtdK is van mening dat verpleegkundigen die complementaire zorg toepassen, verwarring scheppen bij zorgvragers en niet serieus worden genomen door artsen. Volgens de VtdK moeten verpleegkundigen zich aan de reguliere zorg houden.

Ook binnen de verpleegkundige beroepsgroep zijn er tegenstanders van complementaire zorg. De kritiek richt zich dikwijls op het gebrek aan afbakening van de complementaire interventies, de uitgangspunten van complementaire zorg en de vraag of complementaire zorg wel voldoende evidence based is.

2.5   Argumenten voor en tegen

De discussie over complementaire zorg levert soms nieuwe gezichtspunten op, soms gaat het om een herhaling van zetten. Welke argumenten in een gegeven praktijksituatie van belang zijn, hangt onder andere af van de visie van hulpverleners en management. Behalve argumenten voor en tegen zijn er ook enkele uitgangspunten waarover voor- en tegenstanders het wel eens zijn:

- verpleegkundige zorg moet aansluiten bij de vraag of behoefte van de zorgvrager;
- verpleegkundige zorg moet op methodische wijze worden toegepast volgens het verpleegkundig proces;
- vóór elke verpleegkundige handeling geeft de verpleegkundige voorlichting en vraagt toestemming aan de zorgvrager;
- er moet sprake zijn van voldoende kwaliteit van zorg;
- er moet voldoende continuïteit van zorg zijn;
- verpleegkundige zorg moet voldoen aan geldende richtlijnen en criteria op de werkvloer;
- de verpleegkundige moet voldoen aan de wetgeving;
- de verpleegkundige maakt zo mogelijk gebruik van resultaten van wetenschappelijk onderzoek;
- indien de zorgvraag niet op het terrein van de verpleegkunde ligt, verwijst de verpleegkundige de zorgvrager door naar andere hulpverleners;
- verpleegkundigen moeten geschoold zijn in de toegepaste interventies;
- er moet onderzoek worden gedaan naar het voorkomen, het effect en de veiligheid van complementaire zorg.

In tabel 2.1 is een overzicht opgenomen van voor- en tegenargumenten. Dit geeft een beeld van gebruikte argumenten.

Tabel 2.1 Argumenten voor en tegen complementaire zorg

Argumenten voor	*Argumenten tegen*
Zorgvrager	
sluit aan bij veranderde visie op gezondheid en ziekte van de zorgvrager	de zorgvrager verwacht van de gezondheidszorg-instellingen alleen reguliere zorg
sluit aan bij toename van 'natuurlijke' zelfzorg	de middelen (kruiden, olie en dergelijke) zijn niet voorhanden in de reguliere zorg
sluit aan bij vraaggestuurde zorg, wens van de zorgvrager	zorgvragers vragen niet naar deze toepassingen. Moeten we alles bieden wat gevraagd wordt?
de belangstelling voor natuurlijke toepassingen breidt zich uit over de gehele bevolking. Complementaire zorg wordt niet apart betaald, hoort bij verpleegkundige zorg	complementaire zorg is elitair; de zorg wordt het meest gebruikt door hoogopgeleide vrouwen
complementaire zorg kan het welbevinden vergroten en klachten verminderen bij diagnosen waarbij reguliere zorg onvoldoende helpt (bijvoorbeeld angst, pijn, slaapproblemen)	complementaire zorg kan deze klachten ook niet altijd wegnemen. Zorgvragers zijn over het algemeen wel tevreden over de geleverde reguliere verpleegkundige zorg
zorgvragers waarderen de toepassingen van complementaire zorg, het vergroot hun autonomie en copingvaardigheden	de verpleegkundige heeft voldoende vaardigheden tot haar beschikking om de vertrouwens-relatie gestalte te geven, onder andere door aanwezigheid en gesprekstechnieken
complementaire zorg past bij de rol van de verpleegkundige in de zorgverlening, vergroot het vertrouwen van de zorgvrager in de verpleegkundige en geeft een verdieping van de zorgrelatie	
Verpleegkunde	
complementaire zorg biedt mogelijkheden om de holistische mensvisie gestalte te geven	complementaire zorg is vaag en wezensvreemd, past niet binnen de reguliere gezondheidszorg
complementaire interventies passen in het verpleegkundige domein omdat ze aansluiten bij de verpleegkundige diagnostiek en de rol van de verpleegkundige	er is geen goede afbakening van wat wel en niet binnen de complementaire zorg valt: welke interventies horen er wel en niet bij?
het geven van aandacht is een belangrijk element in de complementaire zorg, maar daarnaast worden ook zelfhelende vermogens aangesproken en vermindert een aantal klachten	complementaire zorg is vooral gebaseerd op aandacht geven; dat kan ook op een andere manier
verschillende complementaire interventies zijn erkende verpleegkundige interventies en staan vermeld in de Nursing Intervention Classification (NIC)	niet alle bekende interventies hoeven worden toegepast
verschillende complementaire interventies horen al eeuwen tot het verpleegkundige domein	er is onvoldoende aanleiding om oude interventies opnieuw te gaan toepassen. Of: noem deze interventies gewoon 'verpleegkundige interventies'
complementaire zorg is een aanvulling op verpleegkundige zorg op elk niveau en in elke setting	complementaire zorg is basiszorg

Argumenten voor	Argumenten tegen

>> *Verpleegkunde*

van een aantal interventies is aannemelijk bewezen dat ze effectief zijn bij een aantal diagnosen (massage, ontspanningsoefeningen, enkele kruiden, muziek)	er is onvoldoende bewijs voor de effectiviteit van complementaire zorg
uiteindelijk bepaalt de zorgvrager of een interventie effectief is of niet	alleen wetenschappelijk bewezen interventies moeten worden toegepast
de zorgvrager maakt in overleg de keuze voor een interventie: regulier, complementair of beide	de verpleegkundige biedt reguliere interventies aan; hieruit kan de zorgvrager in overleg kiezen
er moet meer onderzoek worden gedaan naar complementaire interventies omdat zowel zorgvragers als zorgverleners erin geïnteresseerd zijn en we nog onvoldoende weten	er moet geen onderzoek worden gedaan naar complementaire interventies. Deze interventies kunnen namelijk niet werken omdat het werkingsprincipe onduidelijk is
naast rationele argumenten zijn ook inlevingsvermogen, intuïtie en creativiteit ingrediënten van goede verpleegkundige zorg	verpleegkunde moet gebaseerd zijn op rationele argumenten vanuit de geldende wetenschap
complementaire zorg geeft verpleegkundigen voldoening	verpleegkundigen kunnen zich beter ontplooien in interventies die bewezen zijn
complementaire zorg is een volgende stap in de emancipatie van de verpleegkunde	om als beroepsgroep serieus te worden genomen, is het onverstandig complementaire zorg toe te laten in het verpleegkundige domein

Samenwerking

complementaire interventies zijn serieuze verpleegkundige interventies. Door ondeskundig gebruik kan de zorgvrager worden geschaad	complementaire zorg is flauwekul. Als de verpleegkundige en de zorgvrager het willen, kan het gedoogd worden
complementaire zorg en reguliere zorg kunnen naast elkaar bestaan; ze vullen elkaar aan	reguliere zorg laat geen ruimte voor andere denk- en handelwijzen

Reflectie
- Met welke argumenten ben je het eens? Kun je een standpunt bepalen?
- Praat eens met een voorstander en een tegenstander van complementaire zorg.
- Wat leer je van de verschillende standpunten?

3 Complementaire zorg in de praktijk

Anneke Huisman

In allerlei zorgsettings wordt gebruik gemaakt van complementaire zorg, maar over het totale gebruik van complementaire interventies in de zorg ontbreken systematische gegevens. Vooral chronisch zieken zoeken naar interventies die de klachten van hun ziekte kunnen verminderen en die bij hun individuele behoeften passen. Maar ook anderen zoeken naar een completere manier van zorg dan de gangbare zorgverlening. Dat geldt bijvoorbeeld voor zwangeren, ouders voor hun kinderen en volwassenen die hun eigen leefstijl vorm wensen te geven of te continueren. Er gaan inmiddels miljoenen euro's om in zelfzorgmiddelen (zie ook hoofdstuk 4).

In de zorgsector is van een aantal instellingen bekend dat er complementaire zorg wordt verleend. In een onderzoek naar voorlichting over pijn van De Wit en Oldenmenger (1), werkzaam in het Erasmus Medisch Centrum, werd de vraag gesteld of bij pijnproblemen complementaire zorginterventies werden uitgevoerd. Hierop werd door dertig ziekenhuizen positief geantwoord. Men gebruikt diverse complementaire methoden om pijn te verlichten. Vooral massage en ontspanningsoefeningen worden toegepast. Uit het onderzoek van Boogaart e.a. (2) bleek dat er in 48 intramurale instellingen met een of meer vormen van complementaire zorg wordt gewerkt. Bij de Nederlandse Vereniging voor Complementaire Zorg (NVCZ) is eveneens een tiental initiatieven bekend.

Er zijn voorbeelden bekend van instellingen waar complementaire zorg past binnen het beleid van de instelling en waar dit beleid wordt ondersteund door het management. Veel vaker echter worden zorgvernieuwingen met betrekking tot complementaire zorg ontwikkeld door individuele verpleegkundigen op de eigen afdeling. Vaak zijn dit verpleegkundigen die enthousiast zijn over de mogelijkheden van complementaire zorg voor hun zorgvragers. Soms hebben zij een specifieke scholing gevolgd op dit gebied.

In dit hoofdstuk worden voor verschillende zorgsettings voorbeelden van het gebruik van complementaire zorg beschreven. Het is niet de bedoeling een totaalbeeld te schetsen, maar om een indruk te geven van de toepassingen van complementaire zorg in de verschillende settings. Complementaire zorg wordt geboden van de wieg tot het sterfbed.

3.1 Kraamzorg

Tijdens de zwangerschap besteden veel vrouwen extra aandacht aan een gezonde leefstijl. Vrouwen en partners bereiden zich voor door tal van cursussen: yoga, samen bevallen, borstvoedingscursussen, enzovoort. Als voorbereiding op de bevalling en bij problemen tijdens de zwangerschap is ook begeleiding door een haptonoom, homeopaat, voetreflextherapeut of een aromatherapeut mogelijk. Sommige kraamverzorgenden en verpleegkundigen op een kraamafdeling passen complementaire interventies toe tijdens en na de bevalling. Soms is dit op verzoek van de vrouw in partu: zij nemen soms zelf muziek mee voor tijdens de bevalling of hebben een etherische olie bij zich die kan worden verdampt. Partners ondersteunen de vrouw in partu door haar te begeleiden bij ontspanningsoefeningen en door massage van de onderrug of voeten. Daarnaast zijn er verloskundigen en kraamverzorgenden die op basis van scholing en/of ervaring complementaire zorg toepassen om het welzijn van de vrouw en de pasgeborene te bevorderen. Bij een bevalling thuis lijkt er meer mogelijk te zijn dan bij een ziekenhuisbevalling. Interventies die tijdens de bevalling worden toegepast, zijn vooral gericht op ontspanning, verlichting van pijn en vergroting van het uithoudingsvermogen en de motivatie. Massage, muziek, gebruik van etherische olie en ontspanningsoefeningen worden tijdens de bevalling waarschijnlijk het meest toegepast.

In de kraamperiode worden in de thuissituatie op initiatief van de kraamverzorgende en verloskundige of op verzoek van de kraamvrouw eveneens complementaire interventies uitgevoerd. Bij pijnlijke borststuwing of -ontstekingworden wel kwark- of koolkompressen aangeboden, bij slecht op gang komende borstvoeding een speciale kruidenthee (borstvoedingsmix), een zitbad met etherische olie van cipres en citroen bij aambeien of bij een gezwollen en pijnlijk perineum door hechtingen of een ruptuur, en massage van de schouders bij gespannenheid van de kraamvrouw.

In de kraamtijd krijgen ouders adviezen over de verzorging van de baby. Hierbij sluit de kraamverzorgende aan bij de leefstijl van het gezin. Bij de huidverzorging wordt door veel ouders calendulazalf gebruikt en bij onrust kamillethee. Bij een baby met een gevoelige huid wordt in het badje een speciale badolie met etherische olie van lavendel en kamille of calendulamaceraat gegeven. Bij buikkrampen kan met een lepeltje venkelthee worden gegeven.

Waarschijnlijk is in de meeste kraamzorgorganisaties complementaire zorg geen officieel beleid. Kraamverzorgenden handelen op basis van de eigen praktijkervaring en/of de wens van de kraamvrouw. Sommige interventies zijn inmiddels zo gewoon dat men zich niet realiseert dat ze onder de complementaire zorg vallen. Dit geldt bijvoorbeeld voor het gebruik van calendulazalf. In het ziekenhuis zijn complementaire interventies minder gebruikelijk. In de thuissituatie is men geneigd zich meer aan te passen aan de gewoonten van de kraamvrouw. Ook speelt een rol dat het in de thuissituatie in principe natuurlijke bevallingen betreft.

Casus
Marije is drie dagen geleden thuis bevallen van een dochter. Zij is bevallen op de baarkruk. De bevalling verliep vlot, maar Marije heeft een ruptuur opgelopen die is gehecht met oplosbare hechtingen. Ook heeft zij last van aambeien door het persen. Door deze twee problemen is de toiletgang een probleem. Zowel de defecatie als het urineren is pijnlijk. Voor de pijn door de aambeien gebruikt Marije lidocaïnezalf voordat zij ontlasting krijgt.
Het gebied rond de ruptuur ziet er gezwollen en rood uit. Ook het zitten is pijnlijk. De kraamverzorgende maakt voor Marije zitbaden met een neutrale badgel waaraan zij etherische olie van citroen en cipres heeft toegevoegd. Tweemaal per dag neemt Marije, na de toiletgang, een zitbad. Marije heeft baat bij deze interventie: de zwelling slinkt, is minder rood en het gebied wordt minder pijnlijk. Ook de aambeien slinken.

3.2 Thuiszorg

3.2.1 Consultatiebureau

Voor gezondheidscontrole en adviezen bezoeken ouderen met hun baby of peuter het consultatiebureau. Tijdens het consult geeft de verpleegkundige voorlichting over zaken als voeding, verzorging, dagritme, voorkomen van ziekte, opvoeding en veiligheid. Het gebruik van natuurlijke middelen kan hiervan onderdeel zijn. Voorbeelden hiervan zijn: het gebruik van koude of Chamodent® bij het doorkomen van de tandjes, arnicazalf bij kneuzingen, calendulazalf bij schaafwondjes, venkelthee bij buikkrampen. Het is onbekend of deze adviezen op persoonlijk initiatief van de verpleegkundige worden gegeven of dat dit beleid is van de kruiszorgorganisaties, zoals Zorg en Welzijn. De vragen en leefstijl van de ouders zijn belangrijke uitgangspunten voor de voorlichting.

Er zijn in Nederland verschillende antroposofische consultatiebureaus waar de nadruk ligt op de natuurlijke verzorging van de baby. Ook ritme en temperament spelen een belangrijke rol in de antroposofische pedagogiek (zie ook hoofdstuk 2).

Casus

Op het consultatiebureau komen Pieter van 4 maanden en zijn moeder Chantal bij de verpleegkundige. Chantal maakt een vermoeide indruk. Als de verpleegkundige vraagt hoe het gaat, vertelt zij dat Pieter veel huilt omdat zijn tandjes doorkomen. Een koude bijtring heeft weinig tot geen effect. Ze heeft ook het idee dat Pieter veel buikkrampen heeft. Hij huilt dan op een speciale manier en wil steeds gedragen worden. De verpleegkundige stelt voor bij buikkramp een flesje te geven met venkelthee. Als Pieter huilt kan Chantal een buikmassage geven met een massageolie met etherische olie van lavendel en kamille. Zij schrijft voor Chantal op hoe zij de olie moet maken en doet de massage voor bij Pieter. Tot slot vraagt de verpleegkundige wat Chantal zelf doet om te ontspannen. Chantal geeft aan dat dit er inderdaad nogal eens bij inschiet. Zij neemt zich voor wat vaker ondersteuning te vragen aan haar partner en regelmatig een ontspannend bad te nemen.

3.2.2 Zorgverlening bij de zorgvrager thuis

In de thuiszorg is de hulpverlener te gast bij de zorgvrager. De wensen en leefstijl van de zorgvrager zijn dan bij uitstek het uitgangspunt voor de zorg. In verschillende thuiszorgorganisaties werken wijkverpleegkundigen die getraind zijn in complementaire zorg. In een aantal organisaties is dit ook het beleid van het management: zoals bij Maatzorg in de regio Delft/Westland. Bij Maatzorg werken 'specialisten' complementaire zorg die geconsulteerd kunnen worden door collega's bij zorgvragers die belangstelling hebben voor deze zorg. Deze specialisten geven voorlichting over zelfzorg aan de zorgvrager en adviezen aan collega's over de mogelijkheden van complementaire interventies. Doordat deze specialisten een specifieke scholing hebben gehad, kunnen zij de interventies en de te gebruiken kruiden, etherische oliën en massages optimaal aanpassen aan de situatie van de zorgvrager.

Casus

Mevrouw Krol, een wat oudere vrouw, is erg depressief en naar binnen gekeerd sinds zij weet dat zij een onbehandelbare kanker heeft. Het is voor iedereen, ook voor haar familie, moeilijk om contact met haar te krijgen. Mevrouw Krol heeft thuiszorg voor de verzorging en voor psychosociale begeleiding. In de avonddienst krijgt zij regelmatig een voetmassage omdat zij dikke en gevoelige voeten heeft. Na enige tijd besluiten drie wijkverpleegkundigen die een therapeutictouchcursus hebben gevolgd haar ook TT aan te bieden. Mevrouw Krol geeft gelaten toestemming. Tot verbazing van het team reageert zij zeer positief op TT: zij praat meer, voelt zich fitter en vindt haar humor weer wat terug. De hele familie raakt betrokken bij de TT-behandeling. De kleinzoon van 7 jaar geeft oma soms zelfs op zijn manier TT als zij zegt dat zij moe is.

Mevrouw Krol krijgt enkele malen per week TT, tot zij toch nog onverwacht, maar wel rustig, sterft. Op de begrafenis zegt de familie tegen de betreffende verpleegkundigen: 'We keken elke dag naar jullie uit...'.

3.2.3   Cursussen en andere diensten

Veel thuiszorgorganisaties organiseren cursussen. Het programma van deze cursussen wordt aangepast aan de behoefte van cliënten. Het programma omvat vaak cursussen zwangerschapsyoga, (shantala-)babymassage en omgaan met stress. Deze cursussen worden bijvoorbeeld aangeboden door Meavita in Den Haag en door de Zorg en Welzijn-thuiszorgorganisatie Spijkenisse en de Zuid-Hollandse Eilanden. De cursussen worden gegeven door verpleegkundigen of externe docenten.

Bij een aantal thuiszorgorganisaties is het mogelijk een ontspannende (stoel)massage te ondergaan, bijvoorbeeld bij Florence in de regio Haaglanden.

3.3   Ziekenhuizen

Hoewel onderzoek ontbreekt, is het bekend dat verpleegkundigen in een aantal ziekenhuizen in Nederland een of andere vorm van complementaire zorg toepassen. De zorg wordt verleend als aanvulling op de gebruikelijke zorg bij verpleegkundige diagnosen in situaties waarin de gebruikelijke zorg onvoldoende effect heeft. Daarnaast bieden de interventies extra comfort.

In het Kennemer Gasthuis te Haarlem wordt op de afdeling gynae-cologie, urologie en KNO etherische olie in elektrische verstuivers verspreid en wordt handmassage aangeboden. In de praktijk blijken deze interventies goed te werken, de zorgvrager is bijvoorbeeld min-der benauwd of angstig en door de handmassage wordt de zorgvra-ger meer ontspannen.

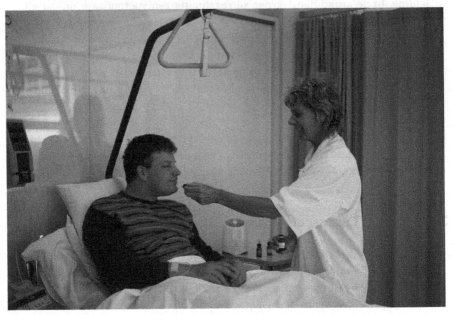

Figuur 3.1 Verdamping van etherische olie in het ziekenhuis

Op deze afdeling worden de collega's die daar interesse in hebben, geschoold in handmassage. Ook collega's van andere afdelingen kunnen zich inschrijven voor de cursus.

Op de verwendag van de chronisch zieken in november geeft een aantal medewerkers ook aan andere zorgvragers in het ziekenhuis een handmassage.

Tijdens open dagen wordt voorlichting gegeven over complementai-re zorg. Bezoekers kunnen dan een handmassage ervaren. Ook op de verwendag voor de medewerkers, die jaarlijks op 12 mei plaatsvindt, worden complementaire acties uitgevoerd.

In het Tweesteden Ziekenhuis locatie Tilburg op de afdeling oncolo-gie en in het oncologisch dagcentrum wordt complementaire zorg op een structurele wijze toegepast bij de verpleegproblemen pijn en spanning. De zorg wordt ingezet als een aanvulling op de reguliere zorg en als de zorgvrager aangeeft behoefte te hebben aan een vorm van complementaire zorg. Op beide afdelingen wordt een vijftal interventies uitgevoerd: werken met etherische oliën, progressieve ontspanningsmethode, warmtezorg, luisteren naar muziek en deel-massage. De interventies zijn uitgewerkt in de vorm van werkin-structies. Daarnaast is er een folder ontwikkeld. In deze folder is beschreven wat complementaire zorg inhoudt, welke interventies er op de afdelingen worden gegeven en wat deze interventies inhou-den.

In een academisch ziekenhuis in het westen van het land passen ver-pleegkundigen etherische oliën, warmte en koude, massage en muziek toe. Deze interventies worden gegeven bij misselijkheid, bra-ken, pijn, buikkrampen als gevolg van chemotherapie, huidproble-men door chemotherapie of bestralingsdefecten. Op de afdeling pal-liatieve zorg en symptoomcontrole wordt in dit ziekenhuis voetmassage toegepast en werkt men met etherische oliën. Er is een kamer ingericht waar massages kunnen worden gegeven. Vaak geven de verschillende verpleegkundigen voetmassage op bed. Op deze afdeling wordt complementaire zorg toegepast met als uit-gangspunt verbetering van de kwaliteit van leven op dat moment.

In een ander ziekenhuis in het westen van het land worden bij der-matologische patiënten tijdens een pijnlijke therapie door een ver-pleegkundige handmassages toegepast. Uit evaluaties blijkt dat de pijn daardoor vermindert.

Op de afdeling kindergeneeskunde in het Elisabeth Gasthuis in Til-burg worden nieuwe mogelijkheden toegepast om kinderen te prik-kelen en te begeleiden. Hierbij worden verschillende materialen gebruikt: speelgoed, kleuren, geuren, tast, geluid en licht. Er wordt gemasseerd, eventueel met etherische olie. Deze activiteiten wor-den door de sociaalpedagogisch medewerker verricht; de verpleeg-kundigen voeren ook massages uit. De ontwikkelingen worden gesteund door het management. De afdeling kindergeneeskunde van het Elisabeth Gasthuis heeft in 2005 tijdens de Zorgtour van de PvdA een prijs gewonnen voor het opzetten van deze activiteiten.

Ook op kinderafdelingen in andere ziekenhuizen maken pedago-gisch medewerkers gebruik van creatieve middelen om kinderen te begeleiden: babymassage, ontspanningsoefeningen, muziek. Deze begeleidingsvormen worden dan meestal geen complementaire zorg genoemd, maar creatieve of pedagogische begeleiding. Deze methoden worden soms ook overgenomen door de verpleegkun-digen.

Casus

Meneer Olsthof wordt verpleegd op een hematologische afdeling, waar hij een beenmergtransplantatie heeft ondergaan, daarna is er een 'graft versus host disease' (afstoting) ontstaan van het maag-darmkanaal, waardoor hij veel moet braken en diarree heeft. Zijn gewicht is in twee maanden met 14 kilo verminderd. Er is een aantal maag-darmonderzoeken gedaan die erg belastend waren. Het slapen gaat erg slecht omdat meneer Olsthof vaak uit bed moet vanwege de diarree. Hij tobt hoe het nu verder moet gaan. De toekomst ziet hij met veel zorgen tegemoet. Op dit moment ziet alles er erg negatief uit. In het multidisciplinair overleg wordt de vraag gesteld hoe meneer Olsthof kan worden ondersteund in deze voor hem zeer moeilijke periode.

Er wordt besloten ontspannende massages aan te bieden. In de twee maanden daarna krijgt meneer Olsthof nagenoeg iedere avond een ontspannende voetmassage met massageolie waaraan etherische olie van lavendel is toegevoegd. Meneer Olsthof ervaart dit als een weldaad en het gebeurt regelmatig dat de verpleegkundige die de massage geeft, hem na afloop toedekt en zachtjes de kamer verlaat omdat hij ligt te slapen. Meneer Olsthof noemt de massage 'het enige positieve op een dag'.

3.4 Psychiatrische instellingen

In psychiatrische instellingen worden door individuele verpleegkundigen, soms met steun van het management, kleine projecten op de eigen afdeling opgezet. Voorbeelden hiervan zijn: 's avonds aanbieden van ontspannende kruidenthee in plaats van koffie en massages ter bevordering van een positieve lichaamsbeleving. In sommige instellingen wordt aan psychiatrische patiënten ontspanningsoefeningen geleerd. Een dergelijke training kan deel uitmaken van een psycho-educatieprogramma. Men hoopt dat de zorgvrager een stressvolle situatie sneller de baas is door de signalen in zijn lichaam op tijd te herkennen. Als de zorgvrager de ontspanningsoefeningen goed leert gebruiken, kan mogelijk een crisis worden voorkomen.

In de PAAZ in het Maxima Medisch Centrum (Veldhoven) is therapeutic touch een geïntegreerde interventie in de zorgverlening. Verschillende verpleegkundigen kunnen deze interventie bij cliënten toepassen. In deze instelling is er een duidelijk beleid geformuleerd ten aanzien van complementaire zorg.

In de (chronische) psychiatrie en psychogeriatrie wordt ook verwenzorg toegepast. Uitgangspunt bij deze zorgvorm is het dagelijks

ritme te doorbreken en eens extra aandacht te besteden aan datgene wat een cliënt belangrijk vindt en graag zou willen doen: een
dagje uit, een etentje, familiebezoek of een lekkere massage.

Casus
Bij de GGZ West-Noord-Brabant wordt op de afdeling dagbehandeling regulier lichaamswerk gegeven. Vooral voor zorgvragers die gespannen zijn, de
situatie niet aankunnen of een bipolaire stoornis (depressie) hebben, kunnen
ontspannings- en ademhalingsoefeningen een manier zijn om met het
lichaam en de psyche om te gaan.
Meneer Pietersen heeft ernstige klachten van hyperventilatie. Hij is niet
gewend naar de signalen die zijn lichaam geeft te luisteren. Tijdens het
lichaamswerk leert hij deze signalen te herkennen. Bij spanning leert hij op
zijn ademhaling te letten en een buikademhaling te oefenen, waardoor hij
hyperventilatie kan voorkomen. Wanneer meneer Pietersen een hyperventi-
latieaanval heeft, blaast hij in een plastic zakje wat hij nu altijd bij zich heeft.
Door op deze manier met zijn klacht om te gaan, vermindert de angst voor
een eventuele aanval.

3.5 Verstandelijk gehandicaptenzorg

In de zorg voor verstandelijk gehandicapten wordt al lange tijd
gebruik gemaakt van interventies die het welbevinden bevorderen
en die gericht zijn op zintuiglijke waarneming. Meestal worden
deze activiteiten snoezelen genoemd. Er worden massages, baden,
muziek, geuren en kleuren gebruikt. Soms worden deze activiteiten
ook toegepast als verwenzorg en/of als deel van belevingsgerichte
zorg (zie hoofdstuk 2) (3).
Hoewel de benaderingen wel enigszins verschillen, zijn deze interventies in veel instellingen al geïntegreerd in de zorg. Behalve verzorgenden spelen ook activiteitenbegeleiders een belangrijke rol in
het aanbieden van deze interventies. In de zorg voor verstandelijk
gehandicapte kinderen kan ook de voorkeur van de ouders voor een
natuurlijke benadering een grote rol spelen. Eenvoudige klachten
worden op het niveau van de zelfzorg opgelost met natuurlijke
methoden. In verschillende instellingen worden kruidenpreparaten,
etherische oliën, massages, therapeutic touch en reiki toegepast.
In antroposofische instellingen voor verstandelijk-gehandicapten-
zorg geldt een specifieke benadering. Er wordt gewerkt met pakkingen en wikkels en wanneer een bewoner niet kan slapen, worden
beeninwrijvingen uitgevoerd.

Casus
Frits is een verstandelijk gehandicapte jongen met het syndroom van Down.
Zijn verstandelijke vermogens zijn te vergelijken met die van een kind van 7
jaar. Frits slaapt erg onrustig, is regelmatig wakker en gaat dan liggen roepen
of komt uit bed. Als interventie krijgt Frits 's avonds een kopje kruidenthee
aangeboden waardoor hij beter inslaapt, rustiger is en vaak ook doorslaapt.

3.6   Verzorgingshuizen en woonzorgcentra

In een aantal verzorgingshuizen worden complementaire interventies toegepast door verzorgenden en activiteitenbegeleiders.

Het aanbieden van complementaire interventies komt vaak voort uit de wens van medewerkers om de kwaliteit van leven van de bewoners te verbeteren. Het contact met de verzorgenden verdiept zich door de individuele aandacht die men de bewoner kan geven en door de andere benaderingswijze. Daarnaast worden deze interventies uitgevoerd bij een aantal vaak voorkomende zorgproblemen, bijvoorbeeld bij slaapproblemen, pijn, onrust en buikklachten.

Een voorbeeld van een organisatie waar men heeft gekozen voor aanvullende zorg zijn de Katholieke Verpleeg- en Verzorgingsinstellingen (KVV) in Rotterdam en omstreken. In samenwerking met Stichting Maia loopt al een aantal jaren een project met aanvullende zorgvormen, waaronder werken met etherische oliën, massage en muziek (zie hoofdstuk 18) (4). In het kader van dit project zijn in enkele verzorgings- en verpleeghuizen cursussen georganiseerd waar de interventies werden aangeleerd aan verzorgenden en activiteitenbegeleiders. Tevens werd onderzoek gedaan naar het effect van de interventies. De interventies zijn relatief eenvoudig toe te passen op de afdelingen: een handmassage kan worden gegeven terwijl men een gesprekje heeft met de bewoner, of wanneer de bewoner muziek luistert of televisiekijkt. Tijdens het baden of douchen kan etherische olie worden toegevoegd aan (neutrale) badolie of douchegel. Voor het slapengaan kan een druppel etherische olie op een tissue worden gedaan. Deze interventies hoeven niet veel extra tijd te kosten, maar kunnen wel merkbare resultaten hebben zoals ontspanning, vermindering van angst, een betere communicatie voor de bewoners en een toegenomen gevoel van competentie voor de verzorgenden (2).

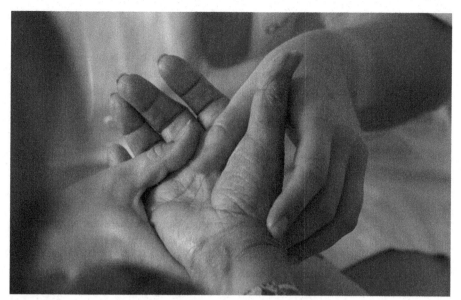

Figuur 3.2 Handmassage in het verzorgings- en verpleeghuis

Casus

Mevrouw Jansen woont in een verzorgingshuis. Zij geeft aan dat ze slecht slaapt en daardoor veel ligt te piekeren, en dat de pijn die ze in handen en heupen heeft als gevolg van artrose, verergert. Mevrouw is erg bescheiden en wil de verzorging zo min mogelijk lastigvallen. Een van de verzorgenden, die weet dat mevrouw kortgeleden een cd-speler van haar zoon heeft gekregen, stelt daarom voor dat zij zelf een paar ontspannings- en visualisatieoefeningen kan doen met behulp van een cd. Zij legt mevrouw Jansen uit dat het oefeningen zijn die speciaal ontwikkeld zijn voor mensen met pijn en die je in gedachten meenemen naar een prettige plek of situatie. Op de cd staat een instructie en verder hoeft mevrouw alleen maar rustig te zitten of te liggen. Zij kan zelf bepalen wanneer ze de oefeningen wil doen en hoeft daar geen hulp van de verzorging voor te vragen. Voor mevrouw Jansen is dit een volledig nieuwe benadering, maar ze is bereid het eens te proberen. Zij besluit in overleg met de verzorgende om de oefening 's avonds te doen, in de hoop dat ze dan ook beter kan slapen.

De volgende dag vertelt mevrouw Jansen dat zij wel even moest wennen om naar een stem te luisteren die ze niet kent, maar zij merkte wel dat het haar hielp om te ontspannen. Tijdens de oefening had zij minder pijn en zij had ook het idee dat zij makkelijker in slaap viel. Zij besluit daarom twee weken lang elke avond een oefening van de cd te doen en spreekt met de verzorgende af dat zij bij haar blijft navragen hoe het met de oefeningen gaat. Mevrouw Jansen is tevreden dat zij zelf actief iets kan doen om de pijn te verlichten.

3.7 Verpleeghuis

In de verpleeghuissector zijn al jaren ontwikkelingen gaande met het doel de kwaliteit van leven te verbeteren. Deze ontwikkelingen hebben verschillende namen: belevingsgerichte zorg, verwenzorg en nu ook complementaire zorg (zie ook hoofdstuk 2).

Baden, werken met etherische oliën, massage en therapeutic touch worden in deze instellingen waarschijnlijk het meest toegepast. Voorbeelden zijn: een voetenbad met etherische olie van gember bij doorbloedingsstoornissen, handmassage met etherische olie van geranium bij pijnlijke handen ten gevolge van een cerebrovasculair accident (CVA), verdamping van citroen of bergamot bij somberheid en therapeutic touch bij onrust. Omdat oudere zorgvragers niet gewend zijn aan deze interventies, zijn de voorlichting en toestemming van de bewoner erg belangrijk. Bij bewoners die dit zelf niet meer kunnen aangeven, is het belangrijk dat de familie erbij wordt betrokken. Voor bewoners van verpleeghuizen is het vaak een verademing exclusieve aandacht te krijgen van een verzorgende. Ook de verzorgenden vinden het fijn deze zorg te kunnen geven. Juist de zintuiggerichte benadering sluit dikwijls aan bij de behoeften van deze groep zorgvragers.

Hieronder worden enkele voorbeelden gegeven van complementaire zorg zoals die in een aantal instellingen wordt toegepast.

Voorbeelden

In de Egmontshof in Oud-Beijerland is iedere maand een verwenmiddag, een activiteit van de activiteitenbegeleiding. Bewoners krijgen tijdens deze middag een gezichtsmassage en handen en nagels worden 'onder handen' genomen.

In de Esdoorn in Zwolle worden door verzorgenden en activiteitenbegeleiders handmassages gegeven met etherische olie, meestal lavendel. In deze instelling is een onderzoek gedaan door Koot-Fokkink (5) naar de werking van massage en etherische olie bij psychogeriatrische bewoners (zie ook hoofdstuk 13).

In de Rustenburg in Rotterdam wordt therapeutic touch als interventie aangeboden om ontspanning te bevorderen en pijn te reduceren.

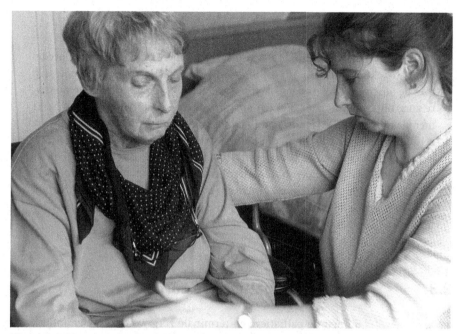

Figuur 3.3 Therapeutic touch op de somatische afdeling van een verpleeghuis

Verpleeghuis Bernardus in Amsterdam is vooral bekend door het gebruik van etherische oliën. Er vinden intern scholingen plaats voor het personeel en er zijn diverse mogelijkheden om verschillende interventies te ondergaan. Ook in veel andere verpleeghuizen zijn er snoezelkamers of snoezelbadkamers waar met etherische oliën wordt gewerkt.

Niet altijd zijn medewerkers geschoold in de nieuwe interventies. Zij leren die van de collega's die wel geschoold zijn, maar werken ook vaak op eigen initiatief.

Ook in antroposofische verpleeghuizen, het Leendert Meeshuis in Bilthoven en het Rudolf Steinerhuis in Den Haag worden complementaire interventies toegepast: wikkels en pakkingen, warmte en koude, kruidenpreparaten en baden waarbij onder andere etherische oliën worden gebruikt (zie hoofdstuk 2).

Tijdens de afsluiting van de Tour van de Verzorging in 2005, die werd georganiseerd door de V&VN (Verpleegkundigen en Verzorgenden Nederland), heeft staatssecretaris mevrouw Ross aan twee verzorgenden van het Verpleeghuis Wittenberg-Tabitha in Amsterdam de Prinses Margrietprijs uitgereikt. Zij kregen deze prijs voor het door hen ontwikkelde snoezelproject 'de snoezelslaapkamer'. Staatssecretaris Ross roemde het project vanwege de bijzondere en direct werkbare zorg voor een moeilijk toegankelijke doelgroep, namelijk bewoners in een vergevorderd stadium van dementie.

Casus

Meneer Jentzen is in een verpleeghuis opgenomen in verband met prede-mentie (ziekte van Pieck). Hij is motorisch erg onrustig en loopt de hele dag over de afdeling. Tijdens een coachingsmiddag van de cursus complementai-re zorg blijkt dat meneer Jentzen op zijn kamer een stereo-installatie heeft met klassieke cd's. De verzorgende gaat met meneer naar zijn kamer. Hij wijst zelf de muziek aan die hij op dat moment wil horen en neuriet mee. De ver-zorgende probeert een handmassage te doen, wat wordt belemmerd doordat meneer Jentzen af en toe zijn handen beweegt op de maat van de muziek. Toch blijkt het mogelijk om met meneer een uur rustig op zijn kamer te blij-ven. De motorische onrust vermindert en zijn lichaamshouding en gezichts-mimiek wijzen erop dat hij het erg prettig vindt.

3.8   Hospice en palliatieve zorg

Binnen de palliatieve en terminale zorg wordt waarschijnlijk veel-vuldig gebruik gemaakt van complementaire zorg. Vooral in de hos-pices lijkt dit het geval te zijn. In de laatste fase van het leven lijkt er veel mogelijk, omdat niet de genezing van de zorgvrager voorop-staat, maar zijn welbevinden. Luisteren naar muziek is een veelge-bruikte interventie. In veel hospices wordt ook livemuziek gemaakt, dikwijls door vrijwilligers. Behalve bekende instrumenten als piano en harp worden ook klankschalen gebruikt. Etherische oliën, mas-sages, therapeutic touch, reiki en het vertellen van verhalen worden gebruikt ter ontspanning of ter vermindering van de klachten. Het doel is de kwaliteit van leven te bevorderen. Mantelzorgers kunnen vaak bij uitvoering van de interventies worden betrokken. De zorg kan de naasten steun geven om een bijdrage te leveren aan het wel-bevinden van de zorgvrager. De mantelzorger kan zelf een ontspan-nende handmassage geven of een etherische olie of een muziekstuk voor de zorgvrager uitzoeken.

In een aantal hospices is er beleid geformuleerd voor het toepassen van complementaire zorg, bijvoorbeeld in hospice Kuria in Amster-dam, hospice De Heuvelrug in Zeist en hospice Alkmaar in Alkmaar.

Casus

Mevrouw Baars ligt sinds een week in het hospice en is in de terminale fase. Zij is onrustig en de voorgeschreven sedatie werkt onvoldoende, maar zij wil niet dat de medicijnen worden opgehoogd. Daarnaast heeft mevrouw Baars >>

>> een rochelende ademhaling. Er is besloten dat zij niet wordt uitgezogen. Zij lijkt weinig last te hebben van het slijm in de luchtwegen. Er wordt voorgesteld een etherische olie te verdampen. In samenspraak met mevrouw Baars wordt gekozen voor de etherische olie van wierook op een aromasteentje: omdat mevrouw een katholieke geloofsovertuiging heeft en wierook als erg prettig ervaart en omdat dit het slijm wat kan oplossen. Het blijkt dat mevrouw Baars tijdens de verdamping wat rustiger wordt. Ook het rochelen is minder geworden. Het verdampen van de olie wordt als aanvulling gebruikt op de sedativa.

3.9 Conclusie

Complementaire zorg is een ontwikkeling in de gehele gezondheidszorg. In alle settings worden momenteel in Nederland complementaire interventies toegepast. Door het ontbreken van onderzoeksgegevens is hierop nog geen goed zicht. Daardoor kan moeilijk worden vastgesteld of complementaire zorg wordt toegepast zoals in het beroepsdeelprofiel is beschreven (6). Professionaliteit en continuïteit zijn waarschijnlijk niet altijd gegarandeerd. Het is belangrijk dat er onderzoek wordt gedaan naar het gebruik van complementaire zorg in alle werksettings om een goed beeld te krijgen waar de zorg wordt toegepast, bij welke zorgproblemen, door wie en met welk resultaat.

Belangrijk is dat zorgverleners die complementaire zorg toepassen kennis en kunde bezitten en de zorg toepassen met toestemming van zorgvrager en directie (zie hoofdstuk 8).

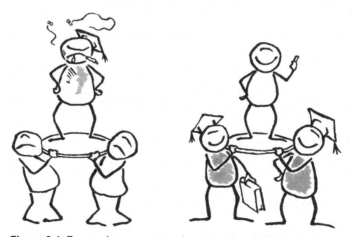

Figuur 3.4 Zorgverleners moeten kennis en kunde bezitten

In de praktijk zie je dat verpleegkundigen die scholing hebben gevolgd, beter in staat zijn complementaire zorg op een professionele manier gestalte te geven en een impuls te geven aan collega's om er professioneel mee om te gaan.

Voor een goede implementatie zijn nog meer factoren van belang (zie hoofdstuk 18). Gezondheidszorginstellingen zouden de initiatieven van verpleegkundigen kunnen ondersteunen en voorwaarden kunnen bieden voor een betere implementatie.

Behalve het uitvoeren van bepaalde interventies is complementaire zorg vooral een manier om zorgvrager en zorgverlener als individu te benaderen, om meer contact te ervaren en om gezondheid en ziekte in een ruimer perspectief te plaatsen (zie hoofdstuk 1 en 10). Verpleegkundigen die complementaire zorg toepassen, geven aan dat het vak meer diepgang krijgt en er meer mogelijkheden zijn om de zorgvragers in hun problemen te ondersteunen.

4 Complementaire zorg in relatie tot complementaire en alternatieve geneeswijzen

Martine Busch

De meeste complementaire interventies hebben hun wortels in traditionele of alternatieve behandelwijzen. Het gebruik van kruiden en het werken met etherische oliën komen beide duidelijk voort uit de natuurgeneeskunde, terwijl therapeutic touch meer raakvlakken heeft met de traditionele Chinese geneeskunde dan met de reguliere westerse geneeskunde.

Ook deelt complementaire zorg belangrijke uitgangspunten met complementaire en alternatieve geneeswijzen (CAM), zoals de holistische mensvisie, het energetische principe en het concept van het zelfhelende vermogen.

Toch is complementaire zorg niet hetzelfde als complementaire of alternatieve geneeswijzen. In dit hoofdstuk wordt ingegaan op de verschillen. Verder wordt een beeld geschetst van de internationale ontwikkelingen op dit gebied.

4.1 Complementaire zorg en CAM

complementary
and alternative
medicine (CAM)

Internationaal wordt complementaire zorg gerekend tot *complementary and alternative medicine* (CAM). In Nederland wordt als enige land een duidelijk onderscheid gemaakt tussen complementaire en alternatieve *therapieën* en complementaire *zorg*. Het eerste is vooral gericht op behandelen en wordt toegepast door daarvoor opgeleide therapeuten, zoals een homeopaat of een natuurgeneeskundig therapeut. Het tweede is bedoeld als ondersteuning van de zorg om zorgvragers te helpen ontspannen en hun welbevinden te vergroten. Het wordt toegepast binnen een reguliere beroepsuitoefening, zoals de verpleging en verzorging.

Complementaire zorg is dus iets anders dan alternatieve geneeswijzen. Het is niet bedoeld als alternatief voor reguliere zorg en het is niet bedoeld om te genezen (1).

Tabel 4.1 Onderscheid tussen CAM en CZ

CAM	Complementaire zorg
complementair of alternatief therapeutisch (*cure*)	alleen complementair
	alleen ondersteunend (*care*)
behandelwijze: eigen diagnostiek, interventies en evaluatie	'losse' interventies
veronderstelt eigen beroepsopleiding	wordt toegepast binnen een bestaand beroep

holistic nursing

Vooral in de Angelsaksische landen wordt naast CAM ook het begrip *holistic nursing* gehanteerd, dat veel overeenkomsten heeft met onze definitie van complementaire zorg. Holistic nursing wordt echter zonder meer tot het bredere terrein van CAM gerekend.

Verpleegkundigen passen in hun eigen praktijk soms ook een vorm van CAM toe, bijvoorbeeld aromatherapie of voetreflextherapie. Daarvoor hebben zij dan wel een aparte beroepsopleiding gevolgd. Volgens onze definitie worden deze interventies dan niet tot de complementaire zorg gerekend.

4.2 Vormen van CAM

classificatie
CAM-therapieën

Het Amerikaanse National Center for Complementary and Alternative Medicine (NCCAM), een toonaangevend kenniscentrum op dit gebied, hanteert een classificatiesysteem van vijf typen CAM-therapieën (2). Van elke categorie worden in tabel 4.2 de bekendste vormen genoemd. Er zijn veel meer vormen, met veelal een klein aantal beroepsbeoefenaars en ook een klein aantal gebruikers, zoals Mazdaznan (een levensfilosofie waarbij men geen ziekteleer kent, maar vooral onderwijst hoe de mens gezond kan blijven) of neuraaltherapie (het injecteren van procaïne of daaraan verwante stoffen op bepaalde plaatsen in het lichaam).

Tabel 4.2 Classificatie van complementaire en alternatieve therapieën volgens het NCCAM

1. Alternatieve medische systemen	2. Geest-lichaam-therapieën	3. Biologische therapieën	4. Manipulatieve lichaamsgerichte therapieën	5. Energetische therapieën
antroposofische geneeskunde	creatieve therapie	diëten (Moerman, Houtsmuller)	chiropraxie	chakratherapie
ayurvedische geneeskunde (de oude Indiase geneeskunde)	hypnotherapie	hydrotherapie	haptonomie	kinesiologie
homeopathie	meditatie	kruidengenees-kunde	manuele therapie	paranormale therapie
traditionele Chinese genees-kunde (TCM), waaronder acu-punctuur en kruiden	transpersoonlijke psychologie	orthomoleculaire geneeskunde	massage (polari-teitsmassage, acupressuur, enz.)	
winti			reflexzonetherapie	

1 Alternatieve medische systemen zijn gebaseerd op complete systemen van theorie en praktijk. Vaak gaat het om veel oudere geneeskundige systemen dan de westerse geneeskunde.

2 Geest-lichaamtherapieën gaan ervan uit dat geest en lichaam een directe invloed op elkaar hebben en dat de geest (psyche) dus ook kan worden gebruikt om lichamelijke problemen te behandelen.

3 Bij biologische therapieën wordt uitsluitend gebruik gemaakt van natuurlijke middelen.

4 Manipulatieve lichaamsgerichte therapieën behandelen klachten door het lichaam (botten, spieren) terug te brengen in de juiste stand of houding.

5 Energetische therapieën gaan ervan uit dat de mens ook uit energie bestaat en dat de energiebalans bij ziekte en klachten verstoord is en hersteld moet worden.

Hoewel complementaire interventies verschillende niveaus als ingang kunnen hebben (werken met etherische olie bijvoorbeeld is weliswaar een biologische interventie, maar is ook gericht op de psyche van de zorgvrager), kunnen ze op ongeveer dezelfde manier worden ingedeeld. Het gaat dan niet om de uitwerking van de interventie – die is immers holistisch bedoeld en dus gericht op de 'hele' mens – maar om de ingang die wordt gekozen om dat te bereiken. In tabel 4.3 worden de veertien interventies genoemd die door de

Nederlandse Vereniging voor Complementaire Zorg tot de complementaire zorg worden gerekend (3).

Tabel 4.3 Complementaire zorginterventies ingedeeld volgens de NCCAM-classificatie

1. Alternatieve medische systemen	2. Geest-lichaam-interventies	3. Biologische interventies	4. Manipulatieve lichaamsgerichte interventies	5. Energetische interventies
	ontspannings- en visualisatie-oefeningen	bachremedies	massagevormen	therapeutic touch
	vormen en kleuren	baden		reiki
	werken met muziek	gebruik van etherische oliën		voetreflexmassage
		gebruik van kruiden		
		voedingsadviezen		
		warmte- en koudetoepassingen		

uitgangspunten van complementaire zorg

In hoofdstuk 1 werd reeds ingegaan op de uitgangspunten en achtergrondfilosofie van complementaire zorg. Omdat complementaire zorg een verbijzondering is van CAM, vinden we bij CAM dezelfde uitgangspunten terug. Deze uitgangspunten verschillen op een aantal punten fundamenteel met die van de westerse geneeskunde, die vooral gebaseerd is op het biologische, materialistische model: de mens als lichaam (materie) en het lichaam als machine dat gerepareerd kan worden. Deze visie heeft de geneeskunde tot grote hoogte gebracht: we kunnen immers veel ziekten en klachten effectief behandelen. Tegelijkertijd is deze visie ook beperkt: de mens is immers meer dan alleen een lichaam.

Wat zijn nu de belangrijkste verschillen in de uitgangspunten? Hoewel er geen scherpe grenzen te trekken zijn tussen het biomedische denken en het CAM-denken, kunnen er toch enkele fundamentele verschillen worden benoemd. Aakster (4) heeft ze op een rij gezet (tabel 4.4).

Tabel 4.4 Verschillen in uitgangspunten van reguliere geneeskunde en complementaire en alternatieve geneeswijzen (CAM)

	Reguliere geneeskunde	Complementaire en alternatieve geneeswijzen (CAM)
denkmodel	rationeel-analytische manier van denken met een lineaire opvatting van oorzakelijkheid (oorzaak -> gevolg)	denken in termen van gehelen en evenwichten, waardoor ook wederkerige veroorzaking mogelijk wordt
ziekteopvatting	ziekte is een aantoonbare afwijking van een orgaan, weefsel, cel of DNA-structuur	de afwijking is niet de ziekte, die is gelegen in een balansverstoring tussen de verschillende onderdelen/deelfuncties van de mens
pathologie	pathologie als zodanig is van groot belang; daarom wordt veel waarde toegekend aan het stellen van de exacte diagnose. Zonder diagnose is behandeling nauwelijks mogelijk	van belang zijn de gestoorde functies van de zorgvrager, het totaal van zijn klachtenpatroon, psychisch welbevinden en functioneren. Een uitgebreide anamnese is nodig om dit totaal in kaart te brengen
behandeling	wegnemen van de ziekteverschijnselen, c.q. hun directe veroorzaking, door middel van chemische preparaten, operatie of bestraling	zo veel mogelijk stimuleren van zelfgenezend vermogen en zelfregulatie, bij voorkeur met zachte methoden en medicijnen van natuurlijke oorsprong
zorgvrager	collectiviteit van ziektebeelden: • standaardbehandeling • protocollen	individualiteit van ziektebeelden: • geen standaardbehandeling • op individu afgestemde benadering

4.3 Het gebruik van CAM in Nederland

In ons land staan veel artsen positief of neutraal tegenover alternatieve en complementaire behandelwijzen en dat geldt zeker voor huisartsen. Maar artsenorganisaties en overheid – die samen voor een groot deel de gezondheidszorg vormgeven en beleid maken – hebben er duidelijk meer moeite mee.

In de jaren zeventig en tachtig lag dit iets anders. Toen groeide de belangstelling voor alternatieve behandelwijzen snel, net als in andere landen, en nam het aantal behandelaars toe. Nederland liep voorop door de toepassing van CAM te gedogen. Een goede regulering van de alternatieve beroepsuitoefening en de wetenschappelijke onderbouwing van de verschillende geneeswijzen bleven echter achter. Alternatieve behandelaars hadden moeite om zich professioneel te organiseren en politieke invloed uit te oefenen, en onderzoek naar de effecten van de verschillende behandelwijzen werd niet of nauwelijks gedaan. CAM bleef daardoor 'vaag' en was in de huidige termen niet *evidence based* en het begrip 'alternatief' kreeg voor velen een negatieve klank.

Als het aan de gemiddelde Nederlander ligt, zouden ziekenhuizen ook vormen van alternatieve zorg moeten aanbieden. In een Nipo-enquête geeft 75% van de ondervraagden dat aan. Verder vinden de meeste ondervraagden in deze enquête dat de overheid zich zou moeten inzetten voor een betere samenwerking tussen reguliere en alternatieve/complementaire zorgaanbieders (5). In een enquête van de Consumentenbond (6) geeft 87% van de ondervraagden aan neutraal of positief te staan tegenover alternatieve therapieën.

gebruik van CAM in Nederland

Hoewel veel (potentiële) zorgvragers dus voor integratie van 'regulier' en 'alternatief' zijn, wordt in Nederland minder gebruik gemaakt van CAM dan bijvoorbeeld in de Verenigde Staten (VS) of in Duitsland. Ook de groei van het aantal gebruikers per jaar is bescheiden: ongeveer 0,3% per jaar sinds 1991 (7). Het CBS berekende voor de periode 1992-1995 dat ongeveer 15,7% van de bevolking wel eens een alternatief therapeut of een alternatief werkende arts bezocht (8). Dat zijn 2,3 miljoen mensen, met in totaal 14,1 patiëntencontacten per jaar. Ter vergelijking: in de VS bezoekt 46% van de mensen wel eens een alternatief therapeut en in Duitsland is dat zelfs 65% (7).

De afgelopen decennia is in Nederland het gebruik van CAM door mensen met kanker wel sterker gestegen, namelijk van 15 naar 30% (9) en in de gehele palliatieve zorg wordt het gebruik geschat op 50 tot 60% (10). Andere onderzoekers komen echter tot de conclusie dat het gebruik van CAM door mensen met kanker de afgelopen jaren juist gedaald is (11).

Lang niet alle zorgvragers die gebruikmaken van CAM-therapieën, melden dat overigens aan hun huisarts of specialist. Dat geldt niet alleen voor zorgvragers met somatische klachten, maar ook voor bijvoorbeeld ambulante zorgvragers in de geestelijke gezondheidszorg. Artsen schatten het gebruik van CAM door hun patiënten over het algemeen lager in dan werkelijk het geval is. Zo bleek van de nieuw aangemelde zorgvragers van de GGz Groningen bijna de helft gebruik te maken van een vorm van CAM, terwijl de psychiaters dachten dat minder dan 25% van hun cliënten zich bedient van alternatieve en complementaire behandelwijzen (12).

Uitgebreide recente cijfers over het gebruik van CAM in Nederland zijn niet beschikbaar, maar op grond van eerdere inventarisaties hebben we er een redelijk beeld van en ook van de kenmerken van de gebruikers en aanbieders van CAM (7) (figuur 4.1 en tabel 4.5 t/m 4.8).

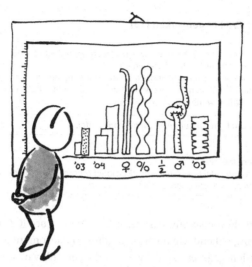

Figuur 4.1 Wat is er bekend over gebruik van CAM?

Tabel 4.5 Gebruik van CAM

aantal zorgvragers dat in 1 jaar een CAM-therapeut bezoekt	1 à 2 miljoen
aantal zorgvragers dat dit gedurende enkele jaren of ooit deed	3 à 4 miljoen
percentage van de bevolking dat jaarlijks een CAM-therapeut bezoekt	6-8%
percentage zorgvragers dat ooit een CAM-therapeut bezocht	minimaal 20%
aantal contacten/consulten per jaar	14 miljoen

Tabel 4.6 Kenmerken van CAM-gebruikers

- twee keer zoveel vrouwen als mannen
- vooral in de leeftijd van 30-60 jaar
- met meestal een hoog opleidingsniveau

Tabel 4.7 Aanbieders van CAM (per 1 januari 2003)

- 129 beroepsverenigingen op het gebied van CAM-therapieën
- waarvan 19.255 beroepsbeoefenaars lid zijn
- ongeveer een derde van hen heeft een reguliere opleiding (arts, verpleegkundige, fysiotherapeut)
- bijna de helft van alle huisartsen past, al of niet incidenteel, een of meer CAM-therapieën toe
- daarnaast zijn er naar schatting 3347 ongeorganiseerde beroepsbeoefenaars
- in totaal gaat het dus om 22.602 CAM-beroepsbeoefenaars
- ter vergelijking: er zijn in Nederland 7200 praktiserende huisartsen en 11.500 fysiotherapeuten

Tabel 4.8 Motieven om CAM te gebruiken (13)

- ontevredenheid over de reguliere gezondheidszorg: er kon geen diagnose worden gesteld, onvoldoende effect van de therapie, onprettige bejegening
- aantrekkelijkheid van CAM: meer tijd en aandacht, natuurlijke middelen
- op verwijzing van belangrijke derden: familie, vrienden, arts of andere hulpverlener
- perceptie van het eigen lijden: wanhoop, pijn, zingeving

Zorgvragers gebruiken de CAM-therapeut om verschillende redenen

- *consultatie/advies*
- *afwisselend met reguliere therapie*
- *als een soort huisarts: nieuwe klacht eerst aan de alternatief therapeut voorleggen*
- *als een specialist: alleen op verwijzing van huisarts of medisch specialist*

Over de toepassing van complementaire zorg (CZ) in Nederland is weinig bekend. Op diverse vragen kan daarom (nog) geen antwoord worden gegeven, zoals: wie maakt gebruik van welke vormen van CZ, wat is het beleid met betrekking tot CZ, en wat is het effect van welke CZ-interventies?

En in aansluiting op verpleegkundige zorg in het algemeen is het ook belangrijk om te weten welke methoden mensen in hun zelfzorg gebruiken om gezond te blijven. Wat doen mensen op zelfzorggebied bij eenvoudige klachten? Uit verschillende berekeningen blijkt dat Nederlanders in 2000 met elkaar bijvoorbeeld 123 miljoen gulden aan homeopathische middelen uitgaven en 176 miljoen aan kruidenpreparaten (7). In 1998 vond 83% van de Nederlanders dat alternatieve middelen op dezelfde manier vergoed zouden moeten worden als reguliere middelen (14).

Wat weten verpleegkundigen eigenlijk van dit gebruik en van deze opvattingen? Vragen zij de zorgvragers ernaar? In hoeverre zijn zij op de hoogte van de inhoud van de verschillende behandelwijzen en weten zij of die veilig gebruikt kunnen worden in combinatie met de medische behandeling? Verwijzen zij een zorgvrager wel eens door naar een alternatief therapeut?

Hun Amerikaanse collega's doen dat wel regelmatig, zoals blijkt uit een enquête onder 151 *nurse practitioners* in de Amerikaanse staten Missouri en Oregon (15). Ongeveer 84% van de ondervraagden gaf aan CAM-therapieën aan te bevelen bij hun zorgvragers, in het bijzonder massage, chiropraxie, acupunctuur of acupressuur, voedingstherapie en kruidenbehandelingen. Slechts 24% van de ondervraagden zei dat zij zich baseerden op tijdens de verpleegkundige opleiding (nurse practitioner) verworven kennis. Meer dan 60% bleek zich te baseren op persoonlijke ervaringen, publicaties in vakbladen en verhalen in de populaire pers.

4.4 Internationale ontwikkelingen rond CAM

Hoewel het gebruik van CAM in Nederland dus redelijk stabiel is, neemt de belangstelling voor complementaire zorg wel toe, te oordelen naar het aantal aanvragen om informatie van studenten en actieve verpleegkundigen en verzorgenden. Er worden regelmatig congressen en studiedagen rond dit thema georganiseerd, er ontstaan werkgroepen in zorginstellingen die zich bezighouden met complementaire zorg en regelmatig verschijnen er publicaties en discussies in vakbladen, iets wat tien jaar geleden niet het geval was.

4.4.1 De Verenigde Staten

In tegenstelling tot in Nederland staat CAM (dus inclusief complementaire zorg) in een groot aantal landen in zijn geheel steeds hoger op de maatschappelijke en politieke agenda. In de VS bijvoorbeeld bestaat sinds 1992 een nationaal kenniscentrum voor CAM, het NCCAM, dat in 2004 een onderzoeksbudget had van ruim 116 miljoen dollar (16). In 2004 werd door Amerikaanse overheidsinstellingen in de gezondheidszorg 282 miljoen dollar uitgegeven aan onderzoek naar CAM-therapieën. De spectaculairste stijging laat het National Cancer Institute (NCI) zien. In 1997 gaf het NCI slechts 2,2 miljoen dollar uit aan CAM, in 2004 stond hiervoor al een budget van 95 miljoen dollar op de begroting. Daarmee is het NCI, na het NCCAM, met afstand de grootste financier van CAM-onderzoek.

Het NCCAM verdeelt dit geld onder de in de afgelopen jaren opgerichte CAM-centra aan medische faculteiten van grote universiteiten met specifieke onderzoeksopdrachten (tabel 4.9). In 2005 bestonden er aan Amerikaanse universiteiten dertig van dergelijke onderzoekscentra.

Tabel 4.9 Enkele CAM-centra aan Amerikaanse Universiteiten (16)

Universiteit van Columbia, New York, NY	Center for CAM Research in Aging and Women's Health, waar vooral onderzoek wordt gedaan naar het effect van kruiden en voeding op postmenopauzale klachten
Universiteit van Maryland, College Park, MD	CAM-centrum dat onderzoek doet naar de effecten van acupunctuur op osteoartritis van de knie, van geest-lichaamtherapieën op fibromyalgie en van elektroacupunctuur op pijn en ontstekingen bij artritis
Johns Hopkins Universiteit, Baltimore, MD	Johns Hopkins Center for Cancer Complementary Medicine onderzoekt het effect van bepaalde kruidenpreparaten voor zorgvragers met kanker
Universiteit van Arizona, Tucson, AZ	Centrum voor Kindergeneeskunde onderzoekt alternatieve benaderingen van veelvoorkomende klachten bij kinderen

Inmiddels wordt in plaats van CAM regelmatig het nieuwere begrip *integrative medicine* gebruikt, dat aangeeft dat gestreefd wordt naar een integratie van enkele, liefst evidence based CAM en vormen van complementaire zorg in het reguliere zorgaanbod. Steeds meer Amerikaanse ziekenhuizen hebben een eigen Center for Integrative Medicine, waar zij zorgvragers allerlei vormen van complementaire zorg aanbieden.

Naar schatting 75% van de Amerikaanse reguliere geneeskundige opleidingen biedt op zijn minst een keuzecursus CAM of integrative medicine (17); bij een enkele universiteit kan ook een meerjarige postdoctorale opleiding in CAM worden gevolgd. Meer dan 95% van de Amerikaanse verpleegkundedocenten en -studenten die in een onderzoek werden ondervraagd naar CAM binnen het verpleegkundeonderwijs is van mening dat de zorg het beste van reguliere en CAM-therapieën moet combineren (18).

In de VS zijn de laatste vijftig jaar steeds meer mensen CAM gaan gebruiken: in de leeftijdsgroep van 18 tot 30 jaar gaat het al om zeven van de tien ondervraagden (19). Met deze bezoeken en het gebruik van natuurlijke middelen is veel geld gemoeid. Al in 1997 werd geschat dat het Amerikaanse publiek tussen de 36 en 47 miljard dollar besteedde aan CAM, waarvan 12 à 20 miljard uit eigen zak aan de alternatieve behandelaar werd betaald en dus niet door de verzekeraar werd vergoed. Dat is meer dan wat er in 1997 uit eigen zak aan ziekenhuisopnamen werd betaald en ongeveer 50% van niet-vergoede artsendiensten (20).

In 2000 werd mede daarom de White House Commission on CAM Policy benoemd door toenmalig president Clinton die beleidsaanbevelingen moest doen op het gebied van CAM, zodat CAM voor iedere Amerikaan veilig toegankelijk kon worden. Een van de conclusies van de commissie is dat CAM-therapieën nog onvoldoende onderzocht zijn op hun effectiviteit en veiligheid. En juist omdat toch al zoveel Amerikanen er gebruik van maken, beveelt de commissie aan veel onderzoek te doen naar CAM.

4.4.2 Verenigd Koninkrijk

In Engeland maakt naar schatting 20 tot 30% van de bevolking gebruik van CAM, ongeveer één op de vier Britten dus. Bijna de helft van alle huisartsen biedt enige vorm van toegang tot aanvullende zorg en er zijn inmiddels bijna 50.000 beoefenaars van CAM, artsen zowel als niet-artsen. Het House of Lords stelde in 2000 een commissie in die aanbevelingen moest doen over deze ontwikkeling (21). De belangrijkste aanbeveling was om naar Amerikaans model te komen tot landelijke centra voor CAM om onderzoek te stimuleren, informatie te verzamelen en toegankelijk te maken en beleid te ontwikkelen.

Aan de Universiteit van Exeter bestaat overigens al sinds 1993 een leerstoel in CAM. Aan deze universiteit wordt veel onderzoek gedaan naar het gebruik, de veiligheid en de effectiviteit van verschillende CAM-therapieën.

Daarnaast is in Engeland de Prince of Wales' Foundation for Integrated Health actief. Deze organisatie heeft als doel informatie te verstrekken over de integratie van complementaire en reguliere vormen van zorg. Zo heeft ze onder meer een richtlijn uitgegeven voor de implementatie van CAM in de palliatieve zorg (22).

Op advies van prins Charles en zijn Foundation for Integrated Health is in 2005 in Wales een pilotproject gestart waarin bepaalde CAM-interventies worden aangeboden in het kader van de National Health Service (NHS). Dit betekent onder meer dat deze interventies door de overheid worden vergoed. Het parlement van Wales heeft erin toegestemd om de bevolking beter te informeren over de (on)mogelijkheden van CAM (23).

4.4.3   Duitsland en andere Europese landen

Uit een onderzoek in Duitsland door het Robert Koch Instituut van het Duitse ministerie van Volksgezondheid in Berlijn blijkt dat driekwart van de Duitse bevolking van 16 jaar en ouder enige ervaring heeft met complementaire en alternatieve behandelmethoden. De gebruikers zijn vooral chronisch zieken en goed geschoolde vrouwen van 45 jaar en ouder. Verder blijkt dat 90% van de CAM-gebruikers de toegepaste methode zou aanbevelen aan anderen. De populairste vorm van CAM is acupunctuur (ruim 25% van de behandelingen), gevolgd door homeopathie. Naar schatting paste in 2000 ongeveer 10% van de 369.000 artsen in Duitsland een vorm van CAM toe (24). Recente bezuinigingen treffen echter ook CAM-voorzieningen. Zo is de vergoeding voor kuuroorden inmiddels beperkt.

Op Europees niveau biedt 40% van de ondervraagde geneeskundige opleidingen van Europese universiteiten een cursus in CAM aan; van de faculteiten gezondheidswetenschappen is dit zelfs bij 72% het geval (25).

Het Europees Parlement nam al in het begin van de jaren negentig het initiatief gelden te reserveren voor wetenschappelijk onderzoek op het gebied van complementaire geneeswijzen. Na een schoorvoetende reactie van de Europese Commissie is in 1996 een rapport gepubliceerd over het wetenschappelijk onderzoek op het terrein van de homeopathie. Na lang aandringen door het parlement heeft de Europese Commissie het wetenschappelijk onderzoek naar de complementaire geneeswijzen opgenomen in het zesde Europese Kaderprogramma (2002-2006) voor wetenschappelijk onderzoek (26).

4.5 World Health Organization

De hiervoor geschetste ontwikkelingen worden gesteund door de World Health Organization (WHO), die alle nationale regeringen heeft opgeroepen landelijk beleid op het gebied van CAM te ontwikkelen (27), om de eenvoudige reden dat het om enorme aantallen gebruikers en aanbieders gaat. In het grootste deel van de wereld is wat wij niet-reguliere zorg noemen juist de primaire gezondheidszorg en in de westerse landen bezoekt 30 tot 70% van de mensen wel eens een alternatief therapeut. Wereldwijd gaat het dus om zeer veel mensen die gebruikmaken van CAM.

WHO-doelstellingen

De WHO formuleerde daarom voor de periode 2002-2005 enkele doelstellingen voor traditionele geneeskunde (TM) en CAM:
- integratie in de nationale gezondheidszorg door het ontwikkelen en implementeren van nationale beleidslijnen en programma's;
- bevorderen van de veiligheid, effectiviteit en kwaliteit, en het verschaffen van richtlijnen betreffende regulering en kwaliteitsnormering;
- verbeteren van de toegankelijkheid en betaalbaarheid voor vooral arme bevolkingsgroepen;
- bevorderen van therapeutisch verantwoord gebruik door aanbieders en consumenten.

4.6 Vijf cultuurcodes

Complementaire en alternatieve therapieën hebben hun oorsprong in andere culturen of zijn geworteld in oude, voorwetenschappelijke tradities en gewoonten. We hebben tot nu toe steeds geschreven over westerse hulpverleners die zich scholen in CAM of complementaire zorg. Maar met de toename van het aantal Nederlanders met een andere culturele achtergrond komen er ook steeds meer traditionele genezers die deel uitmaken van de gezondheidszorg en neemt ook het aantal zorgvragers toe die een beroep op hen doen. Denk bijvoorbeeld aan winti-deskundigen in het ziekenhuis. Veel mensen integreren principes uit verschillende tradities. Daardoor vindt ook een integratie plaats van verschillende gewoonten in de zelfzorg.

In onze gezondheidszorg hebben we dus met steeds meer verschillende culturen te maken, zowel bij de zorgvragers als bij de zorgverleners. Elke cultuur heeft zijn eigen opvatting over ziekte en gezondheid. De biomedische benadering, die dominant is in de westerse gezondheidszorg, komt voort uit een wetenschappelijke opvatting over de wereld en de mens. Het is goed om ons te realiseren dat dit slechts één mogelijke benadering van de werkelijkheid is. Op de hele wereld, door alle tijden heen hebben mensen met elkaar gemeen dat ze zoeken naar antwoorden op levensvragen. We willen weten hoe de wereld in elkaar zit, wie de mens is en wat de betekenis van dit alles is. We zoeken naar een wereldbeeld, een mensbeeld en een godsbeeld. De invulling van deze drie beelden is wat we een cultuur kunnen noemen.

wereldbeeld, mensbeeld en godsbeeld

Van Praag (1916-1988) onderscheidt in zijn model van cultuurcodes vijf grote cultuurgroepen die elk op hun eigen manier deze drie beelden hebben vormgegeven (28). Het gaat er in dit model niet om dat de ene code beter of vollediger is dan de andere, of dat er geen overeenkomsten tussen de codes bestaan. Van Praag wil hiermee laten zien dat de keuze om bepaalde aspecten van het leven te benadrukken kan leiden tot een andere visie op de wereld, op de mens en op God en dus ook tot een andere visie op ziekte en gezondheid.

4.6.1 Centrale begrippen in de vijf cultuurcodes

De vijf cultuurscodes zijn:
1 de westers-wetenschappelijke code;
2 de Bijbels-islamitische code;
3 de Chinees-Japanse code;
4 de Indisch-Tibetaanse code;
5 de sjamanitische code.

kernbegrippen van cultuurcodes

Elke code kan met een aantal kernbegrippen worden beschreven.
1 In de westers-wetenschappelijke code staat de behoefte om de wereld buiten ons – de natuur – te beheersen centraal. Als we de wereld en andere zaken kennen, kunnen determineren, dan kunnen we ze ook manipuleren, gebruiken en gaan wij erop vooruit. Dat leidt tot vrijheid. Zo ontstaat technologie en kunnen we, als we dit op de gezondheidszorg betrekken, het lichaam repareren, delen ervan wegnemen en eventueel vervangen. We kunnen invloeden van buiten (virussen, bacteriën) met middelen van buiten (medicijnen) bestrijden. De buitenwereld waarop we zo gericht zijn, is voor iedereen waarneembaar en tastbaar. Hij is 'objectief'. Om het met elkaar eens te kunnen zijn en beslissingen te kunnen nemen, vragen we objectieve gegevens en bewijzen. De

binnenwereld, het subjectieve, is in deze benadering niet toegankelijk en ook niet zo belangrijk.

De wetenschap in de westers-wetenschappelijke code houdt zich overigens niet bezig met ethiek, omdat ze zich niet gebonden voelt aan normen en waarden. Men zegt wel dat wetenschap 'waardevrij' is; het gaat erom de verschijnselen zo objectief mogelijk te onderzoeken. Wat je er persoonlijk van vindt of waar je in gelooft, maakt in principe niet veel uit.

2 Het jodendom, het christendom en de islam hebben met elkaar gemeen dat het openbaringsreligies zijn. God is een persoonlijke God en heeft zich aan de mens geopenbaard. Het is aan de mens om Gods wil te doen; de mens staat dus in relatie tot God en heeft een opdracht in de wereld. Hij moet dit doen volgens door God gegeven gedragsregels (de tien geboden), volgens de juiste normen en waarden. In deze code hoort ethiek dus juist wel thuis. Ook de (naasten)liefde is een belangrijk kenmerk van deze code. Voor de zorg is deze code daarom een belangrijke inspiratiebron geweest.

3 In het Chinees-Japanse denken wordt uitgegaan van begrippen als evenwicht en harmonie. Alles is altijd in beweging en zoekt naar de juiste onderlinge verhoudingen. Het principe van yin en yang maakt dit duidelijk. In alles is yin en yang, die alleen bestaan dankzij elkaar. Iets is alleen maar yin omdat er ook yang is. De vrouw is bijvoorbeeld yin ten opzichte van de man, die yang is. Maar in de vrouw is ook yin én yang. De voorkant van haar lichaam is yin, de achterkant yang; zij heeft yin-organen en yang-organen, enzovoort. In deze benadering van de wereld en de mens kunnen lichaam en geest dus niet los van elkaar worden beschreven. Elk mens en elk ding, zoals een orgaan, heeft een lichamelijke én een psychische kant. Omdat beweging centraal staat en het leven dus dynamisch wordt beschreven, is de materie niet het belangrijkste en krijgt een begrip als 'energie' bestaansrecht.

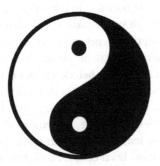

Figuur 4.2 Het tai-chisymbool met de tegendelen yin en yang

4 De Indisch-Tibetaanse code richt zich vooral op het bewustzijn. Hier is niet de materiële wereld het onvergankelijke element, maar juist het bewustzijn. De materie (de 'wereld') vergaat, maar het bewustzijn is altijd aanwezig. Het doel van de mens in deze opvatting is zijn eigen bewustzijn te leren kennen en te beheersen, om vervolgens te kunnen opgaan in het al-bewustzijn. Daarom zijn in deze code technieken als yoga en meditatie ontwikkeld om de geest te oefenen. In zekere zin is deze code dus complementair aan de westers-wetenschappelijke code: beheersing van de geest versus beheersing van de natuur. Omdat bewustzijn onvergankelijk is, is het geloof in reïncarnatie een logische gedachtegang. De mens legt zijn lichaam af, zijn geest gaat verder en neemt een nieuwe vorm aan, tot de vorm niet meer nodig is en de geest is opgegaan in het nirvana.

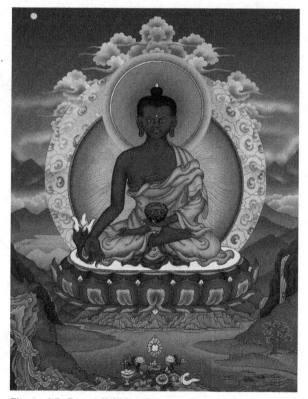

Figuur 4.3 De medicijnboeddha

5 De sjamanitische code geeft een magische beschrijving van de wereld. Alles is bezield en alles hangt met alles samen. De magische wereld is doordrongen van geestelijke krachten die zich op alle niveaus manifesteren. Er is een benedenwereld en een boven-

wereld en de mens beweegt zich daartussen in een voortdurend spel van machten en krachten. Niet alleen het individu is bezield, ook de groep heeft een ziel. Zowel het individu als de gehele groep moet ervoor zorgen de geesten uit de verschillende werelden te behagen en vooral niet te verstoren. Het is de sjamaan die beide werelden kent en het is aan hem (of haar) om daarin het evenwicht te bewaren.

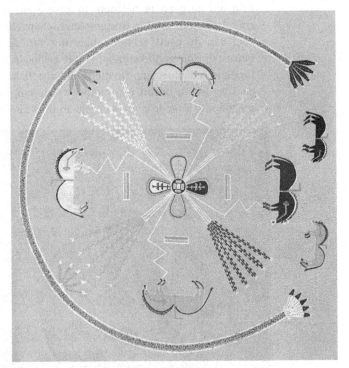

Figuur 4.4 Zandtekening van de Navajo's

4.6.2   Verschillende opvattingen over griep

Elke code is op zichzelf volledig, geordend en rationeel. De uitgangspunten verschillen echter. Daarvan moeten we ons bewust zijn als we vanuit onze eigen code vragen stellen over thema's die in andere codes aan de orde zijn. De vraag naar het bewijs (westerswetenschappelijk) van God (Bijbels-islamitisch) is dus eigenlijk een irrelevante vraag.

Voor onze beleving van de wereld is het van belang of we vertrekken vanuit een begrip als 'beweging' of 'geestelijke krachten', of bijvoorbeeld 'wetenschap' of 'God'. Ook onze opvatting van ziekte en gezondheid wordt hierdoor gekleurd.

Nemen we een eenvoudige ziekte als griep (29). In het westers-wetenschappelijk denken kijken we naar de 'objectieve' materiële oorzaak: bijvoorbeeld een virus. De ziekte bestrijden we dan vervolgens met wetenschappelijk geteste middelen van buiten, die de indringer onschadelijk maken.

In het Bijbels-islamitisch denken wordt een ziekte eerder gezien als de wil van God; lijden is immers onlosmakelijk verbonden met het leven. Opheffen van het lijden wordt uiteraard wel nagestreefd, maar belangrijk is zeker ook het aanvaarden van het lijden en het dragen van het kruis (zeker bij ernstige ziekten of omstandigheden). We kunnen de ander daarbij helpen door naastenliefde te betonen en te bidden. Gebedsgenezing vinden we dan ook vooral in deze code.

In het Chinees-Japanse denken zal men de griep in eerste instantie zien als een verstoring van evenwicht en zal men zoeken naar manieren om dat evenwicht te herstellen. Dat kan bijvoorbeeld door voeding of door manipulatie van energie (acupunctuur).

In het Indisch-Tibetaanse denken zal de nadruk meer worden gelegd op ontspanning en het aanwenden van de kracht van de geest om de ziekte beter te beheersen.

Het sjamanitische denken ten slotte zou de griep kunnen zien als een ingreep van de geesten, omdat de zorgvrager zich misschien niet aan een taboe heeft gehouden, of omdat een ander hem kwaad wil doen (zwarte magie). De sjamaan zal dan de hulp inroepen van andere geesten en rituelen uitvoeren om het evenwicht te herstellen.

begrip van culturele achtergrond en ziektebeleving Het model van de vijf cultuurcodes kan helpen de culturele achtergrond en de ziektebeleving van zorgvragers beter te begrijpen. In een wereld die steeds meer een *global village* wordt, nemen mensen hun eigen tradities mee naar andere landen, ook op het gebied van gezondheidszorg, en kan iedereen kennisnemen van andere benaderingen via internet, (vak)literatuur en andere communicatiemiddelen. Zo ontstaan gemakkelijk allerlei mengvormen, die principes en begrippen samenvoegen zonder dat ze een voor iedereen begrijpelijke basis of taal hebben. Dit model van de vijf cultuurcodes biedt een kader om de verschillende benaderingen in de complementaire zorg te plaatsen; het maakt duidelijk dat de nadruk op bepaalde centrale begrippen leidt tot andere opvattingen over ziekte en gezondheid. Het wordt zo bijvoorbeeld begrijpelijk dat een westers-wetenschappelijk opgeleide arts die vanuit een biomedische, niet-holistische benadering denkt en werkt, moeite heeft met het in zijn ogen vage energiebegrip waarop therapeutic touch gebaseerd is en wat in de traditionele Chinese geneeskunde juist centraal staat en allerminst vaag is.

5 Complementaire zorg binnen het verpleegkundig methodisch handelen

Susan Hupkens

In het verpleegkundig beroep wordt veel waarde gehecht aan methodisch werken. Ook bij de toepassing van complementaire zorg is het van groot belang in een verpleegsituatie tot zorgvuldige afwegingen en besluitvorming te komen. In de verpleegkunde wordt al jaren een probleemoplossende methode gebruikt om methodisch te werken: het verpleegkundig proces. Dit verpleegkundig proces fungeert als een denkraam om de verpleegkundige zorgverlening inzichtelijk en doelgericht te maken. Ook in andere beroepen is methodisch werken een belangrijk aandachtspunt. De werkwijze die in dit hoofdstuk wordt beschreven, kan wellicht eenvoudig worden aangepast aan geldende methodieken van andere zorgverleners.

fases van
verpleegkundig
proces

Het verpleegkundig proces is een dynamisch en cyclisch proces dat uit zes fases bestaat (figuur 5.1).

De fases van het verpleegkundig proces lopen in elkaar over: in het contact met de zorgvrager komen de verschillende aspecten van het proces steeds in wisselende mate aan de orde. Deze zes fases kunnen slechts in de interactie met de verpleegkundige inhoud krijgen.

Het verpleegkundig proces is een cyclisch proces: steeds dienen zich nieuwe gegevens aan en moeten diagnosen, resultaten en interventies worden bijgesteld. De fases worden samen met de zorgvrager ingevuld. De eigen verantwoordelijkheid en de wijze van zelfzorg van de zorgvrager zijn de uitgangspunten van de besluitvorming. Binnen de fases van het verpleegkundig proces is het holistische mensbeeld een belangrijk uitgangspunt. Dit is al eerder aan de orde geweest (zie hoofdstuk 1). Gedurende het gehele proces is er aandacht voor de totale mens, in al zijn facetten. Van de verpleegkundige wordt gedurende dit proces niet alleen kennis verwacht, maar ook ervaring, sensitiviteit, inlevingsvermogen, intuïtie en creativiteit, om samen met de zorgvrager het verpleegkundig proces zo goed mogelijk in te vullen.

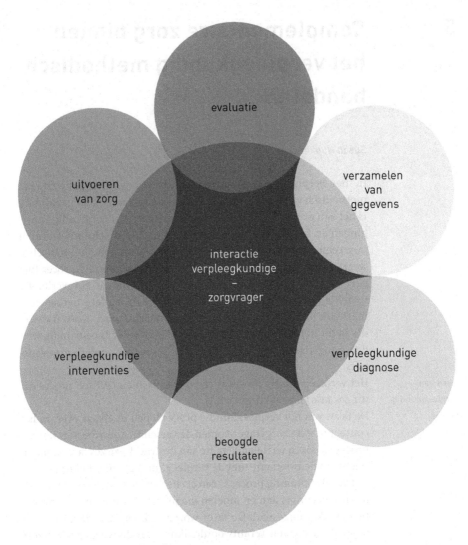

Figuur 5.1 Het verpleegkundig proces

Als het toepassen van complementaire zorg tot de mogelijkheden behoort, zal deze mogelijkheid vanaf de eerste fase moeten worden geïntegreerd in het verpleegkundig proces. In de volgende paragrafen wordt besproken hoe complementaire zorg vanaf het begin van de opname in de zorg geïntegreerd kan worden.

Casus

Op de kinderafdeling wordt een nieuwe opname aangekondigd: Marieke (12 maanden). Zij is zojuist teruggekeerd van een reis met haar ouders naar India. Marieke en haar ouders hebben net een lange vliegreis achter de rug. Marieke heeft de hele reis veel gebraakt. Zij wilde bijna niet drinken en had voortdurend diarreeluiers. Thuis bleek dat zij hoge koorts had: 41,2 °C. Haar ouders zijn meteen doorgegaan naar de huisarts die Marieke onmiddellijk heeft doorgestuurd naar het ziekenhuis. De verpleegkundige haalt Marieke en haar ouders op van de SEH (spoedeisende hulp). Marieke ligt zachtjes jammerend in haar bedje. Ze reageert slapjes en kijkt mat uit haar ogen. Ze voelt warm aan en heeft een rode kleur op de wangen. De ouders van Marieke zien er moe en bezorgd uit. Op de SEH is al een infuus ingebracht en is gestart met een breedspectrumantibioticum. Ook is er bloed afgenomen.

5.1 Gegevens verzamelen (assessment)

Tijdens deze fase wordt er informatie verzameld over de zorgvrager, zodat de zorg zo goed mogelijk op de unieke persoon kan worden afgestemd. Het verzamelen van informatie staat centraal in het anamnesegesprek. Maar de verpleegkundige verzamelt ook informatie door observatie van de zorgvrager en zijn omgeving, meting van lichaamsgegevens, gesprekken met familie en door gegevens van andere hulpverleners. De verpleegkundige blijft informatie verzamelen gedurende het gehele hulpverleningsproces: ook na de anamnese kunnen er tijdens elk contact met de zorgvrager nieuwe gegevens worden gevonden of blijken de gegevens veranderd te zijn. De verpleegkundige verzamelt gegevens vanuit een holistisch mensbeeld, over het totale functioneren van de zorgvrager op zowel lichamelijk, psychisch, sociaal als spiritueel gebied. Een veelgebruikte systematiek voor het verzamelen van gegevens zijn de gezondheidspatronen van Gordon (1). Voor alle elf gezondheidspatronen gaat de verpleegkundige na welke problemen functioneel dan wel disfunctioneel zijn. Als een gezondheidspatroon functioneel is, draagt het bij aan gezondheid, welzijn en autonomie. Een gezondheidspatroon is disfunctioneel als er problemen zijn in dit gezondheidspatroon, waardoor de zorgvrager niet kan functioneren zoals hij wenst of gewend is.

Het is van groot belang ook in kaart te brengen wat de zorgvrager wél kan, waarin hij juist op gezonde wijze functioneert. Hiermee wordt een eenzijdige nadruk op disfunctioneren en ziekte voorkomen. De verpleegkundige maakt gebruik van haar kennis, ervaring,

[margenotitie:] anamnesegesprek en observatie

[margenotitie:] gezondheidspatronen van Gordon

gevoel en intuïtie om de juiste vragen aan de zorgvrager te stellen. In tabel 5.1 is een aantal mogelijke vragen opgenomen die, naast de gebruikelijke vragen, gesteld kunnen worden om de behoefte aan complementaire zorg in kaart te brengen. Voor specifieke zorgvragergroepen moeten de vragen worden aangepast (bijvoorbeeld: kinderen, ouderen, verstandelijk gehandicapten).

Tabel 5.1 Aanvullende anamnesevragen voor de gezondheidspatronen van Gordon

Gezondheidspatroon	Anamnesevragen
1. Gezondheidsbeleving en gezondheidsinstandhouding	• Hoe ervaart u uw gezondheid momenteel? • Wat doet u gebruikelijk om uw gezondheid in stand te houden? • Welke methoden en middelen gebruikt u om gezond te blijven? Noem ook natuurlijke methoden (kruiden, etherische oliën, baden enz.)? • Welk effect hebben deze methoden gewoonlijk op u? • Hoe kunnen wij u ondersteunen om de door u gekozen methoden voort te zetten? • Wat doet u om in balans te blijven? (ook massage, meditatie, ontspanningsoefeningen, e.d.) • Bezoekt u een complementair of alternatief therapeut? • Is er overleg tussen uw therapeut en de behandelend arts? • Welke voorschriften van deze therapeut volgt u op? • Gaat de behandeling van deze therapeut door bij opname in de instelling? • Wat is uw visie op gezondheid en ziekte? • Wat is volgens u de oorzaak van uw huidige gezondheidstoestand? • Ervaart u op het moment voldoende welbevinden/comfort? • Wat kunt u nog doen om uw welbevinden te vergroten? • Wat verwacht u van de hulpverleners op het gebied van uw welbevinden?
2. Voeding en stofwisseling	• Welke specifieke voedingsgewoonten heeft u om gezond te blijven? • Volgt u een gezondheidsdieet? Welk? • Gebruikt u voedingssupplementen of vitaminen? • Welk effect hebben bovengenoemde gewoonten gewoonlijk op u? • Welke relatie ziet u tussen uw voedingsgewoonten en uw huidige gezondheidstoestand/welbevinden? • In welke mate kan voeding uw gezondheidstoestand verbeteren? • Hoe verzorgt u uw huid? Noem ook natuurlijke methoden. • Welke wensen heeft u op het gebied van specifieke gewoonten betreffende voeding en huidverzorging?
3. Uitscheiding	• Welke methoden en middelen gebruikt u om de uitscheiding goed te laten verlopen? Noem ook natuurlijke methoden (kruiden, voeding, enz.). • Welk effect hebben deze methoden gewoonlijk op u? • Hoe kunnen wij u ondersteunen om de door u gekozen methoden voort te zetten? • Welke relatie ziet u tussen uw uitscheidingspatroon en uw huidige gezondheidstoestand/welbevinden?

>>

Gezondheidspatroon	Anamnesevragen
>> 4. Activiteit	• Heeft u voldoende energie voor de gewenste activiteiten op een dag? • Waarvan krijgt u gebruikelijk energie? (bepaalde activiteiten, ervaringen, contacten) • Waardoor neemt uw energie gewoonlijk af? • Welke relatie ziet u tussen uw activiteitenpatroon en uw huidige gezondheidstoestand/welbevinden? • Hoe ervaart u of uw energie in balans is? • Welke activiteiten kunt u ondernemen of achterwege laten om uw gezondheidstoestand/welbevinden te verbeteren? • Welke ondersteuning heeft u daarbij nodig?
5. Slaap en rust	• Welke methoden, middelen en rituelen heeft u om goed te slapen? Noem ook natuurlijke methoden (muziek, ontspanningsoefeningen, baden, enz.). • Welk effect hebben deze methoden gewoonlijk op u? • Hoe kunnen wij u ondersteunen om de door u gekozen methoden voort te zetten? • Hoe is het evenwicht tussen activiteit en rust? • Welke relatie ziet u tussen uw slaap-/rustpatroon en uw huidige gezondheidstoestand/welbevinden?
6. Cognitie en waarneming	• Heeft u pijn? • Welke methoden en middelen past u toe om de pijn te verminderen? (ook massage, kruiden, baden, ontspanningsoefeningen, enz.) • Welk effect hebben deze methoden gewoonlijk op u? • Hoe kunnen wij u ondersteunen om de door u gekozen methoden voort te zetten? • Heeft u voldoende kennis over uw gezondheidstoestand en waardoor die wordt beïnvloed? • Heeft u voldoende kennis over de gebruikte natuurlijke methoden en middelen? • Heeft u voldoende kennis over de mogelijkheden van complementaire zorg? • Heeft u voldoende kennis over de mogelijkheden ven complementaire therapieën? • Voor welke indrukken bent u vooral gevoelig: geluid, licht, kleur, geur, aanraken? • Door welke zintuiglijke indruk wordt uw welbevinden vergroot? (bijvoorbeeld: kleuren, muziek, massage)
7. Zelfbeleving	• Hoe beleeft u uzelf momenteel? • Kunt u uw mensbeeld omschrijven? • Hoe ziet u uzelf in relatie met uw mens- en wereldbeeld? • Ziet u een relatie tussen uw gezondheidstoestand en uw zelfbeleving? • In hoeverre veranderen uw lichaamsbeeld en zelfbeeld de laatste tijd? • Welke dingen dragen voor u bij aan een positief zelfbeeld en hoe kunt u deze beïnvloeden?
8. Rol en relatie	• Bent u tevreden over de rollen en relaties die u heeft? • Op welke wijze houdt u een evenwicht tussen samen zijn en alleen zijn? • Is er volgens u een relatie tussen de rollen en relaties die u heeft en uw gezondheidstoestand/welbevinden? • Welke activiteiten kunnen uw tevredenheid over uw rollen en relaties vergroten? (ook bijvoorbeeld meditatie, massage) • Welke ondersteuning heeft u daarbij nodig? >>

Gezondheidspatroon	Anamnesevragen
>> 9. Seksualiteit en voortplanting	*vrouwen* • Welke methoden en middelen gebruikt u ter verlichting van klachten bij menstruatie, zwangerschap en bevalling, overgang? Noem ook natuurlijke methoden (kruiden, massage, baden, voeding, voedingssupplementen, enz.). *mannen* • Gebruikt u natuurlijke methoden ter verlichting van klachten over uw seksualiteit? • Welk effect hebben deze methoden gewoonlijk op u? • Hoe kunnen wij u ondersteunen om de door u gekozen methoden voort te zetten?
10. Coping en stresstolerantie	• Hoe reageert u gewoonlijk op stress? • Is er volgens u een relatie tussen de wijze waarop u met stress omgaat en uw gezondheidstoestand/welbevinden? • Welke methoden en middelen gebruikt u ter ontspanning? Noem ook natuurlijke methoden (kruiden, massage, baden, ontspanningsoefeningen, enz.). • Welk effect hebben deze methoden gewoonlijk op u? • Hoe kunnen wij u ondersteunen om de door u gekozen methoden voort te zetten?
11. Waarden en levensovertuiging	• Kunt u vertellen hoe u tegen het leven aankijkt? • Wat zijn belangrijke zaken in uw leven? • Op welke wijze heeft uw gezondheidsbeleving invloed op de wijze waarop u tegen het leven aankijkt? • Welke betekenis heeft uw huidige gezondheidstoestand voor u? • Welke spirituele gewoonten heeft u? (religieuze gewoonten, ook meditatie, verhalen, enz.) • Hoe kunnen wij u ondersteunen om de door u gekozen methoden voort te zetten?

Casus, vervolg

De verpleegkundige heeft Marieke en haar ouders naar een box gebracht. Zij heeft nogmaals de temperatuur gemeten: 41,1 °C. Pols: 140. Omdat nog niet bekend is wat de oorzaak van de infectie is, verblijft Marieke in een box. Allereerst heeft de verpleegkundige de ouders van Marieke laten vertellen wat er gebeurd is. Daarbij neemt zij een empathische houding aan. Tijdens het anamnesegesprek (volgens Gordon) komen er veel zaken aan de orde. Een kort fragment:

Verpleegkundige: 'Wat zijn belangrijke aandachtspunten voor u, en voor uw dochter, om gezond te blijven?'

Moeder: 'Gezonde voeding vind ik belangrijk. Ik koop voor Marieke altijd biologische groenten en fruit. Daarnaast krijgt zij nog borstvoeding. 's Morgens als we opstaan en 's avonds voor het slapen gaan leg ik haar nog aan en verder als Marieke getroost wil worden. In India kocht ik regelmatig vers fruit voor ons drieën. Misschien was het water waarmee ik het fruit gewassen heb niet goed schoon ... Ik had nog beter moeten opletten ... En verder denk ik dat het niet altijd nodig is om in te grijpen. Het lichaam zorgt meestal zelf wel >>

>> voor herstel. Marieke heeft gewoon haar inentingen gehad en als zij daar dan niet lekker van was, gaf ik haar wat kamillethee te drinken of citroensokjes. Mag ik die nu ook toepassen? Verder heb ik een cursus babymassage gedaan. Dat helpt ook vaak als zij niet lekker is. Misschien vindt Marieke dat nu ook wel fijn. Ik vind het verschrikkelijk haar zo te zien. Normaal is ze een vrolijke baby, maar nu ligt ze zo lusteloos en alleen in haar bedje ...'

Verpleegkundige: 'Ik kan me voorstellen dat u zich dat aantrekt. Het is voor Marieke denk ik heel belangrijk dat u nu bij haar bent. Misschien kunnen we u daarin ondersteunen?'

Moeder: 'Ik wil zo veel mogelijk bij haar zijn en haar zelf verzorgen.'

Vader: 'En ik natuurlijk ook ...'

Verpleegkundige: 'Dat is natuurlijk mogelijk. Ik zal u daar straks meer over vertellen. Kunt u mij ook nog vertellen hoe u de citroensokjes toepast?'

Moeder: 'Ik doe in een bakje koud water 3 druppels etherische olie van citroen. Dan sla ik daar katoenen sokjes doorheen. Die doe ik Marieke aan. Als ze droog zijn herhaal ik het. De koorts zakt er meestal wel van.'

5.2 Verpleegkundige diagnosen

Na het ordenen van de informatie zal de verpleegkundige de gegevens interpreteren, analyseren en verpleegkundige diagnosen formuleren. Een verpleegkundige diagnose is iets anders dan een medische diagnose. Verpleegkundige diagnosen zijn gestandaardiseerd door de NANDA (North American Nursing Diagnosis Association). Een verpleegkundige diagnose is volgens de NANDA (1):

North American Nursing Diagnosis Association

> 'een klinische uitspraak over de reacties van een persoon, gezin of groep op feitelijke of dreigende gezondheidsproblemen en/of levensprocessen. De verpleegkundige diagnose is de grondslag voor de keuze van verpleegkundige interventies, voor de resultaten waarvoor de verpleegkundige aansprakelijk is'.

Eenvoudiger gezegd zijn verpleegkundige diagnosen de problemen van zorgvragers waarbij verpleegkundigen op basis van hun deskundigheid hulp kunnen bieden. Het gaat bij verpleegkundige diagnosen niet om de ziekte zelf (dat is de medische diagnose), maar om de reactie van de zorgvrager daarop. Bijvoorbeeld: pijn door een operatie, angst voor een onderzoek.

actuele, potentiële verpleegkundige diagnosen

Verpleegkundige diagnosen kunnen actueel zijn of potentieel. Een actueel (of: feitelijk) probleem is een probleem dat op dit moment aan de orde is. Een potentiële (of: risico)diagnose kan zich in de toekomst voordoen als er geen maatregelen worden getroffen. Deze laatste diagnosen kan de verpleegkundige op basis van haar kennis en ervaring stellen.

In de definitie van een verpleegkundige diagnose worden ook problemen genoemd bij levensprocessen. Bij deze verpleegkundige diagnosen gaat het niet om problemen die het gevolg zijn van ziekte. Het zijn die gebieden van het functioneren waar de zorgvrager streeft naar meer welbevinden, naar mogelijkheden voor ontplooiing. Voorbeelden van deze diagnosen zijn: effectieve borstvoeding, gezondheidszoekend gedrag en effectieve voedingspatronen. De piramide van welbevinden (figuur 5.2) geeft voor elk gezondheidspatroon aan dat er verschillende niveaus van functioneren zijn die samenhangen met de verpleegkundige diagnose.

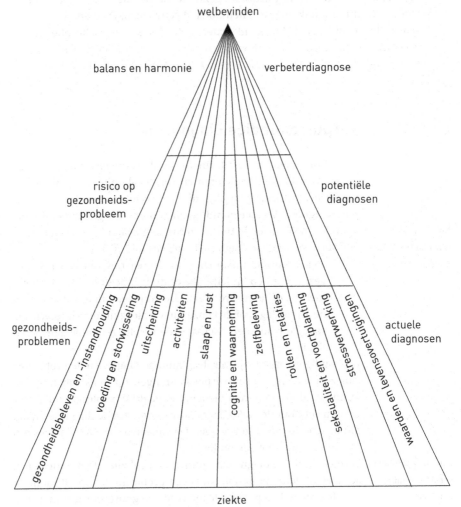

Figuur 5.2 De piramide van welbevinden

Het *bovenste* niveau is het niveau van *harmonie en evenwicht*. Op dit niveau zijn er geen problemen, maar wel mogelijkheden ter verbe-

verbeterdiagnose
tering (verbeterdiagnose). De verpleegkundige kan de zorgvrager stimuleren deze mogelijkheden te benutten.

Voorbeeld

De moeder van Marieke heeft een jaar geleden bij de thuiszorgorganisatie gevraagd of er een cursus babymassage gegeven wordt. Niet omdat er klachten waren, maar om een extra hulpmiddel te hebben in het contact met Marieke. Zij kan deze massage bijvoorbeeld gebruiken om Marieke te troosten.

Het *middelste* niveau is het niveau van *risico's*. Als er niet wordt inge-

potentiële
diagnose
grepen ontstaan er problemen: potentiële diagnosen. De verpleegkundige onderkent de risico's en zal samen met de zorgvrager maatregelen treffen om te voorkomen dat de problemen werkelijk ontstaan.

Voorbeeld

Marieke braakt veel in het vliegtuig, zij heeft diarree en wil vrijwel niet drinken. Zij loopt het risico uitgedroogd te raken (dehydratie).

Het derde, onderste niveau van de piramide is het niveau van de *gezondheidsproblemen*. De zorgvrager ervaart de gevolgen hiervan

actuele diagnose
voor de gezondheidspatronen. Op dit niveau zijn er actuele diagnosen.

Voorbeeld

Marieke heeft een darminfectie. Als gevolg daarvan heeft zij buikpijn. Zij huilt veel en als je haar buikje aanraakt, huilt ze nog harder.

Verpleegkundige diagnosen worden over het algemeen geformu-

PES-structuur
leerd met behulp van de zogenoemde PES-structuur.
- P staat voor de naam van het probleem, het zogenoemde label.
- E staat voor etiologie: de beïnvloedende omstandigheden. Zo kan pijn worden veroorzaakt door een operatiewond, immobiliteit, obstipatie, maar ook door angst, rouw of verdriet. Als de verpleegkundige weet welke factoren bijdragen aan het probleem, kan zij die factoren beïnvloeden, waardoor het probleem effec-

tief kan worden aangepakt. Het is ook van belang aan te geven welke oorzaken de zorgvrager zelf verantwoordelijk acht voor het ontstaan van het probleem. Door de veranderende opvattingen over gezondheid en ziekte is het mogelijk dat de zorgvrager een andere oorzaak ziet dan de verpleegkundige. In de keuze van de interventies kan op die manier zo veel mogelijk worden aangesloten bij datgene wat de zorgvrager als oorzaak ziet. Mogelijk is er ook behoefte aan voorlichting over beïnvloedende factoren.

- S staat voor symptomen. Hier wordt beschreven welke symptomen bij deze zorgvrager aanwezig zijn, op basis waarvan je kunt waarnemen dat het probleem aan de orde is. De verpleegkundige kan zo beargumenteren waarom het probleem aan de orde is en heeft observatiegegevens die gebruikt kunnen worden bij de evaluatie van de gegeven zorg.

Casus, vervolg

Na het anamnesegesprek gaat de verpleegkundige gegevens ordenen en verpleegkundige diagnosen stellen. Hoewel het anamnesegesprek niet volledig is weergegeven, kunnen toch de volgende diagnosen worden gesteld.

P: hyperthermie.
E: darminfectie.
S: temperatuur 41,1 °C, pols 140, rode wangen, matte ogen, hangerig. Moeder zegt dat Marieke lusteloos is.

P: ouderrolconflict.
E: ziekenhuisopname van Marieke, infuus.
S: moeder uit haar bezorgdheid, gebruikelijke zorg is verstoord, moeder voelt zich schuldig omdat zij misschien het fruit niet goed gewassen heeft.

Er zijn in deze casus nog andere diagnosen te herkennen, maar die worden hier niet verder uitgewerkt.

5.3 Beoogde resultaten (*outcomes*)

De volgende stap in het verpleegkundig proces is die van het vaststellen van de beoogde zorgresultaten. Wat willen de zorgvrager en de verpleegkundige met de verpleegkundige zorg bereiken? In Nederland wordt ook wel gesproken van verpleegkundige doelstellingen. In de VS zijn de verpleegkundige resultaten, zoals de dia-

Nursing Outcomes
Classification

gnosen, gestandaardiseerd in de zogenoemde NOC (Nursing Outcomes Classification). De NOC geeft een beschrijving van verschillende resultaten die met verpleegkundige zorg kunnen worden behaald. Deze resultaten zijn gekoppeld aan de NANDA-diagnosen. In de NOC wordt van elk resultaat een aantal indicatoren gegeven aan de hand waarvan de verpleegkundige kan beoordelen of het resultaat behaald is. Een voorbeeld van criteria bij een verpleegkundig zorgresultaat is beschreven in hoofdstuk 1 voor welbevinden en comfort.

SMART

In Nederland worden zorgresultaten of verpleegkundige doelstellingen vaak geformuleerd aan de hand van de SMART. De SMART is een ezelsbruggetje dat in verschillende beroepen en situaties wordt gebruikt om bruikbare doelstellingen te formuleren. SMART staat voor: *s*pecifiek, *m*eetbaar, *a*cceptabel, *r*esultaatgericht en *t*ijdgebonden. In dit kader wordt ook wel de afkorting RUMBA gebruikt: *r*elevant, *u*nderstandable (begrijpelijk), *m*easurable (meetbaar), *b*ehaviorable (beschreven in termen van gedrag), *a*ttainable (bereikbaar).

Welke beoogde resultaten wenselijk zijn, wordt samen met de zorgvrager bepaald. De te behalen resultaten hangen sterk samen met de visie en leefwijze van de zorgvrager. Vanuit het oogpunt van de complementaire zorg zijn ook hierbij specifieke vragen van belang. Welk doel past bij de leefstijl en het mensbeeld van de zorgvrager? In hoeverre is er voldoende energie of vitaliteit aanwezig om het beoogde doel te behalen? Op welke wijze kan het zelfhelende vermogen worden gestimuleerd? Welke doelen stelt de zorgvrager zich in zijn leven? Past het beoogde doel bij dit alles?

Doelstellingen worden geformuleerd om gericht ergens naartoe te kunnen werken. Dit kan voor zowel de zorgvrager als de verpleegkundige richting geven aan de verpleegkundige zorg. Tevens bieden beoogde resultaten handvatten voor het evalueren van de zorg.

Het is van belang niet te rigide om te gaan met de beoogde zorgresultaten. Doelen kunnen worden bijgesteld. En ... de weg erheen is vaak al leerzaam.

Casus, vervolg

De verpleegkundige bespreekt de gevonden diagnosen met de ouders van Marieke. Zij herkennen de geschetste problemen en samen met de verpleegkundige worden de beoogde resultaten vastgesteld:

- de temperatuur van Marieke is binnen twee dagen gedaald tot onder 38 °C;
- de ouders van Marieke zeggen na drie dagen tevreden te zijn met de wijze waarop zij tijdens de ziekenhuisopname voor Marieke kunnen zorgen.

5.4   Verpleegkundige interventies

Als vastgesteld is tot welk resultaat zorgvrager en verpleegkundige willen komen met de verpleegkundige zorg, worden er samen met de zorgvrager verpleegkundige interventies geselecteerd en vastgelegd in het verpleegplan. Interventies zijn de activiteiten die verpleegkundigen ondernemen ten behoeve van zorgvragers om het beoogde resultaat te behalen. Ook voor de verpleegkundige interventies wordt in de Verenigde Staten een classificatie gehanteerd: de

Nursing Intervention Classification

Nursing Intervention Classification (NIC). Hierin zijn bijna vijfhonderd erkende verpleegkundige diagnosen uitgewerkt. Tevens is er een koppeling gemaakt met de NANDA-diagnosen. Bij elke diagnose is vermeld welke interventies uitgevoerd zouden kunnen worden. Zo kan de NIC als naslagwerk worden gebruikt voor het selecteren van interventies bij een verpleegkundige diagnose. In de NIC zijn diverse verpleegkundige interventies genoemd die tot de complementaire zorg behoren. Ook in de beschrijving van een aantal reguliere verpleegkundige interventies is er ruimte voor complementaire zorg (tabel 5.2).

Tabel 5.2

Complementaire interventies in de NIC	Interventies waarbij complementaire interventies een rol kunnen spelen
• acupressuur • autogene training • diertherapie • geleide fantasietechniek • humor • hypnose • massage • meditatie • muziektherapie • ontspanningstherapie • progressieve spierontspanning • therapeutisch aanraken	• afleiding • angstreductie • creatieve therapie • bevorderen van de coping • baden • bevorderen van de slaap • kalmeringstechniek • ondersteunen bij persoonlijke zorg • ondersteunen bij rouwverwerking • pijnbestrijding • reminiscentietherapie • voedingstherapie • wondverzorging • zwangerschapsbegeleiding • zorg bij de bevalling • zorg bij koorts

Bij het kiezen van de interventies speelt een aantal overwegingen een rol.

- Heeft de zorgvrager voorkeur voor bepaalde interventies? Als er interventies worden gekozen die aansluiten bij de leefstijl en achtergrond van de zorgvrager, is de kans groter dat de zorgvrager gemotiveerd is hieraan mee te werken. Er kan gebruik gemaakt worden van de ervaringskennis van de zorgvrager. Hij weet het beste waarvoor hij gevoelig is en wat zijn welbevinden bevordert. Uiteindelijk geeft de zorgvrager toestemming voor de interventie.

- Sluiten de interventies aan bij de samenhangende factoren (de E uit de PES-structuur)? Het is effectief iets te doen aan de oorzaken.
- Wat is er bekend uit wetenschappelijk onderzoek? De verpleegkundige gaat na welke kennis er al voorhanden is over de effectiviteit van een interventie. Deze kennis kan zij bespreken met de zorgvrager.
- Wat weet de verpleegkundige uit eigen ervaring? Heeft de verpleegkundige al veel zorgvragers met een dergelijk probleem verpleegd en wat waren de resultaten van de interventies die zij toen heeft toegepast?
- Welke interventies kan de verpleegkundige uitvoeren? Om verantwoord te kunnen werken moet zij geschoold zijn in de toegepaste interventie en moet zij daarin ervaring hebben. Maar het is ook van belang dat zijzelf gemotiveerd is om een interventie toe te passen. In de hulpverlening, en zeker bij complementaire zorg, is de interactie tussen personen en de intentie waarmee dat wordt gedaan mede van invloed op het resultaat.
- Zijn de interventies haalbaar? Wat zijn de kosten en de tijdsinvestering?
- Kan er continuïteit worden geboden? Zijn er voldoende verpleegkundigen die de handelingen kunnen uitvoeren? Kan de mantelzorg participeren?
- Zijn de interventies gericht op het ondersteunen en stimuleren van het zelfhelende vermogen? Sluiten ze aan bij de aanwezige vitaliteit? Zijn de interventies gericht op het vergroten van de draagkracht van de zorgvrager? Dragen ze bij aan evenwicht en welbevinden?
- Wordt er een zinvolle combinatie gemaakt van interventies? Werken ze elkaar niet tegen? Deze vraag is zeker van belang bij een combinatie van reguliere en complementaire interventies.
- Tot slot: zijn de interventies voldoende om het beoogde resultaat te bereiken? Mogelijk zijn er meer of minder interventies nodig of... is het doel niet haalbaar. Dan moet het doel worden herzien.

De zorgvrager en de verpleegkundige beslissen in overleg wat een goede aanpak is van het probleem in deze situatie. Dit wordt in het verpleegplan beschreven.

Er moet extra aandacht worden besteed aan het vastleggen van complementaire interventies in het verpleegplan. Omdat er nog geen richtlijnen en protocollen zijn, is het niet vanzelfsprekend hoe een

handeling wordt uitgevoerd. Voor een goede continuïteit en mogelijkheid tot evaluatie moeten in ieder geval worden vastgelegd:

- welke toepassing, bijvoorbeeld handmassage, kruidenthee, TT-behandeling;
- waar wordt de interventie toegepast? Bijvoorbeeld handen, voeten, buik;
- hoe wordt de handeling uitgevoerd? Bijvoorbeeld bij massages: welke grepen worden toegepast?
- welke middelen zijn gebruikt? Bijvoorbeeld bij kruiden en etherische olie: de Latijnse naam, de dosering en bereiding;
- hoe vaak wordt de interventie toegepast, hoe lang en door wie?

stappenplan van Dols

Een hulpmiddel voor het vaststellen van de behoefte aan complementaire zorg is het stappenplan van Dols.

Casus, vervolg

De verpleegkundige heeft in een zakboekje met verpleegkundige diagnosen de gebruikelijkste interventies opgezocht. Omdat de verpleegkundige geschoold is in complementaire interventies, kan zij die ook betrekken in de keuze. Om het beleid rond het bestrijden van de koorts af te stemmen heeft de verpleegkundige overlegd met de arts over de citroensokjes. De verpleegkundige heeft verteld dat moeder goede ervaringen heeft met het gebruik van citroensokjes als haar baby koorts heeft, en heeft aangegeven dat dit ook in de complementaire zorg als een effectieve methode wordt beschouwd door de koelende werking van de natte sokjes in combinatie met citroenolie (*Citrus limon*).

De arts vindt het een goed idee; als de moeder er goede ervaringen mee heeft, is het goed. De verpleegkundige weet dat etherische olie van citroen mogelijk huidirritaties kan veroorzaken, vooral als de olie al wat ouder is. Zij besluit de olie in eigen beheer te houden. De verpleegkundige is ook ervaren in het aanleggen van diverse kompressen.

Massage bij baby's versterkt de band tussen ouders en kind. Dit is gebleken uit onderzoek. Maar koorts of uitputting zijn contra-indicaties.

Ook over kamillethee heeft de verpleegkundige informatie uit haar opleiding gevonden: kamille is kalmerend en krampstillend. Er zijn geen contra-indicaties voor kortdurend gebruik. Voorlopig gaat de voorkeur echter uit naar borstvoeding omdat dat de ouder-kindbinding vergroot, en dat heeft prioriteit. Borstvoeding is bovendien licht verteerbaar.

Samen met de ouders van Marieke worden voor de twee problemen interventies gepland. Om de temperatuur te laten dalen wordt gepland:

- koele, ademende kleding: alleen een rompertje aan;
- viermaal per dag temperatuur meten;   >>

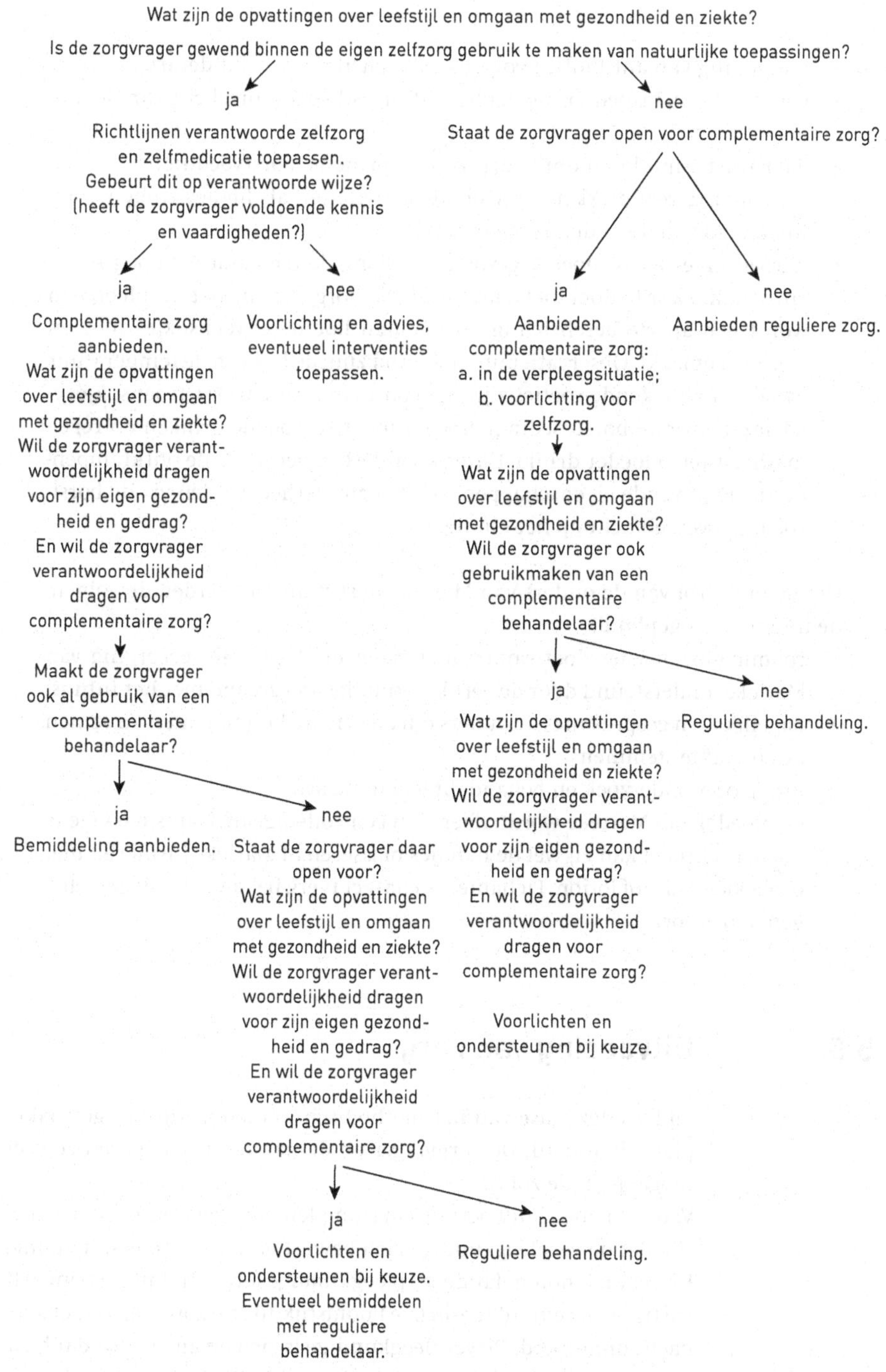

Wat zijn de opvattingen over leefstijl en omgaan met gezondheid en ziekte?
Is de zorgvrager gewend binnen de eigen zelfzorg gebruik te maken van natuurlijke toepassingen?

ja

nee

Richtlijnen verantwoorde zelfzorg
en zelfmedicatie toepassen.
Gebeurt dit op verantwoorde wijze?
(heeft de zorgvrager voldoende kennis
en vaardigheden?)

Staat de zorgvrager open voor complementaire zorg?

ja

nee

ja

nee

Complementaire zorg
aanbieden.
Wat zijn de opvattingen
over leefstijl en omgaan
met gezondheid en ziekte?
Wil de zorgvrager verant-
woordelijkheid dragen
voor zijn eigen gezond-
heid en gedrag?
En wil de zorgvrager
verantwoordelijkheid
dragen voor
complementaire zorg?

Voorlichting en advies,
eventueel interventies
toepassen.

Aanbieden
complementaire zorg:
a. in de verpleegsituatie;
b. voorlichting voor
zelfzorg.

Aanbieden reguliere zorg.

Maakt de zorgvrager
ook al gebruik van een
complementaire
behandelaar?

Wat zijn de opvattingen
over leefstijl en omgaan
met gezondheid en ziekte?
Wil de zorgvrager ook
gebruikmaken van een
complementaire
behandelaar?

ja

nee

ja

nee

Bemiddeling aanbieden.

Staat de zorgvrager daar
open voor?
Wat zijn de opvattingen
over leefstijl en omgaan
met gezondheid en ziekte?
Wil de zorgvrager verant-
woordelijkheid dragen
voor zijn eigen gezond-
heid en gedrag?
En wil de zorgvrager
verantwoordelijkheid
dragen voor
complementaire zorg?

Wat zijn de opvattingen
over leefstijl en omgaan
met gezondheid en ziekte?
Wil de zorgvrager verant-
woordelijkheid dragen
voor zijn eigen gezond-
heid en gedrag?
En wil de zorgvrager
verantwoordelijkheid
dragen voor
complementaire zorg?

Reguliere behandeling.

Voorlichten en
ondersteunen bij keuze.

ja

nee

Voorlichten en
ondersteunen bij keuze.
Eventueel bemiddelen
met reguliere
behandelaar.

Reguliere behandeling.

N.B. Bij de complementaire zorgtaken die voortvloeien uit deze beslisboom, wordt ervan uitgegaan, dat een
reguliere behandeling en een complementaire behandeling naast elkaar kunnen bestaan.

Figuur 5.3 Stappenplan gegevens verzamelen complementaire zorg

>> • toediening van antibiotica volgens voorschrift van de kinderarts;
• voldoende vochttoediening via het infuus volgens voorschrift van de kinderarts;
• daarnaast stimuleren om te drinken: in principe borstvoeding;
• rust, niet te veel prikkels, troostende activiteiten als liedjes zingen. Aanwezigheid van de ouders: *rooming-in*;
• citroensokjes zoals moeder gewend is zolang de temperatuur hoog is. De citroenolie wordt door het ziekenhuis verzorgd en in het verpleegplan wordt een aparte beschrijving opgenomen hoe de citroensokjes moeten worden gemaakt. Observatiepunten hierbij zijn: de huid en de temperatuur van de voetjes (koude voetjes zijn een contra-indicatie voor citroensokjes);
• adviezen over de borstvoeding: moeder moet voldoende drinken en regelmatig rusten. Moeder drinkt 1 liter kamillethee per dag – de ontkrampende en rustgevende eigenschappen van de kamillethee worden via de borstvoeding overgebracht op het kindje.

Om de ouderrol van de ouders van Marieke te stimuleren worden de volgende interventies gepland:
• rooming-in, moeder doet samen met vader de dagelijkse verzorging van Marieke, ondersteund door de verpleegkundige in verband met het infuus;
• dagelijks een gesprek met de ouders om emoties te kunnen uiten en samen de zorg af te stemmen;
• uitleg over onderzoek en behandeling door de arts;
• de moeder van Marieke wordt afgeraden een volledige lichaamsmassage te doen. Eventueel kan zij wel de handjes masseren of Marieke insmeren met een lekkere olie of lotion. Lichamelijk contact is erg belangrijk: wiegen, dragen, enzovoort.

5.5 Uitvoering van zorg

Tijdens deze fase van het methodisch werken wordt het gemaakte plan uitgevoerd. De zorgvrager en de naasten participeren zo veel mogelijk in de zorg.

Voor een goede uitvoering van (complementaire) zorg is het belangrijk dat de verpleegkundige zich bewust is van haar eigen houding. Het is vaak nodig dat de verpleegkundige (even) tijd maakt om zelf rustig en gecenterd te zijn (zie hoofdstuk 10). De zorg wordt met aandacht uitgevoerd. De verpleegkundige is zich ervan bewust dat haar aanwezigheid kan bijdragen aan het zelfhelende vermogen van de zorgvrager.

Tijdens de uitvoering van de zorg blijft de verpleegkundige sensitief: draagt de interventie bij aan het doel van de zorgverlening? Wordt het welbevinden bevorderd? Hoe is het contact met de zorgvrager? Daarnaast is de verpleegkundige alert op onverwachte lichamelijke **beginverergering** en psychische reacties van de zorgvrager. Bij een aantal complementaire interventies kan een zogenoemde beginverergering optreden. Lichamelijk kan dit zich uiten in een verhoogde temperatuur, toegenomen uitscheidingen, pijnlijke spieren of hoofdpijn. Psychisch leidt deze beginverergering tot emotionele uitingen als huilen en lachen. Bij een beginverergering is het van belang dat de verpleegkundige de zorgvrager voorlicht over wat er gebeurt. Zij adviseert de zorgvrager wat meer te drinken en extra rust te nemen. De symptomen van een beginverergering gaan vanzelf over. Gebeurt dat niet, dan kan de 'prikkel' te sterk zijn en zal de verpleegkundige de intensiteit of dosis van de toegepaste interventie verminderen, zodat de zorgvrager de prikkel die hem gegeven wordt, aankan (zie ook Wet van Arndt-Schulz in hoofdstuk 1). De zorgvrager kan wat vaker worden verfrist en geholpen bij de ADL. Mochten de klachten niet met rust overgaan, dan is er iets anders aan de hand en is het verstandig een arts te raadplegen.

Casus, vervolg
Na het opstellen van het verpleegplan is er duidelijkheid. De rol van de ouders en de verpleegkundige is voor beide partijen duidelijk. De ouders kunnen hun kind verzorgen zoals zij dat wensen, terwijl de verpleegkundige aanwezig is voor ondersteuning en deskundig advies en voor de medisch-technische handelingen. De verpleegkundige observeert Marieke en haar ouders tijdens de zorg. De dagelijkse gesprekken blijken erg belangrijk te zijn. De ouders krijgen meer zicht op de toestand van Marieke, zij voelen zich gesteund en erkend in hun wensen betreffende de citroensokjes en hun verantwoordelijkheid als ouders. De verpleegkundige heeft voldoening van de complete zorg die zij kan bieden aan de ouders en Marieke. En ... Marieke knapt op. Zij wordt weer levendiger en meldt zich voor de borstvoeding. Haar temperatuur daalt.

5.6   Evaluatie van zorg

Evaluaties van zorg vinden dagelijks plaats. De verpleegkundige evalueert regelmatig – gepland en ongepland – met de zorgvrager wat er bereikt is. Ook vinden er evaluaties plaats tijdens de overdracht van diensten en in (multidisciplinaire) zorgvragerbesprekingen.

Een evaluatie bestaat meestal uit een product- en procesevaluatie.

productevaluatie Bij een productevaluatie wordt bekeken of het beoogde resultaat is behaald. Is er wellicht meer of minder bereikt? Waren er neveneffecten die niet voorzien waren? Vanuit de uitgangspunten van complementaire zorg is het hierbij ook van belang om te evalueren of het welbevinden en comfort zijn toegenomen (zie ook hoofdstuk 1). Is het wenselijk dat de zorg wordt gecontinueerd, of kan deze worden beëindigd en overgedragen aan de zorgvrager of aan de mantelzorg?

procesevaluatie Tijdens een procesevaluatie wordt nagegaan hoe de zorgverlening is verlopen. Wat heeft eraan bijgedragen dat doelen al of niet behaald zijn? Dat kunnen zowel geplande interventies zijn, maar ook onverwachte zaken. Hoe was de interactie tussen verpleegkundige en zorgvrager? Heeft de attitude van de verpleegkundige ertoe bijgedragen dat de zorgvrager zich gesteund voelde? Hebben de uitgevoerde interventies volgens de zorgvrager bijgedragen aan zijn comfort en welbevinden? Droeg de interventie bij aan de autonomie van de zorgvrager (*coping, self-management*)? In hoeverre heeft de zorgvrager een actieve rol kunnen spelen?

Tot slot is het ook goed om te evalueren hoe de verpleegkundige de interventie heeft ervaren. Hoe vond zij het om deze zorg toe te passen? Past de zorg bij haar rol als verpleegkundige? Draagt de zorg bij aan een goede uitoefening van haar beroep? Kan zij als persoon tot haar recht komen in deze interventie? Zijn er zaken die een volgende keer extra aandacht vragen?

De evaluatie levert nieuwe gegevens op voor het methodisch handelen. Op basis van deze gegevens kunnen diagnosen, doelen en interventies worden bijgesteld.

zorgvragerdossier Gegevens uit evaluaties over de zorgvrager worden gerapporteerd in het zorgvragerdossier. Het is van groot belang dat dit zorgvuldig gebeurt. Juist in de complementaire zorg, waarin de resultaten nog niet altijd voorspelbaar zijn, kunnen goede evaluatiegegevens zowel zorgvrager als verpleegkundigen meer zicht geven op de effectiviteit van de interventies. In de rapportage moeten minimaal de volgende gegevens over de uitgevoerde interventie worden opgenomen.

- Is de interventie uitgevoerd zoals gepland?
- Wat was het resultaat van deze interventie? Probeer dit meetbaar weer te geven met een meetinstrument, bijvoorbeeld de visueel analoge schaal (VAS) voor pijn.
- Hoe lang hield dit effect aan?
- Hoe waardeerde de zorgvrager deze interventie?
- Waren er andere effecten dan verwacht? Welke? Beschrijf ook deze.
- Zijn er aandachtspunten wanneer de interventie een volgende keer wordt toegepast?

De evaluatiegegevens over het functioneren van de verpleegkundige bij complementaire interventies zijn belangrijk voor de eigen ontwikkeling van de verpleegkundige en voor de ontwikkeling van de complementaire zorg in de instelling. Door kritische reflectie over deze interventies kan de plaats van complementaire zorg in het verpleegkundig beroep mogelijk duidelijker worden.

Casus, slot

Tijdens de tweede dag kijkt de verpleegkundige met de ouders terug op de verleende zorg. De koorts is gedaald naar 38,0 °C. De citroensokjes zijn na een dag gestopt omdat de temperatuur zo snel daalde. De antibiotica moeten wel worden voortgezet, maar dat mag nu ook per os. Marieke lacht weer af en toe, maar slaapt nog veel. De ouders zijn opgelucht dat Marieke zo snel vooruitgaat. De moeder zegt vertrouwen te hebben in de herstellende energie van Marieke. Zij is blij dat zij door de borstvoeding toch het beste uit zichzelf kan geven. De verzorging van Marieke geeft haar veel voldoening. Hoewel het de eerste dag even zoeken was hoe zij het precies moest doen met het infuus, kon zij toch snel haar eigen manier van verzorging aanpassen. Zij bedankt de verpleegkundige voor haar begrip en ondersteuning. Ook hebben de ouders waardering voor het feit dat de verpleegkundige voldoende kennis had van natuurlijke zelfzorg en dat zij de verpleegkundige zorg daaraan kon aanpassen.

6   Voorlichting

Catherine Jansen en Susan Hupkens

Zorgverleners spelen een belangrijke rol bij het voorlichten van zorgvragers over een gezonde leefstijl, de verpleegkundige zorg en, in aanvulling op de informatie van de arts, over onderzoek en behandeling. Nu de zorgvrager steeds vaker alternatieven kiest in de zelfzorg, en CAM en complementaire zorg hun intrede doen in zorginstellingen, is het belangrijk dat zorgvragers ook hierover adequaat worden voorgelicht. In een onderzoek onder Amerikaanse *nurse practitioners* bleek 84% voorlichting te geven over complementaire therapieën. De nurse practitioners gaven aan dat zij deze voorlichting baseren op persoonlijke ervaringen en publicaties (1). Slechts 24% had een opleiding in CAM gevolgd. Het is noodzakelijk dat verpleegkundigen en andere hulpverleners specifieke kennis en vaardigheden bezitten om deze voorlichting te kunnen geven, zodat de zorgvrager op deskundige wijze wordt geïnformeerd.

In dit hoofdstuk komen achtereenvolgens aan de orde:
- Wat is patiëntenvoorlichting?
- Waar gaat de voorlichting over? Welke vragen kan de zorgvrager aan de zorgverlener stellen? Er wordt onderscheid gemaakt in voorlichting over:
  - zelfzorg en mantelzorg;
  - complementaire zorginterventies (verpleegkundige zorg);
  - complementaire therapieën (CAM).
- Samenwerking met de zorgvrager.
- Verschillende functies van de voorlichting.
- Methodiek van de voorlichting: een stappenplan.
- Aandachtspunten bij voorlichting over de gebieden zelfzorg, verpleegkundige zorg en CAM.

6.1   Patiëntenvoorlichting

Patiëntenvoorlichting is een geïntegreerd onderdeel van de zorgverlening. Verpleegkundigen en verzorgenden besteden, soms zonder dat zij het in de gaten hebben, veel tijd aan voorlichting. Iedere dag wordt in de dagelijkse zorg ingegaan op vragen naar informatie en op de behoefte aan begeleiding van de zorgvrager. Zorgvragers kunnen vragen hebben over hun gezondheidstoestand, hun leefwijze, de leefregels na een behandeling, de instellingsgewoonten of over de toekomst. Ook elke verpleegkundige handeling begint met het geven van voorlichting en het vragen van toestemming aan de zorgvrager. In de Wet op de Geneeskundige Behandelingsovereenkomst (WGBO) heeft de wetgever vastgelegd aan welke eisen de voorlichting moet voldoen alvorens een hulpverlener zorg mag verlenen aan een zorgvrager (zie hoofdstuk 8).

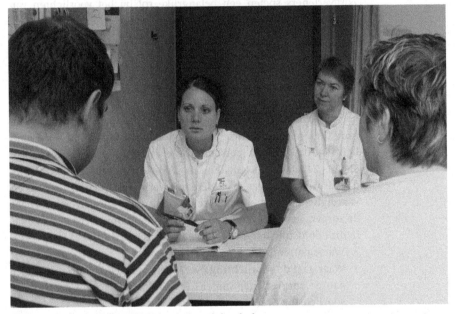

Figuur 6.1 Patiëntenvoorlichting in het ziekenhuis

gedrags-
verandering

Het uiteindelijke doel van voorlichting is gedragsverandering van de zorgvrager. Deze beoogde gedragsverandering wordt op gang gebracht door middel van communicatie. Door dit nieuwe gedrag zal de gezondheidstoestand van de zorgvrager verbeteren of het gedrag zal bijdragen aan een groter welbevinden.

Door voorlichting wordt de zorgvrager zich bewust van zijn gezondheidsprobleem en krijgt hij inzicht in de factoren die daarop invloed kunnen uitoefenen. Hoe kan er op een andere manier met klachten worden omgegaan? Er is wel wat voor nodig om gedrag te veranderen. Vaak is dat gemakkelijker gezegd dan gedaan. Iedereen heeft wel eens ervaren dat een goed voornemen, zoals meer bewegen, meer rust nemen, stoppen met roken, niet altijd leidt tot dit gewenste gezonde gedrag. Om gedrag te veranderen is om te beginnen motivatie nodig. Voor een definitieve gedragsverandering doorloopt de zorgvrager een aantal stappen (2):

Openstaan → Begrijpen → Willen → Kunnen → Doen → Blijven doen

Allereerst zal de zorgvrager moeten openstaan voor de informatie: wil hij überhaupt wel nadenken over zijn gedrag? Is het een thema dat hij belangrijk vindt? Denkt hij baat te hebben bij een verandering?

Daarna zal hij de voorlichting moeten begrijpen. Is het wel duidelijk wat er verteld wordt?

De volgende stap is willen. Ook al weet men dat bepaald gedrag gezonder is, wil dat helaas nog niet zeggen dat iedereen dat meteen maar doet. De zorgvrager zal ergens de motivatie vandaan moeten halen.

Als de zorgvrager gedrag wil veranderen, moet hij daar ook de mogelijkheid voor hebben. Er kunnen beperkingen bij de zorgvrager zelf zijn om de vaardigheden uit te voeren, of bij de omgeving. Wanneer de beperkingen zijn opgeheven, kan de zorgvrager pas doen wat nodig is om zijn gezondheid te verbeteren.

Ten slotte is het de vraag of de zorgvrager in staat blijkt de gedragsverandering blijvend in zijn leven te integreren en niet terug te vallen in oude gedragspatronen: blijven doen.

De zorgvrager is medeverantwoordelijk voor zijn gezondheidsprobleem. De zorgverlener kan hem slechts ondersteunen in het nemen van beslissingen over zijn leefstijl en gezondheid. Uitgangspunt daarbij is dat de keuzen van de zorgvrager worden gerespecteerd.

Van openstaan tot blijven doen

Nina en Marijke komen bij de verpleegkundige op het consultatiebureau met een heleboel vragen.

Marijke is een peuter die allergisch reageert op allerlei soorten voedsel, onder andere koeienmelk en suiker. Zij krijgt dan een rode jeukende uitslag. Zij heeft tot de leeftijd van 2 jaar borstvoeding gehad. Vanwege de allergie voor koeienmelk is Nina, de moeder van Marijke, lang doorgegaan met borstvoeding. De voeding van Marijke is nog niet naar wens. Nina staat ervoor open om de voeding van het gezin aan te passen. Zij vraagt zich af of een homeopaat iets voor Marijke zou kunnen betekenen. Nina begrijpt nog niet hoe de voeding van invloed is op de allergie, wat homeopathie precies is en naar welke homeopaat zij het best kan gaan. Zij wil de voedingsgewoonten wel aanpassen, maar vraagt zich af hoe zij dat moet doen. Zijn er goede recepten te vinden en hoe kan de rest van de familie nog lekker en gezond eten? Waar kan ze de natuurlijke voedingsmiddelen het beste kopen? Zij is ook bang dat het allemaal te duur wordt, want zij heeft geen aanvullend verzekeringspakket. Zij kan de veranderingen alleen blijven volhouden als de kosten binnen de perken blijven.

6.2 Voorlichting over zelfzorg, complementaire zorg en CAM

In het beroepsdeelprofiel van de complementair verpleegkundige wordt een aantal groepen zorgvragers genoemd die geïnteresseerd zouden kunnen zijn in complementaire zorg (3):

- zorgvragers die in hun zelfzorg gebruikmaken van 'natuurlijke methoden';
- zorgvragers die bekend zijn met complementaire therapieën, of zorgvragers die op zoek zijn naar een andere benadering van hun gezondheid en ziekte;
- zorgvragers die op basis van hun problematiek baat denken te hebben bij complementaire zorg.

Verpleegkundige voorlichting moet worden aangepast aan de vragen van deze groepen zorgvragers.

In het kader van complementaire zorg zijn er drie nieuwe gebieden waarover de zorgverlener voorlichting geeft en waarover de gangbare gezondheidszorg tot nu toe onvoldoende informatie biedt.

1 Zelfzorg en mantelzorg met andere dan reguliere middelen.

Het kan hierbij gaan om zelfzorg met een van de interventies die beschreven worden in deel 2: massage, ontspanningsoefeningen, kruiden, etherische oliën, muziek. Maar er is veel meer te koop op dit gebied: bachbloesems, meditatie, edelstenen, homeopathische druppels, enzovoort. In de samenleving zijn de 'natuurlijke' methoden sterk in opkomst en informatie daarover is makkelijk te vinden op internet. Bij zijn zoektocht wordt de zorgvrager vaak overspoeld met informatie, maar de betrouwbaarheid daarvan laat vaak te wensen over omdat het niet duidelijk is welke bronnen zijn geraadpleegd.

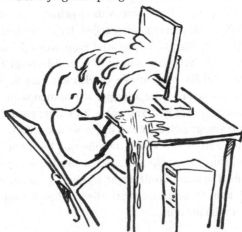

Figuur 6.2 Overspoeld worden door informatie

De verpleegkundige, die juist deskundig is in zelfzorg, kan vragen krijgen van de zorgvrager over deze zelfzorgmethoden. Voorlichting in deze categorie kan gaan over de werking, toepassingswijze en effectiviteit van de gekozen zelfzorgmethode, de veiligheid en de mogelijkheid de zelfzorg te combineren met reguliere middelen.

2 Complementaire zorg.

De zorgvrager kan op basis van de eigen gewoonten de verpleegkundige of verzorgende vragen deze interventies voort te zetten in de zorgsituatie. De verpleegkundige of verzorgende zal voorlichting geven over de mogelijkheden in de zorginstelling en onderzoeken of de zorgvrager voldoende op de hoogte is van de werking en de mogelijke risico's van de interventies.

Bij zorgvragers die nog niet bekend zijn met complementaire zorg, kan de verpleegkundige of verzorgende voorstellen een bepaalde interventie toe te passen omdat zij verwacht dat deze interventie effect zal hebben bij de problematiek van de zorgvrager.

De complementair verpleegkundige geeft dan in ieder geval voorlichting over:
- het feit dat het een complementaire interventie is;
- wat het doel van de interventie is;
- hoe de handeling wordt toegepast;
- het te verwachten resultaat;
- eventuele risico's en bijwerkingen of nevenwerkingen.

3 Complementaire en alternatieve therapieën (CAM).

Zorgvragers zijn tegenwoordig vrij de hulpverlener te kiezen die het best bij hun behoeften en wensen past. In de wet (Wet op de beroepen in de individuele gezondheidszorg, Wet BIG, zie hoofdstuk 8) is het uitoefenen van geneeskunde niet meer voorbehouden aan een bepaalde beroepsgroep, zoals artsen. Steeds meer mensen combineren reguliere gezondheidszorg met complementaire therapieën. Er is tegenwoordig veel aanbod in het complementaire circuit. Het is bijzonder moeilijk voor de zorgvrager om het kaf van het koren te scheiden. De World Health Organization (WHO) legt de nadruk op een veilige en professionele uitoefening van CAM (*complementary and alternative medicine*) (4) en streeft naar goede informatievoorziening door richtlijnen op te stellen.

De zorgvrager verwacht van medewerkers in de gezondheidszorg een deskundig advies op dit gebied. Het is voor de zorgverlener onmogelijk inhoudelijk van alle therapieën op de hoogte te zijn. De zorgverlener moet kennis hebben van de gangbaarste therapieën en moet de zorgvrager kunnen doorverwijzen naar een deskundige. In de voorlichting over de behandeling van een ziekte speelt de arts vanzelfsprekend ook een belangrijke rol.

In tabel 6.1 worden enkele voorbeelden gegeven van vragen die de zorgvrager aan verpleegkundigen of verzorgenden kan stellen. In hoofdstuk 5 is het stappenplan van Marilène Dols opgenomen, waarin de behoefte aan complementaire zorg en voorlichting is weergegeven.

Tabel 6.1 Voorlichtingsvragen in de verpleegsituatie

Zelfzorg en mantelzorg

- Welke natuurlijke middelen kan ik gebruiken om beter in slaap te komen?
- Er zijn zoveel etherische oliën te koop. Welke olie moet ik waarvoor gebruiken? Waarop moet ik letten bij de aanschaf? Waar kan ik de olie het beste kopen?
- Ik ben zenuwachtig voor de uitslag van het onderzoek. Wat kan ik doen om me meer te ontspannen?
- Ik wil beter leren omgaan met stress. Waarop moet ik letten als ik een cursus yoga wil volgen om te ontspannen?
- Mijn moeder is dement. Zij hield altijd veel van muziek. Waarmee moet ik rekening houden als ik muziek gebruik om haar minder angstig te laten zijn? Welke muziek zou het meest geschikt zijn?
- Kan ik deze kruiden gebruiken in combinatie met mijn antistollingsmiddelen?
- Wat is het verschil tussen homeopathische middelen, bachbloesems en etherische olie en wat kan ik het best gebruiken bij kinderen?
- Zijn alle etherische oliën veilig te gebruiken tijdens een zwangerschap? Hoe moet ik etherische oliën bewaren en hoe lang zijn ze houdbaar?

Complementaire zorg

- Ik heb gehoord dat er in deze instelling complementaire zorg wordt gegeven. Wat is dat? Wie geeft dat? Krijgt mijn moeder dat ook als ze op de afdeling voor dementerende ouderen wordt opgenomen?
- Wat voelt u als u therapeutic touch geeft?
- Ik zie op tegen lang stilliggen tijdens het onderzoek. Hoe kan ik me dan ontspannen?
- Kunt u niets anders doen aan de pijn, behalve medicijnen geven?
- Hoe kan een voetmassage nu helpen bij hoofdpijn?
- Zijn er geen bijwerkingen van de pepermuntthee tegen de misselijkheid?

CAM

- Welke ervaringen met complementaire geneeswijzen zijn er bij mijn aandoening?
- Moet ik mijn arts op de hoogte stellen van het feit dat ik ook een natuurgeneeskundige bezoek? Wat wordt er vergoed?
- Hoe weet ik nu of een therapeut geen kwakzalver is?
- Wat is het principe van homeopathie?
- Zijn complementaire geneeswijzen niet alleen op suggestie gebaseerd?
- Wat is het verschil tussen therapeutic touch en magnetiseren?
- Hoe vind ik een goede therapeut voor mijn aandoening?

Reflectie

- Heb je in de praktijk wel eens een van de vragen gehoord die in tabel 6.1 zijn gesteld?
- Of een vraag die erop lijkt?
- Wat heb je met deze vraag gedaan? Vind je dat je als zorgverlener antwoord moet weten op deze vragen? Waarom wel of waarom niet?
- Vind je dat jij voldoende professionele kennis hebt om op een dergelijke vraag te antwoorden? En geldt dat ook voor je collega's?
- Is een dergelijke vraag wel eens aan de orde gekomen in een teamoverleg met je collega's of andere disciplines? Hoe zijn jullie daar toen mee omgegaan?

6.3 Het belang van samenwerken met de zorgvrager

In de praktijk (en uit onderzoek) blijkt dat zorgvragers liever niet met reguliere behandelaars praten over het feit dat zij alternatieven gebruiken. De reden daarvoor is dat zij bang zijn voor een afkeurende reactie van zorgverleners en artsen (figuur 6.3) (5). In de media wordt echter veel gepubliceerd over deze onderwerpen en in de zelfzorg zijn er steeds meer mogelijkheden. Door de toenemende mondigheid van zorgvragers zullen zij uiteindelijk toch bij professionals in de gezondheidszorg vragen naar voorlichting over de middelen die zij thuis gebruiken en over complementaire zorg of therapieën. Hoe moeten zorgverleners met deze vragen omgaan?

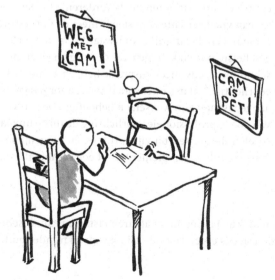

Figuur 6.3 Bang voor afkeurende reactie van hulpverleners

participatie van
de zorgvrager

Een ontwikkeling in de patiëntenvoorlichting is het vergroten van de *participatie* van de zorgvrager. Voor een gedragsverandering is immers ook inspanning van de zorgvrager nodig. De zorgverlener zal minder met uitgewerkte 'standaard'-voorlichting komen, maar die gedurende het gehele voorlichtingsproces afstemmen op de zorgvrager. Een zorgvrager heeft mogelijk een idee waar zijn klachten vandaan komen en over de wijze waarop zijn klachten zouden moeten worden aangepakt. Het gebruik van internet speelt daarbij in toenemende mate een rol. Zorgvragers willen goed geïnformeerd worden over hun behandeling, keuzen over de behandeling en eventuele alternatieven. In de voorlichting moet zo veel mogelijk rekening worden gehouden met de mogelijkheden en beperkingen van de zorgvrager zelf en van zijn omgeving. Informatie over ziekte en leefregels moet zodanig worden uitgelegd dat de zorgvrager hiermee kan omgaan en beslissingen kan nemen. Autonomie van de zorgvrager is uitgangspunt van de voorlichting. Uiteindelijk bepaalt de zorgvrager zelf of de voorlichting daadwerkelijk een gedragsverandering tot gevolg heeft. Dit alles vraagt een empathische houding van de zorgverlener en goede communicatieve vaardigheden (zie hoofdstuk 10). Participatie van zorgvragers in de voorlichting is effectiever dan 'standaard'-voorlichting. Zorgvragers ervaren meer controle over hun gezondheidsprobleem, vooral bij chronische gezondheidsproblemen, en houden zich beter aan leefstijladviezen als zij bij de voorlichting worden betrokken. Zij onthouden de informatie beter en zijn meer tevreden over de geboden zorg (6).

zelfmanagement
van de zorgvrager

De zorgverlener kan door patiëntgerichte voorlichting het *zelfmanagement* van de zorgvrager bevorderen. Parchman e.a. (7) noemen zelfmanagement 'het fundament van elke interventie om de controle van patiënten te bevorderen'. In een gezondheidszorg waarin vraaggerichte zorg steeds meer de norm wordt, is zelfmanagement een belangrijke voorwaarde. In het licht van de eerder geschetste ontwikkelingen zal de zorgvrager in de toekomst waarschijnlijk steeds meer inspraak hebben in de te leveren zorg. De voorlichting zal in samenspraak met de zorgvrager worden gegeven, aangepast aan zijn wensen en behoeften. De zorgvrager zal op basis van goede professionele voorlichting de juiste mix kiezen van maatregelen die passen bij zijn situatie, en mogelijkheden, naar eigen keuze regulier, complementair of een combinatie daarvan.

Casus

Mevrouw Vrijman is 69 jaar en heeft al jaren last van reumatische artritis. De klachten worden steeds erger. Door de pijn kwam zij minder buiten, zag min- >>

>> der familie en vrienden en kon steeds minder doen in huis, hoewel het huis al volledig is aangepast aan haar mogelijkheden. De toenemende pijnklachten en het afnemen van de sociale contacten hadden ook gevolgen voor het humeur van mevrouw.

De laatste maanden houdt mevrouw Vrijman een pijndagboek bij. De reumaverpleegkundige heeft haar uitgelegd hoe het werkt. Elke dag houdt zij haar activiteiten bij, de ervaren pijn, welke medicatie zij gebruikt, welke andere maatregelen zij neemt en het effect daarvan op de pijn. Mevrouw weet eigenlijk al jaren dat haar leefstijl invloed heeft op de pijn, maar nu krijgt zij meer grip op de situatie. Zij past haar dagritme nu aan aan de pijn. Zij neemt 's morgens een warm bad en wrijft haar pijnlijke gewrichten daarna in met massageolie met etherische olie van gember. Daardoor worden de gewrichten lekker warm en komt zij makkelijker op gang. Een vriendin raadde haar af om dit te gebruiken als de ontsteking actief is. Deze vraag heeft zij genoteerd in haar dagboekje voor de reumaverpleegkundige. Mevrouw Vrijman merkt dat zij haar activiteiten het best kan ondernemen na het innemen van de pijnmedicatie. Zij plant haar dagen beter, zodat zij meer kan genieten van de leuke dingen.

Mevrouw Vrijman krijgt ook fysiotherapie. Zij is een maand geleden begonnen met acupunctuur, die wordt gegeven door haar fysiotherapeut. Dit wil zij eerst proberen voordat zij zich weer wil laten opereren. Van de acupunctuur heeft zij tot nu toe nog weinig effect gemerkt, blijkt uit de aantekeningen. Hoe lang moet zij doorgaan om te weten of zij wel of geen baat heeft bij deze behandeling? Mevrouw Vrijman vraagt zich af of er nog meer complementaire behandelingen zijn voor reuma. Zijn de Duitse kuuroorden misschien iets voor haar? Ook deze vragen noteert zij in haar dagboek.

Reflectie

- In hoeverre is de huidige gezondheidszorg gericht op participatie en zelfmanagement?
- Wat kan jij zelf doen om de participatie van zorgvragers te vergroten?
- Kent deze participatie ook grenzen?
- Kunnen zorgvragers beter omgaan met gezondheidsproblemen door zelfmanagement en participatie?

6.4 Functies van voorlichting

Patiëntenvoorlichting kan een viertal functies vervullen (8): patiënteninformatie, patiënteninstructie, patiënteneducatie en patiëntenbegeleiding.

Hoe verhouden deze functies zich tot zelfzorg met andere dan reguliere middelen, complementaire zorg en complementaire therapieën?

6.4.1 Patiënteninformatie

feitelijke informatie

Bij patiënteninformatie gaat het om het overdragen van *feitelijke informatie* over inhoudelijke aspecten, bijvoorbeeld over het aanbod van complementaire zorgvormen in een instelling. De informatie kan gaan over de voorzieningen waarover de zorgvrager kan beschikken, zoals de mogelijkheid om een massage met etherische olie te krijgen van een zorgverlener bij slaapproblemen, muziek te luisteren tijdens onderzoeken of de mogelijkheid om kruiden en andere 'natuurlijke' middelen te gebruiken. De informatie kan ook gaan over de manier waarop een interventie wordt uitgevoerd en over het te verwachten effect.

Casus

Mevrouw De Wit wil tijdens de ziekenhuisopname graag doorgaan met het gebruik van passifloradruppels. De opname maakt haar nerveus. Zij heeft de ervaring dat als zij thuis in stressvolle situaties passiflora gebruikt, zij zich rustiger voelt. De medische diagnose is gesteld. Mevrouw De Wit heeft een nierbekkenontsteking waarvoor enkele medicijnen zijn voorgeschreven, waaronder een antibioticum. Ook het kalium is verlaagd; hiervoor krijgt zij een regulier supplement. Mevrouw De Wit maakt zich veel zorgen omdat zij maar één nier heeft. De andere nier is al eerder verwijderd.

'Kan ik wel doorgaan met het gebruik van passiflora met deze medicatie en aan wie moet ik dat vragen', vraagt mevrouw De Wit aan de verpleegkundige.

De verpleegkundige antwoordt: 'Het is goed dat u dat vraagt, mevrouw De Wit. Ik kan me voorstellen dat u bezorgd bent over het functioneren van uw nier. Niet alle kruiden kunnen samen met reguliere medicatie worden gebruikt. In ons ziekenhuis mag u, als het kan, de eigen kruiden blijven gebruiken, maar dit moet wel even worden doorgenomen met uw arts. Hij bekijkt met de apotheker of combinatie met uw medicijnen mogelijk is.'

6.4.2 Patiënteninstructie

concrete voorschriften

Bij het geven van patiënteninstructie gaat het om *concrete voorschriften* en richtlijnen voor bijvoorbeeld het gebruik van etherische oliën, kruiden, muziek of ontspanningscd's. De zorgverlener geeft instructie over de manier waarop de interventie moet worden toegepast en hoe materialen moeten worden bewaard. De instructies kunnen ook aan familieleden of andere naasten van de zorgvrager worden gegeven als zij de handeling gaan uitvoeren.

Casus

Meneer Kruisen is dement. Het is niet meer mogelijk om verbaal met hem te communiceren. De verzorging van meneer bestaat voornamelijk uit de algemene dagelijkse levensverrichtingen (ADL). Met activiteiten kan hij niet meer meedoen. Tijdens de bewonersbespreking is besloten meneer Kruisen zintuig-activerende activiteiten aan te bieden. Na toestemming van zijn dochter masseren de verzorgenden van het verpleeghuis tweemaal per week zijn handen. Meneer is boswachter geweest, daarom is gestart met een massageolie met de etherische olie van den.

Tijdens de massage ontspant meneer Kruisen zijn handen en zijn mimiek is rustig. Soms mummelt hij iets onverstaanbaars. Zijn dochter was een keer aanwezig tijdens de massage. Zij wil het nu ook graag leren. Het lijkt haar een mooie manier om haar betrokkenheid bij haar vader te laten voelen. Vandaag gaat de verzorgende met haar oefenen. De verzorgende heeft een lijstje gemaakt van belangrijke dingen die zij over de massages wil vertellen: welke observaties belangrijk zijn, de opbouw, de duur, de olie en hoe je die moet bewaren. Daarna gaat zij samen oefenen met de dochter van meneer Kruisen. Na het oefenen zal zij evalueren hoe het ging en vragen hoe de dochter het ervaart om haar vaders handen te masseren. De verzorgende zal net zolang oefenen tot de massage goed gaat en de dochter zich er voldoende zeker over voelt.

6.4.3   Patiënteneducatie

beter inzicht en betere zelfzorg

Als de zorgverlener een *beter inzicht en (betere zelf)zorg* wil bewerkstelligen bij ziekte en behandeling, kan dit patiënteneducatie worden genoemd. De zorgverlener kan met de zorgvrager in gesprek gaan over de klacht en de samenhang met beïnvloedende factoren. Als de zorgvrager aangeeft dat hij anders wil omgaan met zijn klachten, kan de zorgverlener, als de zorgvrager dat wil, een aanbod doen voor een complementaire toepassing.

Casus

Pim is een 16-jarige verstandelijk gehandicapte jongen met een hoog niveau. Hij voelt zich soms erg onrustig en geeft dit aan. Hij krijgt medicijnen tegen >>

>> de onrust. Muziek vindt hij prettig, maar in de groep waarmee hij in een sociowoning woont, brengt zijn muziekkeuze nogal wat verstoring. Zijn groepsleider bespreekt het met Pim. Wat merkt Pim bij zichzelf als hij onrustig wordt? Welke factoren verergeren dit gevoel? Waarom kiest hij juist deze muziek? Kan Pim een manier bedenken waardoor de groepsgenoten minder gestoord worden? Hij kan de muziek bijvoorbeeld op zijn eigen kamer luisteren of een hoofdtelefoon gebruiken. De begeleider laat Pim merken dat het heel goed van hem is dat hij deze manier heeft gevonden om met zijn onrust om te gaan en stimuleert hem daarin.

6.4.4 Patiëntenbegeleiding

emotioneel
ondersteunen

Een laatste vorm van patiëntenvoorlichting is de patiëntenbegeleiding die zich richt op het *emotioneel ondersteunen* van de zorgvrager bij de verwerking van ziekte en behandeling.

Casus

Els is een jonge vrouw met jonge kinderen. Zij is erg vermoeid door een chemokuur die zij heeft ondergaan. Een wijkverpleegkundige, die de zorg verleent in het gezin, ziet dat Els er moeite mee heeft om in de drukte van het gezin rust te nemen. Daardoor komt zij weinig aan zichzelf toe, waardoor zij 's nachts vaak ligt te piekeren. Gezond zijn is niet meer vanzelfsprekend. Zij is zich door haar ziek-zijn extra bewust geworden van haar verantwoordelijkheid voor de kinderen. Kan zij wel een goede moeder zijn nu zij zo ziek en moe is?
Als hierover een gesprek plaatsvindt, vraagt de wijkverpleegkundige of het doen van ontspanningsoefeningen mogelijk iets voor haar is. Els staat er open voor en krijgt begeleiding in de manier waarop ze de ontspanningsoefeningen kan doen op die momenten waarop dat mogelijk is. Samen met de wijkverpleegkundige kiest zij voor een cd met visualisatieoefeningen. Ook worden er gesprekken gevoerd over de emoties van Els. Zij leert steeds beter om te gaan met haar vermoeidheid.

6.5 Stappenplan

Om verantwoorde voorlichting te kunnen geven kan een stappenplan worden gebruikt. Dit stappenplan is een hulpmiddel bij de methodische voorlichting van de zorgvrager en volgt de fases van het methodisch verpleegkundig handelen uit hoofdstuk 5. Het stappenplan kan voor elke voorlichtingsvraag worden gebruikt. In dit boek betreft de voorlichting de terreinen die al eerder genoemd zijn:

- zelfzorg en mantelzorg;
- complementaire zorg;
- complementaire therapieën.

De stappen van het stappenplan zijn steeds dezelfde, maar de inhoud van de voorlichting zal op elk terrein anders zijn.

Specifieke aandachtspunten bij de genoemde terreinen worden beschreven in paragraaf 6.6.

Tabel 6.2 Stappenplan voor voorlichting en verpleegkundig handelen

Stap	Verpleegkundig methodisch handelen	Methodisch voorlichten
1	gegevens verzamelen (assessment)	gegevens verzamelen
2	verpleegkundige diagnosen stellen	probleem vaststellen
3	beoogde resultaten vaststellen, interventies kiezen	beoogd resultaat van voorlichting vaststellen en plan opstellen
4	uitvoeren van zorg	uitvoeren van voorlichting
5	evalueren van zorg	evalueren van voorlichting

6.5.1   Stap 1: gegevens verzamelen

Bij het verpleegkundig methodisch handelen is de eerste fase het verzamelen van gegevens. Deze gegevens kunnen worden verzameld met behulp van de elf gezondheidspatronen van Gordon (9). De verpleegkundige verzamelt onder andere gegevens over toegepaste methoden in de zelfzorg, behoefte aan complementaire zorg en eventuele vragen over complementaire therapieën (zie ook de anamnesevragen in tabel 5.1).

Bij het verzamelen van gegevens bestaat de mogelijkheid dat de zorgverlener informatie krijgt over klachten die niet tot het eigen deskundigheidsgebied behoren. Voor deze klachten verwijst zij de zorgvrager naar een andere hulpverlener.

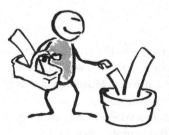

Figuur 6.4 Verzamelen van gegevens

Gegevens verzamelen voor voorlichting

Openstaan: leefstijl/cultuur, behoeften, gewoonten, ideeën, vragen, wensen.

Begrijpen: kennis, taal, gehoor, bewustzijn, leeftijd, geheugen, intelligentie, leerstijl (leert de zorgvrager het makkelijkst door te lezen, te kijken, te doen, te praten, te ervaren of door zelf te ontdekken?).

Willen: motivatie, noodzaak.

Kunnen: tijd, inspanningen, financiële mogelijkheden, psychomotorische vaardigheden inpassen in het leefritme, flexibiliteit.

Doen: doelgerichtheid.

Blijven doen: doorzettingsvermogen, motivatie, sociale steun.

6.5.2 Stap 2: probleem vaststellen

De gegevens die zijn verzameld worden geordend, geïnterpreteerd en vervolgens worden conclusies getrokken. Bij veel verpleegkundige diagnosen is voorlichting geven een zinvolle interventie, afhankelijk van de oorzaken van de diagnose. Zoals eerder is beschreven, zijn er verschillende niveaus in de diagnosen (zie paragraaf 5.2). In al deze niveaus kan voorlichting op zijn plaats zijn.

verbeterdiagnose Bij de *verbeterdiagnosen*, zoals gezondheidszoekend gedrag, zal de zorgvrager op zoek zijn naar informatie hoe hij zijn gezondheid kan verbeteren. De zorgvrager staat open voor voorlichting.

Voorbeeld van Nina uit de casus in paragraaf 6.1

P: gezondheidszoekend gedrag betreffende de voeding voor de familieleden.

E: onvoldoende kennis over mogelijke combinatiemogelijkheden van antiallergische voeding voor Marijke en lekkere en gezonde voeding voor de andere gezinsleden.

S: wens geuit om de gezondheid te verbeteren door aanpassing van de voeding.

De voorlichting zal erop gericht zijn meer informatie te krijgen over antiallergische voeding, maar ook wat lekkere en gezonde voeding is voor de overige gezinsleden. Misschien is er ook in hun voedingspatroon nog wat te verbeteren.

risicodiagnose Bij een *risicodiagnose* kan voorlichting een rol spelen om te voorkomen dat er werkelijk een probleem ontstaat.

Voorbeeld van Els uit de casus in paragraaf 6.4.4
P: risico op ouderschapstekort.
E: Els is vermoeid, zij heeft nog geen gelegenheid gehad haar ziek-zijn te verwerken. Zij vraagt zich af of zij nog wel een goede moeder kan zijn.

De voorlichting zal erop gericht zijn Els te ondersteunen in de emotionele verwerking en methoden te ontdekken waardoor zij meer in balans kan blijven. In de gesprekken zal de zorg voor het gezin een belangrijk gespreksonderwerp zijn.

actuele diagnose — Bij een *actuele diagnose* kan voorlichting wellicht voorkomen dat het probleem verergert. Een actuele diagnose waarbij voorlichting altijd op zijn plaats is, is kennistekort.

Voorbeeld van mevrouw Vrijman uit de casus in paragraaf 6.3
P: kennistekort.
E: mevrouw heeft nog geen informatie gezocht en gekregen over de mogelijkheden van kuuroorden voor zorgvragers met reuma.
S: mevrouw verwoordt dit.

De voorlichting aan mevrouw Vrijman is erop gericht informatie te krijgen over de effectiviteit van therapieën in kuuroorden bij reumatische artritis en hoe zo'n behandeling in zijn werk gaat, zodat zij kan beslissen of dit iets voor haar is.

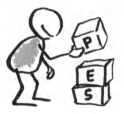

Figuur 6.5 Problemen vaststellen

Ter herinnering: de PES-structuur
P: naam van het probleem (het label).
E: beïnvloedende factoren.
S: symptomen van het probleem.

6.5.3

Stap 3: beoogde resultaten van de voorlichting vaststellen

Het doel van voorlichting is een gedragsverandering. De zorgverlener en de zorgvrager formuleren samen wat het gewenste gedrag is na afloop van de voorlichting.

Voorbeelden van beoogde resultaten zijn: benoemen van kennis, veranderde activiteiten, toepassen van voorschriften, nemen van een beslissing, maken van een keuze, verwerken van emoties.

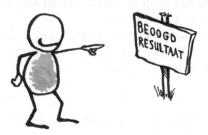

Figuur 6.6 Beoogd resultaat vaststellen

Wat is de functie van de voorlichting aan de patiënt? Gaat het om informatie, instructie, educatie of begeleiding?

Afhankelijk van het beoogde resultaat wordt een verdere planning gemaakt van de activiteiten (interventies) waaruit de voorlichting zal bestaan. Een hulpmiddel voor het plannen van voorlichting zijn de zeven W's.

zeven W's

- Aan *wie* geeft de zorgverlener voorlichting? Aan de zorgvrager of ook aan zijn directe omgeving, de mantelzorger?
- *Waarom* geeft de zorgverlener voorlichting? Doel van de voorlichting: informatie, instructie, educatie of begeleiding?
- *Wat* geeft de zorgverlener aan inhoudelijke voorlichting: gebruik van kruiden (zelfzorg) of de toepassing van massage (complementaire zorginterventie), of voorlichting over een complementaire therapie. Hoe vind je de geschikte complementaire therapeut?
- *Wijze?* Hoe ga je het doen, met welke voorlichtingsmaterialen?
- *Waar?* Welke plaats? Aan het bed, een aparte ruimte, thuis tijdens een bezoek in de thuiszorg?
- *Wanneer?* Wat is het geschikte moment en hoeveel tijd is er beschikbaar?
- *Wie* doet wat?

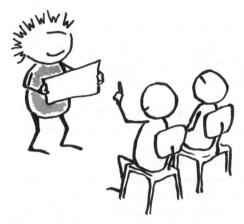

Figuur 6.7 Uitvoering van de voorlichting: de zeven W's

6.5.4   Stap 4: voorlichting uitvoeren

Om overlap te voorkomen moeten er in het algemeen goede afspraken worden gemaakt over wie welke voorlichting geeft. De zorgverlener met kennis over complementaire zorg is de geschiktste persoon om voorlichting te geven die overeenstemt met het gevoerde beleid in de instelling. Bij voorkeur is dit een hulpverlener die een aanvullende scholing heeft gevolgd over complementaire zorg en CAM.

Het is van belang dat de zorgverlener op de hoogte is van de werking, bijwerking en interacties met reguliere behandelingen. Tijdens de uitvoering van de voorlichting wordt voortdurend aangesloten bij de zorgvrager. Gespreksvaardigheden zoals positieve en stimulerende houding, actief luisteren, respect tonen, zorgvrager serieus nemen en de tijd nemen, spreken voor zichzelf. Het 'waarlijk aanwezig zijn' is een belangrijk aspect bij het geven van voorlichting.

Voorlichting is een interventie die in de NIC genoemd is. In het kader 'Voorlichting aan de patiënt' is de beschrijving van deze interventie samengevat en toegespitst op het geven van voorlichting over zelfzorg, complementaire zorg en CAM.

Voorlichting aan de patiënt (10)
- Maak kennis met de zorgvrager en zorg dat hij vertrouwen heeft in jou als voorlichter complementaire zorg.
- Beoordeel leerbehoefte, huidige kennis, inzicht en opleiding van de zorgvrager.
- Beoordeel de cognitieve, psychomotorische en affectieve (on)vermogens en stem de inhoud van de voorlichting hierop af.   >>

>> • Ga na in hoeverre de zorgvrager gemotiveerd is bepaalde informatie op te nemen (gezondheidsopvattingen, leefstijl, eerdere therapieontrouw, slechte ervaringen met gezondheidszorg).
• Beoordeel de leerstijl en neem maatregelen om het leervermogen te bevorderen.
• Selecteer geschikte voorlichtingsmethoden en gepast informatiemateriaal. Laat demonstratiemateriaal zien, horen en ruiken: muziek, etherische oliën en kruiden.
• Bepaal de volgorde van de voorlichting.
• Geef indien van toepassing instructies over gebruik van kruiden, voedingsmiddelen en etherische oliën.
• Corrigeer misverstanden over complementaire (zelf)zorg en therapie, en geef de zorgvrager gelegenheid om vragen te stellen en zorgen of bedenkingen te uiten.
• Verwijs naar andere instellingen en organisaties (patiëntenverenigingen, beroepsverenigingen) bij vragen die buiten je deskundigheidsgebied vallen.
• Laat de zorgvrager herhalen wat hij aan informatie heeft ontvangen.
• Noteer in het patiëntendossier wat de zorgvrager verteld is, welk schriftelijk materiaal is gegeven, in hoeverre de informatie begrepen is en uit welke gedragingen blijkt dat de zorgvrager iets heeft geleerd.
• Betrek eventueel de naasten bij de voorlichting als een complementaire toepassing ook kan worden uitgevoerd door de mantelzorg.
• Evalueer de manier waarop je de voorlichting hebt gegeven.

6.5.5 Stap 5: evalueren van de voorlichting

Zoals elke verpleegkundige interventie, wordt ook het geven van voorlichting geëvalueerd in de zin van product en proces. De volgende vragen kunnen tijdens de evaluatie met de zorgvrager worden besproken.

productevaluatie Is de voorlichting effectief geweest? Zijn de doelen behaald? Is de motivatie van de zorgvrager toegenomen? Is de kennis toegenomen? Heeft de zorgvrager meer inzicht in of begrip voor zijn gezondheidsprobleem? Heeft de zorgvrager een idee hoe hij moet omgaan met informatie of instructie? Heeft de zorgvrager een beslissing kunnen nemen over het vereiste gedrag? Heeft de zorgvrager nieuwe vaardigheden aangeleerd? Heeft de zorgvrager ideeën over het in stand houden van geleerd gedrag? Welke hulp heeft de zorgvrager hierbij nodig? Sloot de voorlichting voldoende aan bij de leefstijl van de zorgvrager? Is er een verbetering in de gezondheidstoestand of het welbevinden van de zorgvrager waargenomen? Heeft de voorlichting bijgedragen aan een vergroot zelfmanagement? Heeft de kennis die de zorgvrager tijdens de voorlichting heeft ontvangen, stand kunnen houden in zijn eigen omgeving? Welke veranderingen hebben tijdens het voorlichtingsproces plaatsgevonden? Wat zijn de actiepunten naar aanleiding van de voorlichting? Moet er een vervolgafspraak worden gemaakt? Wat moet er worden gerapporteerd?

procesevaluatie Hoe heeft de zorgvrager de voorlichting ervaren? Was de voorlichting voldoende afgestemd op de zorgvrager? In welke mate heeft de wijze van voorlichten bijgedragen aan het bereikte resultaat? Hoe kijkt de zorgverlener terug op de gegeven voorlichting? Had de zorgverlener voldoende kennis over het onderwerp waarover de zorgvrager werd voorgelicht? Is de zorgverlener tevreden over de wijze waarop zij voorlichting heeft gegeven: zeven W's (zie paragraaf 6.5.3). Wat moet er worden bijgesteld? Hoe was het contact met de zorgverlener tijdens de voorlichting? Was de houding van de zorgverlener empathisch? Hoe waren de communicatieve vaardigheden van de zorgverlener? Heeft de zorgvrager voldoende kunnen participeren tijdens het voorlichtingsproces?

De evaluatie van de voorlichting wordt vanzelfsprekend genoteerd in het patiëntendossier.

6.6 Specifieke aandachtspunten in de voorlichting

Hoewel bij het geven van voorlichting voor elk onderwerp van het eerdergenoemde stappenplan gebruik kan worden gemaakt, zijn er per terrein ook specifieke aandachtspunten te noemen. Hieronder komen deze aandachtspunten aan de orde ten aanzien van:

- zelfzorg;
- complementaire zorg;
- CAM.

Alleen de specifieke aandachtspunten worden benoemd; voor het overige geldt hetgeen eerder is beschreven.

6.6.1 Voorlichting over zelfzorg

Casus
Mevrouw Jansen wil bij regelmatig terugkomende huidirritatie graag gebruikmaken van een natuurlijk middel. Zij wil weten wat het effect en de complicaties kunnen zijn van calendulazalf, waarvan zij heeft begrepen dat het zulke goede resultaten heeft. Kan de wijkverpleegkundige het gebruik ervan aanraden? En kan de zalf worden gebruikt naast de reguliere medicijnen die zij moet nemen in verband met haar hartproblemen? Moet ze toch eerst naar de huisarts?

Aandachtspunten bij stap 1: gegevens verzamelen

Hoe kan de verpleegkundige uit de casus mevrouw Jansen het beste adviseren? Zoals het stappenplan aangeeft, zal de verpleegkundige eerst gegevens over mevrouw verzamelen. Zeker in de zelfzorg sluit de zorgverlener optimaal aan bij de gewoonten en behoeften van de zorgvrager. Voorlichting over niet-reguliere zelfzorgmethoden is geïndiceerd als de zorgvrager daarom vraagt en er bewust voor wil kiezen en verantwoordelijkheid voor wil dragen.

gelijktijdig gebruik van reguliere en niet-reguliere middelen

Het gelijktijdig gebruik van reguliere en niet-reguliere middelen is niet nieuw. Dit blijkt uit ervaringen in verschillende culturen. Mensen kiezen voor hun zelfzorg methoden uit beide systemen. Zo wordt bijvoorbeeld in Noord-Afrikaanse landen naast de reguliere behandeling ook gebruik gemaakt van natuurlijke toepassingen. Op basis van eeuwenoude tradities wordt veel olijfolie gebruikt voor velerlei kwalen. Er wordt kruidenthee (tisane) gedronken bij verkoudheid, er wordt gestoomd met eucalyptus en op een ontstekingsproces worden wikkels met uien gelegd.

Gegevens verzamelen op het niveau van de zelfzorg
- Leefstijl, culturele achtergrond.
- Wijze van omgang met emoties, voeding, ontspanning, stress, beweging.
- Visie op gezondheidsklachten.
- Eigen verantwoordelijkheid.
- Grens tussen zelfzorg en professionele zorg.
- Gebruikelijke omgang met gezondheidsklachten.
- Gebruikte zelfzorgmiddelen.
- Motivatie, voorkeur.
- Tijd, financiële mogelijkheden.

Aandachtspunten bij stap 2: probleem vaststellen

Bij de ordening en interpretatie van gegevens van de zorgvrager wordt door complementair verpleegkundigen ook wel eens gebruik gemaakt van modellen uit de complementaire therapieën om de ernst van klachten te kunnen interpreteren. Een voorbeeld daarvan is het systeem van Reckeweg (zie hieronder). Als de klacht van de zorgvrager niet op het terrein van de zelfzorg of van de verpleegkundige zorg ligt, verwijst de zorgverlener de zorgvrager door naar een arts of therapeut.

Vaak zal de verpleegkundige diagnose luiden: gezondheidszoekend gedrag of kennistekort, vaak met betrekking tot het omgaan met een gezondheidsprobleem.

Systeem van Reckeweg

Het systeem van Reckeweg speelt een belangrijke rol in de natuurgeneeskunde. Dit systeem geeft zicht op de prognose bij allerlei ziekten en op het te verwachten effect van een natuurgeneeskundige behandeling.

Volgens Reckeweg, een Duitse arts, ontstaat ziekte doordat het lichaam overbelast wordt met gifstoffen (toxinen) afkomstig uit de eigen stofwisseling (endogeen) en/of van externe (exogene) oorsprong, bijvoorbeeld ongezonde voeding. Aanvankelijk zal het lichaam proberen deze gifstoffen kwijt te raken door een toegenomen uitscheiding. Als dat niet lukt zullen de toxinen zich in het lichaam opstapelen en blijvende schade aanrichten. Het systeem bestaat uit zes fases. Vooral de eerste fase, de excretiefase, leent zich voor zelfzorg, en in het verlengde daarvan voor verpleegkundige zorg. In de latere fases is behandeling door een arts of natuurgeneeskundige noodzakelijk (11).

6.6.2 Voorlichting over complementaire zorg

Casus

Mevrouw Brons is opgenomen op een PAAZ. Ze is 79 jaar en is opgenomen in verband met depressie. Zij verzorgde zich thuis niet meer. Zij is alleenstaand en de familie kon niet voor haar zorgen. Mevrouw Brons zit gelaten in de huiskamer. Zij onttrekt zich een beetje aan de activiteiten. De verpleegkundige komt naast haar zitten en begint een gesprek. Mevrouw Brons zegt dat zij bang is om op deze afdeling te zijn. Sommige patiënten doen zo raar. Wat gaat er allemaal gebeuren? Zij voelt zich niet thuis. De verpleegkundige wil haar graag ondersteunen om zich wat meer op haar gemak te laten voelen. Zij vertelt dat in de instelling complementaire zorg wordt gegeven om het welbevinden van de zorgvragers te vergroten. Op de afdeling kan therapeutic touch worden gegeven en er zijn voorzieningen om naar eigen muziek te luisteren. Ook zijn er aromastreamers voor etherische olie. Mevrouw geeft aan dat zij niet weet wat dat allemaal inhoudt en wat zij daar nou mee moet.

Aandachtspunten bij stap 1: gegevens verzamelen

Complementaire zorg is (nog) niet overal gebruikelijk. Zoals beschreven in hoofdstuk 4 is deze zorg in een aantal andere landen al wat meer ingeburgerd. Uit een beschrijvend onderzoek uit de Verenigde Staten (VS) is gebleken dat 69,9% van de zorgverleners muziek gebruikt om spanning te verminderen. In hetzelfde artikel wordt genoemd dat andere therapeutische interventies zoals ademhalingsoefeningen, therapeutic touch en massage het meest worden gebruikt in de verpleegsituatie (12).

Het heeft natuurlijk alleen zin de zorgvrager voor te lichten over complementaire zorg als deze zorg in de instelling feitelijk kan worden gegeven. De zorgverlener moet dus op de hoogte zijn van de

mogelijkheden en onmogelijkheden van de verpleegafdeling

mogelijkheden en onmogelijkheden van de verpleegafdeling en van de zorginstelling: is er toestemming van de directie, wat zijn de randvoorwaarden, is er beleid over (zie ook hoofdstuk 8). Bij de afspraken over complementaire zorg op de afdeling moet bekend zijn welke hulpverleners complementaire zorg toepassen, in welke situatie en in welke frequentie.

Bij het verzamelen van gegevens over de zorgvrager is het van belang een goede anamnese af te nemen, waarin ook de aandachtspunten uit de vorige paragraaf worden meegenomen. Hoewel het voor de hand ligt vooral complementaire zorg aan te bieden aan zorgvragers die bekend zijn met niet-reguliere of 'natuurlijke' zelfzorg, moeten ook andere zorgvragers op de hoogte worden gebracht van de mogelijkheden voor complementaire zorg. De interventies zijn gericht op het bevorderen van het welbevinden en daaraan kan iedere zorgvrager behoefte hebben. Het maken van een folder of van posters over complementaire zorg kan een goed hulpmiddel zijn bij de voorlichting.

Aandachtspunten bij de overige stappen

De voorlichting over complementaire interventies zal aansluiten bij de verpleegkundige diagnose en worden afgestemd op de zorgvrager. Mevrouw Brons, uit de voorgaande casus, lijkt wat overdonderd

doseren en herhalen van informatie

bij zo veel mogelijkheden. Bij ouderen is het doseren en herhalen van informatie een belangrijk aandachtspunt. Daarbij is het van belang aandacht te hebben voor het welbevinden en comfort van de zorgvrager. Dat is immers het doel van complementaire zorg.

Zie voor inhoudelijke informatie over de interventies deel 2 van dit boek.

6.6.3 Voorlichting over complementaire therapieën (CAM)

Casus
'Zuster ik heb zo weinig energie. Ik kan zo weinig ondernemen op een dag. Zou een homeopaat iets voor me kunnen betekenen?'
Mevrouw Zomer, een cliënt in de thuiszorg, heeft deze klacht al lang. Zij heeft onderzoeken gehad waaruit is gebleken dat er geen lichamelijke oorzaak is. Zij overweegt om naar een complementaire therapeut te gaan omdat zij in de reguliere zorg niet verder komt. Zij wil weten hoe zij aan informatie komt over complementaire therapieën en hoe zij een keuze moet maken voor een goede behandelaar.

Aandachtspunten bij stap 1: gegevens verzamelen

Niet iedere zorgvrager is geïnteresseerd in CAM. Sommige zorgvragers zien de reguliere medische behandeling als enige effectieve manier om met hun gezondheidsprobleem om te gaan. Veel mensen hechten grote waarde aan de biomedische benadering, onder andere omdat deze wetenschappelijke benadering in de westerse gezondheidszorg veel vooruitgang heeft geboekt. Deze rationele benadering kan bovendien aansluiten bij de mens- en levensvisie. Er zijn ook zorgvragers die de arts als een autoriteit zien. De dokter moet maar zeggen wat goed is. Deze zorgvragers willen niet participeren en geven het nemen van beslissingen het liefst uit handen. Zij zijn vaak niet geïnteresseerd in andere benaderingen. Bij sommige zorgvragers zie je dat de zorgvrager het liefst medicijnen voorgeschreven krijgt als teken dat de ziekte serieus wordt genomen. Dit kan ook samenhangen met de culturele achtergrond van de zorgvrager.

verschillende zorgvragers met verschillende achtergronden

Zo zijn er veel verschillende zorgvragers met verschillende achtergronden, die allen hun eigen ideeën hebben over de westerse gezondheidszorg, complementaire therapieën en eventuele combinaties daarvan. Om een zorgvrager te helpen een weloverwogen keuze te maken, geeft de zorgverlener voorlichting over de verschillende benaderingen als de zorgvrager daar om vraagt.

Gegevens verzamelen over interesse in en kennis over CAM

- Culturele achtergrond, leefstijl.
- Ervaring met een traditionele, alternatieve of complementaire therapeut.
- Ervaring met reguliere behandelaars.
- Vertrouwen in autoriteit en deskundigheid van arts of therapeut.
- Voorkeur voor benaderingswijze: lichaamsgericht, cognitief, emotioneel of spiritueel.
- Aanwezige informatie.
- Bron van informatie: familie, internet, boeken, folders, deskundigen.
- Ervaringen van mensen uit de omgeving met een complementaire therapeut.
- Motivatie, voorkeur.
- Verwachtingen van de therapie.
- Tijd, financiële mogelijkheden.

Aandachtspunten bij stap 2: probleem vaststellen

De verpleegkundige diagnose zal in veel gevallen luiden: kennistekort of beslisconflict. In een enkel geval zal een zorgvrager een therapeut willen bezoeken voor advies over een gezondere leefwijze terwijl hij geen gezondheidsproblemen heeft. Dan luidt de verpleegkundige diagnose: gezondheidszoekend gedrag.

Aandachtspunten bij stap 3: beoogde resultaten vaststellen

Aansluitend bij de verpleegkundige diagnose zal het doel voor de zorgvrager variëren van het beschikken over meer kennis tot het kunnen nemen van een gefundeerde beslissing. Om een verantwoorde keuze te kunnen maken voor een bepaalde complementaire therapie moet de zorgvrager inzicht hebben in het aanbod van complementaire behandelwijzen.

verschillende
interventies om
voorlichting te
geven

Op basis van de vragen van de zorgvrager kan de zorgverlener verschillende interventies kiezen om voorlichting te geven. Meestal zal dat gebeuren tijdens een gesprek, maar folders, websites en adressenlijsten kunnen zeer behulpzaam zijn om de zorgvrager verder te helpen. De zorgverlener adviseert de zorgvrager niet om voor een bepaalde therapie of therapeut te kiezen, maar helpt hem bij het verhelderen van zijn motivatie en verwachtingen en kan hem begeleiden bij het zoeken van objectieve informatie. Uiteindelijk zal de zorgvrager zelf zijn afweging moeten maken en een beslissing nemen.

Aandachtspunten bij stap 4: uitvoering

De zorgverlener kan de zorgvrager stimuleren zijn behoeften en ideeën over complementaire therapieën te verkennen. Het stellen van vragen kan voor de zorgvrager een goede manier zijn om zijn ideeën en behoeften te onderzoeken.

Welke therapie?

Niet alle CAM-therapieën hebben genezing als doel, een aantal is meer gericht op zelfontplooiing en persoonlijke groei. De meeste CAM-therapieën kunnen aanvullend aan de reguliere behandeling worden gebruikt. Elke therapie heeft een andere ingang in het systeem van de zorgvrager (zie ook paragraaf 4.2). Misschien heeft de

voorkeur voor
een bepaalde
benadering

zorgvrager een voorkeur voor een bepaalde benadering. Het is goed om te bepalen waarop die voorkeur gebaseerd is en te onderzoeken of de vooronderstellingen van de zorgvrager kloppen.

In het algemeen geldt dat het niet verantwoord is als de zorgvrager de alternatieve therapeut bezoekt *in plaats van* de reguliere behandelaar, of de reguliere behandelaar niet op de hoogte stelt van zijn bezoek.

De zorgverlener moet nooit diagnostische en/of therapeutische uitspraken doen en binnen haar eigen deskundigheidsgebied blijven. De zorgverlener kan de zorgvrager in de voorlichting helpen zich bewust te worden van de manier waarop hij met zijn ziekte wil omgaan en wat hij verwacht van hulpverleners. De zorgverlener kan de zorgvrager globale informatie geven en hem ondersteunen in het zoeken naar betrouwbare informatie over de complementaire therapie en gekwalificeerde therapeuten. De zorgvrager wordt gestimuleerd zijn denkbeelden ook met de arts te bespreken.

Naar aanleiding van het rapport *De zorgverlening aan S.M., een voorbeeldcasus* (S.M. = Sylvia Millecam) van de Inspectie voor de Gezondheidszorg (IGZ) wordt geconcludeerd dat in verband met zowel de keuzevrijheid van de burger als de zelfregulering in de alternatieve sector de burger voldoende moet worden beschermd tegen ondeskundig en onzorgvuldig handelen. Zorgverleners in de gezondheidszorg zouden de plicht hebben zorgvragers ten minste te informeren over de voor- en nadelen van een behandeling en over de consequenties van de keuze voor de voorgestelde behandeling (13).

bescherming tegen ondeskundig en onzorgvuldig handelen

Het tuchtcollege voor de gezondheidszorg te Amsterdam oordeelde dat de drie artsen die alternatieve methoden toepasten, in deze zaak ernstig tekort zijn geschoten. Artsen dienen zich aan geldende normen en protocollen te houden bij onderzoek en behandeling. Zij dienen behandelwijzen te gebruiken die bewezen effectief zijn. De artsen hadden S.M. informatie moeten geven over de reguliere behandelingsmogelijkheden en haar moeten verwijzen naar reguliere specialisten (14).

In het verlengde van deze uitspraak is het verstandig dat ook andere zorgverleners de zorgvrager stimuleren de reguliere therapie voort te zetten en hem adviseren een eventuele keuze voor een bepaalde aanvullende therapie of therapeut altijd te bespreken met de reguliere behandelaar.

Welke therapeut?

Als er een oriënterend contact met een alternatieve therapeut naar keuze wordt gezocht, kunnen (telefonisch) de volgende vragen worden gesteld.

Is de complementaire behandelaar bereid te overleggen over de behandeling met de reguliere behandelaar?

Heeft de complementaire behandelaar een beroepsopleiding op zijn gebied gevolgd? Een opleiding zegt iets over de professionaliteit en deskundigheid van een behandelaar.

Is de complementaire behandelaar aangesloten bij een beroepsorganisatie? Beroepsorganisaties bewaken onder andere de kwaliteit van de opleiding, zorgen voor bijscholing en hebben als het goed is een klachtenregeling. Ze maken ook regels voor tarieven.

Kan de behandelaar uitleggen wat zijn werkwijze is? Heeft de alternatieve behandelaar ervaring met zorgvragers met specifieke ziektebeelden?

Wat zijn de kosten per behandeling (inclusief eventuele geneesmiddelen)? Kan de behandelaar een indicatie geven van het aantal behandelingen dat volgens hem nodig is?

Welk resultaat denkt de behandelaar te kunnen bereiken? De basis-
verzekering vergoedt over het algemeen geen complementaire
geneeswijzen. Aanvullende pakketten soms wel, maar elke verzekering is anders. Voor de vergoeding geldt meestal een maximumbe-
drag en er gelden bepaalde voorwaarden, bijvoorbeeld dat de complementaire behandelaar een arts moet zijn of lid moet zijn van een
bepaalde beroepsorganisatie. De zorgvrager kan dit nagaan bij de
verzekeringsmaatschappij.
Houdt de therapeut praktijk in de directe omgeving van de zorgvrager? Is – met het oog op kosten, afstand en haalbaarheid – de praktijk eventueel met openbaar vervoer te bereiken?

Onbetrouwbare therapeuten

Er bestaat geen keurmerk voor complementaire genezers. Volgens
de Wet BIG mag iedereen therapeutische behandelingen aanbieden,
zolang men geen voorbehouden handelingen uitvoert en geen schade aan de volksgezondheid toebrengt. Om toch onderscheid te kunnen maken tussen onbetrouwbare en betrouwbare therapeuten
kunnen de zorgverlener en de zorgvrager op de volgende punten letten.

- De alternatieve behandelaar heeft een duidelijk negatieve houding ten opzichte van de reguliere gezondheidszorg en weigert
  overleg met de reguliere behandelaar.
- De alternatieve behandelaar raadt de zorgvrager aan te stoppen
  met de reguliere behandeling en/of reguliere medicatie.
- De alternatieve behandelaar beweert alle of zeer veel verschillende alternatieve behandelwijzen toe te passen. Het is onwaarschijnlijk dat hij die allemaal even deskundig uitvoert.
- De alternatieve behandelaar beweert iedereen te kunnen genezen.
- De alternatieve behandelaar zegt dat de zorgvrager hem niet ver-
  trouwt als hij naar zijn opleiding vraagt.
- De alternatieve behandelaar gaat zich op een overheersende
  manier bemoeien met het persoonlijke leven van de zorgvrager
  en geeft adviezen over zaken waar hij zelf geen verstand van
  heeft, maar die worden 'doorgegeven' door 'gidsen' of op andere
  oncontroleerbare wijze worden 'getest'.

Het spreekt voor zich dat men op zijn hoede moet zijn bij dergelijke
opvattingen, gedragingen en uitingen van alternatieve behandelaars.

Reflectie
- Stel je aan een complementaire therapeut andere eisen dan aan een arts?
- Zo ja, waarin zit het verschil?
- Zo nee, welke gemeenschappelijke eisen stel je dan?

7 Complementaire zorg en kwaliteitszorg

Jolanda van Herk

De laatste decennia is kwaliteit van zorg een belangrijk thema in de gezondheidszorg. Wat kwaliteit inhoudt, is echter niet eenduidig. In dit hoofdstuk wordt het begrip kwaliteit omschreven en wat dit betekent voor de complementaire zorg. Ook wordt ingegaan op de consequenties van kwaliteitszorg voor de uitoefening van complementaire zorg door verpleegkundigen.

7.1 Wat is kwaliteit van zorg?

Kwaliteit van zorg is een ruim begrip. In de loop der jaren zijn er verschillende definities geformuleerd, al naargelang de inzichten en ontwikkelingen van dat moment.

Definitie kwaliteit
Kwaliteit van zorg is
- de juiste dingen doen;
- de dingen juist doen.

Deze definitie verwijst naar de inhoud van en de wijze waarop de zorg wordt verleend.

7.1.1 De juiste dingen doen: de inhoud

Er moet een duidelijke omschrijving zijn van de inhoud van de zorgverlening en de daarvoor benodigde competenties. De gebruikelijke weg is het maken van een beroepsprofiel.

In een beroepsprofiel zijn het deskundigheidsgebied en de taken van de beroepsgroep vermeld. De invulling van het profiel in concrete behandelingen vindt in de praktijk plaats. Als er voldoende overeenstemming is over de behandeling van bepaalde diagnosen, worden er richtlijnen en protocollen opgesteld.

consensus binnen
het beroepsveld

Wat de juiste dingen zijn, wordt bepaald door een samenspel van factoren. Enerzijds is er de consensus binnen het beroepsveld. De gezondheidszorg in Nederland heeft steeds meer een medisch-technisch karakter gekregen, waarin *evidence based* handelen de norm is. Dit houdt in dat er zo veel mogelijk wetenschappelijk bewijs van de werking moet zijn. Wanneer dat bewijs er niet is, moet er consensus zijn op basis van gedeelde praktijkervaringen: *practicebased nursing*.

maatschappelijke
context

Anderzijds speelt de maatschappelijke context een rol. De beroepsgroep heeft te maken met de andere partijen in de gezondheidszorg. In de eerste plaats de zorgvragers zelf. Zij zijn de afnemers, de klanten van de zorg. Hun stem wordt steeds belangrijker. Mensen worden mondiger, zijn mede door internet beter geïnformeerd en komen op voor hun wensen. Onder invloed van dit soort ontwikkelingen heeft de overheid wetten gemaakt die de rechten van zorgvragers verbeteren. Zorgvragers hebben recht op informatie en pas na hun toestemming kan een behandeling plaatsvinden. Zorgverleners leren daar rekening mee te houden. Deze keuzevrijheid van zorgvragers betekent dat ook andere dan medische motieven van belang zijn bij de keuze van de behandeling. Bij een vrouw met borstkanker kan bijvoorbeeld gekozen worden voor het weghalen van de borst of voor een borstsparende operatie. Dan spelen naast overlevingskansen ook overwegingen als uiterlijk, comfort en welbevinden een rol.

Een tweede belangengroep wordt gevormd door de zorgverzekeraars. Zij letten niet alleen op wat er medisch-technisch mogelijk is – en er kan steeds meer – maar ook op de kosten. Sommige therapieën worden wel vergoed, andere niet of gedeeltelijk. Ook dat kan de keuze voor een bepaalde behandeling beïnvloeden.

De overheid ten slotte heeft de taak een evenwicht tussen deze belangen te vinden. Hierboven is al beschreven hoe de positie van de zorgvrager door wetgeving is verstevigd. Daarnaast beïnvloedt de overheid de inhoud van de zorg vooral via de financiering: recente discussies over het nieuwe zorgstelsel maken dat duidelijk. Uiteraard hangt het van politieke verhoudingen af welk besluit uiteindelijk wordt genomen.

7.1.2 De dingen juist doen: de wijze waarop de zorg wordt verleend

In Nederland heeft de Nationale Raad voor de Volksgezondheid (NRV) een belangrijke rol gespeeld bij het vaststellen van de gehanteerde begrippen. In de discussienota *Begrippenkader kwaliteit van de beroepsuitoefening* (1986) onderscheidt de NRV drie aspecten (1):

- methodisch-technisch handelen;
- attitude;
- organisatie.

methodisch-
technisch
handelen

Methodisch-technisch handelen betreft doeltreffendheid, deskundigheid, indicatiestelling, geschiktheid, veiligheid en zorgvuldigheid. Doeltreffendheid is de mate waarin de zorg de zorgvrager ook echt beter maakt. Deskundigheid betreft de vereiste kennis en vaardigheden. Indicatiestelling is de omschrijving voor welke zorgvragers met welke aandoeningen de behandeling geschikt is. Onder veiligheid valt bijvoorbeeld het voorkómen van doorliggen, aandacht voor bijwerkingen van medicijnen en dergelijke. Zorgvuldigheid gaat over het toedienen van de juiste medicijnen, enzovoort.

attitude

Attitude betreft respectvolle bejegening, informatiebereidheid, vertrouwensrelatie, coöperatie, en verantwoordingsbereidheid. Een respectvolle bejegening spreekt voor zichzelf. Informatiebereidheid is in de eerste plaats belangrijk voor de zorgvrager: in de Wet op de Geneeskundige Behandelingsovereenkomst (WGBO) is vastgelegd dat zorgvragers recht hebben op informatie om een weloverwogen besluit te kunnen nemen over de behandeling. Maar ook op uitwisseling van informatie met collega's of verwijzers, mits de zorgvrager daar toestemming voor geeft. Dat heeft met de vertrouwensrelatie te maken. De behandelaar heeft geheimhoudingsplicht ten opzichte van alles wat in de behandelkamer gebeurt en moet zorgvuldig omgaan met de dossiers. Coöperatie is belangrijk om in multidisciplinaire settings te kunnen werken, een situatie die steeds vaker voorkomt, niet alleen in zorginstellingen, maar ook tussen verschillende instellingen, bijvoorbeeld ziekenhuis en thuiszorg. Verantwoordingsbereidheid gaat over het afleggen van verantwoording aan de zorgvrager, collega-behandelaars en andere partijen.

organisatie

Onder organisatie wordt verstaan: continuïteit, beschikbaarheid, doelmatigheid en integrale zorg. Continuïteit houdt in dat de zorgvrager erop kan rekenen dat hij van het begin tot het einde van zijn ziekte terechtkan bij zorgaanbieders. Er moet bijvoorbeeld een vervangingsregeling zijn bij ziekte of vakantie van de zorgverlener. Beschikbaarheid betekent dat iedereen, ongeacht zijn situatie (inkomen, afkomst), toegang heeft tot de zorg. Doelmatigheid is het zuinig omspringen met het beschikbare (gemeenschaps)geld. En integrale zorg ten slotte is de samenhang tussen de zorg die wordt geleverd in het ziekenhuis, door de huisarts, de thuiszorg, enzovoort.

Kwaliteitszorg richt zich dus op al deze aspecten.

Reflectie
- Wat is kwaliteit voor jou?
- Stel dat je in een vreemde stad een restaurant zoekt, waar let je dan op?
- En als je kijkt naar je eigen beroepspraktijk, wat vind je dan belangrijke aspecten van kwaliteit? Wat doe je om daaraan te voldoen?

wetgeving rond kwaliteitszorg

De overheid heeft in een aantal wetten normen vastgelegd rond kwaliteitszorg (zie ook hoofdstuk 8). De Wet op de Beroepen in de Individuele Gezondheidszorg (Wet BIG) uit 1993 stelt dat de zorgverlener 'verantwoorde zorg' moet verlenen. De invulling van dat begrip wordt overgelaten aan het veld (de zorgverleners) zelf. Het enige dat is vastgelegd is dat aan de zorgvrager geen schade mag worden toegebracht. Gebeurt dat – aanwijsbaar – toch, dan kan tot strafvervolging worden overgegaan. Meestal neemt de Inspectie voor de Gezondheidszorg (IGZ) hiertoe het initiatief op basis van meldingen of klachten.

De Kwaliteitswet Zorginstellingen uit 1996 geeft wel een definitie van verantwoorde zorg. Deze zorg is namelijk:
- doelmatig;
- doeltreffend;
- patiëntgericht verleend;
- en komt tegemoet aan de reële behoeften van de patiënt.

Om verantwoorde zorg te leveren zijn zorgverleners verplicht tot systematische bewaking, beheersing en verbetering van de kwaliteit van zorg. Daartoe moet men de kwaliteitscyclus toepassen: meten wat de kwaliteit van zorg is, de resultaten vergelijken met de gestelde normen en criteria en zo nodig verbeteringen aanbrengen.
De kwaliteitswet regelt ook dat instellingen jaarlijks verantwoording afleggen over de manier waarop ze aan kwaliteitszorg hebben gewerkt. Dit wordt vastgelegd in een jaarverslag dat de instelling moet opsturen aan de IGZ. De IGZ kan op basis van deze verslagen of andere signalen, zoals klachten of meldingen, instellingen ter plekke controleren.

De kwaliteitscyclus
De kwaliteitskringloop is ontwikkeld door Deming. Tegenwoordig maakt men bij kwaliteitszorg gebruik van een aangepaste versie, het zogenoemde *plan-do-study-act*-verbetermodel van Nolan (2).   >>

>> Zijn kwaliteitscyclus of -kringloop omvat vier fases, die continu in elkaar overlopen:

- PLAN: plannen van acties ter verbetering;
- DO: uitvoeren van deze acties;
- STUDY: controleren/evalueren/bestuderen of deze acties het beoogde resultaat behalen;
- ACT: vervolgens bijsturen/verbeteren van nieuwe acties op basis van de gecontroleerde/gemeten resultaten.

Om tot plannen te komen moeten er duidelijke doelen worden gesteld. En om te weten of er ook echt verbeteringen zijn opgetreden, is meten zeer belangrijk.

1. Wat willen we bereiken? *(doel)*
2. Hoe weten we of we dit bereiken? *(meten)*
3. Welke veranderingen zijn nodig? *(verbeteren)*

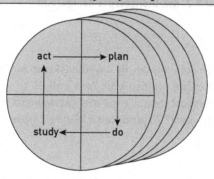

Figuur 7.1 Verbetermodel

SMART-methode   Voor het stellen van doelen maakt men vaak gebruik van de SMART-methode:

- S: specifiek;
- M: meetbaar;
- A: acceptabel;
- R: resultaatgericht;
- T: tijdgebonden.

Het volgende doel zou een SMART-doel kunnen zijn: vanaf 1 juli 2007 krijgen alle zorgvragers die niet kunnen slapen en die meer dan een dag op afdeling A verblijven, desgewenst 's avonds een hand-massage aangeboden als verpleegkundige interventie.

Het doel is specifiek: duidelijk is over welke zorgvragers het gaat, dat het handmassage betreft en op welke afdeling de interventie wordt uitgevoerd. Ook is aangegeven dat het een interventie is van verpleegkundigen.

Het doel is meetbaar: in de intakeformulieren, patiëntendossiers en -besprekingen en dergelijke kun je terugvinden of handmassage is aangeboden en wat daarvan de resultaten zijn.

Het doel is resultaatgericht: de formulering geeft aan wat zorgvragers ervan merken.

Het doel is tijdgebonden: 1 juli 2007.

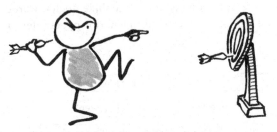

Figuur 7.2 Kwaliteitszorg is doelgericht

Reflectie
- Zie je overeenkomsten tussen de kwaliteitskringloop en verpleegkundig methodisch werken (zie hoofdstuk 5)? Zo ja welke?
- Ben je in je beroepspraktijk al eens met (activiteiten rond) kwaliteitszorg geconfronteerd geweest? Zo ja op welke manier en wat vond je ervan?

7.2 Kwaliteit en complementaire zorg

Complementaire zorg moet aan dezelfde kwaliteitseisen voldoen als alle andere zorg. Hetzelfde geldt voor de verpleegkundigen die de complementaire zorg verlenen. Daarnaast zijn er enkele specifieke eisen, inherent aan de aard van complementaire zorg.

Zoals gezegd gaat het om de volgende aspecten:
- inhoud van de zorg;
- wijze waarop de zorg wordt verleend:
  - methodisch-technisch handelen (doeltreffendheid, deskundigheid, indicatiestelling, geschiktheid, veiligheid, zorgvuldigheid),
  - attitude,
  - organisatie.

Deze aspecten worden hieronder uitgewerkt.

7.2.1   Inhoud van de zorg

De Nederlandse Vereniging voor Complementaire Zorg (NVCZ) heeft de inhoud van de zorg duidelijk omschreven. De NVCZ heeft in 2004 in samenwerking met de Algemene Vereniging Verpleegkundigen en Verzorgenden (AVVV) een beroepsdeelprofiel geschreven voor de complementair verpleegkundige (3). Daarin staat vermeld wat complementaire zorg is, welke interventies eronder vallen en welke kerncompetenties bij een complementair verpleegkundige behoren. Complementaire zorg gaat net als de verpleegkunde uit van een holistisch mensbeeld. Daarbij is aandacht voor alle aspecten van de mens, niet alleen de lichamelijke aspecten, maar ook de psychische, sociale en geestelijke (zie ook hoofdstuk 1). De aandacht is gericht op de mens zelf, en minder op de klachten of ziekte. Het gaat erom het zelfhelende vermogen van de mens aan te spreken en te versterken. De houding van de zorgverlener is daarbij van groot belang.

bewijsvoering   Een belangrijk discussiepunt met betrekking tot alternatieve behandelwijzen en complementaire zorg is de bewijsvoering. Er is relatief weinig wetenschappelijk onderzoek gedaan naar de werking en het effect. Het onderzoek dat er is, wordt vaak in twijfel getrokken. In hoofdstuk 17 zal nader worden ingaan op onderzoek naar complementaire zorg.

Voor de kwaliteitszorg is het van belang dat de complementaire zorg zich zo veel mogelijk expliciteert en openstelt voor onderzoek door derden. Tevens dient deze zorg – net als de andere – regelmatig te worden geëvalueerd op zijn merites in de dagelijkse praktijk.

Op basis van de opgedane ervaringen zouden in de toekomst wellicht richtlijnen en protocollen kunnen worden opgesteld, zodat duidelijk is waar iedereen aan toe is.

beroepsdeel-profiel (margin note, paragraph 1)

7.2.2   Wijze waarop de zorg wordt verleend

Methodisch-technisch handelen

Dit betreft doeltreffendheid, deskundigheid, indicatiestelling, geschiktheid, veiligheid en zorgvuldigheid.

doeltreffendheid
- *Doeltreffendheid* vraagt een duidelijke omschrijving van het doel van de zorg. Bij complementaire zorg gaat het uitdrukkelijk niet om genezen (*cure*), maar om vergroting van comfort en welbevinden. Daarbij sluiten de verpleegkundigen aan bij de behoeften van de zorgvrager.

deskundigheid
- *Deskundigheid* dient duidelijk omschreven te zijn. Complementaire zorg stelt specifieke eisen aan de vaardigheden van de ver-

pleegkundigen. Zij moeten in staat zijn goed door te vragen, goed te luisteren, empathisch te zijn, informatie te kunnen verschaffen op het niveau van de zorgvrager en de technieken te beheersen die horen bij de betreffende interventies (bijvoorbeeld massage). Ook moeten zij op de hoogte zijn van het gebruik van relevante hulpmiddelen (bijvoorbeeld een kompres) en de toediening van inwendige middelen (bijvoorbeeld kruidenthee) met bijbehorende eigenschappen en eventuele bijwerkingen. Specifiek is de kwaliteit van de aanwezigheid van de complementair verpleegkundige: het vermogen om waarlijk aanwezig te zijn. Hiervoor is het nodig de eigen gevoelens en gedachten even los te kunnen laten en de aandacht volledig op de behoeften van de zorgvrager te richten. Dit wordt ook wel gegrond zijn of gecenterd zijn genoemd (zie hoofdstuk 10). Vervolgens is het natuurlijk van belang te zorgen dat de verpleegkundigen aan deze competenties kunnen voldoen. Daarvoor dienen opleidingseisen te worden geformuleerd. En er moet gelegenheid zijn om scholing te kunnen volgen. In Nederland zijn daar inmiddels diverse mogelijkheden voor.

indicatiestelling
- Een goede *indicatiestelling* betekent dat voordat men tot complementaire zorg overgaat, duidelijk moet zijn in welke gevallen de zorg kan worden toegepast, bij welke zorgvragercategorieën en bij welke symptomen. Per zorgvrager moet de behandeling worden ingepast in het behandelplan, net als alle 'reguliere' interventies. De andere kant van de medaille is dat verpleegkundigen alert moeten zijn of een behandeling op dat moment voor die zorgvrager de meest *geschikte* is. Dit vraagt een zorgvuldige afweging. Er zijn bijvoorbeeld mensen die ooit een negatieve ervaring hebben gehad in een omgeving waarin een bepaalde geur aanwezig was. Dan zal die geur niet geschikt zijn om hen te helpen zich te ontspannen.

veiligheid
- *Veiligheid* houdt hier niet in dat rekening wordt gehouden met de eigenschappen en mogelijke bijwerking van een interventie, maar dat aandacht wordt besteed aan de setting waarin de interventie plaatsvindt. Zo zal een massage moeten worden uitgevoerd in een ruimte waarin men niet gestoord wordt door invloeden van buitenaf.

zorgvuldigheid
- *Zorgvuldigheid* ten slotte is een soort overkoepelend begrip voor de aandacht waarmee een interventie wordt uitgevoerd. De verpleegkundige moet met alle aspecten rekening houden, zowel bij de keuze van de interventie als bij de uitvoering ervan. Een haastig uitgevoerde massage doet meer kwaad dan goed.

Attitude

houding van de
zorgverlener

Gezien de aard van de complementaire zorg zou een respectvolle bejegening de complementair verpleegkundige op het lijf geschreven moeten zijn. De eigen keuze van de zorgvrager staat voorop. De bereidheid om informatie te geven is extra belangrijk omdat niet alle zorgvragers op de hoogte zijn van de mogelijkheden van complementaire zorg. Dit geldt overigens ook vaak voor collega-zorgverleners. Juist gezien het feit dat complementaire zorg niet altijd onbetwist is, is een communicatieve houding een *must*, net als verantwoordingsbereidheid en coöperatie.

Een vertrouwensrelatie met de zorgvrager is extra van belang omdat de relatie door complementaire zorg vaak intiemer wordt. Daarnaast geeft deze vorm van zorg de zorgvrager juist vaak veel vertrouwen omdat hij blij is met de aandacht, de interventies goed aansluiten bij zijn behoeften en hij merkt dat hij er rustiger van wordt, minder pijn heeft, enzovoort.

En ten slotte zal het genoemde vermogen om waarlijk aanwezig te zijn tot uiting komen in de houding van de zorgverlener.

Vooral de attitude van de complementaire zorgverlener zou wel eens een meerwaarde kunnen hebben voor de kwaliteit van zorg.

Organisatie

inbedding
complementaire
zorg in totale zorg

Organisatie betreft de inbedding van de complementaire zorg in de totale zorg van de instelling.

Wanneer men in een instelling complementaire zorg gaat toepassen, is het van belang tevoren duidelijke afspraken te maken, die op papier te zetten en op gezette tijden te evalueren. De afspraken betreffen:

- de *continuïteit* van zorg: deze mag niet afhangen van de aanwezigheid van een bepaalde verpleegkundige;
- de *beschikbaarheid*: iedere zorgvrager die daarom vraagt, moet er gebruik van kunnen maken;
- *doelmatigheid*: omschrijving wanneer een interventie gepast is, bijvoorbeeld een etherische olie in plaats van een slaappil;
- *integrale zorg*: op elkaar afstemmen van reguliere en complementaire zorg in het behandelplan.

Duidelijk moet zijn wie wat doet, hoe de vereiste deskundigheid gegarandeerd is, hoe de afstemming met andere zorgverleners is geregeld, wanneer en hoe er geëvalueerd wordt en hoe wordt omgegaan met klachten over de behandeling.

Van de individuele complementair verpleegkundige vraagt dit alles een grote alertheid, enthousiasme en doorzettingsvermogen. Maar de tevredenheid van de zorgvragers maakt dit een waardevolle inspanning.

Reflectie
- Zijn richtlijnen en protocollen wenselijk en haalbaar in de complementaire zorg? Motiveer je antwoord.
- Noem een aantal manieren waarop je de veiligheid voor zorgvragers bij complementaire zorg kunt garanderen.

Casus

Verpleegkundige Barbara heeft de opleiding gevolgd voor het toepassen van etherische oliën en is daar erg enthousiast over. Na een gesprek met haar manager krijgt ze toestemming om etherische oliën op haar afdeling toe te passen. Voorwaarde is dat ze een goed plan maakt en een duidelijk evaluatieverslag levert. Ze besluit de kwaliteitscyclus toe te passen.

PLAN. Barbara schrijft een plan waarin ze precies omschrijft om welke zorgvormen het gaat: het toepassen van de etherische oliën lavendel en pepermunt. Ook de indicaties ervoor legt ze vast: lavendel bij onrust en slapeloosheid en pepermunt bij hoofdpijn. Ook de toedieningsvorm wordt vastgelegd (massage of verdamping). Natuurlijk wordt de olie alleen gebruikt als de zorgvrager toestemming geeft. Voor de verpleegkundigen van haar afdeling ontwerpt ze een korte scholing over de eigenschappen van de oliën, de indicaties, de dosering, de (bij)werkingen en de wijze van masseren en verdampen waarmee zij wil gaan werken. Barbara zal de scholing zelf geven. Vervolgens zal er gedurende een maand worden geëxperimenteerd. De verpleegkundigen die de scholing hebben gevolgd, mogen de interventie toepassen.
Ter voorbereiding inventariseert Barbara hoeveel zorgvragers de afgelopen maand last hadden van onrust of slapeloosheid en hoofdpijn, hoe vaak daarvoor medicijnen zijn gegeven en welk effect daarover gerapporteerd is. Afgesproken wordt dat deze gegevens ook tijdens de experimentfase worden bijgehouden. Ter evaluatie van het gebruik van de oliën maakt Barbara een enquête met drie vragen, die de verpleegkundigen afnemen bij de betreffende zorgvragers voor en na de interventie.

DO. De scholing vindt plaats en de verpleegkundigen gaan aan de slag. Zij houden bij welke zorgvragers de genoemde ongemakken hebben en wie van hen de oliën gebruiken. Ook noteren zij de antwoorden op de enquêtevragen.

STUDY. Na een maand verzamelt Barbara alle gegevens. Ze turft de aantallen gebruikers van zowel medicijnen als oliën en inventariseert de antwoorden op de enquêtevragen. Ook vraagt ze commentaar van de betrokken verpleegkundigen. Deze gegevens verwerkt ze in een rapport voor het afdelingshoofd. >>

>> Barbara kan melden dat zowel zorgvragers als verpleegkundigen enthousiast zijn. Wat de effectiviteit betreft, doen de medicijnen en de oliën niet veel voor elkaar onder. Maar de zorgvragers die de oliën krijgen, vinden het prettig dat zij geen medicijnen hoeven te nemen. Eén zorgvrager bleek de pepermunt te scherp te vinden. Daarbij bleek dat de aanbevolen dosering door de betreffende verpleegkundige was overschreden. Aanbeveling is dan ook om duidelijke instructies op de flesjes te plakken, zodat daarover geen misverstand kan ontstaan. Ook tijdens een afdelingsoverleg kan de dosering nog eens worden besproken.

Voor de rest was men tevreden over de resultaten. Barbara stelt dan ook voor het gebruik van oliën te continueren. Het afdelingshoofd kan zich hierin vinden en stelt voor de enquêtes te stoppen, maar de bevindingen wel duidelijk in het patiëntendossier op te nemen.

ACT. In het afdelingsoverleg geeft Barbara nog eens een duidelijke instructie over de dosering. Bovendien krijgen de flesjes bij binnenkomst een sticker met instructies. In het patiëntendossier komt een apart kopje 'Gebruik etherische oliën'.

Afgesproken wordt in het volgend afdelingsoverleg aandacht te besteden aan de continuïteit: zakt de nieuwe interventie in de loop van de tijd niet weg?

Op deze manier heeft Barbara een verandering doorgevoerd die de kwaliteit van de zorg kan verhogen.

8 Juridische aspecten van complementaire zorg

Ronald van Sluis

8.1 Nederlandse wetgeving

Een verpleegkundige of verzorgende IG heeft iedere dag te maken met 'het recht'. Uiteraard sta je daar niet altijd bij stil en dat is in de meeste gevallen maar goed ook: een behandeling in een zorgcentrum zou heel wat meer tijd in beslag nemen als iedere zorgverlener zich bij elke handeling zou moeten afvragen wat de invloed van 'het recht' op de handeling zou zijn. Aan de andere kant is er bij zorgverleners vaak te weinig besef van de juridische grondslagen en mogelijke juridische gevolgen van hun handelingen.

8.1.1 Wat is recht en waar staan rechtsregels?

rechtsregels en bevoegdheid

Het woord recht heeft in juridische zin twee betekenissen: het geheel van rechtsregels en bevoegdheid. Juristen praten het liefst over rechtsregels. Immers, niet ieder recht is algemeen van toepassing: het feit dat een kind vindt dat hij recht heeft op een toetje maakt dat nog niet tot een rechtsregel.

Er is pas sprake van een rechtsregel als deze een algemene werking heeft en als een rechter iemand kan dwingen deze regel na te leven. Deze rechtsregels zijn te vinden in zogenoemde rechtsbronnen: de wet, verdragen en jurisprudentie (uitspraken van rechtsprekende instanties).

8.1.2 Rechtsgebieden

toepassingsgebied van rechtsregels

Naast het onderscheid in de bron van rechtsregels, kan er ook een onderscheid worden gemaakt in het toepassingsgebied van rechtsregels. Het meest gebruikte is het onderscheid in burgerlijk recht, strafrecht, bestuursrecht en staatsrecht. Het burgerlijk recht regelt de juridische betrekkingen van burgers in Nederland onderling. In het strafrecht staat welke feiten strafbaar zijn en welke straffen er kunnen worden opgelegd voor het plegen van die feiten. Daarbij wordt in eerste instantie vaak gedacht aan moord, diefstal of verkeersovertredingen, maar ook zaken als schending van het beroepsgeheim, het onbevoegd voeren van de titel van verpleegkundige of het onbevoegd uitvoeren van een voorbehouden handeling vallen onder het strafrecht. Het bestuursrecht geeft rechtsregels over de manier waarop instellingen van de overheid moeten omgaan met de bevoegdheden die ze hebben en de manier waarop ze met burgers moeten omgaan. Het staatsrecht ten slotte omvat regels die voorschrijven hoe overheidsorganen worden samengesteld, op welke manier ze besluiten moeten nemen en aan wie ze verantwoording moeten afleggen.

Bij het toepassen van complementaire zorg komt een verpleegkundige in aanraking met een mix van de genoemde rechtsgebieden. Het geheel van rechtsregels bepaalt echter niet alleen de rechten en plichten van een verpleegkundige die complementaire zorg wil toepassen, maar ook de rechten en plichten van de zorgvrager. Het onderscheid in toepassingsgebied zal onder meer van belang blijken bij de mogelijke gevolgen van een fout die bij het toepassen van complementaire zorg wordt gemaakt.

8.2 De Wet BIG

8.2.1 Reikwijdte van de Wet BIG

De Wet op de Beroepen in de Individuele Gezondheidszorg (Wet BIG) is in 1993 in de plaats gekomen van diverse oude wettelijke regelingen en heeft een einde gemaakt aan het absolute verbod op het onbevoegd uitvoeren van geneeskundige handelingen. De aanleiding daarvoor was onder meer dat de overheid van mening was dat zorgvragers in het reguliere of het alternatieve circuit bij die hulpverlener terecht moeten kunnen van wie zij de beste hulp verwachten. Bovendien bleek het absolute verbod uit de oude wetgeving moeilijk te handhaven. Het aantal overtredingen was zo groot dat in de praktijk alleen werd opgetreden tegen onbevoegden die zorgvragers schade toebrachten.

kwaliteitswetten

Om een goed begrip van de wet te krijgen, is het van belang in het achterhoofd te houden dat de Wet BIG een kwaliteitswet is. In de jaren negentig is – naast de Wet BIG – een reeks van kwaliteitswetten in werking getreden, zoals de Wet op de Geneeskundige Behandelingsovereenkomst (WGBO), de Kwaliteitswet Zorginstellingen en de Wet Klachtrecht Cliënten Zorgsector.

Het doel van de Wet BIG is de zorgvrager te beschermen tegen ondeskundig en onbevoegd handelen en de kwaliteit van de zorg te bevorderen en te bewaken. Om dit doel zo veel mogelijk te kunnen garanderen bevat de wet een aantal kwaliteitsinstrumenten, waaronder de titelbescherming, het tuchtrecht en de regeling aangaande voorbehouden handelingen.

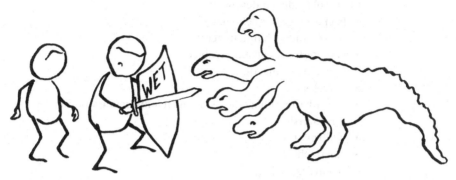

Figuur 8.1 De wet beschermt

beroepsmatig
en individueel
handelen

Om onder de werking van de Wet BIG te vallen gelden voor de individuele beroepsbeoefenaar twee voorwaarden: beroepsmatig handelen en bezig zijn met individuele gezondheidszorg. Het beroepsmatig handelen betekent dat een beroep wordt gedaan op de kennis en kunde die tijdens een opleiding zijn verkregen. Het individueel handelen bestaat uit de zorg gericht op de gezondheid van een bepaalde persoon.

Het maakt niet uit welke opleiding iemand heeft genoten en of iemand een bepaalde titel heeft. Noch maakt het enig verschil waar de individuele zorg wordt geboden: een verpleegkundige werkzaam in een ziekenhuis valt onder de werking van de Wet BIG, maar ook een verpleegkundige die in die hoedanigheid als vrijwilliger meegaat met een kampweek voor kinderen met cystische fibrose, en ook gebedsgenezers als zij bezig zijn met het individueel *healen* van mensen.

Ook voor handelingen op het gebied van complementaire zorg maakt het niet uit in welke setting of onder welke titel men deze handelingen uitvoert: als men beroepsmatig bezig is met individuele zorgverleners zijn de regels van de Wet BIG van toepassing. Een complementair verpleegkundige die als vrijwilliger werkt, is beroepsmatig bezig indien bij dat werk een beroep wordt gedaan op haar kennis en kunde van de complementaire zorg.

8.2.2 Voorbehouden handelingen

De Wet BIG laat het geneeskundig handelen in principe vrij. Wel noemt de wet een aantal voorbehouden handelingen. Deze handelingen mogen alleen worden uitgevoerd door daartoe bevoegde beroepsbeoefenaars om te voorkomen dat door ondeskundig handelen onaanvaardbare gezondheidsrisico's voor de zorgvrager ontstaan. Deze voorbehouden handelingen zijn in de Wet BIG beperkt tot de volgende handelingen:

- heelkundige handelingen;
- verloskundige handelingen;
- katheterisaties en endoscopieën;
- puncties en injecties;
- narcose;
- gebruik van radioactieve stoffen en ioniserende straling;
- cardioversie;
- defibrillatie;
- elektroshock;
- steenvergruizing;
- kunstmatige fertilisatie.

bevoegdheid

De Wet BIG verleent zelfstandige bevoegdheid aan artsen, verloskundigen en tandartsen om op eigen gezag voorbehouden handelingen te verrichten, mits zij daartoe bekwaam zijn. Daarnaast worden in de Wet BIG de voorwaarden genoemd waaronder andere beroepsbeoefenaars in de zorg dan de hiervoor genoemde drie beroepsgroepen deze handelingen mogen uitvoeren. Is aan een van die voorwaarden niet voldaan, dan is er sprake van het onbevoegd uitvoeren van een voorbehouden handeling en is de uitvoerder daarvan strafbaar.

Voor het uitvoeren van een voorbehouden handeling moet allereerst een opdracht worden gegeven door iemand uit de hiervoor genoemde groep zelfstandig bevoegden. Ook moet die opdrachtgever zo nodig toezicht houden op de uitvoering en is hij zo nodig bereikbaar om eventueel te kunnen ingrijpen. Ten slotte moet de opdrachtnemer bekwaam zijn om de handelingen te verrichten. Deze bekwaamheid bestaat uit twee onderdelen:

bekwaamheid

1 de handeling is in theorie geleerd en geoefend. Het is dus bekend op welke wijze de handeling moet worden uitgevoerd, wat de risico's zijn en wat er moet gebeuren als er iets misgaat;
2 de uitvoering is getoetst in de praktijk en er is een vaardigheid ontstaan.

Bij iedere voorbehouden handeling zal de uitvoerder echter steeds opnieuw moeten bepalen of zij daartoe bekwaam is, waarbij rekening moet worden gehouden met de toestand van de zorgvrager en de complexiteit van de situatie. Daardoor kan een verpleegkundige de ene dag bekwaam zijn in het geven van een injectie aan een alerte, goed aanspreekbare zorgvrager, maar de andere dag onbekwaam (= onbevoegd) in het geven van een injectie aan diezelfde zorgvrager in comateuze toestand.

Het woord bekwaam wordt regelmatig ook in een andere context gebruikt dan met betrekking tot voorbehouden handelingen, bijvoorbeeld bekwaamheid voor het uitvoeren van complementaire interventies. Omdat dit tot verwarring leidt, is het raadzaam de term bekwaam te reserveren voor voorbehouden handelingen, zoals ook in de Wet BIG het geval is. Bij het uitvoeren van complementaire interventies kan beter worden gesproken van de nodige kennis en kunde.

Reflectie

- Stel je voor dat je ontspannende kruidenthee wilt aanbieden aan zorgvragers. Over welke kennis en kunde zou je moeten beschikken om dat verantwoord te kunnen doen?

Als we de bovenstaande opsomming van voorbehouden handelingen in ogenschouw nemen, valt op dat daarin geen complementaire interventies zijn opgenomen. Dit betekent dat daarvoor geen formele opdracht van een arts nodig is. Iedereen mag dus in theorie complementaire interventies uitvoeren, ongeacht opleiding of titel. Dat wil overigens niet zeggen dat complementaire interventies zonder meer in iedere situatie mogen worden toegepast. De Wet BIG en de WGBO stellen de nodige grenzen aan de toepassing ervan. De Wet BIG stelt het toebrengen van schade aan een zorgvrager strafbaar, zodat het belangrijk is dat een professionele zorgverlener beschikt over de nodige kennis en kunde, zoals hiervoor al genoemd. De WGBO geeft regels over *informed consent*, die hierna worden besproken.

Naast de overheid, die tot nu toe als regelgever is genoemd, kan ook de directie van een instelling regels opstellen over de wijze waarop de zorg wordt verleend. Met betrekking tot complementaire zorg kan een instelling bepalen of deze zorg wel of niet is toegestaan, maar daarnaast kan in regels worden vastgelegd onder welke omstandigheden complementaire zorg mag worden verleend. Ook die regels zijn van belang. Een complementair verpleegkundige zal zich niet alleen aan de wettelijke regels moeten houden, maar ook aan deze interne regels, die bijvoorbeeld zijn vastgelegd in protocollen.

8.2.3   Titelbescherming

De Wet BIG regelt ook de bescherming van bepaalde titels in de gezondheidszorg, zodat niet iedereen zich arts of verpleegkundige mag noemen. In artikel 3 van de wet worden acht beroepsgroepen genoemd waarvan de titel beschermd is:

- verpleegkundige;
- arts;
- tandarts;
- apotheker;
- gezondheidszorgpsycholoog;
- psychotherapeut;
- fysiotherapeut;
- verloskundige.

opleidingseisen

Wil iemand aanspraak maken op een titel, dan moet die persoon aan bepaalde opleidingseisen voldoen. Een verpleegkundige bijvoorbeeld moet een verpleegkundige opleiding op hbo- of mbo-niveau hebben gevolgd, én zij moet geregistreerd zijn in het BIG-register. Wordt aan een van deze voorwaarden niet voldaan, dan is het voeren van de titel van verpleegkundige strafbaar. De Wet BIG geeft de mogelijkheid specialistische titels voor bovenstaande beroepen te erkennen, maar tot nu toe is dat nog niet gebeurd. Het is dus nog niet mogelijk om in het BIG-register te laten aantekenen dat iemand diabetesverpleegkundige of ic-verpleegkundige is. Theoretisch is het echter mogelijk dat complementair verpleegkundige een wettelijk erkende specialistentitel wordt.

artikel-34-beroepen

Behalve de beroepen die in artikel 3 van de Wet BIG worden genoemd, zijn er nog andere beroepen die in het kader van deze wet voor een titelbescherming in aanmerking komen. De titelbescherming van deze beroepen, de 'artikel-34-beroepen', wordt via een zogenoemde uitvoeringsregeling geregeld. Ook voor deze beroepen zijn de opleidingseisen wettelijk vastgelegd. Indien aan de opleidingseisen is voldaan, mag de desbetreffende titel worden gevoerd. Voor deze beroepsgroepen wordt echter geen wettelijk register aangelegd en is het BIG-tuchtrecht niet van toepassing. Een voorbeeld van een 'artikel-34-beroep' is de verzorgende in de individuele gezondheidszorg (VIG'er). Het feit dat voor deze beroepsbeoefenaars het BIG-tuchtrecht niet van toepassing is, wil niet zeggen dat er geen controle over hun handelen als verpleegkundige bestaat. Hierna wordt duidelijk gemaakt dat iedere verpleegkundige ook ter verantwoording kan worden geroepen op grond van het burgerlijk recht en het strafrecht.

8.2.4   Titelbescherming en complementaire zorg

Voor complementaire zorgverleners is er geen beschermde titel, hoewel artikel 34 van de Wet BIG daartoe wel mogelijkheden biedt.

Dit betekent dat iedereen zich complementair zorgverlener mag noemen en dat iedere verpleegkundige zich complementair verpleegkundige mag noemen.

Men kan zich afvragen of het toelaatbaar is dat een verpleegkundige die bijvoorbeeld als zelfstandig natuurgeneeskundig therapeut werkt en daarbij nauwelijks verpleegkundige handelingen verricht, deze titel rechtmatig mag gebruiken. Uiteraard is het niet strafbaar de titel van verpleegkundige te gebruiken indien registratie in het BIG-register heeft plaatsgevonden, maar het kan voor zorgvragers misleidend zijn wanneer die titel wordt gebruikt in een setting waarin nauwelijks sprake is van verpleegkundige handelingen. Voor deze verpleegkundige handelingen kan aansluiting worden gezocht bij de omschrijving die de wet geeft van het deskundigheidsgebied van de verpleegkundige: het uitvoeren van handelingen op het gebied van observatie, begeleiding, verpleging en verzorging, en het uitvoeren van handelingen in opdracht van de arts. Het moge duidelijk zijn dat wanneer de werkzaamheden van de verpleegkundige niet onder de bovenstaande definitie zijn te vatten, het gebruik van de titel verpleegkundige – alhoewel niet strafbaar – bij de zorgvragers een misplaatst vertrouwen kan wekken.

periodieke BIG-
herregistratie

Het is zeer waarschijnlijk dat binnen afzienbare tijd een periodieke BIG-herregistratie zal worden ingevoerd, waarvoor bepaalde vereisten zullen gelden, bijvoorbeeld dat men gedurende een minimale periode aantoonbaar als verpleegkundige heeft gewerkt. Een verpleegkundige die alleen als zelfstandig natuurgeneeskundig therapeut heeft gewerkt, zal op dat moment de titel van verpleegkundige kunnen verliezen.

8.2.5 Tuchtrecht

handhaving van
kwaliteit van zorg

Het tuchtrechtstelsel in de Wet BIG is gebaseerd op handhaving van de kwaliteit van de individuele gezondheidszorg; van een zorgverlener wordt immers verwacht dat zij zorgvuldig en volgens de normen van haar professie te werk gaat. Iedere burger, en dus ook een complementair zorgverlener, valt bij al zijn handelen altijd onder de regels van het strafrecht en het burgerlijk recht, en zal daar ook naar moeten handelen. Het tuchtrecht is echter specifiek gericht op zorgverleners, zodat een tuchtcollege de functie van kwaliteitsbewaker beter kan vervullen dan een strafrechter of burgerlijk rechter. Er zijn in Nederland vijf regionale tuchtcolleges en één centraal tuchtcollege, waar de tuchtzaken in hoger beroep worden behandeld. Een zitting van een tuchtcollege is in beginsel openbaar. Alleen als er een gewichtige reden is – zoals de bescherming van de privacy van de klager – kan worden besloten de zitting achter gesloten deuren te houden.

Het college zal beoordelen of de verpleegkundige onzorgvuldig heeft gehandeld. Het tuchtcollege kan dan besluiten wel of niet een van de volgende kwaliteitsbewakende maatregelen op te leggen:

- waarschuwing;
- berisping;
- geldboete tot maximaal € 4500;
- schorsing van de inschrijving tot ten hoogste één jaar;
- gedeeltelijke ontzegging van de bevoegdheid het beroep onder het voeren van de titel uit te oefenen;
- doorhaling van de inschrijving in het register.

Waarschuwingen, berispingen en boetes worden niet in het BIG-register aangetekend.

Het tuchtrecht is overigens alleen van toepassing op de acht beroepsgroepen die in paragraaf 8.2.3 zijn genoemd. Een BIG-geregistreerde verpleegkundige die in een instelling als verpleegkundige werkt en daarbij ook complementaire interventies verricht, valt zeker onder de werking van het BIG-tuchtrecht. Tot nu toe is er één tuchtzaak geweest over complementaire zorg.

Niet als verpleegkundige werkzaam, maar toch bij het BIG-tuchtcollege?

Het lijkt zo duidelijk: in artikel 47, lid 2, van de Wet BIG staat, dat de verpleegkundige, arts, tandarts, apotheker, gezondheidszorgpsycholoog, psychotherapeut, fysiotherapeut, of verloskundige die is ingeschreven in het BIG register, is onderworpen aan tuchtrechtspraak. Geen BIG-tuchtrecht voor de reikitherapeut of de voetzoolreflexzonetherapeut, zo lijkt het. Het centraal tuchtcollege heeft echter anders beslist, althans in het geval van een shiatsutherapeut omdat deze tevens verpleegkundige is.

In de desbetreffende uitspraak van 13 juli 2006 constateert het centraal tuchtcollege dat de shiatsutherapeut *als verpleegkundige* ingeschreven staat in het BIG-register. Daarnaast komt het college tot de conclusie dat deze therapeut zich met het toepassen van de shiatsutherapie op het terrein van de individuele gezondheidszorg begeeft (beschreven in paragraaf 8.2.1). Die twee feiten zijn volgens het centraal tuchtcollege voldoende om de klacht tegen deze therapeut daadwerkelijk in behandeling te nemen.

Opvallend is dat het centraal tuchtcollege nog aangeeft dat het niet ter zake doet of de shiatsutherapeut daadwerkelijk handelingen heeft verricht die tot het deskundigheidsgebied van de verpleegkundige worden gerekend (beschreven in paragraaf 8.2.4). Het feit dat ze verpleegkundige is, is voldoende.

>>

>> Deze uitspraak heeft gevolgen voor iedere in het BIG-register ingeschreven verpleegkundige die als complementair verpleegkundige werkt, zowel voor zelfstandig complementair verpleegkundigen als diegenen die complementaire zorg combineren met regulier verpleegkundig werk. Het ingeschreven zijn in het BIG-register en het beroepsmatig werkzaam zijn in de individuele gezondheidszorg is voldoende om onder de werking van het BIG-tuchtrecht te vallen. Of men zich daarbij als verpleegkundige profileert, verpleegkundige handelingen verricht of dat er een overlap bestaan met het deskundigheidsgebied van verpleegkundigen, is daarbij niet van belang.

8.3 WGBO

8.3.1 Algemeen

De Wet op de Geneeskundige Behandelingsovereenkomst (WGBO) maakt deel uit van het Burgerlijk Wetboek. Net als bij de Wet BIG is ook deze wet van toepassing op iedereen die beroepsmatig bezig is met individuele zorg, in deze wet gemakshalve de hulpverlener genoemd. In de WGBO wordt zelfs met name het verplegen en verzorgen van een zorgvrager genoemd, zodat kan worden vastgesteld dat bij het verlenen van complementaire zorg – in welke omgeving dan ook – de regels van de WGBO van toepassing zijn.

patiëntenrechten In de WGBO wordt een aantal patiëntenrechten geregeld, zoals het inzagerecht, het recht op informatie, het recht op vrije keuze van hulpverlener, het recht op geheimhouding en het toestemmingsvereiste. Daarnaast verplicht de WGBO de hulpverlener te handelen als een goed hulpverlener die handelt in overeenstemming met de voor haar geldende professionele standaard.

Enkele items uit de WGBO worden hieronder puntsgewijs nader toegelicht.

8.3.2 Recht op privacy

Het recht op privacy omvat een aantal aspecten. Allereerst hebben

zwijgplicht hulpverleners de algemene plicht te zwijgen over alle informatie waarvan zij kennisnemen bij de uitoefening van hun beroep. Hierop zijn enkele uitzonderingen mogelijk, die hier niet zullen worden besproken.

bewaren van persoonlijke gegevens Daarnaast is er de plicht om persoonlijke gegevens zodanig op te slaan of te bewaren dat ze voor onbevoegden (personen die niet bij de behandeling zijn betrokken) niet toegankelijk zijn. Dit houdt in dat in een ziekenhuis het bestuur ervoor zorgt dat de computers afdoende beveiligd zijn en dat de informatie die in databanken is opgeslagen, niet voor iedereen toegankelijk is. Voor de individuele verpleegkundige houdt dat in dat verpleegdossiers, patiëntenlijsten, enzovoort op een veilige manier worden opgeborgen of vernietigd.

ruimtelijke privacy

Ten slotte is er de ruimtelijke privacy, die in de wet duidelijk is omschreven: de hulpverlener voert de verrichtingen in het kader van de behandelingsovereenkomst uit buiten de waarneming van anderen, tenzij de zorgvrager ermee heeft ingestemd dat de verrichtingen door anderen kunnen worden waargenomen. Ook complementaire interventies zijn verrichtingen in het kader van de behandelingsovereenkomst. Bij het uitvoeren en bespreken daarvan zal dus net als bij alle andere verpleegkundige handelingen goed rekening moeten worden gehouden met de rechten en wensen van de zorgvrager inzake zijn privacy.

8.3.3   Inzagerecht

medisch en verpleegkundig dossier

Van iedere zorgvrager wordt zowel een medisch als een verpleegkundig dossier bijgehouden. Uiteraard heeft de zorgvrager het recht beide dossiers in te zien, het gaat immers om informatie over zijn gezondheid en zijn behandeling. Bij het inzien van een medisch dossier zal eerst de arts moeten worden geraadpleegd, omdat het kan voorkomen dat in het dossier ook medische gegevens van andere zorgvragers worden vermeld. Het verzoek zal echter zo snel mogelijk moeten worden ingewilligd. Een zorgvrager mag zelfs kopieën van zijn dossier (laten) maken. Medische en verpleegkundige dossiers moeten, behoudens uitzonderingen, minimaal tien jaar bewaard blijven.

Teneinde het verpleegkundig dossier werkzaam en inzichtelijk te houden, is het aan te bevelen de daartoe opgestelde richtlijnen *Herziening consensus verpleegkundige verslaglegging* uit 1999 van het CBO te hanteren. Waarschijnlijk zal er naar complementaire interventies kritischer worden gekeken dan naar reguliere verpleegkundige handelingen, want 'onbekend maakt onbemind'. Daarom is een goede verslaglegging ten zeerste aan te bevelen, zowel in het ziekenhuis als bij zelfstandig werkenden. Het is vooral van belang de motivatie voor het toepassen van complementaire zorg te benoemen. Hoofdpunten bij de rapportage of verslaglegging zijn dan ook:

- kwaliteit, continuïteit en coördinatie als doelen voor de verslaglegging;
- gebruik van verpleegkundige diagnosen op basis van de PES-structuur;
- gebruik van verpleegplannen;

- omschrijving van de verleende zorg, gemaakte keuzen, reacties van de zorgvrager;
- concreet, bondig, eenduidig, objectief en duidelijk.

8.3.4 Informed consent

Een veelgehoord begrip dat in het kader van de WGBO wordt gebruikt, is *informed consent*. Hoewel het begrip zelf niet expliciet in de wet wordt genoemd, geeft het wel een van de kernpunten ervan weer. Informed consent betekent kort gezegd dat een hulpverlener pas een handeling mag verrichten als zij voldoende informatie heeft gegeven over de handeling en de zorgvrager vervolgens toestemming voor die handeling heeft gegeven. Iedere zorgvrager heeft dus recht op informatie. Deze informatie moet op duidelijke wijze zijn gegeven en desgevraagd schriftelijk. De zorgvrager moet in ieder geval worden geïnformeerd over de voorgenomen behandeling, de aard en het doel ervan en de gevolgen en de risico's. Uiteraard hoeft niet ieder klein risico gedetailleerd te worden verteld. Dat is ter beoordeling van de betreffende hulpverlener, die volgens de WGBO geacht wordt te handelen als een 'goed hulpverlener'. Dit 'goed hulpverlenerschap' is de rode draad in de WGBO en houdt in dat de zorgverlener moet handelen naar beste kunnen en in het belang van de zorgvrager. In de wet is ook vastgelegd op welke manier de informatie moet worden gegeven: ze moet worden aangepast aan de ontvanger. Dat betekent dat de informatie voor een kind wat eenvoudiger zal moeten zijn, maar ook dat er voor iemand die de Nederlandse taal niet machtig is, een tolk moet worden geregeld.

recht op informatie

Uiteraard zal niet alles tot in detail aan een zorgvrager moeten worden verteld. Het is onmogelijk alle details van een behandeling te onthouden en bovendien zal het vaak alleen maar averechts werken als zelfs de uiterst zeldzame complicaties worden gemeld. De hoeveelheid informatie is ook afhankelijk van de aard van de handeling. Een hartchirurg heeft over het algemeen wat meer uit te leggen dan een complementair zorgverlener.

toestemming

Als de informatie toereikend is, is vervolgens het tweede deel van de informed consent aan de orde: de toestemming. Voor ieder onderzoek en iedere behandeling is toestemming van de zorgvrager nodig, zodat hij baas over zijn eigen behandeling blijft. Om het zorgproces uitvoerbaar te houden is echter in de wet geregeld dat alleen voor ingrijpende onderzoeken of behandelingen uitdrukkelijk toestemming van de zorgvrager moet worden gevraagd. In de overige gevallen wordt ervan uitgegaan dat de zorgvrager stilzwijgend toestemming geeft.

Vanzelfsprekend geldt de voorwaarde van informed consent ook bij het uitvoeren van complementaire zorg. Daarom zal een zorgvrager vóór het verlenen van complementaire zorg in ieder geval uitleg moeten krijgen over:

- het feit dat het een complementaire zorgbehandeling betreft en wat dat precies inhoudt;
- het doel van de behandeling;
- op welke wijze de handeling plaatsvindt;
- eventuele risico's, bijwerkingen en complicaties;
- het te verwachten resultaat.

8.4 Complementaire zorg op de afdeling

Eerder al is vastgesteld dat de handelingen die tot de complementaire zorg worden gerekend, geen voorbehouden handelingen zijn. Er is dan ook geen wettelijk vereiste van een directe opdracht van een arts. Dit betekent niet dat een verpleegkundige in een zorginstelling zonder meer complementaire interventies mag uitvoeren. Zoals bij alle verpleegkundige handelingen geldt ook hier dat men de theorie en praktijk van die handelingen goed moet beheersen; een gedegen opleiding en training zijn derhalve een eerste vereiste. Aan de hand van de eerdergenoemde patiëntenrechten uit de WGBO volgt dat een verpleegkundige de zorgvrager altijd informatie moet geven over de voorgenomen handelingen en voorafgaand toestemming moet vragen voor het uitvoeren van die handelingen. Voor alle verrichtingen geldt immers dat de zorgvrager moet weten wat er gaat gebeuren en dat hij daarmee moet kunnen instemmen. Als de zorgvrager, om welke reden dan ook, een handeling van complementaire zorg weigert, mag die niet worden uitgevoerd.

complementaire zorg in de zorginstelling

Dan is er nog de vraag wie doorgaans toestemming moet verlenen voor de toepassing van complementaire zorg op de afdeling of in de zorginstelling. Vaak zal een instelling nog geen officieel beleid hebben geformuleerd betreffende het toepassen van complementaire zorg. Het is echter belangrijk dat in een instelling een visie bestaat op het toepassen en ontvangen van complementaire zorg, zoals er ook een visie op verpleegkundige zorg behoort te bestaan, opdat de zorg op uniforme wijze wordt uitgevoerd.

Heeft een instelling geen visie of formeel beleid, dan is het raadzaam voorlopig geen complementaire interventies binnen die instelling te verrichten. Eerst zal duidelijk moeten zijn of de instelling deze interventies toelaat of niet. Ook in een instelling met een holistische grondslag is die terughoudendheid geboden, ondanks het feit dat die grondslag het toepassen van complementaire interventies lijkt te omarmen. In het slechtste geval kan de directie van die instelling echter achteraf verklaren dat complementaire interventies in de instelling niet zijn toegestaan, met mogelijk juridische of tuchtrechtelijke gevolgen voor de complementair verpleegkundige.

Hierna wordt uitgelegd wat de gevolgen voor een zorgverlener kunnen zijn indien complementaire zorg wordt verleend terwijl de instelling daarvoor geen toestemming heeft verleend.

Een gedreven complementair verpleegkundige trekt natuurlijk aan de bel bij de directie of richt een werkgroep op om het toepassen van complementaire interventies formeel erkend te krijgen (zie ook hoofdstuk 18).

Reflectie
- Heeft jouw instelling een visie of beleid betreffende complementaire zorg?
- Zo ja: is daarin ook duidelijk wat jij als verpleegkundige wel en niet mag toepassen?
- Zo nee: welke stappen kun jij zelf ondernemen om het wel zover te laten komen? Zijn er commissies of werkgroepen en dergelijke die je daarover kunt benaderen?

regels en
richtlijnen

Is complementaire zorg in een instelling toegestaan, dan zullen er regels of richtlijnen worden opgesteld over de manier waarop de zorg wordt verleend. Die richtlijnen zijn doorgaans opgesteld door verpleegkundigen, in samenspraak met artsen. Er kan bijvoorbeeld zijn vastgelegd onder welke omstandigheden welke handelingen mogen worden uitgevoerd, of op welke afdelingen en door welke hulpverleners. Zoals bij alle geldende protocollen zal de instelling ervoor moeten zorgen dat ze algemeen bekend zijn en dat ze voor iedere complementair zorgverlener toegankelijk zijn. Alleen op die manier zijn de grenzen voor de complementair zorgverlener duidelijk en is er een basis van waaruit zij haar werk kan verrichten.

Voorbeelden van het toepassen van complementaire interventies op de afdeling
Nadia werkt als verpleegkundige op een afdeling in een algemeen ziekenhuis. Na haar studie verpleegkunde heeft zij een studie complementaire zorg gedaan. Graag wil zij de vaardigheden die zij zich tijdens die studie eigen heeft gemaakt, op de afdeling gaan uitvoeren. Daarbij zijn verschillende situaties denkbaar.

>>

>> 1 In het ziekenhuis is geen officieel beleid betreffende complementaire zorg, maar het hoofd van de afdeling waar Nadia werkt, heeft toestemming gegeven voor het verlenen van complementaire zorg.
De directie van het ziekenhuis is aansprakelijk voor alle behandelingen in het ziekenhuis. De directie zal dan ook moeten bepalen welke zorg is toegestaan en welke niet. Het ziekenhuis is de instelling waarmee Nadia een arbeidsrechtelijke verhouding heeft. Het afdelingshoofd is uiteraard wel de direct leidinggevende van Nadia, maar Nadia zal aan haar afdelingshoofd moeten vertellen dat complementaire zorg in het ziekenhuis niet is toegestaan en dat zij – tot nader beleid is vastgesteld door de directie – geen complementaire zorg zal verlenen.

2 Het officiële beleid van het ziekenhuis laat complementaire zorg niet toe, maar de afdelingsarts vraagt Nadia of zij therapeutic touch kan toepassen bij een zorgvrager.
Ook hier geldt dat de directie het beleid met betrekking tot complementaire zorg bepaalt. Nadia zal de afdelingsarts dus hetzelfde antwoord moeten geven als haar afdelingshoofd.

3 Het officiële beleid van het ziekenhuis laat het toepassen van complementaire zorg niet toe, dus Nadia besluit om na werktijd in haar eigen kleren terug te komen op de afdeling om therapeutic touch te geven.
Het feit dat Nadia na werktijd en in haar eigen kleren therapeutic touch geeft, neemt niet weg dat zij werkneemster is van het ziekenhuis. Zij mag in het ziekenhuis dus geen complementaire zorg toepassen.

4 Complementaire zorg is in het ziekenhuis officieel toegestaan, maar de arts op de afdeling van Nadia vindt dat maar onzin en verbiedt Nadia deze zorg op de afdeling toe te passen.
De arts is in veel gevallen niet de direct leidinggevende van een verpleegkundige in een ziekenhuis en vaak bestaat er ook geen arbeidsrechtelijke verhouding. De arts bepaalt wel welke behandeling voor een bepaalde zorgvrager het beste is. In de samenwerking met de arts wordt van de verpleegkundige verwacht dat zij de behandeling van de arts niet doorkruist. De arts zal echter wel een goede reden moeten hebben om te zeggen dat een bepaalde handeling van complementaire zorg niet is toegestaan. Complementaire zorg is immers toegestaan in de instelling en als de arts dit consequent niet toelaat, zal dat moeten worden besproken met de betreffende arts en/of het hoofd van de afdeling.

8.5 Aansprakelijkheid na een fout

8.5.1 Algemeen

Een verpleegkundige is vaak te vergelijken met een spin in het web die de gehele zorg coördineert en regisseert. Met die positie hangt samen dat de verpleegkundige ook regelmatig moet laveren tussen de belangen van een zorgvrager en de belangen van andere zorgaanbieders. Daarmee bevindt de verpleegkundige zich in een soort sandwichpositie: gemangeld tussen die twee belangen. Bovendien is de verpleegkundige ook nog eens degene die het meeste contact met de zorgvrager heeft.

Hierna wordt beschreven wat er kan gebeuren als een verpleegkundige een fout maakt bij het toepassen van complementaire zorg. Het feit dat de mogelijke gevolgen van een fout worden besproken, betekent nadrukkelijk niet dat er nooit een fout mag worden gemaakt en dat iedere fout direct gevolgen heeft voor degene die de fout maakt. Het maken van fouten is immers menselijk en werken zonder fouten is onmogelijk. Deze uitleg benadrukt juist dat altijd zal worden beoordeeld of een bepaalde norm is overtreden. Pas bij overtreding van die norm zullen consequenties volgen. Overigens zal het duidelijk zijn dat gevallen van misbruik van macht, zoals bedreiging en seksuele intimidatie, die het merendeel van de tuchtzaken betreffen, niet vallen onder het begrip 'fout' zoals dat hier wordt besproken.

rechtsgebieden en beoordeling van fouten

In paragraaf 8.1 is al gezegd dat het Nederlandse rechtsstelsel is verdeeld in een aantal rechtsgebieden. Bij de bespreking van een fout van een hulpverlener is onderscheid gemaakt tussen de rechtsgebieden strafrecht en burgerlijk recht. Ten slotte wordt nogmaals het tuchtrecht besproken en hoe de fout daar zal worden behandeld. Het is dus mogelijk dat één en dezelfde fout door drie verschillende instanties wordt bekeken. De verwarring die dat oplevert bij niet-juristen, is begrijpelijk: waarom kan niet alles bij één instantie worden behandeld? De verschillende instanties hebben met de behandeling van de fout echter alle een ander doel. De strafrechter beoordeelt of een straf moet worden opgelegd, de burgerlijk rechter kijkt in zulke gevallen of er schadevergoeding aan de slachtoffers moet worden uitgekeerd en het tuchtcollege vraagt zich af of er een maatregel moet worden opgelegd die de kwaliteit van de hulpverlening bevordert of bewaakt. Het angstaanjagende beeld dat een complementair verpleegkundige zich voor één fout bij drie verschillende instanties moet verantwoorden, dat mogelijk is ontstaan wanneer je voorgaande leest, is niet reëel. In de praktijk komt dat namelijk zelden voor.

8.5.2 Strafrecht

In het strafrecht is er maar één aanklagende instantie: het openbaar ministerie. Het openbaar ministerie zal naar aanleiding van een gemaakte fout besluiten of er sprake is van een strafbaar feit. Dit kan zijn dood door schuld of lichamelijk letsel door schuld. Het openbaar ministerie heeft de zelfstandige bevoegdheid om over te gaan tot vervolging van een bepaald strafbaar feit, maar kan ook besluiten dat niet te doen.

openbaar ministerie

Er is pas sprake van een strafbaar feit als een strafnorm is overtreden. In het strafrecht bestaat een vrij zware norm: er moet sprake zijn van ernstig verwijtbaar gedrag. Niet elke fout is ernstig verwijtbaar. Om dit duidelijk te maken geven we een voorbeeld uit de praktijk.

ernstig verwijtbaar gedrag

> **Voorbeeld**
> Om een andere collega bij een noodoproep te hulp te schieten lieten twee verpleegkundigen een zorgvrager alleen achter in bad, die vervolgens verdronk. De strafrechter oordeelde dat de twee verpleegkundigen weliswaar een inschattingsfout hadden gemaakt, maar dat daarmee nog geen sprake was van ernstig verwijtbaar gedrag.

Het maken van een fout staat nog niet gelijk aan ernstig verwijtbaar gedrag, er moet meer aan de hand zijn, bijvoorbeeld alcoholmisbruik of het negeren van protocollen.

Indien de strafrechter een strafbaar feit bewezen acht en van mening is dat er sprake is van ernstig verwijtbaar gedrag, kan hij die persoon veroordelen tot een boete en/of hechtenis. Uit jurisprudentie blijkt overigens dat de strafrechter slechts zelden een hulpverlener veroordeelt voor het maken van een fout.

boete of hechtenis

Het lijkt misschien onwaarschijnlijk dat er letsel ontstaat bij het toepassen van complementaire interventies, maar het kan niet helemaal worden uitgesloten. Ook bij complementaire interventies kunnen er complicaties of onverwachte (allergische) reacties optreden, met mogelijk juridische gevolgen voor de complementair verpleegkundige.

8.5.3 Burgerlijk recht

Het burgerlijk recht kent verschillende aanklagers. In dit rechtsgebied klaagt de ene burger de andere aan. Degene die wordt aangeklaagd, is de hulpverlener die een fout heeft gemaakt. De aanklager is een direct belanghebbende; dat kan degene zijn op wie de fout betrekking heeft, maar ook een familielid. De aanklager is van mening dat hij schade heeft geleden en stelt de zorgverlener daarvoor aansprakelijk. Een procedure kan het gevolg zijn van het feit dat iemand vindt dat een overeenkomst niet goed is nagekomen, in wanprestatie het juridisch taalgebruik wanprestatie genoemd.

schadevergoeding De zorgverlener kan worden veroordeeld tot het betalen van schadevergoeding. Een schadevergoeding kan worden toegekend indien de rechter oordeelt dat er sprake is van onzorgvuldig gedrag. Deze norm is minder zwaar dan de norm die wordt gehanteerd in het strafrecht. Hier wordt de soep echter niet zo heet gegeten als hij wordt opgediend: slechts in een enkel geval zal de verpleegkundige zelf een schadevergoeding moeten betalen. In het Burgerlijk Wetboek bestaat de zogeheten risicoaansprakelijkheid, die bepaalt dat een werkgever verantwoordelijk is voor het handelen van zijn werknemers. Vanwege die verantwoordelijkheid zal ieder ziekenhuis een aansprakelijkheidsverzekering hebben afgesloten. Een procedure naar aanleiding van een fout van een complementair verpleegkundige wordt dan ook vaak een geschil tussen verzekeringsmaatschappijen.

opzet of roekeloos Wanneer er echter sprake is van opzet of echt roekeloos handelen handelen van de verpleegkundige, kan een verzekeringsmaatschappij proberen de schadevergoeding op haar te verhalen. Een verzekeringsmaatschappij zal daar overigens niet snel aan beginnen omdat verpleegkundigen over het algemeen niet zo kapitaalkrachtig zijn.

Na het voorgaande zal het duidelijk zijn dat het voor een zelfstandig werkende complementair verpleegkundige belangrijk is zelf een beroepsaansprakelijkheidsverzekering af te sluiten.

8.5.4 BIG-tuchtrecht

beroepsgenoten In een BIG-tuchtcollege hebben naast juristen ook beroepsgenoten zitting. Dit betekent dat bij een zaak die is aangespannen tegen een verpleegkundige, er ook verpleegkundigen in het tuchtcollege plaatsnemen. Het feit dat beroepsgenoten zitting hebben in het tuchtcollege, betekent dat het college altijd een gedegen oordeel kan geven of de betreffende zorgverlener in die specifieke situatie de tuchtnorm zoals die geldt voor haar eigen beroepsgroep, heeft overtreden. Wanneer er een klacht over complementaire zorg wordt behandeld, betekent dit overigens niet dat er altijd een complementair verpleegkundige in het tuchtcollege zit.

tuchtnorm De norm die door het tuchtcollege wordt gehanteerd, is beschreven in de Wet BIG. Kort samengevat bestaat de tuchtnorm uit twee delen.

1 Onzorgvuldig handelen van de verpleegkundige ten opzichte van de zorgvrager of zijn naasten.

Deze tuchtnorm houdt in dat bij het tuchtcollege klachten over zeer uiteenlopende zaken kunnen worden ingediend, bijvoorbeeld het schenden van het beroepsgeheim, het niet opvolgen van een protocol over complementaire zorg of fouten die zijn gemaakt bij het toepassen van complementaire zorg. Samenvattend spreekt de toelichting op de Wet BIG van handelen in strijd met de beroepscode, handelen buiten het eigen deskundigheidsgebied of het overschrijden van de grenzen van persoonlijke bekwaamheid.

2 Onzorgvuldig handelen van de verpleegkundige, in strijd met het belang van de individuele gezondheidszorg.

Dit is bijvoorbeeld het geval wanneer een verpleegkundige op televisie stelt dat iedere verpleegkundige wel eens iets steelt van een zorgvrager. Hiermee wordt de verpleegkundige beroepsgroep in een kwaad daglicht gesteld.

In de Wet BIG worden de volgende personen en instanties genoemd die een klacht mogen indienen:

• de direct belanghebbende, waaronder de zorgvrager of zijn directe familie;
• de opdrachtgever, bijvoorbeeld een arts die een aanwijzing heeft gegeven aan een verpleegkundige;
• de Inspectie voor de Gezondheidszorg;
• de directie van de instelling waar de fout is begaan.

Als een zorgvrager meent dat een zorgverlener onzorgvuldig heeft gehandeld bij het uitvoeren van complementaire zorg, kan hij een klacht indienen bij een BIG-tuchtcollege. Uit de bovenstaande opsomming blijkt dat een verpleegkundige in principe geen klacht kan indienen over een andere verpleegkundige of over een arts, terwijl een arts dat andersom wel kan.

Nadat een van de bovenstaande personen of instanties een klacht heeft ingediend, zal het tuchtcollege onderzoeken of de verpleegkundige inderdaad onzorgvuldig heeft gehandeld bij het uitvoeren van complementaire zorg. Hoewel dit door zorgverleners vaak anders wordt ervaren, legt het tuchtcollege geen straffen op. Het tuchtcollege is immers ingesteld als kwaliteitsbewakend en -bevorderend instituut. De uitspraak van het tuchtcollege betreft dan ook het wel of niet opleggen van een kwaliteitsbewakende maatregel. De kwaliteitsbewakende maatregelen die een tuchtcollege kan opleggen wanneer de tuchtnorm is geschonden, zijn vermeld in paragraaf 8.2.5. Een waarschuwing, berisping en boete worden niet bij de

kwaliteits-
bewakende
maatregel

betreffende verpleegkundige in het BIG-register bijgeschreven, een schorsing of gedeeltelijke ontzegging natuurlijk wel.

8.6 Wilsonbekwaamheid en minderjarigen

8.6.1 Inleiding

Het is duidelijk geworden dat voor complementaire interventies de zorgvrager toestemming moet verlenen. Er kunnen echter situaties zijn waarin iemand niet voor zichzelf kan beslissen of waarin de wet bepaalt dat hij zelf geen beslissingen kan nemen. Dit kan het geval zijn als iemand wilsonbekwaam is of wanneer het minderjarigen betreft. Soms is het duidelijk dat iemand zelf geen beslissingen kan nemen, bijvoorbeeld wanneer iemand in coma verkeert. Vaak is het echter veel minder duidelijk en kan het per dag of per beslissing verschillen of iemand wilsbekwaam is. Dit zal zich vaak voordoen bij de volgende groepen zorgvragers:

- zorgvragers met een verstandelijke handicap;
- psychiatrische zorgvragers;
- licht dementerende zorgvragers;
- zorgvragers met een hersenbeschadiging.

8.6.2 Wilsonbekwaamheid

Het uitgangspunt bij het verlenen van zorg moet altijd zijn dat de zorgvrager waar mogelijk zelf alle beslissingen neemt. Bij elke beslissing zal de zorgverlener echter moeten beoordelen of de zorgvrager wilsbekwaam is. Een zorgvrager is wilsbekwaam wanneer hij de informatie die hij krijgt, begrijpt en de gevolgen van zijn beslissingen kan beoordelen en overzien. Een wilsonbekwame zorgvrager kan de informatie over zijn ziekte of behandeling niet begrijpen en de gevolgen van de beslissingen die hij over zijn behandeling neemt, onvoldoende inschatten. Iemand die op een bepaald moment wilsonbekwaam is, hoeft dat echter niet altijd te zijn. Een bewusteloze komt meestal weer bij en een licht dementerende zorgvrager kan sommige beslissingen wel nemen en andere niet. Er zal regelmatig opnieuw een inschatting moeten worden gemaakt van de wilsonbekwaamheid.

Bij het verlenen van zorg, en dus ook van complementaire zorg, aan een wilsonbekwame zal namens de zorgvrager een vertegenwoordiger optreden. Deze vertegenwoordiger is volgens de WGBO in eerste instantie de persoon die door de zorgvrager schriftelijk gemachtigd is. Is er niemand gemachtigd, dan wordt de echtgenoot of levensge-

vertegenwoordiging

zel van de zorgvrager zijn vertegenwoordiger, en indien die ontbreken: een ouder of daarna een kind of broer of zus. De vertegenwoordiger neemt al of niet tijdelijk de rechten en plichten van de zorgvrager over.

Voor het verlenen van complementaire zorg aan een wilsonbekwame zal de vertegenwoordiger dus de informatie zoals hiervoor is besproken, moeten krijgen en zal hij toestemming voor behandeling moeten geven. De vertegenwoordiger moet op zijn beurt proberen te handelen zoals de zorgvrager dat zou hebben gewild en de zorgvrager zo veel mogelijk bij beslissingen betrekken.

Voorbeeld

Complementaire zorg is in het ziekenhuis officieel toegestaan. Er is een zorgvrager aan wie Nadia complementaire zorg wil verlenen, omdat hij vertelde daar eerder baat bij te hebben gehad. Door complicaties is de zorgvrager echter buiten bewustzijn geraakt. Nadia wil bij hem alsnog complementaire zorg toepassen.

De buiten bewustzijn verkerende zorgvrager kan zelf geen beslissingen nemen en is op dat moment wilsonbekwaam. Nadia zal de vertegenwoordiger van de zorgvrager informatie over de zorg moeten geven en aan de vertegenwoordiger toestemming moeten vragen voor het toepassen van complementaire zorg. De vertegenwoordiger is degene die door de zorgvrager schriftelijk is gemachtigd. Ontbreekt de schriftelijke machtiging, dan komen achtereenvolgens de echtgenoot of levensgezel, een ouder, een kind of een broer of zus in aanmerking om als vertegenwoordiger van de zorgvrager op te treden.

De vertegenwoordiger zal rekening moeten houden met de verlangens en wensen van de zorgvrager en op basis daarvan een beslissing nemen.

8.6.3 Minderjarigen

De WGBO heeft minderjarigen ingedeeld in drie groepen en voor iedere groep aparte regels opgesteld.

1 Kinderen jonger dan 12 jaar.

Voor een kind uit deze leeftijdsgroep zijn de ouders of de voogd een behandelingsovereenkomst aangegaan. De zorgverlener zal hun dan ook toestemming moeten vragen voor de behandeling. Informatie over de behandeling moet aan de ouders én het kind worden gegeven. De wet schrijft daarover dat de hulpverlener die informatie moet aanpassen aan het bevattingsvermogen van het kind.

2 Kinderen van 12 tot 16 jaar.

In deze leeftijdsgroep moeten zowel de ouders of de voogd als het kind toestemming geven en moeten ook beiden de informatie ontvangen die bij de behandeling gegeven dient te worden. In de wet worden enkele uitzonderingen genoemd, waarop hier niet nader wordt ingegaan.

3 Kinderen van 16 jaar en ouder.

Deze bijna-volwassenen zijn volgens de wet oud en wijs genoeg om zelfstandig een behandelingsovereenkomst aan te gaan. De zorgvrager moet de relevante informatie ontvangen en de zorgverlener moet hem toestemming voor de behandeling vragen. Er is geen wettelijke verplichting om de ouders of voogd te informeren, sterker nog: aan het kind zal toestemming moeten worden gevraagd of de ouders geïnformeerd mogen worden.

Ook bij deze groepen zorgvragers geldt uiteraard dat complementaire zorg in een instelling mag worden toegepast.

Reflectie

- Als je complementaire interventies toepast: wat doe je in de praktijk om deze zorg verantwoord toe te passen? Welke punten kun je, na het lezen van dit hoofdstuk, nog verbeteren?
- Als je geen complementaire interventies toepast: welk advies zou je kunnen geven aan een collega die deze interventies graag wil gaan invoeren, zodat dat binnen de wettelijke kaders gebeurt?

9 Ethiek in de complementaire zorg

Erwin Kompanje

Casus 1

De 63-jarige meneer Jacobus is met beginnende ziekte van Alzheimer opgenomen in een verzorgingshuis. Hij slikt al jaren medicijnen in verband met hartritmestoornissen en een hoog cholesterolgehalte. Onlangs is hij op aanraden van een goede kennis begonnen met het slikken van ginkgo ter bestrijding van geheugenverlies. Alle medicijnen krijgt meneer Jacobus op vaste tijden van de verzorgenden. Tijdens de koffiepauze vindt er in het team een discussie plaats: de ginkgo valt volgens de arts van het verzorgingshuis niet onder 'normale' medicijnen, is niet werkzaam en kan slechts als 'alternatief geneuzel' worden gezien, dus hij vindt het onzin dat het door het verzorgingshuis wordt verstrekt. Enkele collega's vinden het ook onzin, maar zijn van mening dat de keuze van meneer Jacobus moet worden gerespecteerd, er is immers een vraaggerichte visie in de instelling. Anderen geven aan dat zij de werking van ginkgo kennen; zij vinden dat dit middel een goede aanvulling is op de reguliere zorg: 'We zouden dit middel juist meer moeten aanbieden'. Een collega die zelf ook kruiden gebruikt, vindt dat de arts eerst meer informatie over eventuele interacties en bijwerkingen moet opzoeken. Een collega zegt dat zij geen mening heeft: 'Iedereen moet maar doen wat hij niet laten kan'.

Casus 2

De 19-jarige Tony is na een auto-ongeval met een ernstig schedelhersenletsel opgenomen op een intensivecareafdeling. Hij is diep comateus en moet mechanisch worden beademd. De moeder van de jongen heeft het gevoel dat zij onvoldoende voor haar zoon kan doen. Zij zou graag iets doen waardoor zij contact met hem kan krijgen. Zij vertelt de verpleegkundige dat zij thuis bij spanning voor een examen altijd zijn voeten masseert met een massageolie met de etherische olie van lavendel. Hij kan daar enorm van genieten. De verpleegkundige geeft de moeder toestemming om de massages toe te passen. Als moeder haar zoon masseert, is er op de monitor een daling van de bloeddruk en de polsslag zichtbaar. De verpleegkundige bespreekt deze >>

>> observatie met de behandelend neurochirurg, die lachend aangeeft dat dit wel toeval zal zijn. Als de moeder van Tony een paar dagen niet komt, geeft de verpleegkundige, die geschoold is in massages, de voetmassage.

De moeder van Tony wil ook graag informatie over aanvullende behandelingen. Zij vraagt aan de verpleegkundige of er in het ziekenhuis een mogelijkheid bestaat om alternatieve therapie te ontvangen. Zij wil hier graag meer informatie over. De verpleegkundige geeft aan dat zij wel informatie kan geven over alternatieve therapieën.

Casus 3

Op de kinderafdeling werkt een kinderverpleegkundige die een opleiding therapeutic touch (TT) heeft gevolgd. Zij kan er enthousiast over vertellen. De leidinggevende van de afdeling heeft aangegeven dat zij deze interventie echter niet bij de patiëntjes op de afdeling mag toepassen omdat de artsen dat niet willen. De reden daarvoor is niet duidelijk. Andrea, een baby van 3 maanden, is op de afdeling opgenomen. Zij huilt lang en ontroostbaar. Tijdens een nachtdienst past de verpleegkundige toch TT toe, waarna het kind stil wordt en in slaap valt.

Drie casussen, in alle drie de gevallen wordt zowel reguliere zorg als complementaire zorg toegepast. In alle drie de casussen lijkt er daarnaast sprake van een ethisch problematische component.

In de eerste casus heeft de zorgvrager voor de behandeling van zijn ziekte zelf een keuze gemaakt (het slikken van ginkgo). Als gevolg van de voortschrijdende ziekte (vergeetachtigheid) kan hij er zelf echter niet voor zorgen dat hij het middel regelmatig slikt. Is het de verantwoordelijkheid van de arts en de verzorgenden de beslissing van meneer te respecteren en hem het middel op vaste tijden te verstrekken?

In de tweede casus heeft een complementaire interventie mogelijk effect op de (patho)fysiologie van de zorgvrager. Is dit schadelijk voor de zorgvrager? Hoe worden voordeel en schade vastgesteld? De verpleegkundige geeft voorlichting over alternatieve therapieën. Mag de verpleegkundige niet-reguliere therapieën aanbevelen zonder medeweten van de behandelend arts?

In de derde casus heeft de verpleegkundige tegen het 'informele' afdelingsbeleid in gehandeld. Het had op de baby echter een gunstige uitwerking. Kan dit als weldoen voor de zorgvrager worden gezien?

Reflectie
- Hoe zou jij zelf handelen in de beschreven casussen? Waarom?

9.1 Wat is ethiek?

bezinning op
moraal

Ethiek is de systematische bezinning op het normatief handelen, beschouwd vanuit goed en kwaad. Het is een bezinning op moraal. Moraal is wat wij als mensen waardevol (waarden) en normaal (normen) vinden. Moraal gaat over normatief handelen bezien vanuit goed en kwaad, juist en onjuist. Ethiek gaat dus over menselijk handelen ten opzichte van elkaar, maar ook ten opzichte van de leefwereld om ons heen, zoals onze omgang met dieren en planten of met het milieu. Ethiek gaat over normatief handelen, over behoorlijk en onbehoorlijk gedrag, afgemeten aan bepaalde normen en waarden. De motivatie of intentie achter het handelen is van groot belang. Mensen kunnen hetzelfde doen vanuit totaal verschillende intenties of met een totaal verschillende motivatie. Zo kan een arts beslissen aan een stervende zorgvrager morfine te geven om zijn benauwdheid te verlichten, terwijl een andere arts morfine geeft in de hoop dat dit het stervensproces zal bekorten.

Medische ethiek is de bezinning op het moreel handelen in de gezondheidszorg.

9.2 Ethische principes

Een hulpmiddel bij het analyseren van ethische vraagstukken kan een weging tussen ethische principes zijn. Beauchamp en Childress (1) hebben een weging tussen vier principes voorgesteld:
- het respecteren van de autonomie;
- weldoen;
- allereerst geen schade berokkenen;
- rechtvaardigheid.

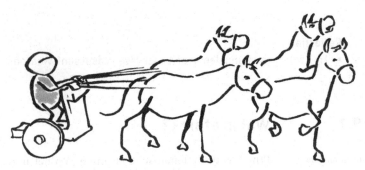

Figuur 9.1 Vier leidende principes van ethiek

principes met
prima facie-
karakter

De vier principes vormen op zichzelf geen algemeen normatieve theorie. Ze hebben een zogenoemd *prima facie*-karakter. Dat wil zeggen dat als in een bepaalde situatie verschillende principes met elkaar conflicteren, er geen regel bestaat die aangeeft welk principe bepalend is voor de oplossing van het probleem. De conflicterende principes worden gewogen. Er moeten dus argumenten worden gegeven waarom de ene regel of plicht, ontleend aan een van de principes, zwaarder weegt dan de andere. De vier principes zijn daardoor toepasbaar in diverse ethische theorieën. Zo kan met behulp van deze principes de doelmatigheid of nuttigheid van een bepaalde handeling worden afgewogen en kan eveneens een bepaalde handeling worden beschouwd vanuit een plichtsperspectief. Overwegingen of beslissingen waarom in het ene geval wel en in het andere geval niet kan worden overgegaan tot handelen, zijn met vaste onwrikbare regels niet haalbaar. Ethiek legt immers niet alleen vast wat goed en slecht is, min of meer geboden of verboden is, maar omschrijft eveneens wat waardevol, normaal, ideaal of nastrevenswaardig is. Dat kan verschillend zijn voor verschillende mensen. Een afweging tussen principes kan een waardevolle en praktische bijdrage leveren aan de ethische discussie over concrete dagelijkse problemen. Ieder principe heeft, als belangrijk houvast, zijn normatieve basis, maar de invulling ervan kan per situatie verschillen.

Het principe 'niet schaden' heeft in de ene casus een geheel andere waarde dan in een andere. Zo kan het behandelen van een ernstige longontsteking bij een jonge zorgvrager niet anders worden gezien dan weldoen, maar bij een hoogbejaarde demente zorgvrager als 'schade berokkenen'. Daardoor wordt de individuele casus recht gedaan. Het meervoudige van de principes maakt een nadere precisering noodzakelijk. Hoe kunnen we dit principe in een concrete situatie rechtvaardigen, of waarom juist niet? Waarom is er in een specifiek geval een conflict van principes, terwijl dat in een vergelijkbare situatie niet het geval was? Binnen de meervoudigheid aan

meningen en overtuigingen in onze samenleving bieden de principes een algemene basis, dat wil zeggen: het zijn principes die voor
de autonomie van de ander, weldoen, niet schaden en rechtvaardigheid in de zin van *fairness* algemeen aanvaard kunnen worden. Op
basis van deze principes kan verder worden geanalyseerd en
gedacht. Vrijwel alle levensovertuigingen kunnen in de principes
een leidraad vinden.

9.2.1   Autonomie

Het principe 'respect voor de autonomie' neemt een belangrijke
plaats in bij ethische discussies in de gezondheidszorg. Een eenslui-
dende inhoud van het autonomiebeginsel is niet te geven, daarvoor
verschillen de meningen over waarde, ideaal, reikwijdte en consequenties van het beginsel te veel. Het gaat in de gezondheidszorg
echter vooral om de zorgvrager en zijn wilsbeschikking. Respect
voor de autonomie is te vertalen als respect voor zelfbepaling, onafhankelijkheid of zelfbeschikking. Autonomie, letterlijk vertaald als
'zich zelf de wet stellen', is in de gezondheidszorg belangrijk in de
zin van 'baas over eigen lichaam blijven', zelf bepalen of je een door
een hulpverlener aangeboden onderzoek of therapie wel of niet wilt
ondergaan, zelf bepalen naar welke hulpverlener je wilt gaan, zelf
bepalen wanneer je gewassen wordt, of zelf bepalen dat je aan een
experimenteel onderzoek wilt meedoen. Autonomie heeft dus te
maken met vrijheid in keuzen, individu zijn, uniciteit van de persoon, zelfverantwoordelijkheid en zelfkennis.

respect voor
zelfbepaling,
onafhankelijkheid
of zelfbeschikking

informed consent

De *informed consent*, de op informatie gebaseerde toestemming voor
handelingen door anderen aan het toestemming gevende individu,
is van het principe 'respect voor de autonomie' afgeleid en vormt de
basis van de Wet op de Geneeskundige Behandelingsovereenkomst
(WGBO). Duidelijk is dat er 'dempende' factoren zijn op de zelfbeschikking van de zorgvrager. De invloed van ziekte, pijn, angst,
benauwdheid, persoonlijkheidsstructuur, leeftijd, enzovoort kan
een 'overwogen' beslissing of weigering in de weg staan. Ook de
wijze waarop de behandeling wordt voorgesteld, kan dempend zijn:
als de dokter suggereert dat alleen deze behandeling helpt en dat de
zorgvrager dom is als hij die niet wil ondergaan, valt er niet zoveel
te kiezen. Dat geldt zeker met betrekking tot *complementary and alternative medicine* (CAM): er zijn veel artsen die tegen de zorgvrager zeggen dat zij zich terugtrekken als de zorgvrager besluit (aanvullend)
naar een alternatief behandelaar te gaan. Complementaire zorg
door verpleegkundigen wordt in een instelling waar de medische
discipline ruim vertegenwoordigd is, soms verboden door artsen of
door de directie.

9.2.2 Niet schaden en weldoen

Via de opvatting dat het respect voor autonomie bescherming biedt tegen een onvrijwillige inbreuk op de integriteit van het lichaam, komen we op het volgende principe: 'niet schaden'. Hippocrates schreef: 'Ik zal naar mijn vermogen en beoordeling de zieken helpen en behandelen, maar zal het nooit aanwenden tot het aanbrengen van schade of letsel.' We moeten ons dan direct afvragen: wat is schade, wat is letsel? In de gezondheidszorg berokkenen we veel schade: we prikken naalden in aders, brengen infusen in, geven medicamenten met mogelijke bijwerkingen, snijden in lichamen en veroorzaken pijn. Wanneer een zorgvrager een ziekte krijgt, loopt zijn lichaam schade op.

schade voorkomen, herstellen, beperken

Het doel van de geneeskunde is schade te voorkomen, te herstellen of op zijn minst te beperken. Hierbij is het principe van 'niet-schaden' nauw verbonden met het volgende principe: 'weldoen'. Het aanbrengen van gips om een gebroken arm kan als weldoen worden gezien: het zal de zorgvrager nauwelijks schaden. Maar dit is niet altijd duidelijk. Het geven van chemotherapie leidt tot veel schade bij de zorgvrager (haaruitval, misselijkheid, beenmergdepressie en pijn), waarbij het weldoen (het genezen van de kanker) niet evident is. Het oefenen met een geopereerd lichaamsdeel kan pijnlijk zijn (schaden), maar noodzakelijk voor het herstel (weldoen).

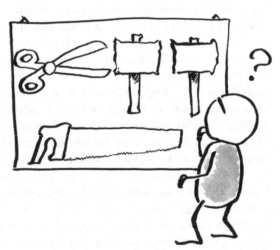

Figuur 9.2 Afweging tussen twee principes: weldoen of schaden

Hier toont de principe-ethiek haar waarde: afweging tussen twee principes. Het is de primaire intentie van hulpverleners om 'wel te doen' en zo min mogelijk schade te berokkenen. Maar soms moet je (veel) schade toebrengen om wel te kunnen doen. Om nogmaals Hip-

pocrates aan te halen: 'Salus aegroti suprema lex', of wel: het welbevinden van de zieke is het belangrijkste richtsnoer. Maar wat is welbevinden, wat is weldoen? Het is niet eenvoudig dit helder te
beschrijven. Wat goed is voor de een, is dat minder of niet voor een
ander. Soms is 'niet-handelen' weldoen. Het leven redden van een
jeugdige zorgvrager is weldoen, maar van een hoogbejaarde met
eenzelfde aandoening soms niet. Het is van groot belang een balans
te zoeken tussen weldoen en niet schaden. Weldoen is kwaad of
schade voorkomen of bestrijden en het goede nastreven. We moeten
echter niet uit het oog verliezen dat nu juist het toepassen van
geneeskunde 'kwaad doen' kan zijn en de zorgvrager schade kan
berokkenen. Er moet altijd een afweging van baten en lasten plaatsvinden.

9.2.3 Rechtvaardigheid

Rechtvaardigheid gaat over een rechtvaardige, eerlijke verdeling
van schaarse middelen: geld, een ziekenhuisbed, een plaats in een
verpleeghuis, een orgaan voor transplantatie, een plaats op de
wachtlijst, verzorging van het hoofdhaar of van de voeten, aandacht
en tijd voor een troostend gesprek. Rechtvaardigheid heeft een
utiliteitsbeginsel   beginsel van utiliteit in zich: zo veel mogelijk goeds voor velen. We
kunnen dit helaas niet altijd bereiken, en dan zullen er keuzen
gemaakt moeten worden.

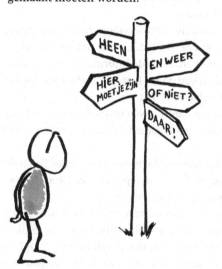

Figuur 9.3 Keuzen maken is noodzakelijk

9.3 Ethische principes toegepast op complementaire zorg

Net als in de reguliere zorg zijn de ethische principes ook toepasbaar in de complementaire zorgverlening. Hoe ziet die invulling er dan uit?

9.3.1 Respect voor de autonomie van de zorgvrager

Het respecteren van de autonomie van de zorgvrager is volgens velen een van de belangrijkste ethische principes. De zorgvrager maakt eigen keuzen, gebaseerd op zijn eigen gewoonten en overtuigingen, informatie van bekenden en uit de media, en op basis van professionele informatie. De keuze die de zorgvrager maakt respecteren wij. Of niet?

Een belangrijke invulling van het principe 'respect voor de autonomie' is de geïnformeerde toestemming. Op basis van de informatie die de zorgvrager van een hulpverlener ontvangt, beslist hij of hij zich wil laten onderzoeken en/of behandelen.

geïnformeerde toestemming

Zorgvragers moeten dus uitvoerig en vooral eerlijk worden geïnformeerd, over alle mogelijkheden en onmogelijkheden van de behandeling en zorgverlening. Dit geldt zowel in de reguliere en de niet-reguliere zorg, als in de complementaire zorg. Dit alles uit respect voor de zorgvrager.

De informatie die de zorgvrager heeft over complementaire interventies, is vaak onvolledig, soms onjuist. De verpleegkundige dient dit op te merken. Door de informatie aan te vullen is de zorgvrager beter in staat een goede keuze te maken. De informatie moet zo veel mogelijk gebaseerd zijn op wetenschappelijk onderzoek. Het is belangrijk om aan te geven wat wel en wat niet binnen de instelling kan worden gerealiseerd. Anders worden valse verwachtingen gewekt.

Uiteindelijk beslist de zorgvrager welke behandeling en zorg hij wenst. Zorgverleners accepteren deze keuze, ook als dat niet hun eigen keuze zou zijn geweest.

Het is aan de verleners van complementaire zorg hun handelen als normaal en vooral onschadelijk (en wel degelijk als heilzaam) handelen te positioneren. Het is van belang complementaire zorg ook echt als complementaire zorg te verdedigen: aanvullend, ondersteunend en gericht op het welbevinden *naast* de reguliere behandeling.

Hulpverleners moeten daarbij binnen de grenzen van hun vak blijven. In de Wet op de Beroepen in de Individuele Gezondheidszorg

(Wet BIG) is de deskundigheid van de verpleegkundigen aangegeven als: handelingen op het gebied van observatie, verplegen, verzorgen en begeleiden, en het uitvoeren van handelingen in opdracht van een arts.

9.3.2 Weldoen aan de zorgvrager en de zorgvrager geen schade berokkenen

Met de behandeling van de aandoening of klacht van de zorgvrager doen hulpverleners 'wel' aan de zorgvrager. Zij komen hem of haar tegemoet in de hulpvraag. Duidelijk moet zijn dat alles wat behandelaars aanbieden, gebaseerd moet zijn op de overtuiging en het liefst op bewijs (*evidence*) dat het 'weldoet'. Dit geldt voor reguliere, voor niet-reguliere (alternatieve) en voor complementaire zorg. Veel zorgvragers vinden niet-reguliere en complementaire zorg aantrekkelijk omdat zij aannemen dat het effectief is en geen schade berokkent. De werkelijkheid is dat we dat van sommige zorg gewoonweg niet weten omdat er nog te weinig bewijs bestaat dat de voordelen groter zijn dan de nadelen.

zorg die weldoet

Bij het verlenen van zorg moeten de voordelen (weldoen) dus worden afgewogen tegen de nadelen (schade). Veel niet-reguliere zorg wordt gegeven terwijl er onzekerheid bestaat over deze aspecten. Nu is onzekerheid geen onbekende factor in de geneeskunde. Ook in de reguliere zorg zijn uitkomsten en werking van zorg onzeker.

De zorgvrager hoeft overigens geen schade te ondervinden als hij een therapie als niet-wenselijk beoordeelt. Ook het ontbreken van effect is 'niet-weldoen'. Veel kritiek op niet-reguliere en complementaire zorg betreft dit laatste: het doet gewoon niets, of het effect is een placebo-effect. En als iets geen (positief of negatief) effect heeft, moet je het nalaten. Maar als iets een placebo-effect heeft, dan heeft het effect en moet je ermee doorgaan. Genezing van een ziekte is niet alleen een lichamelijke aangelegenheid, maar wel degelijk ook een psychische. De geest volgt het lichaam, en het lichaam volgt de geest.

placebo-effect

Een regelmatig gehoorde opmerking is dat reguliere artsen en andere zorgverleners meer aandacht zouden moeten hebben voor de geestkracht van zorgvragers en de psychologische aspecten van reguliere zorg (of het gebrek daaraan?). Het is aan de niet-reguliere behandelaars en aan de verleners van complementaire zorg voor evidence te zorgen dat deze zorg effectief en werkzaam is en de zorgvrager geen schade zal berokkenen.

Reguliere behandelaars moeten er echter ook begrip voor hebben dat complementaire zorg 'holistisch' van aard is en daardoor moeilijk meetbaar in reproduceerbare, kwantificeerbare resultaten.

Sommige complementaire interventies hebben een bijzondere, meer filosofische basis, die niet verenigbaar is met de basis en kennis van reguliere zorg (bijvoorbeeld TT), waardoor bewijs met conventionele methoden moeizaam zal zijn. Daarentegen kunnen resultaten wel op effect en schade en dus op veiligheid worden gedocumenteerd.

9.3.3 Bevorderen van rechtvaardigheid

Rechtvaardigheid gaat over een eerlijke verdeling van (schaarse) zorg. Als complementaire zorg effectief is gebleken bij de behandeling van bepaalde aandoeningen of symptomen, moeten zorgvragers de mogelijkheid hebben er gebruik van te maken. Als de zorg effectief is bij het voorkomen van ongewenste bijwerkingen van reguliere zorg of het herstel bevordert, zoals in de derde casus, moeten zorgvragers deze zorg kunnen krijgen. De zorg is dan complementair aan de reguliere behandeling, doet de zorgvrager 'wel', voorkomt schade en zal daarom moeten worden aangeboden aan alle zorgvragers die daarvoor in aanmerking komen. Dat is rechtvaardig.

Tips voor een ethische discussie
- Betrek alle belanghebbenden in de discussie: zorgvrager, familie of naasten, arts, verpleegkundigen en verzorgenden, andere hulpverleners.
- Vraag de betrokkenen naar hun achtergronden: wat zijn hun beweegredenen?
- Evalueer of er voldoende informatie voorhanden is: ga op zoek naar wetenschappelijke onderzoeksgegevens.
- Bespreek wat de onderliggende waarden zijn voor de meningen van de betrokkenen. Hoe zit het met de genoemde ethische principes:
  - autonomie;
  - weldoen;
  - niet schaden;
  - rechtvaardigheid.
- Welke andere belangrijke waarden en normen zijn er in het geding?
- In de discussie vindt een afweging plaats van de verschillende principes. Hierbij is het van belang dat de deelnemers bereid zijn hun beweegredenen te onderzoeken, te luisteren naar anderen, en niet te blijven steken in een welles-nietesopstelling.
- Het mooiste is een beslissing op basis van consensus. Soms is dat echter niet mogelijk. Bepaal wiens mening in deze situatie het belangrijkst is.

9.4   Evaluatie van de casussen

Casus 1

Om te beginnen heeft de arts van het verzorgingshuis geen respect voor de zelfbeschikking van meneer Jacobus. De bewoner heeft zelf de keuze gemaakt ginkgo (*Ginkgo biloba*) te gebruiken om zijn geheugenproblemen als gevolg van dementie te verminderen. De verzorgende die vraagt om meer informatie, maakt een belangrijke opmerking: voordat een professioneel oordeel kan worden geveld, moet eerst beschikbare informatie worden gezocht. Een gerandomiseerd, dubbelblind, placebogecontroleerd onderzoek onder 309 zorgvragers met dementie van Alzheimer liet zien dat degenen die 120 mg ginkgo-extract kregen, duidelijk minder last hadden van geheugenproblemen. In andere vergelijkbare onderzoeken werd hetzelfde effect aangetoond (2, 3). *Evidence based* dus.

De goede kennis van meneer Jacobus en de verzorgenden die het middel kennen, hebben het gelijk dus aan hun kant. De arts in het verzorgingshuis veroordeelt de behandeling als 'niet-effectief' en 'alternatief geneuzel' op basis van onkunde. Door deze opstelling heeft de arts ook geen zicht op eventuele interacties met de reguliere medicatie en wat de gevolgen zijn als meneer Jacobus eventueel stopt met de gingko. De arts berokkent de zorgvrager schade en doet hem niet wel. Onethisch dus. Het is correct dat de arts wordt aangesproken op zijn ongefundeerde beslissing. In het uiterste geval zou er een klacht tegen de arts kunnen worden ingediend.

Als het middel werkzaam is, zou het niet alleen aan meneer Jacobus moeten worden aangeboden, maar ook aan andere zorgvragers met de ziekte van Alzheimer (rechtvaardigheid). De verzorgenden merken dat terecht op.

De verzorgende die vindt dat 'iedereen maar moet doen wat hij niet laten kan', lijkt wel respect te hebben voor de autonomie van de zorgvrager. Toch zou zij wat meer interesse in de beweegredenen van de zorgvrager kunnen hebben. Met deze houding komt zij er niet achter op welke gronden meneer Jacobus deze beslissing heeft genomen en of er misschien aanvullende informatie nodig is.

Het is een goede zaak dat de discussie in het team plaatsvindt: bij een dergelijke discussie is het van belang dat je je baseert op feiten en elkaar bevraagt op onderliggende (ethische) principes. Uiteindelijk kan er dan een afweging worden gemaakt op basis van ethische argumenten.

Casus 2

De ouders van Tony zijn z'n wettelijk vertegenwoordigers. Zij beslissen voor de jongen. De arts en verpleegkundige lijken deze keuze ook te respecteren.

De massage met etherische olie van lavendel heeft effect: daling van polsslag en bloeddruk. Dit effect komt overeen met gegevens uit wetenschappelijk onderzoek (zie hoofdstuk 11 en 13). Kan dit effect als weldoen of als schaden worden beschouwd? Dat is niet helemaal duidelijk. In hoeverre de daling van de polsslag en de bloeddruk in deze situatie wenselijk is, is op basis van deze informatie niet te zeggen, want we kennen de exacte meetgegevens niet. Daling van bloeddruk en polsslag wordt gezien bij ontspanning en pijnvermindering. Normaal gesproken vindt Tony de massages prettig. Er zal overleg moeten plaatsvinden tussen de arts, de moeder van Tony en de verpleegkundige om de betekenis van de massages bij Tony te kunnen bepalen.

De arts erkent niet dat de massages met etherische olie effect hebben op bloeddruk en polsslag. In hoeverre deze houding een gesprek in de weg staat, is onduidelijk. De voetmassages worden wel uitgevoerd. De verpleegkundige kan literatuur zoeken waaruit blijkt wat het effect is van massage met etherische olie en nogmaals met de arts in gesprek gaan.

De moeder van Tony vraagt informatie over een niet-reguliere behandeling naast de reguliere zorg. In principe is zij vrij in de keuze van een hulpverlener. Zij heeft behoefte aan informatie over alternatieven. De vraag is wie die informatie kan geven. De arts is eindverantwoordelijk voor de behandeling. De verpleegkundige doet er verstandig aan eerst met de arts te overleggen of hij deze informatie kan geven. De arts zou zijn persoonlijke twijfel achterwege moeten laten en zich baseren op feiten. Als hij zelf onvoldoende op de hoogte is, kan hij doorverwijzen naar anderen die de kennis wel hebben. Dat kan eventueel de verpleegkundige zijn, als zij wel over deze kennis beschikt (en intussen kan hij zich bijscholen). Het is belangrijk dat de informatie eerlijk en objectief is en dat wordt aangegeven of er in het ziekenhuis ook feitelijk mogelijkheden zijn om deze therapieën te ontvangen. Als de arts noch de verpleegkundige in staat is deze informatie zelf te geven, kunnen zij doorverwijzen naar organisaties of personen die deze kennis wel hebben.

Casus 3

Dit is een moeilijke casus. Volgens de leidinggevende van de verpleegkundige willen de artsen niet dat er TT wordt toegepast, zonder dat er een goede reden voor gegeven is. De verpleegkundige gaat 'ten einde raad' tegen dit informele beleid in en oogst succes. Waarschijnlijk handelt de verpleegkundige niet onethisch. Er zijn geen argumenten gegeven waarom het niet mag. Therapeutic touch zit dicht tegen normale empathische omgang met een zorgvrager aan. Het past in de holistische visie van goede zorg. Eigenlijk is het dus 'normaal' verpleegkundig handelen. De grondlegster van de verpleegkunde, Florence Nightingale, schreef dat verpleegkundigen er zorg voor moeten dragen een omgeving te creëren die het natuurlijke genezingsproces bevordert. Verpleegkundigen hebben tegenwoordig vaak het gevoel dat zij aan het echte verplegen en zorg verlenen niet meer toekomen. Ze voelen zich het verlengstuk van de arts en moeten zich vaak met allerlei technische zaken bezighouden. Dat is een van de redenen waarom complementaire zorg hen aanspreekt. Het biedt een mogelijkheid meer inhoud te geven aan het zorgaspect van hun werk.

Een moreel relevante vraag is hier: berokkent het schade? Waarschijnlijk niet. Ethisch gezien is er dus eigenlijk geen bezwaar. Een andere vraag is: geven de ouders van het kind, de wettelijke vertegenwoordigers, toestemming? Dit zal eerst met hen besproken moeten worden.

Als er in de instelling een formeel verbod voor complementaire zorg is, moet de verpleegkundige zich schikken naar het beleid van het ziekenhuis. In 2002 waren er in het Universitair Medisch Centrum St Radboud in Nijmegen al ruim dertig verpleegkundigen die TT toepasten op tien verschillende afdelingen. In 2003 heeft de directie van het ziekenhuis, op onduidelijke gronden, besloten de methode te verbieden.

9.5 Besluit

De definitie van complementaire zorg die in dit boek wordt gehanteerd, luidt:

Definitie complementaire zorg

Complementaire zorginterventies zijn die verpleegkundige interventies binnen het verpleegkundig proces en de verpleegkundige praktijk, die toegepast worden op basis van natuurlijke therapieën om het zelfhelende vermogen van de zorgvrager te ondersteunen, te stimuleren of te activeren en waarbij de zorg betrekking heeft op de mentale, emotionele, lichamelijke, spirituele en sociale behoeften van de zorgvrager, zodat hij een staat van welbevinden kan (her)winnen (4).

Hoewel deze definitie een uitspraak doet over wat complementaire zorg is, is er niettemin veel discussie over de vraag of deze interventies nu wel of niet tot het verpleegkundig domein behoren, en als ze dat doen, of ze dan wel voldoende evidence based zijn. Soms verbieden zorginstellingen het toepassen van complementaire zorg, andere nemen de zorg juist op in hun zorgverlening.

De ethische problemen die zich bij niet-reguliere en complementaire zorg voordoen, zijn net als in de reguliere zorg goed te analyseren met een afweging tussen basale principes. Net als bij reguliere zorg moet bij complementaire zorg de zorgvrager eerlijk en volledig worden geïnformeerd, moet schade worden voorkomen en moet weldoen sturinggevend zijn. Het is rechtvaardig dat zorgvragers de positieve effecten van complementaire zorg kunnen ervaren. Hun deze zorg onthouden omdat evidence ontbreekt, is niet in overeenstemming met een zorgvragergerichte behandeling en zorg.

10 Complementaire zorg en de zorgverlener

Martine Busch

Complementaire zorg is bedoeld als ondersteuning voor zorgvragers om hen meer ontspanning te bieden en hun welbevinden te vergroten. Om dit goed te kunnen doen moet de zorgverlener natuurlijk goed geschoold zijn in de gekozen complementaire interventies, maar het betekent ook dat de zorgverlener stil moet staan bij zichzelf. Zij zet zichzelf ook als 'hele' mens in en heeft daarmee invloed op de kwaliteit van de relatie met de zorgvrager. Wie ben ik? Hoe sta ik in deze relatie? Wat is mijn intentie? Dit zijn vragen die de zorgverlener helpen als mens, binnen haar beroep, zo goed mogelijk verbinding te maken met de ander en ook met zichzelf.

Hulpmiddel daarbij is het *centeren*, het richten van de aandacht in het moment. Maar het betekent ook: *zorgen voor jezelf.* Zorgen voor jezelf op lichamelijk en geestelijk gebied is een belangrijke voorwaarde om goed voor anderen te kunnen zorgen. Het betekent immers dat de zorgverlener zichzelf serieus neemt en dat zij zichzelf in de optimale conditie brengt om de relatie met een ander, die zorg nodig heeft, aan te gaan.

Vanuit de gecenterde houding kunnen kwaliteiten als *empathie* (het inleven in de ander) en *intuïtie* (het snel en wezenlijk kennen en aanvoelen van de behoeften van de ander) worden aangeboord. Deze combinatie maakt dat de zorgverlener *waarlijk aanwezig kan zijn* en zich kan openstellen voor de zorgvrager. Wanneer de zorgvrager deze aanwezigheid, deze fundamentele betrokkenheid ervaart, zal hij zich ook kunnen openstellen voor de zorgverlener, waardoor de relatie tussen beiden wordt verdiept en een helende werking kan krijgen.

Omdat de verpleegkundige zich als hele persoon inzet in de zorgrelatie, zal die haar ook veranderen. Ook zij groeit door het waarlijk aanwezig zijn en door het wezenlijke contact van mens tot mens met de zorgvrager, dat daarvan het resultaat is. Veel verpleegkundigen ervaren deze verbondenheid van mens tot mens als een aspect van een grotere verbondenheid met het universum. Zij ervaren zichzelf en de ander als deel van een groter geheel. Deze beleving raakt aan een gevoel van zin en richting in het leven, en wordt daarom vaak in één adem genoemd met *spiritualiteit*.

10.1 Centeren

Alle vormen van complementaire zorg vragen van de zorgverlener dat zijzelf met al haar aandacht aanwezig kan zijn in het contact met de zorgvrager. Een manier om dat te doen is centeren.

in je centrum zijn Centeren hangt samen met het 'in je centrum' zijn. Het veronderstelt van de zorgverlener dat zij eerst zelf zo veel mogelijk in balans, in 'haar eigen centrum' is, voordat zij iets bij of voor iemand anders gaat doen. Centeren betekent dat zij niet afgeleid is door de dingen die geweest zijn, en ook niet door de dingen die nog gaan komen. Centeren betekent dus dat de zorgverlener met haar aandacht in het moment is: ze is alleen maar bezig met wat ze nu, op dit moment doet.

Prikkels van buiten (andere mensen of geluiden) en prikkels van binnenuit (eigen gedachten en gevoelens) worden wel geregistreerd, maar de zorgverlener zorgt ervoor dat haar aandacht er niet door gevangen wordt. Dat is belangrijk in het contact met de zorgvrager en om de gekozen interventie met de juiste intentie te kunnen uitvoeren. Maar het heeft ook consequenties voor de zorgverlener zélf. Want het betekent dat zij in staat is haar eigen negatieve gevoelens te herkennen, te erkennen en te verwerken. Waarom stoort het getik van de wekker haar? Waardoor komt het dat zij last heeft van het 'gebabbel' van het bezoek? Wat doet de confrontatie met pijn, verdriet, angst of de dood met haar? Hoe raken deze hevige emoties haar in haar eigen bestaan? Wat hebben ze voor consequenties voor de eigen emoties en gevoelens, de eigen geschiedenis, angsten en behoeften? Maar ook het erkennen en aanwezig laten zijn van positieve emoties en gevoelens helpen de zorgverlener zich bewuster te worden van haar eigen 'centrum', haar eigen kracht.

Door de aandacht eerst naar binnen te richten leert de zorgverlener dus ook haar eigen 'binnenwereld' beter kennen. Zij leert naar zichzelf te luisteren en haar grenzen en mogelijkheden beter aan te voe-

zelfkennis en len. Centeren leidt dus tot meer zelfkennis en bewustwording van
bewustwording de eigen belevingswereld, waardoor de zorgverlener ook beter weet wat haar uit balans brengt en wat haar weer terug in balans kan brengen (1).

Centeren
Centeren kent drie belangrijke elementen:
- lichamelijke balans;
- gereguleerde ademhaling en energiestroom;
- mentale rust.

Centeren in een ongemakkelijke, gespannen houding is moeilijk omdat de aandacht dan voortdurend naar de spanningsgebieden in het eigen lichaam gaat. Daarom probeert de zorgverlener zelf lichamelijk zo goed mogelijk in balans te zijn, niet alleen wat gezondheid betreft, maar zeker ook wat fysieke houding betreft. Voor iedereen geldt dat er binnen de eigen mogelijkheden een lichamelijke balans te vinden is. Dat kan door goed te 'gronden': als de zorgverlener stevig staat of zit, met een brede basis (voeten op heupbreedte), dan staat zij letterlijk in evenwicht en is zij minder kwetsbaar. Vanuit deze lichamelijke balans kan de zorgverlener zo veel mogelijk ontspannen. Zij hoeft immers niet zoveel moeite te doen om haar lichaam overeind te houden, zij staat (of zit) al stevig, met het zwaartepunt in het bekken en met een rechte rug.

Daardoor ontstaat er ook meer ruimte voor een rustige en ontspannen ademhaling. Als de ademhaling dieper wordt, wordt er meer zuurstof door het lichaam opgenomen en getransporteerd. Dit geeft een warm en vitaal gevoel. In veel culturen wordt de adem niet alleen geassocieerd met zuurstof, maar ook met energie (prana of chi). Een rustige en diepere ademhaling leidt in deze opvatting dan ook tot een evenwichtiger energiestroom.

Vervolgens kan ook de geest tot rust komen. Als het lichaam in een rustige houding is en de adem en de energie goed stromen, kan ook de geest ontspannen. De aandacht is meer naar binnen gericht en er ontstaat een rustige bewustzijnstoestand die de basis is om de relatie met de ander vorm te geven. Immers, de zorgverlener is niet meer afgeleid door allerlei niet-relevante prikkels, maar kan de aandacht *richten* in plaats van hem te laten *trekken* door allerlei bijkomstigheden (2).

lichamelijke balans *(marginalia)*

> **Oefening**
>
> Het is niet eenvoudig om de aandacht te richten. Centeren is vooral een kwestie van oefenen. Probeer eens 1 minuut lang aan een blauwe olifant met witte stippen te denken. Echt alleen aan die blauwe olifant met witte stippen. Doe je ogen dicht, zodat je je aandacht naar binnen kunt richten. Zodra er een andere gedachte in je opkomt, doe je je ogen open. Hoe lang heb je aan één ding kunnen denken zonder afgeleid te worden?
>
> Probeer het ook eens andersom: je mag 1 minuut lang aan alles denken wat er in je opkomt, maar niet aan een blauwe olifant met witte stippen! Lukt dat?

Gecenterd zijn is overigens geen statische toestand. Het is niet zo dat iemand uren achtereen gecenterd kan zijn. Het is ook niet nodig om voortdurend gecenterd te zijn. Als je 's avonds op de bank naar de tv zit te kijken, is het voldoende om lekker 'te hangen' en te ontspannen. Maar als je gericht een activiteit wilt uitvoeren, en zeker als die activiteit ook andere mensen betreft, dan is het voor alle betrokkenen beter om wel te centeren.

Centeren is ook geen nieuwe vaardigheid of toestand. Iedereen kent momenten waarin je gecenterd bent, met alle aandacht in het moment. Dat kan gebeuren tijdens het luisteren naar muziek, het wandelen in de natuur, een gesprek met iemand of tijdens het sporten. Waar het om gaat is dat de zorgverlener deze bewustzijnstoestand bewust leert herkennen en gebruiken in de zorgrelatie. En dat kan iedereen leren (3).

10.2   Zorg voor je eigen gezondheid

In het algemeen geldt dat iemand die zelf het goede voorbeeld geeft, meer gezag heeft. De dokter met ernstig overgewicht die zijn patiënt vertelt dat hij om gezondheidsredenen moet afvallen, zal echt minder serieus worden genomen. Een verpleegkundige die nog naar rook ruikt en gele vingers heeft als zij samen met de longpatiënt manieren voor hem zoekt om te stoppen met roken, zal bij haar adviezen ook niet op veel gezag kunnen rekenen. Kortom, als je vak 'gezondheid' is, mag je verwachten dat je op z'n minst probeert zelf zo gezond mogelijk te leven.

zelfdiscipline

Gezond en bewust leven is echter niet altijd gemakkelijk; het vraagt vooral zelfdiscipline. Dat is een bijzonder lastige opdracht. En natuurlijk is het niet zo dat iedere verpleegkundige dat zomaar kan en altijd blij en gezond is. Wat vooral van belang is, is dat de zorgverlener zich bewust is van haar eigen aandeel in de relatie met de zorgvrager en zich realiseert dat haar eigen lichamelijke en psychische gesteldheid daarin meeweegt.

energetische
beïnvloeding

Een complementair verpleegkundige gaat er daarnaast in haar filosofie van uit dat zij en de zorgvrager elkaar niet alleen in psychologische zin wederzijds beïnvloeden, maar ook energetisch. Volgens het energetische principe bestaat de mens ook uit energie, die in een gezonde situatie vrij en gelijkmatig door het lichaam stroomt. Deze energie is essentieel voor de vitaliteit en gezondheid en wordt in veel culturen gezien als de verbinding tussen lichaam en geest. Volgens deze opvatting beperkt de energie zich niet tot de grenzen van het fysieke lichaam, maar strekt ze zich ook tot daarbuiten uit: ieder mens heeft een energieveld in en om zich. Omdat de mens een open systeem is, dat in contact staat met zijn omgeving, wordt aangenomen dat dit ook geldt voor het energieveld. Met andere woorden: het energieveld staat in open verbinding met de omgeving en er is een continue uitwisseling met die omgeving. Net zoals we in- en uitademen, nemen we ook energie uit onze omgeving op en staan we die weer af (4, 5).

Wanneer we een relatie met iemand anders aangaan, gericht zijn op die ander en in zijn directe omgeving verkeren, vindt er dus ook een energetische uitwisseling of communicatie plaats. De twee individuele energievelden komen met elkaar in contact en vermengen zich. Zo bezien vormt de verpleegkundige meer dan een deel van de omgeving van de zorgvrager, zij *is* die omgeving (6).

Zorgen voor jezelf – het bewust omgaan met je eigen gezondheid – is dus niet alleen een privéaangelegenheid die je in je eigen tijd regelt. Zorgen voor jezelf is een belangrijke voorwaarde om voor iemand anders te kunnen zorgen.

10.3   Stress

Lichamelijke gezondheid en psychische gezondheid hangen nauw met elkaar samen. Wie niet goed voor z'n lichaam zorgt, zal op den duur ook psychische klachten krijgen, zoals vermoeidheid, depressieve gevoelens, wisselende stemmingen en dergelijke. En wie psychisch niet goed in z'n vel zit, z'n gevoelens en emoties niet goed kan reguleren, zal op den duur lichamelijke klachten ontwikkelen. In deze relatie tussen lichamelijke en geestelijke gezondheid speelt

omgaan met stress

het omgaan met stress een grote rol. Stress bestaat immers voornamelijk uit psychische spanning die zich 'vastzet' in het lichaam: we maken ons druk over alles wat er nog moet gebeuren, over wat er van ons en door onszelf wordt verwacht, over wat er allemaal niet op tijd afkomt, enzovoort. We staan voortdurend in de 'aan-stand' om maar zo goed mogelijk te presteren. En door die 'aan-stand' staat het lichaam klaar om actie te ondernemen: spieren worden aangespannen, er wordt meer adrenaline aangemaakt, de hartslag gaat omhoog, enzovoort. Als we niet op tijd op de 'uit-knop' drukken en voldoende ontspannen en herstellen, wordt de spanning te veel en raken we 'overspannen' (7).

In een omgeving met zieke mensen die een beroep doen op de zorgverlener en waarin soms onder hoogspanning of met een te krappe bezetting moet worden gewerkt, is stress een veelvoorkomend verschijnsel. Door de eigen signalen (op tijd) te herkennen en in te grijpen, bijvoorbeeld door 'nee' te zeggen en grenzen aan te geven, kan worden voorkomen dat stress schade aan de eigen gezondheid gaat aanrichten (8, 9).

Lichamelijke signalen van werkstress
- Aanhoudende moeheid.
- Slapeloosheid.
- Spierpijn, hoofdpijn, rugpijn.
- Maagpijn, darmstoornissen, slechte eetlust.
- Verminderde weerstand.
- Hartkloppingen, verhoogde bloeddruk, verhoogd cholesterolgehalte.

Psychische signalen van werkstress
- Niet meer tot rust kunnen komen, gejaagdheid.
- Prikkelbaarheid, irritatie.
- Sombere buien, huilbuien, piekeren, angst.
- Niet meer kunnen genieten, lusteloosheid, futloosheid.
- Besluiteloosheid, concentratieverlies, vergeetachtigheid.
- Onzekerheid, minder zelfvertrouwen.

Gedragsmatige signalen van werkstress
- Minder presteren en meer fouten maken.
- Steeds meer roken en veel alcohol en drugs gebruiken.
- Steeds meer slaap- of kalmeringsmiddelen gebruiken.
- Sociale contacten steeds meer uit de weg gaan.

balans tussen
draaglast en
draagkracht

De genoemde stresssignalen zullen voor de meeste zorgverleners herkenbaar zijn; iedereen heeft wel momenten dat het hem te veel wordt en dat lichaam en geest gaan protesteren. Goed omgaan met stress hangt samen met het vinden van het juiste evenwicht tussen draaglast (datgene wat we op ons bordje krijgen) en draagkracht (datgene wat we aankunnen). Draagkracht en draaglast variëren per periode en levensfase: het ene moment kunnen we meer aan dan het andere, in de ene periode hebben we meer zorgen dan in de andere. Het vinden van de juiste balans is dus een kwestie van voortdurend zoeken, met soms een snel resultaat en soms geen resultaat. Van belang is vooral dat we ons op tijd bewust zijn van de signalen die aangeven dat de balans verstoord is.

Tips om zo veel mogelijk in balans te blijven

- Bouw rustmomenten in.
- Doe één ding tegelijk.
- Laat het anderen weten als iets je te veel is.
- Zeg eens nee.
- Stel minder eisen aan jezelf.
- Neem tijd om te ontspannen.
- Leef gezond.

Reflectie

- Vind je dat je alleen complementaire zorg kunt toepassen als dit deel uitmaakt van je persoonlijke levensvisie?
- Vind je dat je alleen complementaire zorg kunt geven als je zelf 'heel' of gezond bent?

10.4   Communicatie

samenwerking tussen zorgverlener en zorgvrager

Een belangrijk aandachtspunt van complementaire zorg is de samenwerking tussen zorgverlener en zorgvrager. Daarin speelt verbale en non-verbale communicatie een grote rol. In de communicatie kan gezamenlijk worden gezocht naar wat de zorgvrager bezighoudt, wat zijn individuele behoeften zijn en wat voor hem de beste antwoorden op zijn vragen zijn. Via de communicatie maakt de zorgverlener haar betrokkenheid op de zorgvrager duidelijk: zij laat merken dat zijn lot haar ter harte gaat en dat hij iemand is die als persoon voor haar belangrijk is.

Dit betekent niet dat de verpleegkundige zonder meer alles doet wat de zorgvrager wil. Ook haar beleving telt mee, omdat die een rol speelt bij het luisteren naar en interpreteren van de verhalen en vragen van de zorgvrager. Mede daarom is het van belang dat de zorgverlener zich bewust is van haar eigen stemmingen en gevoelens (haar eigen 'gezondheid'). Deze benadering is ook terug te vinden in de belevingsgerichte zorg, waarin zowel zorgvrager als zorgverlener als subject aanwezig is (10). De zorgvrager is niet slechts object van zorg en de zorgverlener is ook niet alleen maar een zorgfunctionaris die blanco de gewenste handelingen verricht.

Kwalitatief goede communicatie – de ervaring dat je elkaar bereikt – heeft veel te maken met de mate waarin de zorgverlener er met haar volledige aandacht bij kan zijn. Een gesprek voeren met de zorgvrager, terwijl je intussen aan je boodschappenlijstje denkt, is niet bevorderlijk voor de kwaliteit van het contact. Eerder in dit hoofdstuk is beschreven dat centeren een goede manier is om met de aandacht in het moment te zijn.

samenwerking
tussen zorg-
verlener en
zorgvrager

Communicatie is dus voorwaarde tot samenwerking. In de communicatie probeert de zorgverlener de wereld van de zorgvrager te reconstrueren zoals hij die zelf beleeft. De zorgverlener probeert zich in te leven, zich voor te stellen hoe het leven met de ziekte voor de zorgvrager moet zijn. Zij doet dat door goed te luisteren naar wat de zorgvrager daar zelf over vertelt.

empathisch
vermogen

Daarvoor is empathie nodig: het zich kunnen inleven in de gevoelens van anderen. Zonder empathie praat men langs elkaar heen of ontstaan er meningsverschillen. Zonder empathie kan men elkaar niet echt begrijpen. Iedere verpleegkundige heeft geleerd empathisch te luisteren naar de zorgvrager. Toch krijgt empathie in de complementaire zorg nog eens extra aandacht. Dat heeft te maken met het feit dat het inlevingsvermogen zeer nauw samenhangt met gevoelens van verbondenheid en met het besef dat de andere mens wezenlijk is als wijzelf. De verpleegkundige die complementaire zorg wil toepassen en die de uitgangspunten daarvan serieus neemt, zal haar empathische vermogen dus verder (moeten) ontwikkelen.

10.4.1   Empathie

Empathie kan ook worden omschreven als actief luisteren. De luisteraar doet dan in feite twee dingen: zij spant zich maximaal in om de mededeling te begrijpen zoals die is bedoeld, en zij geeft voortdurend de boodschap dat zij de bijdrage(n) van de zorgvrager – en dus de zorgvrager zelf – goed begrepen heeft en bovendien waardevol vindt, wat de zorgvrager ook zegt.

luisterhouding,
reflecteren,
positieve
boodschap

Empathisch luisteren bevat drie ingrediënten: de luisterhouding, het reflecteren (herhalen) en de positieve boodschap (figuur 10.1). Het is niet gemakkelijk om alleen te reflecteren: in andere bewoordingen herhalen wat de zorgvrager heeft gezegd. We zijn snel geneigd te interpreteren wat de zorgvrager bedoelt of onuitgesproken zaken te benoemen. In de empathie is het onderscheid tussen interpreteren en reflecteren echter essentieel, want het is de bedoeling de zorgvrager de boodschap te geven dat de zorgverlener uiteindelijk positief staat tegenover zijn behoeften, zijn bedoelingen en zijn sluimerende mogelijkheden tot groei.

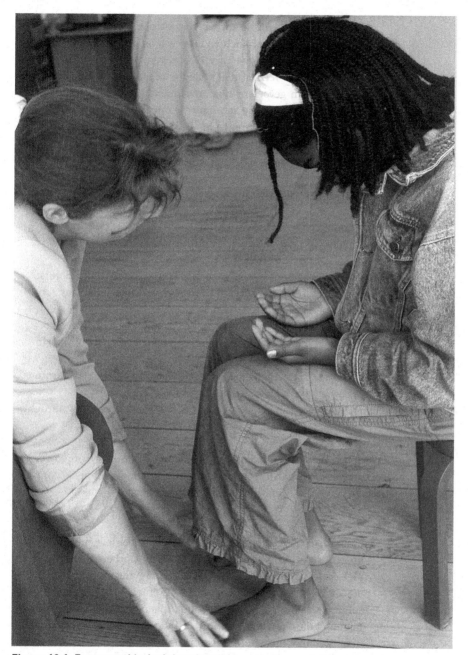

Figuur 10.1 Een empathische luisterhouding

Het reflecteren biedt de zorgvrager ook een kans zijn inzichten te nuanceren of nieuwe inzichten te verwerven. Want door te luisteren naar wat de zorgverlener heeft begrepen, kan hij zelf nagaan in welke mate zijn verhaal niet volledig weergeeft wat hij bedoelt, of welke van zijn gevoelens nog onvoldoende verwoord zijn. Voor de zorgverlener is het reflecteren nuttig om er zeker van te zijn dat zij de zorgvrager goed begrepen heeft voordat zij samen met hem een antwoord zoekt op zijn wensen en behoeften.

Drie ingrediënten van empathisch luisteren

1 Luisterhouding.
Zowel uit de non-verbale houding vol aandacht als uit het zich onthouden van commentaar blijkt dat de zorgverlener luistert.

2 Reflecteren.
De zorgverlener herhaalt zo goed mogelijk wat de zorgvrager zojuist gezegd heeft (reflecteren), bij voorkeur in haar eigen woorden, maar zonder interpretatie of antwoord.
Bij het reflecteren tracht men zo veel mogelijk de onderliggende gevoelens en bedoelingen te benadrukken en minder de concrete vorm waarin de uitspraak is gegoten.
Zorgvrager: 'Ik voel me vandaag verschrikkelijk. Ik snap niet waarom mensen met zoveel pijn moeten leven.'
Zorgverlener: 'U heeft vandaag veel pijn en dat geeft u een opstandig gevoel.'

3 Positieve boodschap.
De zorgverlener laat door haar houding merken dat zij de zorgvrager waardeert en kan dat eventueel verbaal bevestigen door bijvoorbeeld complimentjes te geven en de zorgvrager aan te moedigen.

Empathisch luisteren veronderstelt een positieve instelling ten opzichte van de medemens. Dit houdt bijvoorbeeld in dat de verpleegkundige ervan overtuigd is dat de zorgvrager het goed bedoelt, ook al zegt hij dingen die pijnlijk overkomen. En dat zij ervan overtuigd is dat de zorgvrager zinvolle dingen zegt, ook al begrijpt zij hem niet onmiddellijk. Dus wat de ander ook zegt, hoe vreemd zijn uitspraak ook lijkt, het berust op voor hem zinvolle behoeften en zinvolle observaties.

10.4.2   Intuïtie

Om de bedoelingen en behoeften van de zorgvrager beter te begrijpen kan intuïtie behulpzaam zijn. Veel verpleegkundigen geven aan dat zij gebruikmaken van hun intuïtie, bijvoorbeeld om te beoordelen welke interventie zij de zorgvrager op een bepaald moment wel of niet zullen aanbieden, hoe het met hem gaat en om vast te stellen of zij iets goed gedaan hebben of niet.

intuïtie: verinnerlijkte kennis

Intuïtie hoort bij holistische zorg, omdat dit begrip gestoeld is op kennis en ervaring van het geheel. Als je ervan uitgaat dat mensen onderling met elkaar verbonden zijn, kun je de ander dus ook kennen, net zoals je jezelf kunt kennen. Intuïtie is meer dan alleen 'aanvoelen', het heeft wel degelijk ook te maken met kennis en ervaring. In haar beschrijving van de ontwikkelingsgang van beginnend verpleegkundige naar expert, noemt Benner (11) intuïtie verinnerlijkte kennis. Waar de beginner theorie, rijtjes en procedures nodig heeft, en daardoor nog sterk rationeel bezig is, heeft de expert zich die kennis in de praktijk zodanig eigen gemaakt dat ze niet meer bewust voorhanden is. De expert heeft een klinische blik ontwikkeld, ziet snel verbanden en overziet het geheel. De kennis en ervaring zijn naar een ander, minder direct aanwezig bewustzijnsniveau 'gezakt', maar sturen wel het handelen. En wordt de expert gevraagd naar verantwoording in termen van protocol en evaluatie, dan wekt dat vaak irritatie. Die niet direct bewuste kennis en ervaring zijn immers moeilijk rationeel te beargumenteren. Meestal komt men niet verder dan: 'Het voelt nu eenmaal goed,' of 'Ik weet het gewoon.'

authenticiteit en creativiteit

Van der Kooij (12) benadrukt het belang van intuïtie in de zorg omdat het de basis vormt voor authenticiteit en creativiteit, die als essentiële elementen van de belevingsgerichte zorg worden beschouwd. Voorwaarde is dat de intuïtie als innerlijke stem hoorbaar is en niet wordt overstemd. Maar hoe luister je naar je intuïtie? Zelfvertrouwen speelt natuurlijk een rol en ook dat je je veilig voelt om te zeggen wat je ervaart. In de gangbare zorgpraktijk wordt intuïtie vaak opgevat als iets persoonlijks, als niet-professioneel of vaag. Daarom is een tweede voorwaarde dat de innerlijke stem van de intuïtie zich kan uitdrukken, dat er dus een taal voorhanden is om ervaring en beleving te verwoorden. Dat is soms niet makkelijk, omdat de verpleegkunde intussen een zakelijke, objectieve, rationele taal ontwikkeld heeft. Misschien is het ook een taak van de complementaire en belevingsgerichte zorg om gezamenlijk een taal te ontwikkelen, of misschien een oude (verpleegkundige) taal te herontdekken, waarin deze ervaringen weer benoemd kunnen worden.

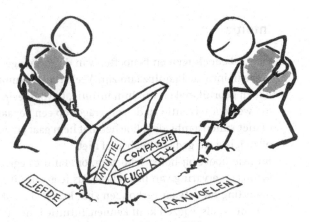

Figuur 10.2 Een oude taal herontdekken

Als intuïtie verinnerlijkte kennis is en samenhangt met het kunnen ervaren van de onderlinge verbondenheid tussen mensen, dan is het begrijpelijk dat verpleegkundigen die regelmatig complementaire zorg toepassen, aangeven dat hun intuïtie zich verder ontwikkelt. Want in het zorgen voor jezelf en in de discipline van het centeren, nemen zelfkennis en zelfinzicht toe. Hoe meer je jezelf kent, hoe beter je weet wat je wel en niet weet, hoe beter je de ander kunt kennen en hoe sneller je je kennis in nieuwe situaties kunt toepassen: een uitgelezen voedingsbodem voor intuïtie. Intuïtie kan dus door scholing en oefening worden vergroot.

Empathie en intuïtie behoren tot de 'deugden' of competenties van de verpleegkundige die de kwaliteit van de relatie met de zorgvrager helpen verhogen, maar ze zijn – evenals het begrip 'deugd' zelf – wat op de achtergrond geraakt bij de professionalisering van de verpleegkunde (13). Daarbij wordt immers vooral gebruik gemaakt van methodisch werken, zorgplannen, standaarden en protocollen, met zeer concrete en gedetailleerde beschrijvingen van het verpleegkundig handelen. Aspecten die te maken hebben met respectvolle bejegening, met betrokkenheid, met intentie en met een innerlijke attitude van de verpleegkundige gericht op de ander, zijn nu eenmaal moeilijk in regels en concrete richtlijnen te vangen.

Omdat complementaire zorg in haar uitgangspunten en beschrijving de persoonlijke kwaliteiten van de zorgverlener juist benadrukt, kunnen empathie en intuïtie uit de schaduw treden en opnieuw een plaats krijgen in de interactie tussen zorgverlener en zorgvrager.

professionalise-
ring van de
verpleegkunde

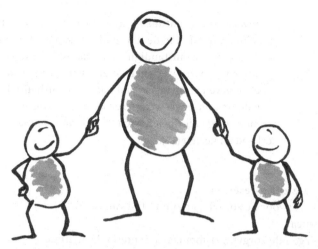

Figuur 10.3 Empathie en intuïtie horen bij de verpleegkundige

Reflectie

- Vind je dat intuïtie een kennisbron is voor de verpleegkundige? En dat het dus te leren is?
- Gebruik je zelf intuïtie als kennisbron in je werk? Zo ja, in welke situaties? Wat vind je dan de toegevoegde waarde van intuïtie?

10.5   Aanwezig zijn

Een goede communicatie, met de aandacht in het moment, gevoed door empathie en intuïtie, hangt samen met 'er zijn' of 'aanwezig zijn', een andere belangrijke component in de relatie tussen zorgverlener en zorgvrager.

niet weglopen   Aanwezig zijn houdt volgens Grypdonck in eerste instantie in: niet weglopen (14). Ook voor de zorgverlener kan de situatie zo oncomfortabel zijn, het verdriet en de angst zo intens, de onmacht zo groot, dat afwezig zijn (al of niet letterlijk weglopen) soms de enig haalbare optie lijkt. Aanwezig blijven veronderstelt in zo'n geval dus het aanvaarden van machteloosheid, het niets meer kunnen 'doen' en dat is in onze op resultaat en succes gerichte samenleving niet gemakkelijk. Het 'er zijn voor de ander' staat dan centraal en niet langer het oplossen van problemen of het verlangen naar herstel.

Bij het aanwezig zijn wordt dus niet iets gedaan. Er wordt juist niets gedaan, maar men *is* er, met zijn hele persoon. Aanwezig zijn heft iemands pijn niet op, bevrijdt iemand niet van zijn verdriet of onmacht, maar bevrijdt hem wel van de eenzaamheid van deze gevoelens.

Aanwezig zijn is natuurlijk niet alleen van belang in situaties van machteloosheid of in de terminale zorg, ook in minder ingrijpende en bedreigende omstandigheden is aanwezig zijn essentieel voor de relatie tussen zorgverlener en zorgvrager. In verschillende onderzoeken geven zorgvragers aan dat zij de authentieke aanwezigheid van de zorgverleners waarderen als een belangrijk aspect van de verleende zorg. Zij voelen zich daardoor als unieke, hele persoon erkend en gezien (15).

Aanwezig zijn (presence)
Definitie: er voor de zorgvrager zijn in tijd van nood.
Activiteiten:
- bejegen de zorgvrager met een accepterende attitude;
- verwoord je empathie of begrip voor wat de zorgvrager doormaakt;
- houd rekening met de tradities en opvattingen van de zorgvrager;
- ontwikkel een relatie met de zorgvrager op basis van vertrouwen en respect;
- luister naar de zorgen van de zorgvrager;
- zeg zo nodig een moment niets;
- raak de zorgvrager, indien van toepassing, aan om blijk te geven van je medeleven;
- bied de zorgvrager fysieke steun;
- blijf in de buurt van de zorgvrager zonder van zijn kant een interactionele reactie te verwachten;
- geef de zorgvrager en zijn familie zo nodig de gelegenheid in privacy samen te zijn;
- bied aan bij de zorgvrager te blijven tijdens de eerste interacties met anderen op de afdeling;
- maak de zorgvrager duidelijk dat je beschikbaar bent, maar ontmoedig afhankelijk gedrag;
- blijf zo nodig bij de zorgvrager om hem een gevoel van veiligheid te geven en zijn angst terug te dringen;
- stel de ouders gerust en help hen het kind te ondersteunen;
- blijf bij de zorgvrager wanneer hij angstig is en zorg ervoor dat hij zich lichamelijk en geestelijk veilig weet;
- bied zo nodig aan contact op te nemen met andere hulpverleners (bijvoorbeeld een geestelijke) (16).

Hoewel aanwezig zijn beschreven is als verpleegkundige interventie, is het per definitie iets wat niet te standaardiseren valt. Want zodra aanwezig zijn routine wordt, is de kern ervan verdwenen. Aanwezig zijn veronderstelt immers het inspelen op de unieke situatie van dat moment, vanuit een besef dat de zorgvrager een geheel is van per moment meer of minder veranderende behoeften, wensen, opvattingen en gevoelens. Overigens is deze houding van aanwezig zijn niet exclusief voor de verpleegkunde, ook in verschillende richtingen in de psychotherapie, zoals de *client-centered* therapie van Rogers, is aanwezig zijn een integraal en essentieel deel van de behandeling. Godkin (15) onderscheidt drie soorten van aanwezig zijn.

1 Aanwezig zijn aan het bed (*bedside presence*). Iedereen die zichzelf beschikbaar wil stellen voor de zorgvrager en bereid is zich voor hem te openen en zijn activiteiten af te stemmen op zijn behoeften, kan deze vorm van aanwezig zijn bieden. Dit gaat verder dan alleen fysiek aanwezig zijn; de zorgverlener maakt wel degelijk verbinding met de zorgvrager als unieke persoon. Deze vorm van aanwezig zijn is niet voorbehouden aan een verpleegkundige, maar kan ook worden geboden door een vrijwilliger, een mantelzorger of een andere professional.

2 Klinisch aanwezig zijn (*clinical presence*). Bij deze vorm van aanwezig zijn speelt de deskundigheid van de zorgverlener wel een rol. Door klinisch aanwezig te zijn kan zij haar professionele kennis en vaardigheden gebruiken om de unieke zorgvrager tegemoet te komen in zijn vragen.

drie soorten van aanwezig zijn

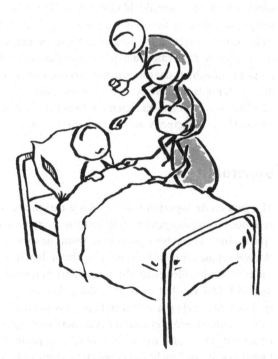

Figuur 10.4 Drie soorten van aanwezig zijn

3 Helend aanwezig zijn (*healing presence*). Deze vorm van aanwezig zijn is gebaseerd op aanwezigheid aan het bed en op de kennis en kunde van de verpleegkundige en hangt samen met het onmiddellijk weten wat werkt en weten wanneer te handelen. Het heeft te maken met zowel verpleeg*kunde* als verpleeg*kunst*.

Godkin legt haar model naast dat van Benner (17), dat de ontwikkeling van beginnend verpleegkundige tot expert betreft. De beginner, die de regels en standaarden nog als houvast nodig heeft, kan al wel gebruikmaken van 'aanwezig zijn aan het bed'. Zij heeft immers bewust gekozen voor dit vak en zal zich van nature kunnen richten op de ander en er voor hem zijn. Als zij het vak langer beoefent en voldoende vaardig is, zal de verpleegkundige ook klinisch aanwezig kunnen zijn. Maar pas de expert, die op basis van geïntegreerde kennis en veel ervaring intuïtief de situatie doorziet, kan helend aanwezig zijn.

In Nederland is nog geen onderzoek gedaan naar de persoonlijke en professionele ervaringen van complementair verpleegkundigen. Het is niet bekend of zij de verschillende aspecten van de relatie met de zorgvrager op dezelfde manier ervaren als uit buitenlandse onderzoeken blijkt. Wel valt op dat veel complementair werkende verpleegkundigen gemiddeld ouder dan 40 jaar zijn en dus al heel wat jaren in de zorg meelopen en veel ervaring hebben. Zij zijn enerzijds geconfronteerd met de grenzen van de gezondheidszorg en met die van henzelf (meer dan pas afgestudeerde verpleegkundigen) en gaan misschien daarom op zoek naar aanvullende mogelijkheden. Anderzijds hebben zij zoveel ervaring dat zij 'expert' verpleegkundige geworden zijn en zich misschien ook daarom aangetrokken voelen tot de principes van complementaire zorg.

10.6 Spiritualiteit

Alle genoemde aspecten van de relatie tussen zorgvrager en zorgverlener raken aan spiritualiteit: intuïtie, er zijn en verbondenheid. Spiritualiteit is een begrip dat vaak wordt geassocieerd met religie. Hoewel religie als inspiratie- en levensbron deel uitmaakt van spiritualiteit, is niet alle spiritualiteit religieus. Spiritualiteit is een geïntegreerd deel van het mens-zijn, dat gekenmerkt wordt door vertrouwen, het zoeken naar zin en betekenis van het leven, een gevoel van verbondenheid met anderen, van het overstijgen van het ik. Spiritualiteit als transformerende kracht bepaalt de persoonlijke levensweg, de zoektocht naar doel en betekenis van leven en sterven (18). Voor sommigen zal dat het beste tot zijn recht komen binnen een bepaalde religieuze traditie. Anderen combineren religieuze systemen met verschillende filosofische opvattingen. Weer anderen ervaren hun spiritualiteit op een meer persoonlijke manier buiten alle systemen om.

Spiritualiteit als verbondenheid
- Verbondenheid met het absolute.
- Verbondenheid met de natuur.
- Verbondenheid met anderen.
- Verbondenheid met jezelf.

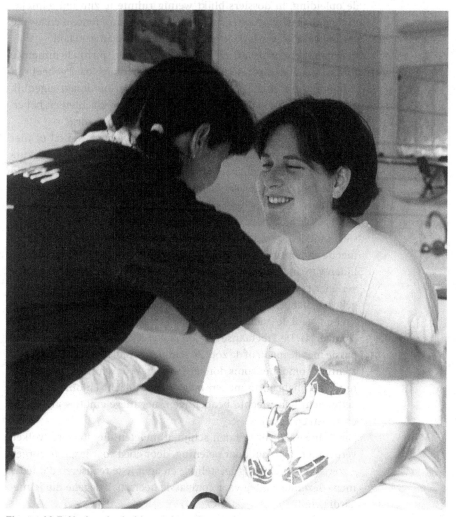

Figuur 10.5 Verbondenheid met de ander

Spiritualiteit is geen onbekend begrip in de verpleegkunde. Sinds enkele jaren is er in de zorg veel aandacht voor spiritualiteit, in het bijzonder voor spirituele behoeften en vragen van zorgvragers. Tesinga e.a. (19) concluderen dat spiritualiteit weliswaar wordt beschreven als taakgebied voor verpleegkundigen, maar dat dit begrip in het algemeen geen structurele plaats heeft binnen de verpleegkundige kennis en de verpleegkundige praktijk. Redenen daarvoor zijn onder meer onduidelijkheid over de spirituele dimensie binnen het verpleegkundig domein, onvoldoende tijd en prioriteit voor de spirituele behoeften van de zorgvrager, belemmerende factoren in de verpleegkundige zelf (zij beschouwt zichzelf bijvoorbeeld niet als gelovig) en gebrek aan deskundigheid door hiaten in de opleiding. In dossiers blijkt weinig ruimte te zijn om aantekeningen te maken over het spirituele en zingevingsdomein en als die ruimte er al is, wordt daar nauwelijks gebruik van gemaakt.

In een holistische opvatting hoort echter ook de spirituele dimensie thuis. De mens wordt immers gezien als een ondeelbaar geheel van lichaam, geest en ziel. Iedere menselijke ervaring draagt eigenlijk alle dimensies in zich, ook als iemand ziek is of klachten en beperkingen heeft en een beroep doet op de gezondheidszorg.

Ook de ervaringen van de verpleegkundige hebben een (al of niet uitgesproken) spirituele dimensie. Vooral wanneer de verpleegkundige waarlijk aanwezig kan zijn en de fundamentele verbondenheid met de zorgvrager ervaart, kan men spreken van een uiting van spiritualiteit.

Een belangrijk aspect van spiritualiteit is compassie. Want compassie, of mededogen, is bij uitstek een manier om die verbondenheid met de ander uit te drukken. Het is de diepgevoelde behoefte om het lijden van anderen te verlichten. Soms denkt men dat iedere hulpverlener compassie voelt, anders zou zij immers niet voor de zorg gekozen hebben. Maar hoewel compassie tot de intrinsieke kwaliteiten van de mens behoort, is het niet zo dat compassie er 'zomaar' is. De Tibetaanse leraar Chokyi Nyima (20) vergelijkt compassie met de maan of de zon. Ze schijnen altijd, maar zijn niet altijd zichtbaar omdat er soms donkere wolken voor schuiven. Die donkere wolken hebben te maken met onze aandacht en onze emoties: zelfgerichtheid, slechte bedoelingen, negatieve emoties als woede en angst, enzovoort.

Om compassie 'vol te laten schijnen' moeten die donkere wolken verdwijnen. Dat kan door oefening, door goed voor jezelf te zorgen – zowel lichamelijk als geestelijk – en door je te realiseren dat ieder mens dezelfde aanleg voor compassie heeft, ook degene die je niet aardig vindt.

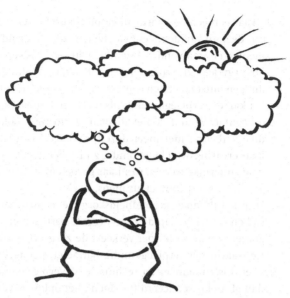

Figuur 10.6 Wolken van emoties belemmeren compassie

Compassie wordt gevoed door onvoorwaardelijke liefde. Onvoorwaardelijke liefde betekent dat de zorgverlener niets terugverwacht van de ander. De zorgverlener is waarlijk aanwezig, met aandacht en geduld, zonder storende gedachten en gevoelens, en zonder dat zij zelf iets nodig heeft van die ander. Dat is niet gemakkelijk, want ieder mens – ook de zorgverlener – heeft behoefte aan bijvoorbeeld waardering, dat anderen haar laten weten dat zij prijs stellen op wat zij doet. Daarom is het gemakkelijker compassie te voelen voor 'aardige' mensen dan voor 'lastige' mensen die de zorgverlener boos en negatief bejegenen.

Natuurlijk mag niet van iedere zorgverlener worden verwacht dat zij altijd in staat is vanuit onvoorwaardelijke liefde compassie te tonen. Ieder mens heeft zijn eigen grenzen en kan uit balans raken als hij die grenzen overschrijdt. Wel mag worden verwacht dat iedere zorgverlener stilstaat bij zichzelf en nadenkt over haar eigen grenzen en wat zij kan doen om die grenzen op te rekken zodat zij minder snel uit balans is.

10.7 Zelfreflectie

De uitgangspunten van complementaire zorg vragen van de zorgverlener dat zij bewust nadenkt over zichzelf, de ander, hun relatie en de relatie met het grotere geheel. Holisme betekent immers dat het hele universum een eenheid vormt en dat daarbinnen mensen met elkaar een eenheid vormen; verpleegkundige en zorgvrager maken dus deel uit van deze eenheid. Beiden zijn gevormd uit dezelfde elementen en staan onder dezelfde invloeden. Als een verpleegkundige de zorgvrager ziet zoals zij zichzelf ziet, verdwijnt de machtsverhouding en ontstaat er een contact van mens tot mens (21).

contact van mens tot mens

Dit kan de verpleegkundige als mens niet onberoerd laten. Want in dit contact verandert niet alleen de zorgvrager, ook de verpleegkundige is daarna niet meer dezelfde. Het contact voegt iets toe aan haar ervaringswereld en omdat zij probeert zich bewust te zijn van haar innerlijke wereld, van haar gevoelens, gedachten en intenties, groeit zij in dit contact als mens.

De praktijk van de gezondheidszorg is er echter niet op ingesteld om tijd en aandacht aan de zorgvrager te besteden én om voor jezelf te zorgen. Op de werkvloer verkeert de zorgverlener vaak in een positie waarin het verpleegkundig handelen noodgedwongen functioneel, instrumenteel en technisch is. Verpleegkundige zorg wordt dan al snel gereduceerd tot 'doen', het oplossen van problemen, en is vooral lichamelijk gericht.

Hoe zorgen we ervoor dat complementaire zorg in de praktijk niet ook slachtoffer wordt van de tijds- en werkdruk? Hoe voorkom je dat de verschillende vormen van complementaire zorg slechts nieuwe 'technieken' zijn, die weliswaar zijn toegevoegd aan het totale zorgaanbod, maar die in de praktijk in dezelfde routine worden uitgevoerd als veel standaardhandelingen?

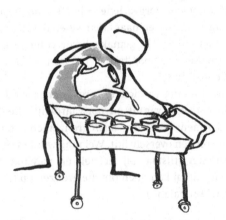

Figuur 10.7 Complementaire zorg is geen routinehandeling

Natuurlijk is het belangrijk dat er een draagvlak is om complementaire zorg toe te passen. En natuurlijk moet er ook budget zijn om zorgverleners adequaat te scholen en moet er aandacht zijn voor de implementatie van complementaire zorg op de werkvloer en in de organisatie (zie hoofdstuk 18).

Cruciaal bij de holistische uitvoering van complementaire zorg is echter niet alleen de externe organisatie, maar juist de 'interne organisatie' van de persoon van de zorgverlener zélf. Juist doordat zij zich bewust is van zichzelf en van haar rol in de relatie met de zorgvrager, juist door haar vermogen tot zelfreflectie kan zij complementaire zorg op een echt holistische manier uitvoeren.

10.8 Ontwikkeling tot complementair verpleegkundige

Oei, ik groei

Ik heb ooit tien jaar gewerkt in de wijkverpleging, in een verzorgingshuis en in de terminale zorg. Eigenlijk praatte ik toen al 'te veel' met mensen. Ik ging meer voor de aandacht voor de patiënt dan voor de praktische kant van gladde lakens of zo. Ik kon niet bij iemand binnengaan en dan in *no time* weer buiten staan, zeker niet in het weekend, omdat veel mensen juist dan eenzaam zijn. Soms nam ik wel eens mijn gitaar mee om muziek voor de mensen te maken, maar vaak was daar geen tijd voor. Dat is toch een spanningsveld in de zorg: veel protocollen, handelingen en tijdgebrek, en tegelijkertijd de behoefte aan aandacht. Ik heb goede hoop dat complementaire zorg ons in de verpleging helpt ons bewuster te zijn van het belang van aandacht.

In 1997 heb ik zelf een cursus *therapeutic touch* gedaan, en dat was voor mij het begin van een ontwikkeling op het gebied van complementaire zorg; ik geef nu ook ontspannings- en visualisatieoefeningen en heb me in voeding verdiept. Niet alleen dat, ook mijn eigen bewustwordingsproces kreeg een nieuwe impuls. Als je het uitgangspunt van het zelfhelende vermogen serieus neemt, geldt dat dus ook voor jezelf. Je beschikt zelf ook over een grote innerlijke kracht die je kunt aanspreken. Mij heeft dat enorm geholpen om me minder afhankelijk te voelen van anderen. Ik durf meer. Ik ben bewuster keuzen gaan maken, ik probeer meer bij mezelf te blijven in de dingen die ik doe of juist niet doe. Ik sta bewuster stil bij de vraag wie ik ben en niet zozeer meer bij wát ik ben.

Dat is trouwens niet altijd rozengeur en maneschijn hoor. Het is hard werken, soms confronterend of bedreigend, ook voor mijn omgeving ... Het is een beetje zoals de uitspraak 'Oei, ik groei'. Het is leuk en onontkoombaar, maar soms ook wel moeilijk en spannend ...

Toch kan ik niet meer terug. De behoefte aan rust en bezinning is te groot. Elke dag neem ik even tijd voor mezelf, ga ik rustig zitten, al is het maar tien minuten. Soms doe ik niet meer dan dat, soms doe ik een gerichte visualisatieoefening of concentreer ik me op een bepaalde vraag.

Omdat ik me krachtiger voel, durf ik nu ook mijn zachte kant meer te tonen. >>

>> Dat deed ik vroeger minder, toen was ik altijd aan het regelen en het doen. Nu sta ik zelf ook meer open voor de dingen die op mijn pad komen, ik hoef niet meer zoveel controle te hebben. Ik heb eigenlijk meer vertrouwen gekregen, in mezelf, maar ook in wat het leven me te bieden heeft.
Anja Bovendeaard, verpleegkundige en docent verpleegkunde, Centrum voor Zorg en Aandacht

Juist de persoonlijke kant van complementaire zorg spreekt veel zorgverleners aan, zoals Slater e.a. (22) vaststelden in een onderzoek onder een aantal leden van de American Holistic Nurses' Association (AHNA). De onderzoekers vroegen de verpleegkundigen naar hun ervaringen met en opvattingen over *holistic nursing* en uit die verhalen destilleerden zij een ontwikkelingsproces dat alle ondervraagden bleken te hebben doorgemaakt.

In dit proces zijn acht stappen te onderscheiden.

1 Het besef dat je als zorgverlener afwijkt van de gangbare verpleegkunde. De geïnterviewde verpleegkundigen gaven allen aan dat zij het medisch model te beperkt vonden en dat zij hun eigen ideeën en gevoel over holistisch verplegen daar niet goed in kwijt konden.

2 Toch bleken zij in staat in hun omgeving steun van gelijkgestemden te vinden, bijvoorbeeld in een werkgroep of door lid te worden van de AHNA.

3 Vervolgens zochten de verpleegkundigen een nieuwe balans. Dat lukte soms door (tijdelijk) uit de verpleging te stappen, een andere baan in een andere zorgsetting te zoeken, cursussen en opleidingen te volgen of door beter naar zichzelf en hun eigen wensen en behoeften te luisteren.

4 Deze nieuwe balans hing samen met toegenomen zelfzorg en verandering van leefstijl: gezonde voeding, meer beweging, zorgen voor geestelijke rust, bijvoorbeeld met behulp van yoga of meditatie, of door zelf alternatieve behandelaars te raadplegen. De verpleegkundigen waren van mening dat zij anderen niet goed zouden kunnen helpen als zij niet goed voor zichzelf zorgden.

5 De toegenomen zelfzorg leidde vervolgens tot meer zelfinzicht en vooral tot de constatering dat bewustzijn een belangrijke rol speelt in hun eigen gezondheid: hoe meer je je bewust bent van je eigen behoeften en mogelijkheden, hoe meer invloed je hebt op je eigen psychische en lichamelijke gezondheid.

6 Dit ging gepaard met een verdieping van de eigen spirituele gevoelens, het besef deel te zijn van een groter geheel dat zin en richting geeft aan het individuele bestaan. Alle geïnterviewden

vertelden dat spiritualiteit een grotere rol in hun leven is gaan spelen sinds zij zich met *holistic nursing* bezighielden.

7 Dat beïnvloedde ook hun ervaringen met het aanwezig zijn. Zij zagen dit uiteindelijk als de belangrijkste verpleegkundige interventie waarover zij kunnen beschikken. Zij beschreven het als beschikbaar zijn, bereid zijn om bij de zorgvrager te zijn zonder 'agenda', stil te zijn samen met de zorgvrager, een niet-oordelende kracht voor hem te zijn en hem de tijd en ruimte te gunnen die hij nodig heeft voor herstel en heel worden. Aanwezig zijn bleek voor alle geïnterviewde verpleegkundigen de kern van holistisch verplegen te zijn en bood hen de mogelijkheid opnieuw – maar nu anders – deel uit te maken van *mainstream*verpleegkunde.

8 De persoonlijke balans van de verpleegkundigen hielp hen zich ook bewuster te zijn van de balans van de zorgvragers. Zij letten niet alleen meer op lichamelijke, psychosociale, en spirituele aspecten, maar ervoeren ook steeds meer een al of niet aanwezige energetische balans bij de zorgvrager. Dit gold ook voor verpleegkundigen die zelf geen scholing hadden op energetisch gebied.

In dit ontwikkelingsproces van acht stappen zijn verschillende fases van verandering te onderscheiden.

Vijf fases van verandering
1 Op zoek naar informatie.
2 Nieuwe inzichten en interventies toepassen op anderen.
3 Heroriëntatie op eigen leefstijl en gezondheid.
4 Nieuwe inzichten en interventies toepassen op zichzelf.
5 Zelfkennis en zelfinzicht.

Duidelijk is dat het eenmaal ingezette ontwikkelingsproces geen einde kent: innerlijke groei en verdieping van spiritualiteit zijn levenslange processen.

Reflectie
• Herken je de stappen uit het ontwikkelingsproces bij jezelf of bij een collega? Wat is jouw (of haar) strategie om met deze ontwikkeling in jezelf om te gaan?

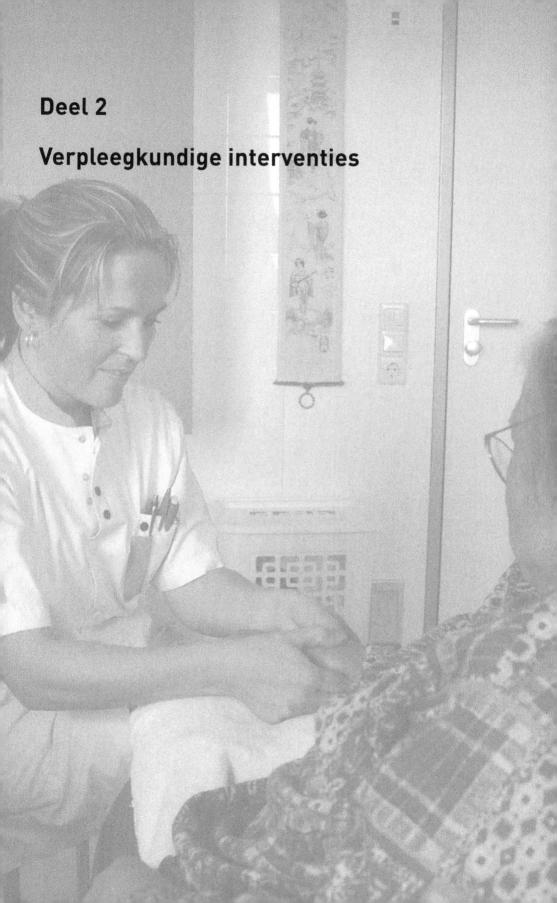

Deel 2

Verpleegkundige interventies

Inleiding

Susan Hupkens

Verantwoording

In deel 2 van *Inleiding in de complementaire zorg* worden de in Nederland meest gebruikte complementaire interventies besproken, te weten:

- massage;
- werken met kruiden;
- werken met etherische olie;
- werken met muziek;
- ontspanningsoefeningen;
- therapeutic touch (TT).

De Nederlandse Vereniging voor Complementaire Zorg onderscheidt veertien complementaire interventies (1) (zie hoofdstuk 1). Deze interventies worden niet allemaal even vaak toegepast. Uit het onderzoek van Bogaart e.a. (2) blijkt dat massage, etherische oliën en TT in Nederland het meest worden toegepast. Daarom worden deze interventies in dit deel beschreven. Voor de overige interventies is gekozen omdat:

- deze interventies in de zelfzorg al een belangrijke plaats innemen;
- deze interventies vrij gemakkelijk zijn in te passen in de verpleegkundige praktijk;
- er internationaal al wat meer onderzoek naar deze interventies is gedaan;
- voor deze interventies in Nederland ook (bij)scholingen gevolgd kunnen worden (in de Basisopleiding Complementaire Zorg of bij het Van Praag Instituut).

Opbouw van de hoofdstukken

De hoofdstukken in dit deel hebben een vaste structuur.

Inleidende casus

In deze casus wordt een voorbeeld gegeven van een complementaire interventie. De casussen zijn allemaal ontleend aan de reële ervaring van verpleegkundigen die deze interventie al toepassen in de praktijk. De casussen zijn uit verschillende settings afkomstig. Centraal in de casus staat de zorgvrager met zijn zorgvragen.

Geschiedenis, achtergrond, herkomst

Veel van de interventies die nu onder complementaire zorg vallen, zijn al honderden, soms duizenden jaren oud. In verschillende culturen wordt in de zelfzorg al lang gebruik gemaakt van deze interventies. Maar ook in de gezondheidszorg is er ervaring mee. Een aantal interventies, zoals het gebruik van kruiden, wordt overal ter wereld toegepast. Andere zijn ontwikkeld in een bepaald land. Zo komt TT uit de Verenigde Staten (VS).

Werkingsprincipe

In deze paragraaf wordt beschreven hoe de interventie werkt. Welke mechanismen liggen aan de werking ten grondslag? Welke ideeën bestaan er zoal over? Hoe kan de werking worden verklaard vanuit het holistische mensbeeld?

Aandachtspunten voor de keuze van de interventie

Het is van belang dat de verpleegkundige rekening houdt met een aantal zaken voordat een interventie wordt gekozen. Dit kunnen aandachtspunten zijn die de zorgvrager betreffen, aandachtspunten van de verpleegkundige en aandachtspunten vanuit de zorginstelling. Voor complementaire interventies kan een aantal gemeenschappelijke aandachtspunten worden genoemd. Die worden in deze inleiding besproken. Daarnaast zijn er voor elke interventie nog specifieke aandachtspunten. Om te veel herhaling te voorkomen worden in de afzonderlijke hoofdstukken alleen deze laatste nog genoemd.

Verpleegkundige diagnosen voor toepassen van de interventie

Complementaire interventies kunnen bij verschillende verpleegkundige diagnosen worden gebruikt. Verpleegkundigen die complementaire zorg toepassen, moeten aansluiten bij de gangbare modellen en theorieën in de verpleegkunde. Het verpleegkundig methodisch handelen (verpleegkundig proces) is een belangrijk

hulpmiddel voor planning, uitvoering en evaluatie van verpleegkundige zorg. In de Nursing Intervention Classification (NIC) (3) worden verschillende complementaire interventies genoemd en gekoppeld aan de NANDA-diagnosen. De NIC is hierin echter nog niet
volledig. De ontwikkeling van complementaire zorg gaat snel, zowel
in de theorie als in de praktijk. Complementaire zorg lijkt toepasbaar bij zeer veel verpleegkundige diagnosen.

In elk hoofdstuk is een tabel opgenomen, met daarin:

• de belangrijkste verpleegkundige diagnosen waarbij de interventie kan worden toegepast. De diagnosen zijn gekoppeld aan de
  gezondheidspatronen van Gordon.
• de bronnen waaruit blijkt dat de interventie effectief kan zijn bij
  de genoemde diagnosen. De gebruikte onderzoeksverslagen, tijdschriften of boeken waarin deze gegevens te vinden zijn, staan in
  de literatuurlijst van het betreffende hoofdstuk.
• aangegeven of de betreffende interventie in de NIC genoemd
  wordt bij een specifieke NANDA-diagnose.
• bijzonderheden en specifieke aandachtspunten voor de interventie. Hierbij kan worden gedacht aan de keuze van muziek, kruiden of etherische olie, keuze van een te masseren lichaamsdeel,
  intentie bij TT, enzovoort. Er worden specifieke observatiepunten
  of aanwijzingen genoemd.

Contra-indicaties

Ook voor complementaire interventies zijn er situaties waarin er
beter niet voor een bepaalde interventie kan worden gekozen. Niet
elke interventie is voor iedereen geschikt. In die situaties is het verstandiger een andere – complementaire of gangbare – interventie te
kiezen.

Effect van de interventie

Wat kan men verwachten van de interventie? Wat zal het resultaat
zijn voor de zorgvrager? Op welke manier kan zijn welbevinden door
deze interventie worden verbeterd? Voor een aantal interventies
geldt dat dit inmiddels redelijk kan worden onderbouwd met (bui-
tenlands) onderzoek. Dit wordt in deze paragraaf zo veel mogelijk
genoemd. Op dit moment is het nog onmogelijk volledig te zijn,
omdat er geen goed overzicht is van onderzoeken die relevant zijn
voor de verpleegkundige beroepsgroep. In ieder hoofdstuk wordt
ten minste één wetenschappelijk onderzoek wat uitgebreider
beschreven. De redactie heeft niet de pretentie hiermee evidence
based te zijn, maar wil daar graag een aanzet toe geven.

Bijwerkingen en interacties

Complementaire interventies kunnen, zoals elke interventie, effecten hebben die niet bedoeld zijn: bij- of nevenwerkingen. Bij een aantal interventies, zoals het gebruik van kruiden en etherische olie, moet men hiervan goed op de hoogte zijn voordat de interventie wordt toegepast. Ondeskundig gebruik kan gevaarlijk zijn. Bij een aantal andere interventies zullen de bij- of nevenwerkingen erg meevallen, zoals bij muziek, TT of ontspanningsoefeningen. Soms kan een interventie een andere interventie versterken of remmen. Dat kan zowel de combinatie zijn met een gangbare interventie als met een andere complementaire interventie. Of deze versterking positief dan wel negatief is, hangt af van het beoogde doel en van de toestand van de zorgvrager. Zo kan het gebruik van Hypericum (sintjanskruid) in sommige gevallen de werking van de gebruikelijke antidepressiva en anticoagulantia versterken en de werking van de anticonceptiepil remmen. Deze interacties zijn meestal niet wenselijk. Een ander voorbeeld: door de keuze van de etherische olie in een massageolie kan het ontspannende effect van de massage worden vergroot. Als de zorgvrager erg gespannen is, is dit juist een positieve versterking van de interventie.

Zelfs als de zorgverlener geschoold is in een interventie, kan zij onmogelijk alles weten. In deze paragraaf worden daarom tot slot suggesties gedaan bij wie advies kan worden gevraagd als de eigen deskundigheid tekortschiet. Achter in het boek (Bijlage 6) staan adressen van organisaties die de lezer verder kunnen helpen.

Specifieke aandachtspunten bij toepassing van deze interventie

Als de zorgverlener een bepaalde interventie gaat toepassen, is het van belang dat zij met een aantal punten rekening houdt: de voorbereiding, de uitvoering en de afronding van de interventie. Bij de toepassing van complementaire interventies geldt dat een aantal punten gemeenschappelijk zijn. Deze aandachtspunten worden in deze inleiding benoemd om te veel herhaling te voorkomen. Een aantal aandachtspunten is specifiek voor een bepaalde interventie. In dat geval worden ze in de betreffende hoofdstukken genoemd.

Aandachtspunten voor rapportage

Voor de continuïteit van de zorg is het belangrijk dat interventies goed in het dossier worden gerapporteerd. Juist bij complementaire interventies, die vaak nog niet in richtlijnen en protocollen zijn opgenomen, is dat van belang. Wat is bij een interventie belangrijk om te noteren? Kunnen daarbij nog specifieke aandachtspunten worden genoemd?

Toepassing van de interventie door zorgvrager of mantelzorger

Veel complementaire interventies kunnen, na een goede instructie en begeleiding, ook worden toegepast door de zorgvrager zelf of door de mantelzorger. In deze paragraaf wordt beschreven of dit voor de betreffende interventie ook geldt, en waarmee dan rekening moet worden gehouden.

Afsluitende casus

In deze casus staat de verpleegkundige centraal. Hoe is het om deze interventie toe te passen? Welke reacties krijg je van zorgvragers, familieleden en collega's als je deze interventie toepast? Wat betekent de interventie voor jezelf? De casus geeft hiervan een voorbeeld uit de praktijk.

Zelf ervaren

Elk hoofdstuk wordt afgesloten met een korte, eenvoudige oefening om zelf het effect van de interventie te kunnen ervaren. Voor veel verpleegkundigen gaat het in hun vak niet alleen om kennis, maar ook om ervaring, gevoel en intuïtie. Juist door het aan den lijve ervaren van complementaire zorg kan de invloed op het welbevinden worden gevoeld. De oefeningen zijn bedoeld als een kennismaking. Wie meer wil, kan terecht bij de organisaties in Bijlage 6.

In dit boek wordt de concrete toepassing van de interventies niet beschreven. De redactie is van mening dat voor alle verpleegkundige interventies professionele training en ervaring nodig is om ze goed te kunnen toepassen. In Bijlage 6 is een (internet)adressenlijst opgenomen van instanties waar eventuele opleidingen en trainingen gevolgd kunnen worden.

Algemene aandachtspunten voor de keuze van een complementaire interventie

Het kiezen van interventies is een van de stappen in het verpleegkundig methodisch handelen (zie hoofdstuk 5). Samen met de zorgvrager kiest de zorgverlener voor een zinvolle combinatie van interventies (gangbaar en, indien gewenst, complementair). Bij de keuze voor een complementaire interventie kan een aantal aandachtspunten worden genoemd die in elke situatie gelden.

Welke interventie(s) uiteindelijk wordt (worden) gekozen, hangt af van de zorgvrager, van de zorgverlener en van de mogelijkheden in de organisatie waar de verpleegkundige werkt.

Aandachtspunten met betrekking tot de zorgvrager

- Voor welke zorgvragen/verpleegkundige diagnosen kan de interventie mogelijk worden ingezet?
- Wordt met deze interventie iets gedaan aan de oorzaken of samenhangende factoren van de verpleegkundige diagnose?
- Draagt de interventie bij aan het geformuleerde zorgdoel? Kan deze interventie het welbevinden verbeteren?
- Draagt de interventie bij aan een holistische benadering van de zorgvrager (zie hoofdstuk 1)?
- Met welke interventies heeft de zorgvrager al ervaring? Heeft de zorgvrager voorkeur voor een bepaalde interventie? Wat past er bij de leefwijze van de zorgvrager en bij zijn visie op gezondheid en ziek-zijn? Sluit hier zo veel mogelijk bij aan.
- Heeft de zorgvrager voldoende kennis over de toe te passen interventie?
- Is de zorgvrager in staat de interventie te ondergaan? Denk aan lichamelijke conditie, cognitief functioneren en sociaal functioneren.

Aandachtspunten met betrekking tot de zorgverlener

- Is de zorgverlener geschoold in de interventie en heeft zij voldoende kennis en ervaring om te kunnen beoordelen wat de effecten en eventuele bijeffecten van de interventie zijn? Is zij op de hoogte van bevindingen uit wetenschappelijk onderzoek betreffende de interventie?
- Is de zorgverlener zelf in een goede conditie?
- Is zij in staat om te centeren en om aanwezigheid te tonen aan de zorgvrager?
- De zorgverlener werkt methodisch.

Aandachtspunten met betrekking tot de organisatie

- Is de interventie toegestaan in de betreffende instelling en is er binnen het team draagvlak voor de interventie?
- Zijn er in het team voldoende hulpverleners deskundig in de interventie om de continuïteit te kunnen garanderen?
- Kan er voldoende tijd worden gemaakt voor de interventie? Tijdens het uitvoeren van de interventie worden de overige werkzaamheden van de zorgverlener overgenomen door collega's.
- Zijn er hulpmiddelen voor de interventie aanwezig?

Voor elke interventie kunnen nog aanvullende aandachtspunten worden genoemd die kunnen bijdragen aan een goede keuze. Deze aandachtspunten zijn in de betreffende hoofdstukken beschreven.

Algemene aandachtspunten bij toepassing van complementaire interventies

Bij de toepassing van een complementaire interventie kunnen enkele aandachtspunten worden genoemd die in elke situatie gelden. Sommige aandachtspunten zijn specifiek voor complementaire interventies, maar veel aandachtspunten gelden ook voor gangbare verpleegkundige zorg.

Om niet te veel in herhaling te vallen in de hoofdstukken over de afzonderlijke interventies volgen hieronder de algemene aandachtspunten voor complementaire interventies. Verpleegkundige interventies zijn dikwijls omschreven in drie fases: voorbereiding, uitvoering en afronding. Deze indeling is ook voor complementaire interventies bruikbaar.

Voorbereiding

De zorgverlener:

- verzamelt benodigde materialen;
- maakt de ruimte geschikt voor de interventie: let op licht, temperatuur, sfeer, privacy;
- reserveert voldoende tijd voor de interventie en draagt andere werkzaamheden over aan collega's;
- zorgt dat zijzelf gecenterd is (zie hoofdstuk 10);
- controleert of de zorgvrager op de hoogte is van de interventie (welke ervaringen en verwachtingen hij heeft met en van de interventie) en of de aanwezige kennis voldoende is – geeft voorlichting over de interventie (zie hoofdstuk 6);
- zorgt voor comfort: misschien wil de zorgvrager eerst naar het toilet? Is zijn houding goed?
- voert voorafgaand aan de complementaire interventie andere verpleegkundige handelingen uit die bij de zorgvrager moeten worden uitgevoerd, zoals medicatie innemen. Dan kan de zorgvrager na de complementaire interventie ontspannen.

Uitvoering

De zorgverlener:

- let tijdens de handeling op haar eigen gronding;
- neemt zelf een goede houding aan;
- toont empathie voor de zorgvrager, is aanwezig (*healing presence*, zie hoofdstuk 10);
- observeert de zorgvager tijdens de uitvoering van de handeling op lichamelijke reacties (bijvoorbeeld geeuwen, transpireren, spieren ontspannen) en psychische reacties (huilen, vertellen, lachen);

- betrekt haar intuïtie en rationele kennis bij het uitvoeren van de handeling;
- past de interventie aan aan de wensen van de zorgvrager;
- past de handeling aan als de zorgvrager die niet prettig vindt. Mocht dit niet het gewenste resultaat hebben, dan wordt de handeling afgesloten. Mogelijk kan in overleg met de zorgvrager een andere interventie worden gekozen.

Afronding

De zorgverlener:

- besteedt aandacht aan de afronding van de handeling: voor de zorgvrager en voor zichzelf;
- laat de zorgvrager nog even rusten na de interventie;
- geeft gelegenheid om ervaringen en emoties te uiten;
- evalueert, na de rustpauze, met de zorgvrager het effect van de interventie, eventuele bij- of nevenwerkingen en invloed op het welbevinden;
- noteert in het dossier: de toegepaste interventie, wijze van uitvoering, ervaringen van de zorgvrager en eigen observaties. In het verpleegplan worden zo nodig de geplande acties aangepast op basis van deze gegevens.

Tot slot is het van belang dat de zorgverlener de gegevens overdraagt aan de andere teamleden. Zo zijn ook zij op de hoogte van de interventie en hoe de zorgvrager die heeft ervaren.

11 Massage

Jos Galdermans, Imelda Wahlen, Anneke Huisman

Casus

Mevrouw El Farissi is opgenomen op de afdeling verloskunde. Zij is een 38-jarige Marokkaanse vrouw, die zwanger is van haar tweede kind. Hoewel mevrouw al tien jaar in Nederland woont, is er een grote taalbarrière. De eerste zwangerschap is geëindigd in een intra-uteriene vruchtdood, waarbij na een zwangerschapsduur van 34 weken een levenloos meisje werd geboren. De oorzaak is onduidelijk gebleven, omdat er op verzoek van de ouders geen obductie is verricht. Mevrouw is nu bijna 40 weken zwanger, voelt haar baby minder goed bewegen en er is sprake van een groeiachterstand. Om deze reden wordt besloten de bevalling de volgende dag in te leiden. Het is die nacht erg druk op de afdeling verloskunde. Het is inmiddels 1.30 uur en op de vierpersoonskamer van mevrouw El Farissi is het onrustig door opname en overplaatsing van medepatiënten naar de verloskamers. Mevrouw loopt over de gang en maakt een onzekere, bange indruk. Door de taalbarrière is het voor de dienstdoende verpleegkundige moeilijk om duidelijk te krijgen wat er met mevrouw aan de hand is. Mevrouw El Farissi wijst naar haar buik en hoofd en maakt een beweging die door de verpleegkundige wordt geïnterpreteerd dat de baby veel beweegt en het slapen niet wil lukken. Het al eerder aangeboden glaasje warme melk heeft niet geholpen. Om een betere indruk te krijgen over de situatie van mevrouw gaat de verpleegkundige naast haar op bed zitten. Mevrouw El Farissi pakt de hand van de verpleegkundige en als vanzelf wordt de uitgestoken hand gemasseerd. Eerst alleen maar in een aanwezige handdruk, maar later meer volgens de methode van handmassage, met behulp van een flesje bodylotion dat bij de buurvrouw van mevrouw El Farissi op het kastje staat. Na een minuut of tien wordt de verpleegkundige opgeroepen door een andere patiënte. Na nog weer tien minuten komt zij terug bij mevrouw El Farissi om te zien hoe het is en om te besluiten of er een cardiotocogram (CTG) moet worden gemaakt om de conditie van het kind en de eventuele weeënactiviteit te registreren. Mevrouw heeft echter een rustige ademhaling en blijkt in diepe slaap. Om 7.00 uur wordt zij gewekt. Zij reageert met een stralende glimlach, een hartelijke handdruk en een kus op de handen van de verpleegkundige. Zij zegt daarbij: 'Jij goed, ik geslapen en vandaag baby ... inshallah' (zo Allah het wil). Mevrouw El Farissi is die dag voorspoedig bevallen van haar tweede dochtertje.

11.1   Geschiedenis, achtergrond en herkomst

Massage is mogelijk zo oud als de mensheid. Iedereen kent de natuurlijke reactie die we hebben bij stoten of kwetsen van een lichaamsdeel: we pakken het stevig vast en oefenen er druk op uit of wrijven over de zere plek. In alle culturen over de gehele wereld komen we dit instinctieve gedrag tegen. Het is daarom ook niet verwonderlijk dat er in de oudste geschreven teksten over ziekte en

Kong Fu en ayurveda

genezing een plaats is ingeruimd voor massage. De Chinese *Kong Fu* en de Indiase *ayurveda*, beide meer dan 2500 jaar oud, bevatten talloze aanwijzingen voor een gezonde leefwijze en de behandeling van aandoeningen, waarbij massage een belangrijke rol speelt.

Dichter bij huis vinden we in de geschriften van de Griekse arts Hippocrates aanwijzingen op het gebied van heilgymnastiek en massage.

anatripsis

Hij spreekt van de *anatripsis*, het ritmisch kloppen en wrijven van spieren. Zijn omzwervingen in onder andere Klein-Azië en Egypte brachten hem in contact met veel tradities op het gebied van ziekte en genezing, waarbij hij afstand nam van allerlei gebruiken die hem niet relevant leken en een groot aantal vernieuwingen introduceerde, zoals het beschouwen van de totale mens en niet uitsluitend het zieke onderdeel, het opstellen van een gedragscode voor artsen en het formuleren van de medische eed: de eed van Hippocrates. Zijn kennis werd, samen met de Griekse interesse voor beweging, sport, filosofie en wetenschap, overgenomen door de Romeinen.

Nadat de laatste Romeinse keizer in het jaar 476 van zijn troon was gestoten, verdwijnt in Europa – samen met een groot deel van de Grieks-Romeinse beschaving – het idee van 'een gezonde geest in

een gezonde geest in een gezond lichaam

een gezond lichaam', dat voor de Grieken (en later ook voor de Romeinen) een belangrijk *leitmotiv* was. In hun ogen waren hygiëne, persoonlijke verzorging, gezonde voeding, beweging en sport belangrijk om, naast het scherpen van de geest, tot een evenwichtige individuele ontplooiing te komen. Van dit ideaal blijft in de middeleeuwen bijzonder weinig over. Mede door de dogma's van de christelijke kerk, die nu de staatsgodsdienst was geworden, werd het lichamelijke meer en meer op de achtergrond gedrongen. Het ging niet om het lichaam en het leven nú, maar veel meer om het geestelijke en het leven in het 'hiernamaals'.

Ook de individuele persoon was onbelangrijk. Alle leven en werken waren uitsluitend ter meerdere ere van God. Het lichaam werd als zondig gezien en diende veel meer gekastijd dan verzorgd te worden. Veel van de klassieke kennis over gezonde leefwijze, het belang van frisse lucht en vers water, de kennis van reinigingsmethoden en de hoogontwikkelde badcultuur, enzovoort ging verloren. In Europa werd in de volksgeneeskunde soms nog massage in praktijk gebracht.

Maar buiten ons werelddeel, zoals in de Arabische wereld en in India, is massage zonder onderbreking onderdeel van de officiële medische zorg en van de persoonlijke verzorging gebleven.

Pas aan het einde van de middeleeuwen, in de renaissance, komt er weer aandacht voor het individu. De Europese burgerij is machtiger, zelfbewuster en rijker geworden en gaat zich meer en meer onttrekken aan de macht van de kerk. Door een betere scholing en door de uitvinding van de boekdrukkunst krijgt plotseling een veel groter deel van de bevolking toegang tot geschriften uit de Grieks-Romeinse periode.

Galenus, Rhazes en Avicenna Men verdiept zich in de werken van Claudius Galenus, een beroemd arts uit de tweede eeuw, en in de vertaalde nalatenschap van medische coryfeeën uit de Arabische wereld als Rhazes (eind negende, begin tiende eeuw) en Avicenna (elfde eeuw). De drie genoemde artsen volgden ruwweg de principes zoals Hippocrates ze eeuwen daarvoor had onderwezen.

Mede door het wetenschapsvriendelijke klimaat en de hernieuwde aandacht voor het lichaam en zijn functies worden belangwekkende vorderingen op medisch gebied gemaakt. Bekend zijn de anato**Leonardo da Vinci en Vesalius** mische tekeningen van Leonardo da Vinci en vooral van Vesalius, die in 1543 zijn beroemde atlas van het menselijk lichaam publiceerde, en die enorm hebben bijgedragen aan het vergroten van de technische kennis over het menselijk lichaam.

Ook door de publicatie in 1628 over de ontdekking van de bloedsomloop in het menselijk lichaam door de Engelse arts William Harvey schudde de medische wereld op zijn grondvesten. Veel ideeën over bouw en functie van het menselijk lichaam, die sinds Galenus al veertien eeuwen praktisch onveranderd waren gebleven, werden verbannen naar de prullenbak (1-5).

In Frankrijk genoot de (hof)arts Amboise Paré (1517-1590) veel aanzien vanwege zijn succesvolle massagebehandelingen (vooral bij ontwrichtingen), maar van een brede hernieuwde interesse voor massage was nog geen sprake. Als herontdekker van de massage wordt de Zweed Per Henrik Ling (1776-1839) genoemd. Hij verdiepte zich in en experimenteerde met massage en gymnastische oefeningen en heeft er veel over geschreven (3). Ling is de initiator van het Zweedse massagesysteem, een combinatie van heilgymnastiek en massage. In de medische wereld werden zijn ontdekkingen niet erg serieus genomen, mede omdat hij geen medicus was en een wat poëtisch taalgebruik had.

Johan Metzger De Nederlandse arts Johan Metzger (1838-1909) heeft een belangrijke rol gespeeld in het verbreiden van kennis en kunde op het gebied van massage. Hij promoveerde op een proefschrift over de behandeling van enkelverstuiking met massage. Metzger had veel succes met zijn massagebehandelingen en kon veel leden van buitenlandse vorstenhoven tot zijn klantenkring rekenen. Veel buitenlandse artsen zijn bij hem in de leer geweest, hetgeen weer resulteerde in het ontstaan van een aantal massagesystemen. Het type massage waarvan hier steeds sprake is wordt 'klassieke massage' genoemd, omdat het gebaseerd is op de ervaringen en technieken die al in het tijdperk van de Griekse en Romeinse beschaving bestonden.

Behalve de klassieke massage zijn er in verschillende delen van de wereld op basis van het ter plekke bestaande gezondheidssysteem andere massagevormen ontwikkeld. Voorbeelden daarvan zijn: drukpuntmassage en meridiaanmassage (ontstaan in Japan en China), massage van de reflexzones op hand en voet, massage van de segmenten op de rug, intuïtieve massage, Hawaïaanse massage, enzovoort.

Massage lijkt langzamerhand (weer) een deel uit te maken van onze zelfzorg. Steeds meer mensen volgen cursussen massage of laten zich masseren door familieleden, in sauna's, *welnesscentra* of bij professioneel masseurs. Voor migranten kan massage deel uitmaken van hun cultuur.

Het woord massage (geïntroduceerd door de Fransman Lépage in 1813), heeft wellicht verschillende bronnen. Het Griekse *massein* betekent drukken of kneden, het Arabische *mass'h* en het Sanskriet *makeh* betekenen zachtjes drukken en het Hebreeuwse *maschesch* betekent betasten (3, 4).

In de verpleegkunde wordt de definitie uit de Nursing Intervention Classification (NIC) gebruikt.

Definitie massage
Massage is stimuleren van de huid en de onderliggende weefsels met verschillende mate van manuele druk ter bevordering van de pijnverlichting, ontspanning en/of circulatie (6).

In de zorg zal in de praktijk vooral het bevorderen van ontspanning een belangrijke plaats innemen. De delen van het lichaam die in de zorg – afhankelijk van de klachten, de voorkeuren en de fysieke mogelijkheden van de zorgvrager – goed gemasseerd kunnen worden zijn: hand, voet, rug, nek en schouders, rug en gezicht.

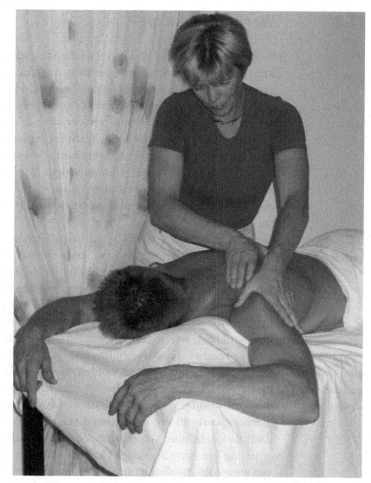

Figuur 11.1 Schoudermassage kan in de zorg worden toegepast

Ontspanningsmassage bestaat voornamelijk uit de volgende grepen:
- het uitoefenen van een rustige ritmische druk (het zogenoemde 'intermitterend drukken');
- effleurage (rustig, ritmisch strijken met de handpalmen en de vingers met een licht tot een iets steviger huidcontact);
- het 'kneden' van het weefsel tussen duim en duimmuis aan de ene kant en de aangesloten vingers aan de andere kant van de spier of spiergroep;
- het lichtjes ritmisch schudden van het weefsel.

11.2 Werkingsprincipe

De werking van massage kan op verschillende manieren worden verklaard: vanuit de mechanische werking, de reflectoire werking, de chemisch-biologische werking en de psychologische werking.

mechanische werking

Al in de negentiende eeuw werd duidelijk dat massage van de huid een bepaalde wrijvingswarmte veroorzaakt, de oude afgestorven huidcellen in de opperhuid versneld afvoert (en daarmee dus de voeding en de conditie van de huid verbetert), de weefsels helpt los te maken en de circulatie van lymfe en veneus bloed ondersteunt. De vaten van deze lichaamsvloeistoffen zijn immers voorzien van kleppen; een ritmische druk op deze vaten veroorzaakt daarmee een versnelde afvoer (3, 7, 8).

reflectoire werking

Vanaf ongeveer 1920, tegelijkertijd met de sterke opmars van de neurologie, wordt de werking van massage mede verklaard door het feit dat de mechanische massageprikkel via de sensibele zenuwen naar het ruggenmerg wordt gevoerd en vandaar verder via schakelcentra weer terug naar de huid wordt geleid of naar boven, naar hypothalamus of hersenstam, vanwaar dan weer commando's naar het geprikkelde weefsel kunnen worden gestuurd. In beide gevallen kunnen reacties als vaatverwijding ontstaan (3, 7, 8).

chemisch-biologische werking

Onder invloed van massage worden weefselprikkelstoffen vrijgemaakt als histamine, adenosine en acetylcholine. Ze hebben een vaatverwijdend effect op de capillairen en kunnen de permeabiliteit (doorlaatbaarheid) van de vaatwand vergroten. Door deze reacties daalt de lokale bloedstroom, waardoor er een veel intensievere uitwisseling kan optreden tussen bloed en omliggende weefsels. Zuurstof en voedingsstoffen kunnen beter worden aangevoerd en afvalstoffen worden versneld afgevoerd. Het vrijkomen van acetylcholine zorgt ook voor de prikkeling van het parasympathische zenuwstelsel, dat op zijn beurt weer kan bijdragen aan pijnvermindering en spierontspanning (3, 7, 8).

psychologische werking

Aanraking en koestering zijn basale menselijke behoeften. Vooral bij verdriet, eenzaamheid, en angst kan een zorgzame aanraking soms meer betekenen dan vele woorden van troost. Naast de positieve effecten op direct fysiek cellulair niveau, is de emotionele werking van massage niet te onderschatten. Er zijn legio voorbeelden waarin zorgvragers na massage aangeven minder angstig en nerveus te zijn, een groter gevoel van overgave te hebben aan de bestaande situatie (bijvoorbeeld ziekenhuisopname, operatie), meer vertrouwen te hebben, zich echt gezien te voelen, enzovoort (1).

menselijke component

In het doorgaans wat koele, zakelijke en technische milieu van onze westerse gezondheidszorg kan massage sterk bijdragen aan de 'menselijke component'. Natuurlijk moet er kennis zijn van anatomie,

fysiologie en neurofysiologie om een idee te hebben wat er van een
manuele prikkel mag worden verwacht. Men mag echter niet voor-
bijgaan aan de *mens* aan wie deze prikkel wordt toegediend en ook
niet aan de omstandigheden waaronder dit gebeurt. De intermenselijke relatie is wezenlijk. Massage is het aanraken van de ene mens
door de ander. Door een aandachtsvolle aanraking kan de verpleegkundige de zorgvrager laten voelen werkelijk aanwezig te zijn en
aandacht te hebben voor zijn behoeften. De waardering voor deze
aanraking kan verschillend zijn: niet iedereen houdt ervan om aangeraakt te worden.

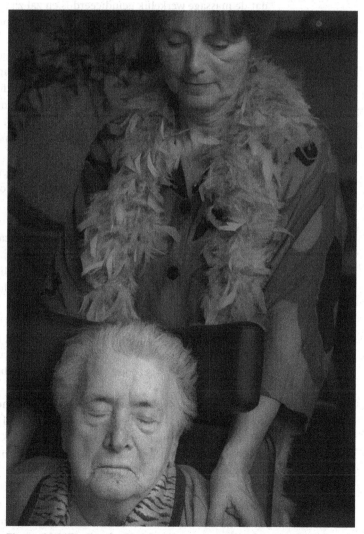

**Figuur 11.2 Door aanraking kan de zorgvrager de aanwezigheid van
de zorgverlener voelen**

11.3   Aandachtspunten voor de keuze van massage

Een aantal algemene overwegingen om tot een goede keuze van complementaire interventies te komen is in de inleiding van deel 2 beschreven. Daarnaast zijn er nog aandachtspunten die specifiek gelden voor massage. Deze aandachtspunten betreffen de zorgvrager, de zorgverlener en de zorginstelling.

Aandachtspunten met betrekking tot de zorgvrager

Voordat tot masseren wordt overgegaan, zal de zorgverlener nagaan dat de massage werkelijk geïndiceerd is en zal zij controleren of er redenen zijn om af te zien van massage. Zij verzamelt de volgende gegevens.

- Welke algemene indruk heeft zij van de zorgvrager? Zij zal vragen naar de algemene toestand van de zorgvrager en specifiek naar de toestand van het te masseren gebied (informatie).
- Is de zorgvrager gewend aan massage? Is de zorgvrager vanuit zijn opvoeding/cultuur gewend aan aanraking? Sommige mensen houden helemaal niet van aanraking. Een andere interventie is dan gepaster.
- Kan de zorgvrager een poosje stilliggen? Bij gezichtsmassage: heeft de zorgvrager contactlenzen? Kan hij zijn ogen zonder problemen sluiten?
- Is de vitaliteit van de zorgvrager zodanig dat hij een massage kan ondergaan? Bij minimale energie kan zelfs een zachte massage te veel zijn.
- Hoe is de sensibiliteit? Bij een gestoorde sensibiliteit kan de massage te gevoelig zijn, maar ook wel eens zeer weldadig. Het is van belang dit met de zorgvrager te overleggen.
- Welk lichaamsdeel kan er worden gemasseerd? Het aangedane of juist het gezonde? In de complementaire zorg wordt ook vaak voor het laatste gekozen. Daardoor wordt het accent verlegd van het zieke naar het gezonde, van lijden naar welbevinden.

Lokaal kunnen zich processen afspelen waardoor moet worden afgezien van massage van het betreffende lichaamsdeel (zie Contra-indicaties). Dan wordt niet gemasseerd totdat duidelijk is wat er aan de hand is. Wanneer het uitsluitend een lokale storing betreft, mag elders aan het lichaam (licht) gemasseerd worden.

Bij twijfel of massage wel of niet geïndiceerd is, is overleg met de behandelend arts, fysiotherapeut of psycholoog nodig. Demente zorgvragers en verstandelijk gehandicapten kunnen een andere manier van aanraken dan gebruikelijk verwarrend vinden. Observeer bij deze zorgvragers goed hoe de reactie op de aanraking is. Kies eventueel een andere interventie.

Aandachtspunten met betrekking tot de zorgverlener

- De zorgverlener zorgt voor warme handen en kan zich centeren (zie hoofdstuk 10).
- De zorgverlener is zich bewust van de relatie met de zorgvrager; masseren moet je met gevoel doen.
- Als de zorgverlener de indruk heeft dat de aanraking en nabijheid van massage niet past in de relatie, kan zij beter een andere (complementaire) interventie kiezen.
- Als de zorgverlener het zelf niet prettig vindt om de betreffende persoon aan te raken, kan zij beter niet masseren. Ook de zorgverlener moet zich op haar gemak voelen.
- De zorgverlener is zelf in een goede conditie. Als de verpleegkundige zich niet goed voelt, bijvoorbeeld grieperig of emotioneel uit balans, kan zij beter geen massages geven. Het is dan beter eerst voor de eigen balans te zorgen.

Aandachtspunten met betrekking tot de zorginstelling

- Wordt er door het management tijd en ruimte gegeven om de interventie toe te passen en is er voldoende draagvlak bij collega's?
- Zijn er materialen aanwezig: massageolie (eventueel bodylotion), warme handoeken, kussens, zo nodig etherische oliën?
- Is er een ruimte waar de massage kan worden uitgevoerd; is hier voldoende privacy en is de ruimte voldoende verwarmd?

11.4 Verpleegkundige diagnosen voor toepassing van massage

Verpleegkundigen zijn gewend om zorgvragers aan te raken: voor een wasbeurt, voor het opnemen van de pols, ter ondersteuning van een beweging, maar ook als uiting van troost, bemoediging en steun. Aanraking is een geaccepteerde interventie voor verpleegkundigen. Het kan een kleine stap zijn om deze dagelijkse aanraking uit te breiden tot een lichte massage.

ontspannings-
massages

Verpleegkundigen passen voornamelijk ontspanningsmassages toe. Dit zijn massages die klachten verlichten en de ontspanning en het welbevinden bevorderen. In een enkele situatie zal het doel geen ontspanning, maar juist activering of mobilisatie zijn. De massagegrepen worden dan op een andere manier toegepast: een zachte massage in een rustig tempo met veel herhaling wordt meestal als ontspannend ervaren, terwijl een snellere, stevigere massage met veel afwisseling van de handgrepen, juist activerend kan werken.

Massage kan worden toegepast bij veel verpleegkundige diagnosen. Doorgaans gaat het om relatief kleine massages, zoals hand-, voet-, schouder- of gezichtsmassages. Deze massages zijn eenvoudig aan te leren en nemen niet veel tijd in beslag. Een uitgebreide lichaamsmassage zal, nog afgezien van het tijdgebrek in de gezondheidszorg, voor een (zieke) zorgvrager ook een te grote belasting zijn.

Massage is een verpleegkundige interventie die in de NIC (6) is opgenomen als: *simple massage*.

In de Consensus Pijn van het Kwaliteitsinstituut voor de gezondheidszorg (CBO) wordt massage omschreven als een verpleegkundige interventie bij pijn (10); datzelfde is het geval in de richtlijnen palliatieve zorg (11).

In verpleegkundeboeken wordt massage tegenwoordig als verpleegkundige interventie aangemerkt, hoewel deze vaardigheid vaak niet aangeleerd (en getoetst) wordt.

Er moet dus onderscheid worden gemaakt tussen de massages die worden gegeven door verpleegkundigen en massages die worden toegepast door fysiotherapeuten en massagetherapeuten: massage als verpleegkundige interventie is gericht op ontspanning, ondersteuning en bevordering van het welbevinden. De massages van therapeuten zijn gericht op het verhelpen van klachten.

Niet alleen massage wordt als verpleegkundige interventie genoemd in de NIC. Dat geldt ook voor aanraken.

Definities massage en aanraking in de NIC (6)

Simple massage: stimuleren van de huid en de onderliggende weefsels met verschillende mate van manuele druk, ter bevordering van de pijnverlichting, ontspanning en/of circulatie.

Aanraken, *touch*: het doelbewust contact zoeken met de patiënt om hem op zijn gemak te stellen en met hem te communiceren.

In de NIC staat nog een aantal interventies waaraan massage een bijdrage kan leveren: angstreductie, afleiding, bevorderen van de *coping*, bevordering van de eigenwaarde, bevordering van de ouderkindhechting, bevordering van de slaap, verbetering van het lichaamsbeeld, ontspanningstherapie en pijnbestrijding.

Omdat massage vooral ontspanning geeft en het welbevinden bevordert, kan het bij veel verpleegkundige diagnosen worden ingezet. In tabel 11.1 worden vooral die zorgvragen genoemd waarbij massage in onderzoek in enige mate effectief is gebleken en/of waarover in de praktijk positieve ervaringen worden gerapporteerd. Omdat massage een vorm van aanraken is, is in de tabel vermeld wanneer in de

Tabel 11.1   **Gezondheidspatronen, diagnosen en interventies**

Gezondheids-patronen (17)	Verpleegkundige diagnosen (NANDA) (6) waarbij deze interventie kan worden gebruikt	Bron	Genoemd in NIC (6)	Bijzonderheden m.b.t. de interventie bij deze diagnose; specifieke aandachtspunten
2. Voeding en stof-wisseling	overvulling	20, 29, 30	X	massage van onder-benen en voeten
3. Uitscheiding	(risico op) obstipatie	14, 32	X	buikmassage
	diarree			zeer zachte buik-massage of ontspan-nende voetmassage
4. Activiteiten	mobiliteitstekort (bed/rolstoel, lichamelijk aan-passingsvermogen verminderd)	18, 26	X	stimulerende massage
	ontspanningstekort	9, 12, 13, 15, 21, 39	X	ontspannende massage van handen, voeten, gezicht
	oververmoeidheid		X	ontspannende massage van handen, voeten, gezicht
5. Slaap-rust	verstoord slaap-patroon	9	X	ontspannende massage van handen, voeten, gezicht
6. Cognitie en waarneming	acute en chronische verwardheid	9	X	
	pijn acuut/chronisch	18-25, 38	X	
7. Zelfbeleving	moedeloosheid	34, 37		ontspannende of stimulerende massage
	vrees	9, 14, 23, 35-37	X	ontspannende massage van handen, voeten, gezicht
	angst	9, 14, 23, 35-37	X	ontspannende massage van handen, voeten, gezicht
	verstoord lichaamsbeeld	24		
	geringe zelfachting	24		
8. Rollen en relaties	sociaal isolement/ eenzaamheid		X	ontspannende of stimulerende massage, massage bevordert contact
	(dreigend) verstoorde ouder-kindhechting	16	X	babymassage
	verstoorde verbale communicatie		X	
9. Seksualiteit en voortplanting	seksueel disfunctioneren			

>>

Gezondheids-patronen (17)	Verpleegkundige diagnosen (NANDA) (6) waarbij deze interventie kan worden gebruikt	Bron	Genoemd in NIC (6)	Bijzonderheden m.b.t. de interventie bij deze diagnose; specifieke aandachtspunten
>> 10. Stressverwerking	ineffectieve *coping*	37	X	
	posttraumatisch syndroom		X	
11. Waarden en levensovertuigingen	geestelijke nood		X	

NIC aanraken en/of massage bij de betreffende diagnose wordt genoemd.

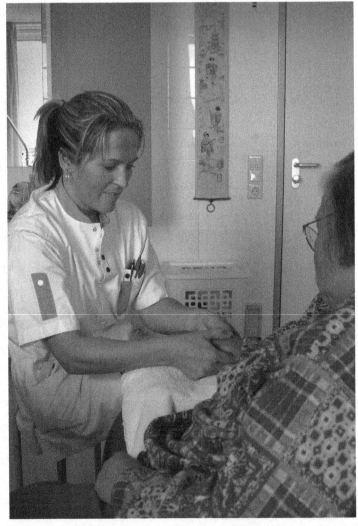

Figuur 11.3 Massage zorgt voor contact en ontspanning

11.5   Contra-indicaties

Het is moeilijk om een algemeen geldende regel te geven over wanneer wel en wanneer niet kan en mag worden gemasseerd. Dat is in
het individuele geval vooral ter beoordeling van de zorgverlener,
eventueel in overleg met de behandelend arts. In het algemeen
geldt: hoe ernstiger de gezondheidsverstoring van de zorgvrager en
hoe lager zijn vermogen om adequaat op lichamelijke prikkels te
reageren, des te zachter en oppervlakkiger er gemasseerd moet worden, of moet zelfs van massage worden afgezien.

Een massage in de vorm van heel licht, oppervlakkig en rustig strijken, met het doel de ontspanning te bevorderen, is overigens zelden
misplaatst.

Algemene contra-indicaties

* Aanraking niet prettig vinden.
* Koorts (temperatuur boven 38,5 °C).
* Algehele malaise, extreme vermoeidheid.
* Besmettelijke aandoeningen waarbij de kans bestaat dat door de
  massage kruisbesmetting optreedt.
* Trombocytopenie of andere oorzaken van snelle hematoomvor-
  ming. Deze aandoening kan voorkomen bij zorgvragers met leukemie of purpura (hemorragische stoornis van de bloedplaatjes
  en/of bloedvaten), of bij zorgvragers die worden behandeld met
  chemotherapie of hoge dosis radiotherapie.
* Extreme angst of onrust.
* Polyneuropathie: de massage kan onprettig zijn. Overleg goed
  met de zorgvrager.
* Situaties waarin het hanteren van grenzen en lichamelijkheid
  een probleem vormen, zoals bij zorgvragers met een psychose of
  een andere psychiatrische aandoening.

Lokale contra-indicaties voor massage

In sommige situaties is het beter een bepaald lichaamsdeel niet te
masseren. Dat is het geval bij:

* botfracturen;
* cardiovasculaire aandoeningen: angina pectoris, cardiaal oedeem,
  trombose, varices, flebitis, lymfoedeem;
* radiotherapie;
* infusen en shunts;
* lokale ontstekingen;
* sommige dermatologische aandoeningen: enkele dermatologische
  aandoeningen zijn besmettelijk. Bovendien kan er bij een huiddefect een infectie ontstaan of kan de aandoening verergeren.

Extra aandacht is geboden bij:

- zwangerschap: in het eerste trimester is voorzichtigheid geboden bij buik-, rug- en voetmassage;
- zorgvragers met aids of die besmet zijn met het hiv: veel van de eerder beschreven condities zijn dan van toepassing. Bij zorgvragers met veel gewichtsverlies of met het Kaposi-sarcoom zal massage oncomfortabel kunnen zijn. Ook hier geldt dat een rustige, zeer zachte massage wel doeltreffend kan zijn.

Wanneer de oorzaak van een klacht nog niet is vastgesteld, moet eerst worden overlegd met de behandelend arts.

11.6   Effecten van massage

Ontspanning

Massage als verpleegkundige interventie is een goede optie bij het verminderen van spanning bij de zorgvrager. Eerder is al besproken dat hiermee een negatieve spiraal, die zich kan manifesteren door een veelheid van lichamelijke en psychische klachten, kan worden doorbroken. Uit onderzoek naar de fysiologische gevolgen van massage blijkt de ontspanningsreactie in het lichaam. In een onderzoek van Tovar en Cassmere (12) werd het effect van lichte effleurages op de handrug van zorgvragers bestudeerd. De stimulatie van de receptoren in de huid riep een parasympathische reactie op: hartslag en bloeddruk daalden, en de huidtemperatuur bleek toegenomen te zijn, hetgeen het gevolg was van verwijding van de kleine bloedvaatjes in de huid. In een onderzoek naar het effect van massage op het immuun-

doorbreken van negatieve spiraal

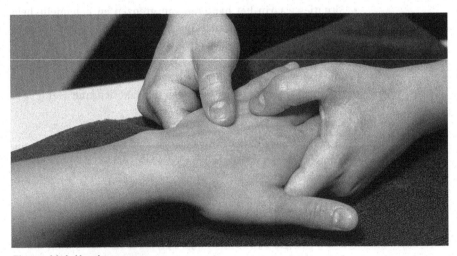

Figuur 11.4 Handmassage

systeem toonde Field (13) aan dat de nervus vagus (de grootste zenuw van het parasympathische zenuwstelsel) geactiveerd wordt door druk op de receptoren in de huid en dat als gevolg daarvan het niveau van de stresshormonen daalt.

Als reactie op de parasympathisch gestuurde ontspanning dalen niet alleen de bloeddruk en de hartslag, maar nemen ook de adem-frequentie, het zuurstofverbruik en de spierspanning af (15). Ook is gebleken dat massage het serotoninegehalte verhoogt, dat op zijn beurt weer bijdraagt aan een gezonder slaappatroon en daarmee ook voor stressverlaging kan zorgen (9).

In een onderzoek naar de effecten van dagelijkse massage bij jeug-dige psychiatrische zorgvragers (kinderen en adolescenten), bij wie het slaappatroon en andere indicatoren voor stress (hartslagfre-quentie en cortisolgehalte in speeksel en urine) voortdurend wer-den gecontroleerd, bleek dat de slaap dieper was geworden en dat de stressindicatoren duidelijk verlaagd waren. Daarnaast werd mel-ding gemaakt van een vermindering van onrust en angst bij de zorg-vragers en bleken zij meer geneigd tot samenwerking (9).

De hoge cortisolspiegel, zoals we die bij stress kunnen aantreffen, is zeer schadelijk voor bepaalde groepen T-lymfocyten (13), belangrijke cellen in ons afweersysteem. Daarmee kan worden gesteld dat we via massage een versterking van de parasympathicus bewerkstelligen, de dominantie van de sympathicus opheffen en de weerstand tegen ziekmakende factoren enigszins versterken.

Onderzoek: massage bij prematuren

In een onderzoek uit 1993 van Acolet e.a. (16) in het Hammersmith Hospital in Londen werd het effect van massage op te vroeg geboren kinderen bestu-deerd. Op de afdeling neonatologie werd van alles in het werk gesteld om stress bij de prematuren tot een minimum te beperken, maar ondanks warme schapenvachten, speciale matrassen en zachte muziek, bleek dat het cortisolgehalte, een indicator voor stress, hoog was. Massage had wel goede resultaten: een vergelijking van bloedmonsters, afgenomen voor en na mas-sage, wees uit dat het cortisolgehalte na de massage steevast verlaagd was.

Pijnreductie

Massage kan op verschillende manieren zorgen voor een verminde-ring van pijn. Wanneer onder invloed van massage de slaap verbe-tert, kan de hypothalamus meer somatostatine vormen. Somatosta-tine is een hormoon dat het groeihormoon tegengaat, en ook een effect heeft op de waarneming van pijn (18).

oedeem   Ook oedeem kan pijn veroorzaken. De verhoogde hydrostatische druk in het bindweefsel prikkelt de nociceptoren, de sensoren voor schadelijke invloeden. Massage verhoogt de afvoer van lymfe en veneus bloed, waardoor de zwelling afneemt en als gevolg daarvan de pijn vermindert.

Een verhoogde spierspanning kan ertoe leiden dat zenuwen over-prikkeld of afgeklemd worden. Massage zorgt voor een lagere tonus in de spieren, waardoor de beknelling ongedaan gemaakt kan worden (19).

Een andere verklaring voor pijnreductie is te vinden in de substantia gelatinosa (de grijze massa die zich in de achterhoorn van het ruggenmerg bevindt). Hier wordt bepaald welke prikkels naar de hersenen worden doorgegeven en welke worden geblokkeerd. Walsh toonde aan dat de receptoren voor druk en aanraking hun informatie veel sneller verzenden dan de pijnreceptoren. Aanraking en massage produceren dus signalen die voorrang krijgen boven de pijnsignalen (20). Daarmee is het ook duidelijk dat onze natuurlijke impuls om over een pijnlijke plek te wrijven (waarmee we dit hoofdstuk begonnen zijn) niet alleen effectief is, maar dat deze effectiviteit ook verklaarbaar is.

Een vermindering van pijnimpulsen naar de hersenen leidt er op zijn beurt toe dat er minder sympathische reacties in de hypothalamus en de hersenschors plaatsvinden en dat de impulsen om een 'beschermende' overspanning van weefsels en spieren rond de aangedane plek te vormen, afnemen. De pijnkringloop is dan doorbroken.

emotionele factoren

Ook emotionele factoren beïnvloeden de pijnsensatie. Hoe meer spanning, des te meer pijn de zorgvrager ervaart. Wanneer de massage resulteert in meer ontspanning, zal dus ook de pijn afnemen.

Langdurige spierspanning veroorzaakt ter plaatse een gebrekkige bloedvoorziening. Het gevolg daarvan is een ondermaatse aanvoer van zuurstof en voedingsstoffen en een gebrekkige afvoer van afvalstoffen. Het ondervoede weefsel kan met een pijnsignaal reageren. Verbetering van de circulatie kan het milieu zodanig herstellen dat het noodsignaal niet langer nodig is (1).

Massage blijkt een goede interventie bij pijn (10, 11, 21-25). Het gaat daarbij vooral om chronische pijn waarvan de oorzaak bekend is. Bij acute pijn zal de aandacht toch eerst gericht moeten zijn op het zo veel mogelijk in kaart brengen en zo mogelijk wegnemen van de oorzaak.

Effecten op de bloed- en lymfecirculatie en op de bloeddruk

vergroting van het slagvolume van het hart

Onderzoek toont aan dat het slagvolume van het hart door massage wordt vergroot en dat ook de veneuze retourstroom wordt versterkt. Eventuele congestie en stuwing worden door massage verminderd

(26). Arterieel bloed kan door de verbeterde veneuze afvoer eerder en makkelijker de weefsels bereiken.

Sympathische zenuwcellen innerveren de gladde spiercellen in de wanden van bloedvaten. Wanneer de wanden samentrekken en er een vernauwing in de vaten ontstaat, wordt de bloeddruk hoger. Wanneer door massage de invloed van de sympathicus wordt verminderd, zal de bloeddruk dalen.

In 1939 toonde Jacobson al aan dat ontspanning van de skeletspieren (onder andere via massage) een verlaging van zowel de systolische als de diastolische bloeddruk kan bewerkstelligen (27). Een onderzoek van Bell maakte duidelijk hoe groot de invloed van massage is. In dit onderzoek werd het ene been gemasseerd (tien minuten diepe strijkingen en knedingen) en het andere been niet. De bloedcirculatie in de gemasseerde kuitspieren bleek verdubbeld te zijn in vergelijking met die in de kuitspieren die niet gemasseerd werden. Deze versterkte doorbloeding hield 40 minuten aan. Ter vergelijking werd ook intensief geoefend met de kuitspier. Ook hierdoor nam de circulatie toe, maar deze hield slechts tien minuten aan (28). Deze bevindingen, die uit het midden van de vorige eeuw stammen, gelden ook nu nog.

Ook de viscositeit (stroperigheid) van het bloed wordt door massage beïnvloed. Het bloed wordt iets minder dik, waardoor het makkelijker stroomt (in het bijzonder in de kleine vaten), ook naar plaatsen waar de bloed- en zuurstofvoorziening voorheen mogelijk minder goed was (29).

Massagetechnieken werken als een invloed van buitenaf op de oppervlakkige en de diepe lymfevaten. Door de druk ontstaat in de vaten een reflexwerking: de vaten contraheren spontaan. Omdat de lymfevaten voorzien zijn van kleppen die een doorstroming in de richting van het hart stimuleren en een terugstroming tegengaan, wordt de gehele lymfecirculatie dus versneld (30). Massage blijkt ook voldoende druk te leveren om de lymfe door de micro-openingen tussen de endotheelcellen van de lymfevaten te persen (31).

Effecten op het spijsverteringssysteem

vermindering van obstipatie

Massage, met name de buikmassage en heel specifiek de colonmassage, kan obstipatie verminderen. Door Kim e.a. werd onderzoek gedaan naar de effectiviteit van buikmassage. Het onderzoek duurde tien dagen. In de experimentele groep kregen ouderen dagelijks een aromatherapeutische massage met de etherische olie van rozemarijn, citroen en pepermunt. De controlegroep kreeg een placebomassage. Met een specifieke meetschaal, de CAS (de *constipation assessment scale*) werd de mate van obstipatie in beide groepen bijgehouden. Ook het ontlastingspatroon werd geregistreerd. De experimentele groep scoorde significant lager op de CAS en hoger in het aantal malen ontlasting. Met andere woorden: ouderen die tien dagen een (colon)massage kregen met etherische olie van rozemarijn, citroen en pepermunt, hadden minder obstipatie dan ouderen die een placebomassage kregen. Dit effect duurde tot twee weken na de behandelingen (32).

Een verhoging van de tonus van de nervus vagus blijkt ook de functie van het spijsverteringskanaal te versterken en de afscheiding van spijsverteringssappen (vooral insuline) te bevorderen (14).

Effecten op mobiliteit

Vooral wanneer de zorgvrager door gezondheidsproblemen weinig mobiel is of zelfs voortdurend het bed moet houden, is een achteruitgang en zelfs atrofie van spieren een reëel gevaar. Massage kan er in belangrijke mate toe bijdragen dat spiercellen hun functie blijven behouden (8).

Effecten op angst en kwaliteit van leven

Vooral in de oncologie is er de afgelopen jaren veel onderzoek gedaan naar het effect van massage op angst en kwaliteit van leven. Uit dit onderzoek blijkt dat de zorgvragers massage bijzonder waarderen. Door een positieve lichamelijke ervaring wordt het accent even verlegd van de zieke naar de gezonde aspecten. Zorgvragers voelen zich minder angstig en kunnen beter omgaan met klachten. Door de aandacht en aanraking van de zorgverlener voelt de zorgvrager zich gesteund en kan het welbevinden verbeteren (21, 23, 33-38).

11.7   Bijwerkingen en interacties

emotionele
reactie

Wanneer met een massage de beoogde ontspanning wordt bereikt, is het in een enkel geval mogelijk dat de zorgvrager emotioneel wordt. De zorgverlener moet niet onderschatten wat de combinatie van aandacht met zorgzame aanraking en ontspanning kan bewerkstelligen. Plotseling kan het 'zich groot houden' en 'zich schrap zetten' (met behulp van spanning in stand gehouden) omslaan in een gevoel van kwetsbaarheid.

Ook zonder per se tot emotionele ontladingen te leiden, werkt massage 'openend'. Door het directe tastbare intermenselijke contact, de overgave die nodig is om tot ontspanning te komen en de sfeer van intimiteit die massage begeleidt, is de drempel voor de zorgvrager lager om zijn gevoelens, ervaringen en angsten te uiten. Het is van belang dat de zorgverlener hierop empathisch reageert en overlegt of de zorgvrager de massage wil voortzetten of misschien liever wil praten over de gevoelens die hij ervaart.

Aangeraakt worden, en zeker wanneer dat op een zachte invoelende wijze gebeurt, is niet voor iedereen zonder complicaties. Voor sommigen betekent dit een confrontatie met het gegeven dat ze nooit of te weinig liefdevol worden aangeraakt. Bij anderen kunnen eventuele herinneringen aan ongewenste intimiteiten worden opgeroepen. Bij de zorgvrager die de massage ondergaat, kan ook een versterking van seksuele behoeften en gevoelens optreden. Dit komt vaker voor bij mannelijke dan bij vrouwelijke zorgvragers.

Wanneer zorgverlener en zorgvrager een goed inleidend gesprek voeren, waarin uitleg wordt gegeven over wat er gaat gebeuren waarin ook wordt geïnventariseerd of aanraking wellicht wat moeilijk ligt, kunnen de genoemde complicaties vaak uitblijven.

bijstellen van medicatie

Omdat massage (vooral) gericht is op ontspanning, moet medicatie tegen verkramping, slaapproblemen of angst mogelijk worden bijgesteld. Ook de dosering van middelen tegen hoge bloeddruk moet soms worden aangepast omdat massage op zichzelf al tot een bloeddrukdaling kan leiden. Bij een bestaande hypotensie kan beter niet te veel op ontspanning worden aangestuurd; hetzelfde geldt bij depressie. In beide gevallen zou een korte opwekkende massage, die ook iets steviger wordt uitgevoerd, beter op zijn plaats kunnen zijn. Bij twijfel over het al of niet toepassen van massage, kan worden overlegd met een collega met meer ervaring op dit gebied en met de behandelend therapeut, huisarts of specialist.

combinatie met etherische oliën

Massage wordt vaak toegepast in combinatie met andere complementaire interventies. In de gebruikte massageolie kunnen etherische oliën worden opgelost. Men neemt aan dat de etherische olie, mits zorgvuldig geselecteerd voor de betreffende zorgvrager, de werking van de massage versterkt (zie hoofdstuk 12). Dit is echter nog niet wetenschappelijk aangetoond. Zorgvragers vinden de combinatie van een prettig ruikende olie en de aanraking wel zeer weldadig.

combinatie met muziek

Tijdens de massage kan er rustige muziek op de achtergrond klinken. De muziek dient dan om de ontspannende werking van de massage te versterken. Aan de keuze van de muziek worden wel eisen gesteld: zo mag de muziek niet emotioneel belastend zijn (zie hoofdstuk 14).

Voor sommige zorgvragers is de veelheid aan prikkels te veel: aanraking, geur én geluid. Bij die zorgvragers doet de zorgverlener er goed aan met de zorgvrager een keuze te maken voor de interventie die het beste aansluit bij zijn wensen en behoeften.

11.8 Specifieke aandachtspunten bij toepassing van massage

Voorbereiding

voorlichting aan de zorgvrager

Een belangrijk onderdeel van de toepassing van massage is de voorlichting aan de zorgvrager. Het is van belang om aan te geven welk lichaamsdeel wordt behandeld, wat het doel en het mogelijke effect van de massage is, hoe lang de zorgverlener denkt bezig te zijn en welk lichaamsdeel vrijgemaakt moet worden van kleding of sieraden. Zorg dat de zorgvrager in de gewenste houding ligt of zit en dek de lichaamsdelen die niet behandeld worden, af om afkoeling te voorkomen en een gevoel van veiligheid te realiseren. De uitgangshouding van de zorgvrager moet zo zijn dat het te masseren lichaamsdeel zo ontspannen mogelijk ligt en de zorgvrager zo min mogelijk pijn heeft. Ondersteun het lichaamsdeel zo nodig met een extra kussen of een handdoekenrol.

Extra aandacht is verder nodig bij:

- respiratoire insufficiëntie: hierbij is de houding van de zorgvrager belangrijk; rechtop zitten zal het comfortabelst zijn;
- reumatoïde artritis en artrose: bij deze aandoeningen is het van belang dat de zorgvrager in een goede positie zit of ligt, waarbij hij regelmatig van houding zal moeten veranderen.

Ook de zorgverlener moet voor een goede houding zorgen om haar eigen gewrichten en rug te sparen.

observatie

Om een indruk te krijgen van de conditie van het te masseren lichaamsdeel en om eventuele contra-indicaties uit te sluiten, moet het lichaamsdeel worden geobserveerd, zonder dat de zorgverlener de zorgvrager al aanraakt. Een methode hiervoor is de rechter- en linkerhelft van het lichaam of een gedeelte daarvan met elkaar te vergelijken. Let goed op de verschillen tussen bijvoorbeeld de rechter- en de linkerhand. Aanvullend aan de observatie wordt het lichaamsdeel afgetast op afwijkingen.

Observatiepunten zijn:

- temperatuurverschillen;
- verhardingen;
- littekens: wanneer oude littekens niet pijnlijk zijn, kunnen ze gemasseerd worden;
- verkleuringen van de huid; vraag naar de oorzaak;
- plaatselijke afwijkingen (zie Aandachtspunten voor de keuze van massage);
- beschadigingen van de huid: een open wond of eczeem mag niet worden behandeld;

- zwellingen en verdikkingen: een vetknobbel mag behandeld worden. Vraag bij een onduidelijke verdikking de expertise van een andere discipline of verwijs de zorgvrager naar de huisarts;
- moedervlekken: een onrustige, makkelijk bloedende moedervlek of een moedervlek die zich op dit moment anders gedraagt, kan wijzen op een maligniteit; het is raadzaam dan eerst de arts te raadplegen;
- afwijkingen in de stand van gewrichten: dergelijke afwijkingen kunnen onder andere het gevolg zijn van reuma of contracturen door immobiliteit. Als de zorgvrager geen pijn heeft, kan de massage worden uitgevoerd.

Zo mogelijk spreekt de zorgverlener met haar collega's af dat zij gedurende het geven van de massage niet mag worden gestoord. Dat is echter niet altijd te realiseren.

Vooral wanneer een zorgvrager voor de eerste keer wordt gemasseerd, is een storing zeer onwenselijk. Bij mensen die er al meer ervaring mee hebben, is de overgave aan de massage doorgaans groter en vindt ook eerder plaats. Daardoor worden zij ook minder gehinderd door een interruptie.

Het effect van de massage wordt bevorderd door de hoeveelheid licht en geluid te beperken. Ook een prettig aandoende temperatuur is een voorwaarde voor ontspanning. Denk daarbij aan het verwarmen van de eigen handen voordat je begint met de massage, en het verwarmen van de massageruimte. Het is mogelijk een individueel afgestemde massageolie te maken door toevoeging van druppels etherische olie (zie hoofdstuk 13).

Uitvoering

rust en toewijding   Het is een misvatting dat elke massage per se veel tijd moet kosten. Wel zal een gehaast optreden contraproductief werken. Het is beter om met rust en toewijding een klein deel van het lichaam te masseren (bijvoorbeeld de hand) en daarbij voldoende herhaling van de handgrepen toe te passen, dan steeds kort te masseren op verschillende of grotere delen van het lichaam. Dit laatste geeft eerder onrust dan rust. In de zorg is men vooral gericht op het stimuleren van de parasympathicus (ontspanning) en dit streven staat loodrecht op zaken als haast en werkstress.

Om de zorgvrager de gelegenheid te geven zich werkelijk te ontspannen, is het af te raden tijdens de massage meer dan het hoognodige te zeggen. Spreken vraagt een bepaalde alertheid die een diepe ontspanning in de weg staat. Er kunnen echter dwingende redenen zijn om voorrang te geven aan een gesprek, bijvoorbeeld wanneer de zorgvrager zijn hart lucht. Dat kan op een gegeven moment belangrijker zijn dan het maximale ontspannende effect van de massage. De zorgverlener moet erop bedacht zijn dat massage bij de zorgvrager een emotionele ontlading kan geven. Als dit gebeurt, zijn een empathische houding en de gebruikelijke coachingsvaardigheden van de zorgverlener van belang. Als een massage tot een emotionele reactie leidt, kan de zorgverlener daaruit wellicht informatie putten die voor de begeleiding van de zorgvrager van belang is.

evaluatie

Vooral wanneer de zorgvrager nog geen of weinig ervaring heeft met massage, verdient het aanbeveling kleine tussentijdse evaluaties te houden als 'voelt dit wel prettig aan?' of 'is dit niet te hard zo?' Vraag tijdens de massage ook regelmatig of de zorgvrager nog comfortabel zit of ligt. Het doel is immers de massage zo uit te voeren dat ze maximaal ontspannend werkt.

In dit verband is het ook van belang dat het fysieke contact zo min mogelijk wordt onderbroken. Hoe vaker namelijk het contact tussen handen en huid wordt onderbroken, hoe lastiger het is een maximale ontspanning te verkrijgen. Het zenuwstelsel van de zorgvrager registreert steeds het 'loslaten' en weer 'vastpakken' van de huid en dat is niet bevorderlijk voor de ontspanning.

Afronding

Na de massage blijft de zorgvrager zo mogelijk nog 15 minuten op het bed of op de massagetafel liggen om optimaal te kunnen profiteren van het effect. Daarna vraagt de zorgverlener hem hoe hij de massage heeft ervaren: waar en in welke mate ontspanning is opgetreden. Er wordt een kopje thee of water aangeboden om de afvoer van de tijdens de massage vrijgekomen afvalstoffen te ondersteunen.

Behalve deze specifieke aandachtspunten zijn ook de algemene aandachtspunten voor toepassing van een complementaire interventie van belang. Zie hiervoor de inleiding van deel 2 van dit boek.

11.9   Aandachtspunten bij de rapportage

continuïteit van zorg

In het kader van de continuïteit van zorg, noteert de verpleegkundige in ieder geval:

- waarom er voor de toepassing van massage gekozen is;
- welke massage er gegeven is (aan hand, voet, gezicht, enzovoort);
- de wijze waarop de massage is toegepast (tempo, keuze van massagehandgrepen en duur van de massage);
- de samenstelling van de gebruikte massageolie;
- de reactie op de behandeling (verbaal en non-verbaal, fysiek en mentaal); dit wordt geëvalueerd na de massage en in de uren erna;
- welke mogelijke vervolgafspraken met de zorgvrager zijn gemaakt; deze worden vanzelfsprekend genoteerd in het verpleegplan.

11.10   Toepassing van massage door zorgvrager of mantelzorger

Een eenvoudige massage kan worden overgedragen aan de mantelzorger. Het is belangrijk erop te letten of beide partijen, de zorgvrager en de mantelzorger, dat prettig vinden. Niet iedereen is het gewend de ander veelvuldig aan te raken. Ook de keuze van de plaats van massage verdient aandacht.

instructie en begeleiding

De meeste mensen kunnen na instructie en begeleiding wel leren een eenvoudige massage uit te voeren. Hoe lichter de handgreep wordt uitgevoerd en hoe minder er direct op de circulatie wordt ingewerkt, des te minder er 'mis' kan gaan. Let op de goede uitgangshouding van zorgvrager en mantelzorger. Veel mantelzorgers vinden het fijn om op deze manier te kunnen bijdragen aan het welbevinden van de zorgvrager. Het biedt een mogelijkheid om aanwezig te zijn zonder te hoeven praten. In sommige situaties is er meer behoefte aan aanraking en aanwezigheid dan aan een gesprek (denk bijvoorbeeld aan de terminale zorg).

zelfmassage

Een hand-, voet- of buikmassage kan ook door de zorgvrager zelf worden uitgevoerd, maar de ontspanning is groter wanneer ze door iemand anders wordt gegeven, omdat men zich dan beter kan overgeven aan de massage. Voordeel van een zelfmassage is dat de zorgvrager precies aanvoelt hoeveel druk prettig is; de massage kan optimaal worden aangepast aan de eigen wensen. Aandachtspunt is om het lichaamsdeel dat gemasseerd wordt, ontspannen te houden, terwijl de handen aan het werk zijn.

Casus

Een verpleegkundige met specialisatie complementaire zorg krijgt toestemming van haar hoofdverpleegkundige om in de praktijk een handmassage toe te passen bij een mevrouw die de volgende dag een grote operatie volgens Bricker moet ondergaan. Bij deze operatie gaat het om een blaasextirpatie, het verwijderen van de baarmoeder en van de eierstokken en het aanleggen van een urinestoma. Mevrouw zegt dat zij de laatste twee dagen als erg zwaar ervaart door het rigoureuze laxeerprogramma, een streng dieet en de spanning voor de grote operatie. Uit de anamnese komt naar voren dat mevrouw massage prettig vindt en zij is blij met dit aanbod van de verpleegkundige.

Op de vraag of er bij het toepassen van de massage een olie mag worden gebruikt, wordt bevestigend gereageerd. De massageolie bestaat uit een derde deel olijfolie, twee derde deel amandelolie en een paar druppels etherische olie van ylang-ylang. Deze olie heeft een ontspannende werking. Tij- >>

>> dens de handmassage worden de volgende grepen toegepast: strijkbewegingen, halfdiepe weefselmassage, het invouwen van de vingers en duim en het overstrekken ervan. Alle webjes (het weke gedeelte tussen de vingers) worden gemasseerd, waarna alle vingers en de duim in hun kom worden gedraaid. Daarna wordt de hele hand met beide handen omvat en worden de middenhandsbeentjes onafhankelijk van elkaar bewogen. Als laatste worden de hand en de arm zachtjes geschud en geslingerd en afsluitend met een vloeiende beweging zachtjes op het bed teruggelegd. Tot slot laat de verpleegkundige haar handen langzaam van de patiënt afglijden. De verpleegkundige ziet de zorgvrager gedurende de behandeling langzaam wegzakken, zich overgevend aan de ontspanning. De zorgvrager geeft aan nu liever niet over het effect van de massage te willen napraten. De interventie heeft 10 minuten geduurd. De massage wordt gerapporteerd in het verpleegkundig dossier.

De zorgverlener geeft na de massage het volgende aan: 'Ik ervaar dat mevrouw warmer aanvoelt. Voor mij geeft het een gevoel dat ik iets extra's kan doen, dat ook daadwerkelijk effect heeft. Ik voel het onder mijn handen en zie het aan de patiënt. Met een voldaan gevoel ga ik na mijn avonddienst naar huis.'

Als de verpleegkundige mevrouw op de tweede dag na de operatie op de intensivecareafdeling bezoekt, begint zij over de massage. Zij vertelt de verpleegkundige dat het voor haar geweldig ontspannend was en dat zij graag nog eens gebruik wil maken van de handmassage als ze daar de kans voor zou krijgen. Dit is voor de verpleegkundige dé aanleiding om door te gaan met handmassage op de verpleegafdeling (40).

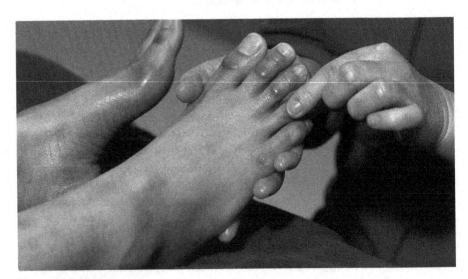

Figuur 11.5 Voetmassage

Zelf ervaren

Hand- of voetmassage. De handen en voeten zijn delen van het lichaam die je redelijk makkelijk zelf kunt masseren. Hieronder is de massage uitgewerkt voor de handen, maar dezelfde massage kan op de voeten worden toegepast. Zelfmassage van de handen:

- leg de te masseren arm op een stoelleuning met een handdoek eronder;
- neem de te masseren hand in de andere hand en houd die even vast (contact maken);
- pak de onderarm vast en voer de druk op, verplaats de hand in de richting van de vingers en geef weer druk. Verplaats je hand tot ook de vingers aan de beurt zijn geweest. Doe dit nogmaals;
- doe wat massageolie op je hand en breng de olie gelijkmatig aan op de hand en onderarm;
- maak strijkingen (effleurages) vanaf de vingers tot de elleboog. Heen met lichte druk, terug vrijwel zonder druk. Doe dit aan de binnen- en buitenkant van de hand en onderarm;
- masseer de binnenkant van de hand: draai cirkeltjes met de duim in de 'kussentjes' van de hand en vingers;
- draai daarna de handrug naar boven en masseer met een vinger tussen de pezen op de hand;
- kneed tussen duim en wijsvinger de buitenrand van de hand;
- pak de arm boven de pols vast en schud de hand voorzichtig los;
- eindig tot slot met zachte strijkingen;
- doe hetzelfde met de andere arm/hand.

Neem na afloop de tijd om volledig te ontspannen en drink voldoende water of kruidenthee.

12 Werken met kruiden

Marilène Dols

Casus

De 30-jarige Simone is enkele dagen geleden bevallen van een zoon, haar tweede kind. Het was een thuisbevalling. De bevalling van haar eerste kind, een dochter, was een tangverlossing en erg zwaar. Zij heeft veel tijd nodig gehad om te herstellen. Samen met de verloskundige heeft Simone tijdens haar tweede zwangerschap gezocht naar milde natuurlijke oplossingen om zwangerschap en bevalling zo goed mogelijk te laten verlopen.

In de eerste drie maanden had zij last van ochtendmisselijkheid waarvoor ze een gemberextract in lage dosering gebruikte. Gember vermindert ochtendmisselijkheid en is, mits laag gedoseerd en in overleg met een arts, veilig tijdens de zwangerschap. Tijdens de laatste drie maanden van de zwangerschap heeft ze een tinctuur gebruikt van frambozenblad om de baarmoeder voor te bereiden op de bevalling en te zorgen voor efficiënte weeën. De bevalling is voorspoedig verlopen. De weeën kwamen goed op gang en vooral de persweeën waren effectiever. Tom kwam zonder ingreep ter wereld.

Met moeder en kind gaat het goed. Toch heeft Simone wat klachten waarvoor zij samen met de kraamverzorgende, die deskundig is op het gebied van complementaire zorg en kruidenmiddelen, wil zoeken naar natuurlijke oplossingen. Simone heeft een kleine ruptuur in vagina en perineum, die nog erg gevoelig is, waardoor zij opziet tegen het toiletbezoek. Ook moet de borstvoeding nog goed op gang komen.

In overleg met de kraamverzorgende komen ze tot een aantal kruidentoepassingen die werkzaam en veilig zijn bij zwangerschap en lactatie:

- calendula-intiemspoeling: deze lauwe spoeling (30 °C) met een calendula-aftreksel reinigt het gebied rond vagina en perineum, voelt aangenaam koel aan en verzacht de pijn. Het vergemakkelijkt de gang naar het toilet en bevordert een soepele en fraaie wondheling;
- na de calendulaspoeling wordt de huid rond de ruptuur voorzichtig ingesmeerd met calendulazalf om heling vanuit de wondranden te bevorderen;
- een kant-en-klare borstvoedingskruidenthee, bestaande uit venkel, karwij, anijs en brandnetel, stimuleert een goede zogvorming en ondersteunt de spijsvertering en gaat darmkrampen tegen, zowel bij moeder als kind. >>

>> Na de calendulaspoeling ligt Simone schoon en ontspannen in bed en drinkt een kopje borstvoedingsmix. De koelte van de calendulaspoeling voelde prettig aan en de kruidenthee smaakt haar goed. Even later kan zij zonder veel problemen naar het toilet.

De tinctuur van frambozenblad wordt in overleg met de verloskundige voortgezet om een voorspoedig herstel van de baarmoeder te bevorderen en de heling van de vaginale ruptuur van binnenuit te bevorderen.

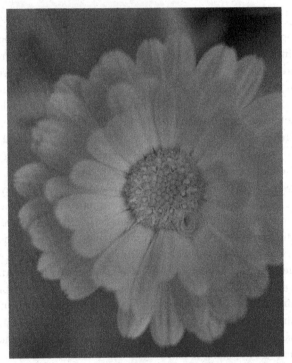

Figuur 12.1 Calendula wordt gebruikt voor wondverzorging

12.1   Geschiedenis, achtergrond, herkomst

Het gebruik van planten om de gezondheid te bevorderen is al zo oud als de geschiedenis van de mensheid zelf. De kruidentoepassingen in de bovenstaande casus zijn dan ook gestoeld op een zeer lange traditie.

Sinds de oudheid spelen kruiden een belangrijke rol bij de verzorging en behandeling van zieken. Niet alleen in onze cultuur, maar in alle culturen over de gehele wereld. Ook in de huidige tijd zijn kruiden in veel landen nog steeds het belangrijkste geneesmiddel.

Egyptische
papyrusrollen

De oudste schriftelijke bronnen uit onze gebieden zijn de Egyptische papyrusrollen van 1700 voor Christus. Daarin worden ziektebeelden beschreven met de planten die voor de behandeling gebruikt konden worden. Uit deze bron blijkt dat kruiden als knoflook, jeneverbes, komijn en papaver algemeen werden gebruikt. Zo werd papaverextract gebruikt om huilende kinderen te kalmeren. Het kruidengebruik was in de oudheid sterk verbonden met magie.

Hippocrates

Hieraan kwam een einde met de komst van Hippocrates (468-377 voor Christus), die als de vader van onze geneeskunst wordt gezien. Hij tilde de geneeskunde, en daarmee ook het kruidengebruik, naar een hoger plan door ze te ontdoen van toverij en bijgeloof. Hij hechtte veel belang aan observaties aan het bed van de zieke en ging bij de behandeling uit van de natuurlijke geneeskracht die in de mens aanwezig is. Deze geneeskracht moest worden aangesproken met rust, licht, lucht en gezonde voeding. Ook kruiden speelden daarbij een rol. Zo gebruikte hij gember tegen misselijkheid, een toepassing die tegenwoordig met wetenschappelijk onderzoek kan worden onderbouwd (1, 2).

Galenus

De meeste historische kennis op het gebied van kruiden stamt echter van de Grieks-Romeinse arts Claudius Galenus (circa 130-200). Hij beschreef op zeer systematische wijze talloze geneeskrachtige planten en zijn boeken op het gebied van geneeskunde werden tot na de middeleeuwen als toonaangevend beschouwd. Zijn naam klinkt nog door in de term 'galenische bereidingen', die staat voor de verschillende bereidingsvormen van geneeskrachtige planten tot kruidengeneesmiddelen.

Ook vrouwen hebben een belangrijke rol gespeeld in de ontwikkeling van de plantengeneeskunde. Hun kennis was gebaseerd op mondelinge overlevering en vormde de kern van de volksgeneeskunde. Het gewone volk, dat zich geen arts kon permitteren, zocht

kruidenvrouwen

hulp bij deze kruidenvrouwen voor de behandeling van zieken en gewonden. Deze plantenkennis van vrouwen, die gestoeld was op een rijke ervaring, is maar in geringe mate op schrift gesteld. Het was vrouwen immers lange tijd verboden te leren schrijven en lezen. Toch was hun ervaringskennis ook voor de grote geneesheren belangrijk. Zo stelde de zestiende-eeuwse wetenschapper en arts Paracelsus onomwonden dat hij meer had geleerd van kruidenvrouwen uit het volk dan van de artsen en apothekers uit zijn tijd (3).

De vrouwelijke kloosterordes, die zich bezighielden met de verzorging van zieken en stervenden en daarbij ook plantaardige middelen gebruikten, hebben eveneens een rol gespeeld in de ontwikkeling van traditionele kruidenkennis. Een prominente persoon die

Hildegard van
Bingen

nog steeds bekendheid geniet was Hildegard van Bingen (1098-1179). Zij was een benedictijnse abdis, die vele Midden-Europese planten beschreef en receptuur uitbracht die ook door het volk kon worden toegepast. Ook nu worden haar receptuur en kruidenboeken nog bestudeerd.

Tot aan de ontwikkeling van de eerste chemische geneesmiddelen, in de tweede helft van de negentiende eeuw, hebben kruiden een belangrijke rol gespeeld in de geneeskunde. Toen in 1921 het antibioticum werd ontdekt, waarna nog vele andere synthetische medicijnen zijn ontwikkeld, verloren kruiden echter snel hun belangrijke positie en zijn lange tijd uit het zicht verdwenen.

Dat is nu aan het veranderen. De bijwerkingen die gepaard kunnen gaan met synthetische geneesmiddelen, in combinatie met de interesse in een natuurlijke leefstijl, hebben kruiden weer in de belangstelling gebracht van het grote publiek.

natuurlijke leefstijl

Alhoewel er geen exact cijfer bekend is over het Nederlandse kruidengebruik, is het aannemelijk dat Nederland de ontwikkeling zal volgen in de ons omringende landen. En daarvan zijn wel cijfers bekend. Zo is in Groot-Brittannië de omzet van kruidenmiddelen in 2002 met 57% toegenomen ten opzichte van de voorafgaande vijf jaren. Meer dan 70% van de Duitse bevolking gebruikt een natuurlijk middel; de meesten van hen gebruiken bij milde aandoeningen een kruidenpreparaat als middel van eerste keus. In Nederland waren er in 1998 ruim 1500 kruidenpreparaten op de markt, waarin in totaal 800 verschillende planten waren verwerkt (4).

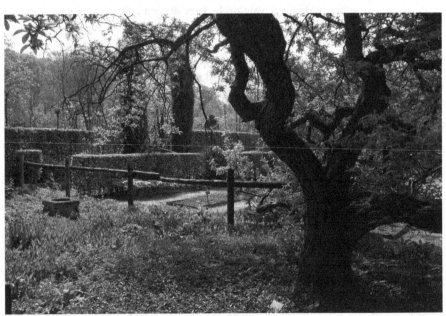

Figuur 12.2 Kruidentuin

Met het grote publiek zijn ook zorgvragers en zorgverleners geïnteresseerd geraakt in de mogelijkheden van kruiden in de zorg. Inmiddels is hiermee door verpleegkundigen de nodige ervaring opgedaan en zijn er vele voorbeelden te geven van milde kruidentoepassingen die gezondheidsproblemen kunnen verminderen of voorkomen.

Zo blijkt uit de ervaring van verpleegkundigen van een thuiszorgorganisatie dat een kruidenspoeldrank bestaande uit salie, kamille en tijm bij patiënten die een chemokuur ondergaan, een mondslijmvliesontsteking (stomatitis) kan voorkomen of beperken.

onderzoek Ook de wetenschap houdt zich intensief bezig met geneeskrachtige planten en sinds ongeveer 25 jaar wordt er veel onderzoek gedaan (5). Bij dit onderzoek wordt het traditionele gebruik van de plant als uitgangspunt genomen en worden de samenstelling en het werkingsprincipe onderzocht. Daardoor kan het effect van verschillende traditionele geneeskundige planten op de gezondheid worden bevestigd.

Een Europese vereniging op het gebied van de fytotherapie, de European Scientific Cooperative on Phytotherapy (ESCOP), waarin ook de Nederlandse Vereniging voor Fytotherapie is vertegenwoordigd, zet het beschikbare wetenschappelijk onderzoek op een rij. Na een kritische beoordeling van het beschikbare onderzoek wordt op basis van wetenschappelijke gegevens een plantenbeschrijving gemaakt.

planten.
monografieën In deze zogenoemde plantenmonografieën staan allerlei gegevens voor geneeskrachtig gebruik, zoals indicaties, contra-indicaties, bijwerkingen en mogelijke interacties, dosering en wijze van gebruik. Inmiddels zijn er meer dan zestig ESCOP-monografieën beschikbaar.

Ook in Duitsland, waar kruidengeneesmiddelen van oudsher een sterke positie hebben behouden, zijn planten wetenschappelijk beschreven in monografieën door de gezaghebbende 'Kommision E'. Deze commissie is ingesteld door de Duitse overheid.

Ze stelt een 'positieve monografie' over een kruidenmiddel samen indien het, na beoordeling van onderzoeksmateriaal, aannemelijk is dat het middel veilig en effectief is voor de beschreven indicatie, in de genoemde dosis, rekening houdend met contra-indicaties en andere genoemde veiligheidsaspecten. Een 'nul-' of 'negatieve' monografie krijgen die kruidenmiddelen waarvoor weinig onderbouwing en ook weinig risico is (0-monografie), ofwel waarvan de (on)bewezen effectiviteit niet opweegt tegen de gebleken risico's (negatieve monografie). Dergelijke monografieën zullen nu ook op Europees niveau worden geformuleerd.

Ten slotte brengt ook de World Health Organization (WHO) plantenmonografieën uit.

De in dit hoofdstuk beschreven werkingen, indicaties en veiligheidsvoorschriften van de besproken kruiden zijn gebaseerd op
bronnen die uitgaan van de genoemde wetenschappelijke (positieve)
plantenmonografieën.

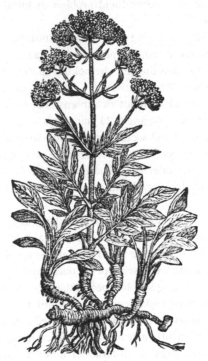

Figuur 12.3 Afbeelding van echte valeriaan uit plantenboek uit 1568

12.2 Werkingsprincipe

In deze paragraaf wordt uitgelegd wat kruidenmiddelen zijn, wat
het verschil is tussen kruidenmiddelen in de zelfzorg, de complementaire zorg en als therapie, wat het werkingsprincipe is van kruidenmiddelen, welke verschillende bereidingen er zijn en welke van
deze bereidingen in de complementaire zorg gebruikt kunnen worden.

Definiëring

Voordat wordt ingegaan op het werkingsprincipe van kruiden, is het
belangrijk eerst de vraag te stellen wat precies wordt verstaan onder
kruiden. Duidelijk is dat het om planten gaat waar middelen van
worden gemaakt die iets kunnen doen voor de gezondheid. Maar om
welke middelen gaat het precies? Om de kruidennachtrustthee die

wordt gedronken voor het slapengaan? Of ook om de peterselie in de soep of het bolletje knoflook dat goed is voor de bloedvaten? Of alleen om de kruidentinctuur of kruidencapsule die verkrijgbaar is bij drogist en apotheek? Uit het onderstaande blijkt dat kruiden op verschillende manieren omschreven kunnen worden.

In Nederland worden kruidensubstanties en kruidenpreparaten omschreven in het Warenwetbesluit Kruidenpreparaten, dat in januari 2001 van kracht werd. In dit warenwetbesluit, dat veiligheidsregels en kwaliteitseisen aan kruidenmiddelen stelt, wordt een kruidensubstantie gezien als een substantie bestaande uit plantenmateriaal. Een kruidenpreparaat wordt aangemerkt als een kruidensubstantie, al of niet bewerkt, die bestemd is voor gebruik door de mens. Ook kruidenextracten worden als kruidenpreparaat beschouwd (6).

Een kruidenpreparaat kan gemaakt worden door kruidensubstanties te onderwerpen aan een bewerking, zoals extractie, destillatie, uitpersen, fractionering, zuivering, concentratie en fermentatie. Voorbeelden van preparaten zijn vermalen of verpoederde kruidensubstanties, tincturen, extracten, etherische oliën, geperste sappen en bewerkte exsudaten (zie verder Bereiding van kruidenmiddelen). Uit deze omschrijving wordt duidelijk dat kruidenmiddelen vele verschijningsvormen kunnen hebben en dat de grens met plantaardige voeding lang niet altijd duidelijk is. Zowel de knoflookcapsule als het verse bolletje knoflook kan als kruidenmiddel worden beschouwd. Hetzelfde geldt voor kruidenthee, kruidentincturen en -capsules en etherische oliën die worden ingezet in de aromatherapie, evenals de vette plantenoliën die worden gebruikt bij massages.

Tevens wordt uit deze omschrijving duidelijk dat kruidenmiddelen – enkele uitzonderingen daargelaten – wettelijk gezien niet als 'geneesmiddel' worden beschouwd maar als voedingsmiddel. Daarom mogen deze middelen geen medische claims voeren, alleen gezondheidsclaims. Zo mag op een potje knoflookcapsules wel staan 'goed voor de doorbloeding', maar niet 'bij doorbloedingsstoornissen'.

Er bestaan enkele kruidenpreparaten in Nederland die wel als geneesmiddel zijn geregistreerd. Het gaat om preparaten gemaakt van senna, vlozaad, geelwortel, valeriaan, en ginkgo (7). Een andere term voor een kruidenmiddel is *fytotherapeuticum* (phyton = plant), wat letterlijk 'plantengeneesmiddel' betekent. De volgende definitie is opgesteld door de ESCOP, in samenwerking met de Nederlandse Vereniging voor Fytotherapie.

Margin notes:

Warenwetbesluit Kruidenpreparaten

geen geneesmiddel maar voedingsmiddel

fytotherapeutica

Definitie fytotherapeutica
Fytotherapeutica zijn geneesmiddelen die als actieve ingrediënten uitsluitend planten, delen van planten, of plantenmaterialen of combinaties daarvan bevatten in ruwe of bewerkte staat.

Op deze definitie zijn de volgende aanvullingen van toepassing.
- Bij plantenmaterialen zijn inbegrepen sappen, gomsoorten, vette oliën, vluchtige oliën en enig andere stof van deze aard.
- Niet tot de fytotherapeutica behoren chemisch gedefinieerde, geïsoleerde bestanddelen.
- Fytotherapeutica kunnen hulpstoffen bevatten als toevoeging aan de actieve bestanddelen.
- Indien plantenmaterialen worden toegevoegd aan chemisch gedefinieerde stoffen, zoals geneesmiddelen, dan worden deze niet als fytotherapeutica beschouwd (8).

Uit de tweede aanvulling op deze definitie wordt duidelijk dat medicijnen die zijn vervaardigd uit geïsoleerde bestanddelen van planten, zoals digoxine uit vingerhoedskruid of atropine uit wolfskers, niet tot de fytotherapeutica worden gerekend.
Het aantal reguliere geneesmiddelen dat op deze wijze is geïsoleerd uit planten of is afgeleid van plantenstoffen, is niet gering en vormt maar liefst een kwart van het huidige geneesmiddelenbestand. Andere voorbeelden zijn de bekende aspirine dat een variant is van de geïsoleerde stof salicylzuur uit de wilgenbast, of morfine dat geïsoleerd is uit de papaverplant.

kruidenmiddelen
Op Europees niveau zijn er sinds kort nieuwe richtlijnen ontwikkeld die het mogelijk moeten maken kruidenmiddelen die aan uiteenlopende eisen voldoen op het gebied van kwaliteit, veiligheid en werkzaamheid, als 'traditioneel kruidengeneesmiddel' te laten registreren (5, 6).
Met het oog op de leesbaarheid wordt in dit hoofdstuk gesproken over *kruidenmiddelen*, waarmee zowel kruidensubstanties en kruidenpreparaten als fytotherapeutica worden bedoeld.

Kruidenmiddelen in de zelfzorg en als therapie
Kruidenmiddelen kunnen op twee manieren worden gebruikt.
In de eerste vorm worden kruidenmiddelen gebruikt als zelfzorgmiddel en vormen ze een onderdeel van de leefstijl. Kruidenmiddelen worden dan ingezet voor het behoud van gezondheid en welbevinden en ze worden gebruikt als eerstekeusmiddel voor de

preventie en behandeling van niet-ernstige, milde aandoeningen. Het kan bijvoorbeeld gaan om een kopje pepermuntthee na een vetrijke maaltijd om de vertering te bevorderen, of een kopje salie-zoethoutthee bij beginnende keelpijn, of een *Aloe vera*-huidproduct dat verkoelend en bevochtigend werkt na een zonnebad. Het gaat om milde kruidenmiddelen die vrij verkrijgbaar zijn bij reformzaak, drogist of apotheek, of zelfs in de supermarkt. De zelfzorggebruiker kiest zelf de kruidenmiddelen, eventueel in overleg met de assistent in reformzaak of drogist.

Bij de tweede vorm van kruidengebruik worden kruidenmiddelen voorgeschreven door een professionele behandelaar die gespecialiseerd is in het voorschrijven van fytotherapeutica. De kruidenmiddelen worden op een therapeutische manier ingezet bij serieuzere gezondheidsklachten en ziekten. De complementaire behandelaar die kruidenmiddelen als therapeuticum voorschrijft, zijn de natuurarts, de natuurgeneeskundig fytotherapeut, de acupuncturist/-arts of een ayurvedatherapeut of -arts.

Worden kruidenmiddelen ingezet in de verpleegsituatie, dan gebeurt dat in aansluiting aan de eerste vorm van kruidengebruik. Men gebruikt milde kruiden-zelfzorgmiddelen ter ondersteuning van de zelfzorg. Er worden dus geen kruidenmiddelen als therapeuticum toegepast ter behandeling van medische problemen.

Om de werking van planten op de gezondheid te begrijpen, is meer inzicht nodig in de stoffen waaruit planten zijn opgebouwd.

plantenstoffen   Planteninhoudsstoffen bestaan voor het grootste deel uit koolhydraten, eiwitten, vetten, vitaminen en mineralen. Deze stoffen zijn van levensbelang voor de plant en worden ook wel primaire plantenstoffen genoemd. Ze spelen een belangrijke rol in onze voeding.

De secundaire plantenstoffen, die het kleinste aandeel hebben, zijn niet direct van levensbelang voor de plant. Ze vormen een soort zijsporen van de stofwisseling, maar bij het gezondheidseffect van geneeskrachtige planten spelen ze juist een grote rol. Deze secundaire plantenstoffen kunnen worden ingedeeld in groepen, bijvoorbeeld de groep looistoffen, de groep slijmstoffen, de groep etherische oliën of de groep flavonoïden.

Iedere groep inhoudsstoffen is weer verdeeld in een groot aantal afzonderlijke stoffen die alle eenzelfde werkingsrichting hebben. Zeer beknopt samengevat beschermen en verzachten slijmstoffen de slijmvliezen en gaan daardoor ontsteking tegen. Looistoffen kunnen huid en slijmvliezen samentrekken, gaan overvloedige slijmvorming tegen en stoppen bloedingen. Etherische oliën zijn kiemdodend en beïnvloeden de psyche en flavonoïden beschermen de bloedvaten. Zo heeft elke groep inhoudsstoffen zijn werkingsrichting.

geneeskrachtige
planten

In sommige gevallen kan het totaal van deze secundaire inhouds-stoffen een duidelijk gezondheidseffect hebben op de mens. In zo'n geval spreekt men van een geneeskrachtige plant. Ook bepaalde struiken en bomen kunnen een gezondheidseffect hebben, evenals bepaalde algen, wieren en schimmels (zie paragraaf 12.2 onder Definiëring).

Het werkingsprincipe van geneeskrachtige planten is gebaseerd op een complexe samenwerking tussen deze secundaire plantenstof-fen. Het gezondheidseffect van planten is vaak niet terug te voeren tot een of twee stoffen, al zijn er doorgaans wel enkele plantenstof-fen aan te wijzen die een cruciale rol spelen. Worden die stoffen ech-ter geïsoleerd, dan valt het gezondheidseffect tegen. Worden ze als geheel met alle andere plantenstoffen onderzocht, dan treedt het optimale gezondheidseffect op.

Deze complexe inwerking van plantenstoffen op het lichaam ver-klaart ook waarom een en dezelfde plant zo'n brede uitwerking kan hebben en voor veel verschillende indicaties kan worden gebruikt. Deze brede uitwerking wordt duidelijk bij het voorbeeld van de echte kamille, een plant die goede toepassingsmogelijkheden kent in de verpleegkunde (zie verderop in dit hoofdstuk).

Wordt het gezondheidseffect van geneeskrachtige planten vergele-ken met het effect van synthetische medicijnen, dan is dit effect vaak minder sterk en duurt het wat langer voordat het optreedt. Het effect is daarentegen wel breder en er zijn minder bijwerkingen (1).

Bereidingen van kruidenmiddelen

Het principe bij de bereiding van kruidenmiddelen is dat de werk-zame inhoudsstoffen uit de plantendelen worden geëxtraheerd met behulp van een oplosmiddel en langer houdbaar worden gemaakt. Bij de bereiding worden die plantendelen gebruikt die de meeste werkzame inhoudsstoffen bevatten, bijvoorbeeld de wortel voor valeriaanbereidingen of de bloemen voor goudsbloembereidingen. Afhankelijk van de soort plant, zijn samenstelling en het gebruikte deel, kunnen werkzame inhoudsstoffen worden opgelost in water, alcohol, olie, glycerine of een ander oplosmiddel. In figuur 12.4 is aangegeven hoe van een verse plant verschillende kruidenbereidin-gen gemaakt kunnen worden: de bewerkingen in een ovaal kader en de eindproducten in een rechthoekig kader.

Kruidenmiddelen worden doorgaans bereid in de laboratoria van fabrikanten van kruidenmiddelen, waar apothekers werken aan de bereidingen volgens receptuur van farmacopees. De zorgverlener betrekt kruidenmiddelen van een apotheek of direct van de fabri-kant.

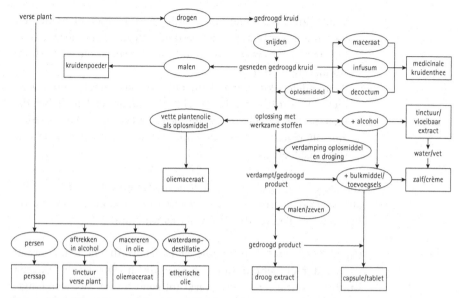

Figuur 12.4 Bereiding van kruidenmiddelen

bereidings-
technieken

De hierna volgende kruidenbereidingen, die ook in figuur 12.4 worden genoemd, kunnen in de complementaire zorg worden gebruikt.

Medicinale kruidenthee. Een medicinale kruidenthee maakt de zorgverlener volgens de methode van het infuus, decoctum of maceraat.
- Voor het infuus is nodig: een aftreksel van gedroogde of verse kruiden in heet water dat net van de kook is, 5 tot 15 minuten getrokken. Dit is de gewone kruidenthee of 'tisane'. Afhankelijk van de soort plant wordt het blad, de bloem, de vrucht, het zaad of het gehele kruid gebruikt. Belangrijk is om tijdens het trekken de thee af te dekken zodat zo min mogelijk etherische oliën verloren gaan door verdamping. Een infusum (eindproduct) is afgedekt maximaal 24 uur houdbaar. Voorbeelden zijn een infusum van kamillebloemen en een infusum van venkelzaden.
- Decoctum: de kruiden worden aan de kook gebracht en enkele minuten tot ongeveer 10 minuten gekookt. Het decoctum wordt warm gedronken als thee. Sommige afkooksels worden verder ingekookt. Deze methode wordt gebruikt voor de meer houterige delen zoals schors, wortel of twijgen waarvoor een krachtige extractiemethode nodig is. Een decoctum is, mits goed afgedekt, langer houdbaar dan een infusum omdat het aftreksel tijdens het koken is gesteriliseerd. Voorbeelden zijn een decoctum van tormentilwortel en een decoctum van gemberwortel.
- Maceraat: de kruiden worden 1 uur tot enkele uren geweekt in

koud water. Deze methode wordt gebruikt voor plantendelen met inhoudsstoffen die niet bestand zijn tegen een hoge temperatuur. Een maceraat is kort houdbaar. Een voorbeeld is een slijmstofmaceraat uit lijnzaad.

Plantendelen kunnen ook in olie worden gemacereerd. Deze methode wordt gebruikt bij tere verse plantendelen zoals bloemen met werkzame stoffen die goed in vet oplossen. Voorbeelden zijn oliemaceraat van calendulabloemen of oliemaceraat van sint-jansbloemen.

Tinctuur van verse of gedroogde planten. Tinctuur is een geconcentreerd aftreksel van gedroogd kruid of vers kruid in een mengsel van alcohol en water. Een voorbeeld is valeriaantinctuur.

Capsule/tablet. Voor een capsule of tablet wordt plantenmateriaal gedroogd met behulp van een speciale droogmethode. Daarna wordt het verpulverd en verwerkt tot een capsule. Met een aangepaste methode kan ook een dragee of nebulisaat worden gemaakt. Een voorbeeld is een sint-janskruidcapsule.

Etherische olie. Etherische oliën zijn vluchtige geurstoffen uit verse plantendelen, verkregen door waterdampdestillatie, persing of een andere extractiemethode. Een voorbeeld is etherische olie van lavendelbloemen (zie verder hoofdstuk 13).

Zalf/crème. Een kruidenextract (extract of tinctuur) wordt vermengd met een olie-vet-watermengsel. Eventueel wordt nog etherische olie toegevoegd. Op een aangepaste manier kan ook een balsem of crème worden gemaakt. Een voorbeeld is calendulazalf.

Siroop. Een siroop is een aftreksel van een kruidensubstantie in een water-suiker-(honing)mengsel. Hieraan kunnen eventueel etherische oliën worden toegevoegd. Voorbeelden zijn tijmsiroop en venkelsiroop.

Een moderne bereidingsvorm is het gestandaardiseerde kruidenpreparaat waarin een gegarandeerde hoeveelheid werkzame stoffen is verwerkt. De concentratie van de diverse werkzame plantenstoffen is namelijk sterk afhankelijk van grondsoort, klimaat, tijdstip en wijze van oogsten en bereiden. Variaties in deze factoren, bijvoorbeeld een slechte zomer of een andere grondsoort, hebben een andere hoeveelheid werkzame stoffen tot gevolg.

Zo bevat een gestandaardiseerd valeriaan-melissepreparaat een vastgestelde hoeveelheid werkzame stoffen uit valeriaan en melisse. Het gestandaardiseerde kruidenmiddel heeft meestal de vorm van een capsule, dragee, tinctuur of extract.

De genoemde kruidenmiddelen kunnen op diverse manieren bij zorgvragers worden toegepast. Kruidenbereidingen kunnen inwendig worden toegepast in de vorm van mild werkende kruidentheeën. In sommige gevallen kunnen kruidentincturen, -extracten, -capsules en -dragees inwendig worden toegepast. Overleg met de arts is dan aan te raden (zie verder Verpleegkundige diagnosen voor toepassing van kruiden, en Contra-indicaties).

inwendige toepassingen

Kruidenbereidingen kunnen echter ook goed uitwendig worden toegepast. Ze kunnen worden ingezet in de vorm van een kruidenwassing of kruiden(deel)bad, bijvoorbeeld met een infusum of olie, een inwrijving of massage met een kruidenoliemaceraat of -zalf, of een warm of koud kompres met een kruidenaftreksel.

uitwendige toepassingen

Bij deze warme en koude toepassingen gaat er ook een effect uit van de toegepaste warmte of koude. Dit effect kan gecombineerd worden met de beoogde effecten van de gebruikte kruidenmiddelen. Deze uitwendige toepassingen hebben vaak een ontspannend effect, waardoor ze het welbevinden van de zorgvrager vergroten (zie verder Verpleegkundige diagnosen voor toepassing van kruiden, en Effect van kruidenmiddelen).

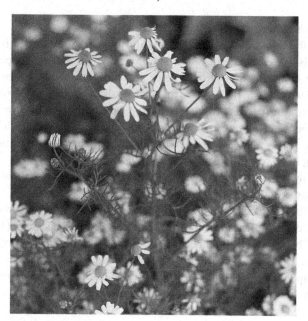

Figuur 12.5 Kamille

Voorbeeld: werkingsprincipe van echte kamille
Echte Duitse kamille (Chamomilla recutita/Matricaria chamomilla)
Echte kamille is een mild kruid dat vele toepassingsmogelijkheden heeft in
de zorgsituatie. Het samenstel van werkzame inhoudsstoffen van de echte
kamille resulteert in de volgende werking.

Werking inwendig gebruik
- Ontstekingsremmend op slijmvliezen (mond, spijsvertering, genitaal
  gebied) (1, 3).
- Ondersteunend op de spijsvertering: maagversterkend, galdrijvend, wind-
  drijvend en bevordert een goede darmflora (1, 3).
- Beschermt maag en darm tegen zweervorming; verzachtende werking op
  slijmvliezen van maag en darmen (1, 3).
- Krampopheffend op maag, darmen en baarmoeder (1, 2, 3).
- Mild sedatief op het zenuwstelsel, mild slaapopwekkend, mild angstver-
  minderend (1, 2, 3).
- Antimicrobieel (stafylokokken, streptokokken, schimmels) (1, 2).

Werking uitwendig gebruik
- Ontstekingsremmend en mild ontsmettend op huid en slijmvliezen
  (mond, holten, genitaal gebied en anus) (1, 3).
- Granulatiebevorderend, wondhelend en huidherstellend (1).

Mogelijkheden voor inwendige toepassing
- Als (bestanddeel van) thee of tinctuur bij lichte spijsverteringsproblemen,
  zoals gebrek aan eetlust, opgeblazenheid, winderigheid en oprispingen (1,
  3, 9, 10). Bij (lichte) chronische en acute irritatie van maag- en darmslijm-
  vliezen (3, 9). Bij maag- en darmkrampen, bijvoorbeeld ten gevolge van diarree of een spastische dikke darm (1, 3, 9). Kamille kan dan worden gecombineerd met andere kruiden zoals pepermunt of venkel. Bij deze indicatie
  kan ook worden gedacht aan een combinatie met een uitwendige toepassing in de vorm van een warm kamillekompres (10).
- Als (bestanddeel van) thee of tinctuur bij misselijkheid en braken, in combinatie met pepermunt en citroenmelisse (9).
- Als (bestanddeel van) thee of tinctuur bij menstruatiekrampen en krampen
  van de urinewegen (combineren met uitwendige toepassing) (3, 9).
- Als (bestanddeel van) thee, met een rustgevende en slaapbevorderende werking. Ook bij rusteloosheid, prikkelbaarheid, angst, lichte slaapproblemen
  en spanningshoofdpijn (1, 2, 9). Bij deze indicaties kan ook worden gedacht
  aan een voetbad of totaalbad met kamille-infusum.   >>

>> Geschikt voor kinderen (in aangepaste dosering en niet langere tijd achtereen), bijvoorbeeld bij onrust, inslaapproblemen, nachtmerries, doorkomen van tanden, lichte spijsverteringsklachten en diarree (1, 9).

Opmerking: de thee en tinctuur van kamille verschillen enigszins van samenstelling door het verschil in oplosbaarheid van werkzame kamillebestanddelen in water enerzijds (thee) en alcohol anderzijds (tinctuur). Ook de werking van kamillethee en -tinctuur verschilt daardoor. Sommige bronnen adviseren daarom kamillethee en -tinctuur te combineren om een zo breed mogelijk effect te krijgen (3).

Mogelijkheden voor uitwendige toepassing

- Als spoeldrank of gorgeldrank bij tandvleesontsteking, ter voorkoming van mondslijmvliesontsteking, bij aften, bij keelpijn, dan eventueel combineren met salie en tijm (3, 9).
- Als dampbad bij verkoudheden, voorhoofdsholteontsteking, acne (3, 9, 10).
- Als kompres, spoeling en zitbad bij problemen en ontstekingen van genitaal en anaal gebied (aambeien, kloven, vaginale ontstekingen, witte vloed, vaginale ruptuur) (3, 9, 10).
- Als dampbad of dampkompres bij pijnlijk urineren tijdens blaasontsteking (10).
- Als (bestanddeel van) crème, olie(maceraat), kompres bij eczeem, netelroos, jeuk, allergische uitslag, huid- of slijmvliesbeschadiging door bestralingstherapie (1).
- Als crème, lotion, hydrolaat, kompres bij (kleine) slecht helende wonden (ulcus cruris), insectenbeten, brandwonden, beginnende graad van decubitus, droge schrale huid.
- Als opgewarmd kruidenkussen bij tandpijn (3).

Onderzoek echte kamille

Ongecompliceerde diarree is volgens de NANDA-diagnosen een verpleegkundige diagnose (11). Het onderzoek van Lamotte e.a. naar de werking van kamille-extract bij kinderen met ongecompliceerde diarree is daarom interessant. Van een groep van 79 kinderen met ongecompliceerde diarree (diarree zonder pathologische samenhang) kreeg de ene helft gedurende drie dagen een kamille-extract vermengd met een appel-pectineoplossing. De andere helft kreeg een placebo. Daarnaast ontvingen beide groepen kinderen de gebruikelijke orale rehydratie en een dieet. Aan het eind van het onderzoek was de diarree in de kamillegroep eerder geëindigd (85%) dan in de placebogroep (58%). De ouders van de kinderen in de kamillegroep merkten een aanhoudende verbetering en waren meer tevreden over de aanpak bij diarree (82%) dan de ouders van de kinderen in de placebogroep (60%) (1).

12.3 Aandachtspunten voor de keuze van kruidenmiddelen

veiligheid

Voordat de zorgverlener kiest voor een mogelijke toepassing van kruidenmiddelen in de zorgsituatie, is het belangrijk dat zij nagaat in hoeverre de zorgvrager kruidenmiddelen gebruikt in zijn zelfzorg en of deze kruidenzelfzorg op een veilige manier gebeurt. Want hoewel de meeste kruiden een milde werking hebben, is het een misvatting te veronderstellen dat alle kruidenmiddelen veilig zijn. Naast vele milde kruiden bevat het plantenrijk ook sterk werkende kruiden met serieuze bij- en nevenwerkingen. Deze kruidenmiddelen zijn ongeschikt voor zelfzorggebruik en zijn ook niet geschikt voor de verpleegsituatie. Ook interacties met reguliere geneesmiddelen moeten bij de vraag betreffende de veiligheid worden betrokken (zie ook Bijwerkingen en interacties).

In tabel 12.1 worden suggesties gedaan van milde kruiden die in de verpleegsituatie ingezet zouden kunnen worden.

Bij twijfel over de veiligheid van kruidenmiddelen kan de zorgverlener een deskundige raadplegen of een aanvullende bron naslaan voor een beschrijving van potentieel onveilige kruiden en andere gegevens betreffende de veiligheid (2). Een deskundige is bijvoorbeeld een apotheker die zich heeft bekwaamd in veiligheidsaspecten van kruidengebruik. Ook een deskundig voorschrijver van fytotherapeutica zou hierin een rol kunnen spelen (fytotherapeutisch arts). Ten slotte bestaat in de Nederlandse Vereniging voor Fytotherapie veel expertise op dit gebied (4).

In deze paragraaf worden aandachtspunten genoemd die de zorgverlener kan gebruiken bij het in kaart brengen van het kruidengebruik van de zorgvrager en bij de voorlichting over het veilig gebruik van kruiden. Daarnaast worden algemene aandachtspunten aangegeven voor de keuze van kruidenmiddelen in de verpleegsituatie.

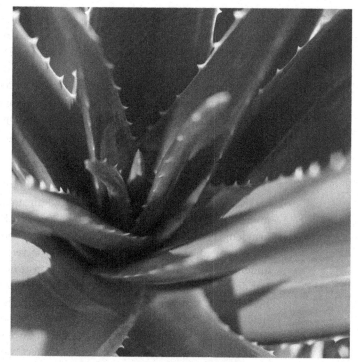

Figuur 12.6 Aloe vera wordt gebruikt in de zelfzorg

Casus

Mevrouw Jansen en haar kruidenmiddelen

De 70-jarige mevrouw Jansen is opgenomen op de afdeling vaatchirurgie van een streekziekenhuis. Ze is een paar dagen geleden geopereerd aan de vaten van haar rechterbovenbeen, nadat er op twee plaatsen een acute vaatobstructie was opgetreden, met plotseling mobiliteitsverlies van het rechterbeen en een bleke verkleuring van de voet met een doof gevoel. De operatie is goed gelukt en mevrouw Jansen herstelt goed. Zij kan haar bovenbeen weer wat bewegen en de voet ziet niet meer bleek. Wel is het bovenbeen nog pijnlijk door de operatiewond en er zit een flink hematoom. De fysiotherapeut is langs geweest en de revalidatie gaat binnenkort beginnen. Als medicatie gebruikt mevrouw Jansen carbasalaatcalcium, een bloedverdunner ter voorkoming van trombose, en paracetamol als pijnstiller.

Voor de avondmaaltijd vraagt mevrouw Jansen aan de verpleegkundige of zij haar toilettas wil aangeven. Daar zitten haar kruidenmiddeltjes in die haar dochter 's middags voor haar heeft meegenomen van thuis. Zij wil ze graag weer gaan gebruiken. 'Kan dat?', vraagt ze aan de verpleegkundige. Belangstellend vraagt de verpleegkundige welke middeltjes mevrouw Jansen gebruikt; mevrouw geeft een toelichting op de potjes en flesjes. >>

>> Zij gebruikt een lijnzaadmengsel voor een goede darmwerking, want zij heeft een neiging tot obstipatie. Ze zou het lijnzaad graag in de yoghurt willen gebruiken die zij heeft besteld als toetje na de maaltijd. *Ginkgo biloba* (capsules) gebruikt ze om haar geheugen en concentratie te behouden en knoflookcapsules voor goede vaten, want in haar familie komen veel vaatproblemen voor. Eigenlijk zou zij 's avonds ook graag haar kopje nachtrustthee willen drinken. Dat is zij gewend en ze slaapt er zo goed op.

Door het toegenomen kruidengebruik is de kans groot dat een zorgvrager die in een reguliere gezondheidszorginstelling wordt opgenomen, kruidenmiddelen gebruikt in de zelfzorg. Helaas wordt dit kruidengebruik bij een reguliere medische behandeling lang niet altijd gemeld en de behandelend arts en de verpleegkundige, of andere zorgverleners, zijn er vaak niet van op de hoogte.

Dat deze situatie, waarin geen informatie wordt uitgewisseld over het gebruik van kruidenmiddelen, niet wenselijk is en gezondheidsrisico's kan hebben, blijkt uit het voorbeeld van mevrouw Jansen. In haar geval zou het effect van de reguliere bloedverdunner in combinatie met het bloedverdunnende effect van de knoflookcapsules én het bloedverdunnende effect van de *Ginkgo biloba*-capsules wel eens té groot kunnen worden. Want hoewel de knoflook- en de *Ginkgo biloba*-capsules in principe veilige middelen zijn en hun positieve werking op de bloedcirculatie is aangetoond, zijn ze in combinatie met reguliere bloedverdunners niet zonder risico en vergroten ze het bloedingsgevaar (1, 2).

Het lijnzaad en ook de nachtrustthee, die bestaat uit een mix van valeriaan, melisse, hop, kamille, venkel en anijs, kunnen wel veilig worden gebruikt door mevrouw Jansen. Het zijn milde en veilige kruidenmiddelen (1) die zij gewend is te gebruiken in haar zelfzorg, en zij voelt zich er prettig bij. Uit haar eigen ervaring merkt mevrouw Jansen dat haar stoelgang verbetert door het dagelijks gebruik van lijnzaad. De nachtrustthee vormt een onderdeel van haar slaapritueel waardoor ze goed slaapt. Voor beide middelen zijn wetenschappelijke bronnen beschikbaar waarin het gebruik in de betreffende situaties aannemelijk wordt gemaakt en er bestaat geen kans op interactie met de reguliere medicatie die zij gebruikt (1). Lijnzaad mag niet tegelijkertijd met andere medicatie worden ingenomen omdat de slijmstoffen de opname van bestanddelen van reguliere medicatie kan belemmeren (1, 2).

Mevrouw Jansen kan deze kruidenmiddelen veilig en verantwoord gebruiken tijdens haar verblijf in het ziekenhuis en ze zouden ingebouwd kunnen worden in de complementaire interventies die de verpleegkundige, in overleg met de behandelend arts, zou kunnen inzetten.

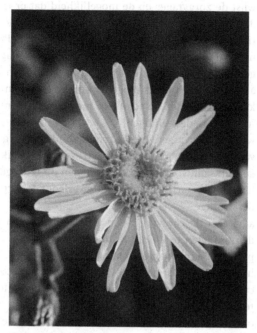

Figuur 12.7 Het hematoom van mevrouw Jansen kon verminderd worden met arnicazalf

kruidenzelfzorg

De zorgverlener kan een zinvolle rol vervullen in deze situatie door het kruidenzelfzorggebruik van de zorgvrager te inventariseren en de zorgvrager te informeren over een verantwoorde en veilige zelfzorg met kruidenmiddelen. Op deze manier levert zij een bijdrage aan meer openheid tussen zorgvrager en behandelaar en bevordert zij een veilig kruidenzelfzorggebruik.

Aandachtspunten bij het inventariseren van het kruidengebruik door de zorgvrager en adviezen over veilige kruidenzelfzorg
De zorgverlener:
- gaat na of de zorgvrager kruidenmiddelen in zijn zelfzorg gebruikt, inventariseert welke dat zijn en waarom hij ze gebruikt (Welke kruidenmiddelen? Om welke klachten te voorkomen of te behandelen?);
- gaat na of de zorgvrager kruidenmiddelen gebruikt op voorschrift van een professionele fytotherapeut of op basis van eigen keuze (zelfmedicatie);
- wijst de zorgvrager op de mogelijke contra-indicaties en ook op bij- en nevenwerkingen (zie verder Contra-indicaties en Bijwer-

kingen en interacties). Voor aanvullende informatie verwijst de zorgverlener de zorgvrager naar een deskundige;

- wijst de zorgvrager op de mogelijkheid dat er interacties optreden tussen kruidenmiddelen en reguliere medicijnen. Bij gelijktijdig gebruik van kruidenmiddelen en reguliere medicijnen meldt de zorgverlener in overleg met de zorgvrager het kruidengebruik bij de arts (zie verder Bijwerkingen en interacties). De arts beoordeelt of er mogelijk sprake is van interacties tussen kruidenmiddelen en reguliere medicijnen, eventueel in overleg met andere deskundigen;
- wijst de zorgvrager erop de kruidenmiddelen te gebruiken in een veilige dosering, gedurende een veilige gebruiksperiode en de gebruiksaanwijzing van de middelen op te volgen. Voor aanvullende informatie verwijst de zorgverlener de zorgvrager naar een deskundige;
- adviseert de zorgvrager een arts te raadplegen indien de kruidenmiddelen te weinig resultaat opleveren en de gezondheidsproblemen niet verbeteren;
- informeert de zorgvrager over de mogelijke risico's van zelfmedicatie met kruidenmiddelen en adviseert bij twijfel altijd een arts te raadplegen;
- overweegt of de kruidenzelfzorgmiddelen die de zorgvrager gebruikt tijdens de zorgsituatie kunnen worden gecontinueerd met het oog op een gunstige combinatie met de reguliere behandeling, en maakt hierin keuzes, in overleg met de zorgvrager en de behandelend arts.

In het voorbeeld van mevrouw Jansen zou de verpleegkundige, in overleg met de behandelend arts, arnicazalf kunnen gebruiken om het hematoom in het bovenbeen als gevolg van de operatie te verminderen en de pijn te reduceren (1, 3).

Nadat de zorgverlener het kruidenzelfzorggebruik heeft geïnventariseerd kunnen de volgende aandachtspunten worden betrokken bij de keuze van kruidenmiddelen en hun toepassingen in de verpleegsituatie.

- Ga na of de zorgvrager openstaat voor aanvullende kruidenmiddelen als onderdeel van de zorg en maak hierin keuzes, in overleg met de zorgvrager en de arts.
- Houd bij de keuze van kruidenmiddelen en hun toepassingen rekening met de in wetenschappelijke literatuur beschreven indicaties en veiligheidsvoorschriften (contra-indicaties, dosering en wijze van gebruik, bijwerkingen, interacties, andere voorschriften over veilig gebruik).

- Betrek bij de keuze van kruidenmiddelen en hun toepassingen ook de bestaande beschreven verpleegkundige ervaringen in de verpleegkundige literatuur.
- Kies voor kruidenmiddelen en -toepassingen met een milde werking en met geringe bij- en nevenwerkingen (zie tabel 12.1).
- Kies voor een beperkt aantal kruidenmiddelen en voor toepassingen die te gebruiken zijn bij verschillende verpleegkundige diagnosen en waarbij de mogelijkheid bestaat aandacht te besteden aan het welbevinden en comfort van de zorgvrager.
- Kies voor kruidenmiddelen en hun toepassingen die goed aansluiten bij andere complementaire interventies.
- Schaf de gekozen kruidenmiddelen en benodigde materialen aan en houd ze op voorraad.
- Stem de dosering en de bereidingsvorm van de kruidenmiddelen af op de ernst van de verpleegkundige diagnose. Ter voorkoming van problemen en ter bevordering van gezonde patronen kan worden gekozen voor laag gedoseerde mild werkende kruidenmiddelen, bijvoorbeeld een nachtrustthee ter bevordering van een gezonde slaap. Bestaan er al problemen, dan kan worden gekozen voor een (hoger gedoseerd) gestandaardiseerd kruidenpreparaat, bijvoorbeeld een gestandaardiseerd kruidenpreparaat met rustgevende en slaapbevorderende kruiden bij bestaande slaapproblemen.
- Bepaal of de op deze manier gekozen kruideninterventie op een zinvolle manier kan worden gecombineerd met andere complementaire interventies (etherische oliën, massage, muziek, therapeutic touch) en met de reguliere behandeling.

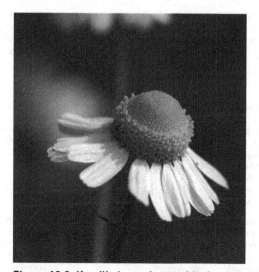

Figuur 12.8 Kamille is een bestanddeel van nachtrustthee

Naast deze specifieke aandachtspunten voor de keuze van kruiden-middelen houdt de zorgverlener ook rekening met de algemene aandachtspunten die in de inleiding van deel 2 zijn beschreven. Tabel 12.1 bevat een selectie van milde kruiden waarvan de werking wordt onderbouwd door wetenschappelijk onderzoek en die te gebruiken zijn voor vele verpleegkundige diagnosen (zie verder Verpleegkundige diagnosen voor toepassing van kruiden).

Tabel 12.1 Zinvolle kruiden voor de verpleegsituatie

Kruid	Effect	Toepassing	Contra-indicaties	Bijeffecten	Bron
goudsbloem (*Calendula officinalis*)	ontstekings-remmend op huid en slijm-vliezen, wond-helend	uitwendig als: infusum, tinctuur, zalf, crème, olie-maceraat als mond- en wond-spoeling en wondkompres	overgevoeligheid voor compo-sietenfamilie	lichte huidirritatie (treedt zelden op)	1, 3, 9, 11, 12, 13, 14
echte kamille (*Matricaria chamomilla*)	ontstekings-remmend, ont-krampend, mild sedatief, anti-microbieel, wondhelend	uitwendig als infusum, crème, oliemaceraat als kompres; inwen-dig als: infusum, tinctuur, capsule/dragee	overgevoeligheid voor composie-tenfamilie	contactdermatitis in geval van over-gevoeligheid voor composieten-familie (treedt zelden op)	1, 2, 3, 9
aloë (*Aloe vera barb.*)	ontstekings-remmend, wond-helend, vocht-inbrengend, jeukstillend, koelend	uitwendig als: gel, crème, zalf, lotion	overgevoeligheid voor leliefamilie	inwendig gebruik van sap wordt afgeraden	2
toverhazelaar (*Hamamelis virginiana*)	samentrekkend en ontstekings-remmend, bloed-stelpend	uitwendig als: infusum, decoctum, hydrolaat, zalf, crème, lotion als spoeling, kompres, omslag	geen bekend	bij uitwendig gebruik in zeld-zame gevallen huidirritatie	1, 2, 3, 9
valkruid (*Arnica montana*)	pijnstillend bij spier- en gewrichtspijn, kneuzing, ontstekings-remmend en doorbloedings-bevorderend (vooral veneus)	nooit inwendig(!); uitwendig als zalf, tinctuur, zalf, gel, lotion, oliemaceraat	overgevoelig-heid voor com-posietenfamilie; niet op be-schadigde huid!	contactdermatitis bij overgevoelig-heid voor com-posietenfamilie	1, 3, 9
venkel (*Foeniculum vulgare*)	carminatief, ontkrampend, vermindert op-geblazenheid (spijsvertering), expectorans luchtwegen (kinderen!)	inwendig als: infusum, vloei-baar extract, tinctuur, (honing)siroop	overgevoelig-heid scherm-bloemigen (zeer zeldzaam)	allergische huid-en luchtweg-reacties bij over-gevoeligheid voor schermbloemigen	1, 3, 9

>>

Kruid	Effect	Toepassing	Contra-indicaties	Bijeffecten	Bron
>> pepermunt (*Mentha piperitha*)	carminatief, ontkrampend, anti-emetisch en digestief op de spijsvertering	inwendig als: infusum, tinctuur	niet bij oeso-phagusreflux; voorzichtig bij overgevoeligheid voor salicylaten	in zeldzame gevallen spijs-verteringsklachten	1, 3, 9
gember (*Zingiber officinalis*)	carminatief, anti-emeticum, digestief, pijn-stillend op spieren en gewrichten, stimuleert perifere door-bloeding (verwarmend)	inwendig als: infusum, decoctum, vloei-baar extract, capsule; uitwendig als: kompres, omslag	niet bij galstenen; voorzichtig bij maag-darm-klachten; bij gebruik van bloedverdunnen-de middelen alleen in overleg met arts	maagbranden (alleen bij hogere doses)	1, 2, 3, 9
valeriaan (*Valeriana officinalis*)	mild sedatief, slaapbevorderend, angstremmend, ontkrampend	inwendig als: infusum, decoctum, tinctuur, capsule, dragee	geen bekend	dufheid en sloom-heid in sommige gevallen	1, 2, 3, 9
citroenmelisse (*Melissa officinalis*)	mild sedatief, ontkrampend, digestief, anti-viraal	inwendig als: infusum, tinctuur, capsule, dragee (samen met valeriaan); uitwendig: in een antivirale zalf	geen bekend	geen bekend	1, 3, 9

kruidenmiddelen in combinatie met andere complementaire interventies

In de praktijk van de complementaire zorg worden kruidenmiddelen in veel gevallen gecombineerd met andere complementaire interventies. Zo kunnen oliemaceraten van goudsbloem, arnica of sint-janskruid worden gebruikt samen met etherische oliën bij een massage ter ontspanning. Deze ontspannende massage kan worden afgesloten met het drinken van een kopje ontspannende kruiden-thee.

Een andere mogelijkheid is een warm buikkompres met kamille bij buikkrampen ten gevolge van obstipatie. Dit kan worden afgesloten met een buikmassage waarbij een ontkrampende etherische olie wordt verwerkt in de massageolie. Tevens kunnen lijnzaadproducten worden geadviseerd om de stoelgang en peristaltiek van de darmen te stimuleren en kunnen voedingsadviezen worden gegeven ter bevordering van een gezonde stoelgang.

Zo zijn er talloze zorgsituaties denkbaar waarbij diverse soorten complementaire interventies samengaan en elkaar aanvullen, met als doel verpleegproblemen te verhelpen of te voorkomen, het wel-bevinden van de zorgvrager te vergroten en waarbij de toegepaste interventies voor de zorgvrager prettig zijn om te ondergaan.

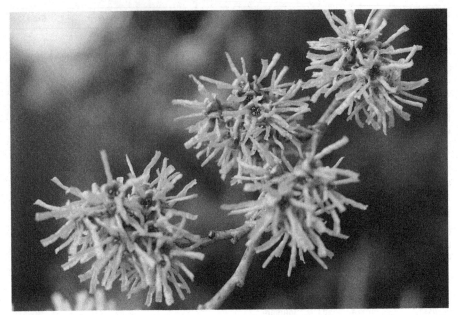

Figuur 12.9 Toverhazelaar kan gebruikt worden in de zorgsituatie

12.4 Verpleegkundige diagnosen voor toepassing van kruiden

Wanneer kruidenmiddelen als praktische toepassing in de verpleegkundige zorg worden ingezet, dan kan dat op verschillende manieren gebeuren.

- Gezondheidspatronen in stand houden. Dit betekent dat gezondheid wordt bevorderd en problemen worden voorkomen, bijvoorbeeld een blaasontsteking voorkomen met cranberrysap, of de conditie van de huid verbeteren met calendulazalf waardoor huiddefecten kunnen worden voorkomen (zie hoofdstuk 5: verbeterdiagnosen en risicodiagnosen).
- Verstoorde gezondheidspatronen herstellen (zie hoofdstuk 5: actuele diagnosen). Hierbij zijn kruidenmiddelen gericht op de verpleegkundige diagnosen in combinatie met de samenhangende factoren die het probleem veroorzaken of in stand houden.

Keuze kruidenmiddelen

Een verstoord slaap-rustpatroon kan samenhangen met piekeren en huidjeuk. Er kunnen kruidenmiddelen worden gekozen gericht op het verbeteren van de slaap én op de samenhangende factoren, in dit geval piekeren en jeuk. Rustgevende kruiden als valeriaan, hop en kamille kunnen het piekeren verminderen en de slaap bevorderen. Huidkoelende *Aloe vera*-gel kan jeuk tegengaan. De kruidenmiddelen zijn hierbij geen vervanging van de verpleegkundige maatregelen, maar een aanvulling.

Naast de voorgestelde kruidenmiddelen zal de zorgverlener de zorgvrager motiveren zijn zorgen te delen, wijzen op een rustgevend slaapritueel en hem aanraden te veel warme dekens te vermijden. Ook kunnen de kruidenmiddelen in deze situatie gecombineerd worden met andere complementaire interventies, zoals het luisteren naar rustgevende muziek of een handmassage met een rustgevende etherische olie.

In tabel 12.2 worden mogelijke verpleegkundige diagnosen genoemd waarbij kruiden van waarde kunnen zijn om de betreffende diagnosen en/of de samenhangende factoren te verbeteren. De genoemde kruiden zijn geselecteerd omdat ze geschikt kunnen zijn in de verpleegsituatie. Bovendien zijn het kruiden die de zorgvrager al zou kunnen gebruiken in zijn zelfzorg bij de genoemde problemen (zie casus mevrouw Jansen).

De genoemde bronnen maken de toepassing van de genoemde kruiden bij de betreffende diagnose aannemelijk, omdat uit onderzoek is gebleken dat ze effect hebben op de problemen die in de diagnose worden beschreven en op de daarmee samenhangende factoren.

Aanvullend verpleegkundig onderzoek is nodig om de effectiviteit van de betreffende kruiden bij de genoemde verpleegkundige diagnosen te bevestigen.

In de Nursing Intervention Classifications (NIC) worden kruidenmiddelen niet als verpleegkundige interventie genoemd. Wel zouden kruiden deel kunnen uitmaken van bestaande verpleegkundige interventies en daarin worden ingepast. Zo zou het gebruik van *Aloe vera*-gel ingebouwd kunnen worden in het 'beleid bij pruritus', of gember (thee, tinctuur of capsule) bij het 'beleid bij misselijkheid'.

Er is meer verpleegkundig onderzoek nodig om de genoemde kruidenmiddelen en hun toepassingen geschikt te maken als verpleegkundige interventie of ze te integreren in bestaande interventies.

Tabel 12.2 Kruiden bij verpleegkundige diagnosen

Gezondheids-patronen (23)	Verpleegkundige diagnosen (11)	Bron	Kruiden
1. Gezondheids-beleving en instandhouding	gezondheidzoekend gedrag		Voorlichting over veilige zelfzorg met kruidenmiddelen.
	infectiegevaar (specificeer)	1, 2, 3, 13, 15	Voorkomen huidinfecties met anti-microbiële en ontstekingsremmende kruiden: *Aloe vera*, goudsbloem, echte kamille, toverhazelaar, rode zonnehoed.
		1, 3, 13	Voorkomen en behandelen keelontsteking met echte salie, tormentil, zoethout.
		1, 13	Ophoesten slijm vergemakkelijken met: echte tijm, zoethout, venkel.
		1	Verminderen allergische neusverkoudheid met brandnetel.
		1	Voorkomen infecties bovenste luchtwegen en verbeteren afweer met vlier, rode zonnehoed.
		1, 3	Voorkomen van blaasontsteking met cranberrysap, guldenroede.
2. Voeding en stofwisseling	voedingstekort	1, 2, 3, 13	Verbeteren eetlust met digestieve kruiden: gele gentiaan, grote engelwortel, pepermunt, venkel.
		1, 2, 13	Misselijkheid en braken verminderen: gember, pepermunt, echte kamille.
		1, 2, 13	Verminderen angst en emotionele stress met sedatieve kruiden: echte valeriaan, passiebloem, citroenmelisse.
		2	Gewichtstoename bij hiv-patiënten door voedingssupplement met lijnzaadolie voorkomen en behandelen mondslijm-vliesontsteking: zie aldaar.
	(in)effectieve borst-voeding	3	Melkaanmaak stimuleren met venkel, anijs, grote brandnetel.
	veranderd mond-slijmvlies (specificeer type verandering)	3, 13	Mondslijmvliesontsteking voorkomen en behandelen met goudsbloem, echte kamille, echte salie, echte tijm.
	(dreigend) huiddefect	1, 2,3, 13, 15	Conditie huid verbeteren, infectie voorkomen, wondheling bevorderen met: *Aloe vera*, goudsbloem, echte kamille.
		1, 2, 3, 13	Lichte brandwonden en huidbeschadigin-gen behandelen met *Aloe vera*, gouds-bloem, echte kamille.
		1, 3, 9	Bloedcirculatie extremiteiten ondersteu-nen met *Ginkgo biloba*, rozemarijn, tover-hazelaar.
	weefseldefect (specificeer type)	1, 2, 12, 13	Regeneratie huid en slijmvliezen bevorde-ren, infectie voorkomen met *Aloe vera*, goudsbloem, echte kamille.
	decubitus (specificeer graad)	1, 3	Dreigende decubitus voorkomen en eerste graad behandelen met gouds-bloem, echte kamille, toverhazelaar.
		3	Perifere doorbloeding ondersteunen met hand-voetbaden met rozemarijn; huid verzorgen met sint-jansolie.
	hypothermie	3	Verwarmen met totaal- en deelbaden met rozemarijn; inwrijving met sint-jansolie. >>

Gezondheids-patronen (23)	Verpleegkundige diagnosen (11)	Bron	Kruiden
>>	hyperthermie	1	Transpiratie bevorderen (waardoor temperatuur daalt) met vlierbes, lindebloesem.
		3	Verkoelen met citroen (wassing, bad).
3. Uitscheiding	(colon)obstipatie en periodieke obstipatie	1, 2, 3, 12	Verminderen obstipatie met lijnzaad, psylliumzaad.
		1, 3	Voor korte duur: mild laxerende kruiden: vuilboom, senna.
		1, 2, 3, 13	Darmkrampen tegengaan, galstroom bevorderen en flatulentie tegengaan met venkel, anijs, karwij, pepermunt, echte kamille (kamille ook als kompres).
		1, 2	Verminderen spanning en stress met sedativa: echte kamille, echte valeriaan, citroenmelisse.
	diarree	1, 3	Tegengaan diarree met blauwe bosbes(blad), tormentil, echte kamille.
4. Activiteitenpatroon	oververmoeidheid	1	Verbetering conditie met adaptogene kruiden: ginseng (Koreaans/Chinese en Russische).
		1, 3, 16	Vermindering stijfheid en pijn met gember, valkruid, duivelsklauw, wilg.
		1	Vermindering emotionele overbelasting met passiebloem, citroenmelisse, echte valeriaan.
		3, 17	Verbetering welbevinden met warm kompres, massage, inwrijving (diverse mogelijkheden).
	zelfstandigheidstekort in wassen/hygiëne	1, 3	Huidverzorgende, huidvoedende en bevochtigende kruiden: Aloe vera, goudsbloem, amandelolie.
	ineffectieve luchtwegreiniging	1	Ophoesten bevorderen met echte tijm, zoethout, venkel.
	voorkomen van verminderde weefseldoorbloeding (specificeer)	1, 3	Arteriële en veneuze bloedstroom ondersteunen met Ginkgo biloba, blauwe bosbes, knoflook, rozemarijn, toverhazelaar.
5. Slaap- en rustpatroon	verstoord slaaprustpatroon; verlaat inslapen	1, 2	In- en doorslapen bevorderen met sedatieve en hypnotische kruiden: echte valeriaan, hop, citroenmelisse, echte kamille.
		1, 2	Angst, spanning en rusteloosheid verminderen met echte valeriaan, sint-janskruid, passiebloem.
6. Cognitie en waarneming	pijn (specificeer type en locatie)	1	Hoofdpijn en migraine: moederkruid.
		1, 16	Pijn stillen en ontsteking remmen bij spier- en gewrichtspijn met gember, moerasspirea, duivelsklauw, wilg, grote brandnetel.
		3, 14	Wondpijn verminderen met goudsbloem, sint-jansolie.
		1	Kneuzing, verstuiking, hematoom verminderen met valkruid (ook in combinatie met koud kompres).
		1, 3	Buikpijn verminderen met echte kamille, venkel, zoethout.
		1, 3	Verkramping verminderen met spasmolytische kruiden: echte kamille, echte valeriaan. >>

Gezondheids-patronen (23)	Verpleegkundige diagnosen (11)	Bron	Kruiden
>>		1, 2, 3	Bevorderen ontspannen en verminderen angst met sint-janskruid, echte valeriaan, echte kamille, passiebloem.
	(chronische) pijn	3, 9, 17	In aanvulling op vorige toepassingen: beïnvloeding chronische pijn met warm/koud kruidenkompres en -omslag: sint-jansolie, valkruid, echte kamille.
		1	Bij kneuzingen, hematomen en andere stompe trauma's (zonder huiddefect): valkruid.
		1, 2, 3	Bevorderen ontspanning en tegengaan verkramping met echte kamille, passiebloem, echte valeriaan.
7. Zelfbelevings-patroon	lichte/matige angst	1	Lichte angst verminderen met sedatieve en angstverminderende kruiden: sint-janskruid, echte valeriaan, passiebloem.
		3, 17	Spieren ontkrampen en ontspannen met kompres, inwrijving, massage: sint-jansolie, kamilleolie (in combinatie met aromatherapie).
		3	Afleiden en affectietekort verminderen met kompres, inwrijving en/of massage met fytoaromatoepassing.
	reactieve depressie	1	Antidepressieve kruiden: sint-janskruid, echte valeriaan.
		3, 17	Ontkrampende en verwarmende kruiden in kompres, inwrijving, massage.
		1, 2	Slaapbevorderende kruiden: sint-janskruid, echte valeriaan, echte kamille, hop, citroenmelisse.
		3, 17	Afleiden en affectietekort verminderen met kompres, inwrijving en/of massage met fytoaromatoepassing.
	moedeloosheid	3, 17	Ontkrampende en verwarmende kruiden in kompres, inwrijving, massage.
		1, 2	Slaapbevorderende kruiden: sint-janskruid, echte valeriaan, echte kamille.
		3, 17	Afleiden en affectietekort verminderen met kompres, inwrijving en/of massage met fytoaromatoepassing.
8. Rollen-/relatiepatronen	sociaal isolement	1, 2	In samenhang met dreigende overbelasting mantelzorgverlener: ontspannende en adaptogene kruiden: Russische ginseng, *Panax ginseng*, echte valeriaan, citroenmelisse, hop, sint-janskruid.

12.5 Contra-indicaties

Een contra-indicatie is een situatie of conditie waarin een bepaald kruidenmiddel niet gebruikt moet worden. Zo is epilepsie een contra-indicatie voor het inwendig gebruik van rozemarijn (als keukenkruid is het veilig) en mag valeriaan niet worden gebruikt bij kinderen jonger dan 3 jaar. Overgevoeligheid voor de composieten-familie is een contra-indicatie voor het gebruik van valkruid, kamille, goudsbloem en andere planten van die familie. Voor de afzonderlijke kruiden zijn uiteenlopende contra-indicaties bekend, maar het voert te ver om alle contra-indicaties te bespreken.

Wil de zorgverlener een kruidenmiddel als verpleegkundige interventie inzetten, dan is het duidelijk dat zij van de contra-indicaties op de hoogte moet zijn, evenals van andere veiligheidsvoorschriften van het betreffende kruidenmiddel. Het gebruik van goede bronnen is daarvoor noodzakelijk (zie verder bron 2, 18).

zwangerschap en lactatie

Als algemene relatieve contra-indicatie voor het gebruik van kruidenmiddelen noemen we wel zwangerschap en lactatie. Van de meeste kruidenmiddelen is onduidelijk wat de uitwerking is op zwangerschap en lactatie (19). Naast de algemene voorzichtigheid die bij het gebruik van kruiden tijdens zwangerschap en lactatie in acht moet worden genomen, zou een aantal kruidenmiddelen in die periode nadrukkelijk moeten worden afgeraden. Vooral kruiden die alkaloïden bevatten, een aantal kruiden met een grote hoeveelheid etherische oliën en laxerende kruiden zoals vuilboom, wegedoorn en senna moeten worden vermeden. Ook kruiden die de menstruatie bevorderen of traditioneel worden toegepast als abortivum, moeten niet worden gebruikt (1).

De regel om voorzichtig te zijn met kruidengebruik tijdens de zwangerschap kan de zorgverlener betrekken in de voorlichting over veilige kruidenzelfzorg.

Aan de andere kant zijn er ook enkele kruiden die tijdens zwangerschap en borstvoeding in een veilige lage dosering juist van waarde kunnen zijn. Zo kan venkel veilig worden gebruikt, en ook de effectiviteit van gember bij ernstige zwangerschapsmisselijkheid is bewezen, terwijl er eveneens wetenschappelijk onderzoek is over de veiligheid van laag gedoseerde gember tijdens de zwangerschap (1, 19). Ook het uitwendig gebruik van huidverzorgende kruidenmiddelen kan als veilig worden beschouwd. Keukenkruiden in kleine hoeveelheden kunnen eveneens veilig worden gebruikt tijdens zwangerschap en lactatie (3).

Bij twijfel is overleg met verloskundige, arts of apotheker aan te raden. Raadpleeg altijd de bijsluiter van het kruidenmiddel.

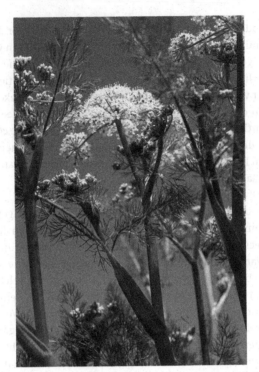

Figuur 12.10 Venkelzaad kan tijdens zwangerschap en lactatie worden gebruikt

12.6 Effect van kruidenmiddelen

Om het effect te achterhalen van kruidenmiddelen in de zorgsituatie is het van belang uit te gaan van het beschikbare wetenschappelijke onderzoek dat de afgelopen decennia in binnen- en buitenland naar de gezondheidseffecten van kruidentoepassing is gedaan.

In dit wetenschappelijk onderzoek worden kruiden die traditioneel voor de bevordering van de gezondheid worden gebruikt, geanaly-

in-vitro- en dierproefonder- zoek

seerd in het laboratorium (in-vitro-onderzoek, dierproefonderzoek). De exacte samenstelling van het kruid wordt vastgesteld en het effect van de planteninhoudsstoffen wordt onderzocht. Ook wordt nagegaan of de plant inhoudsstoffen bevat die schadelijk kunnen zijn voor de gezondheid zodat kan worden bepaald of het kruid veilig is. Vervolgens wordt in een klinische setting onderzoek gedaan bij mensen. Daarbij wordt het (gestandaardiseerde) kruidenpreparaat ingezet bij een gezondheidsprobleem en wordt gemeten wat het effect van het kruidenpreparaat is op dat probleem.

Bij dit wetenschappelijke onderzoek staat de directe relatie tussen werkzame planteninhoudsstoffen, de gebruikte dosering, de bereidingsvorm en het effect op het gezondheidsprobleem centraal. Zo blijkt bijvoorbeeld uit een dubbelblind onderzoek naar de werking van valeriaan dat de inslaaptijd en de slaapkwaliteit significant verbeteren bij ouderen met slaapproblemen die gedurende dertig dagen 300 mg valeriaanextract gebruiken (1). Uit een ander onderzoek blijkt dat valeriaan ook effectief is bij rusteloosheid en nerveuze spanningen (1).

Andere voorbeelden van kruiden waarnaar onderzoek is gedaan, zijn meidoorn, dat effectief blijkt te zijn bij hartinsufficiëntie en hypertensie (1, 2), en berendruif dat werkzaam is bij chronische blaasontsteking (1).

Op deze manier zijn inmiddels vele kruiden onderzocht en kon in diverse gevallen de traditionele indicatie wetenschappelijk worden onderbouwd. De resultaten zijn onder andere beschreven in de wetenschappelijke plantenmonografieën (ESCOP, Kommission E; zie ook Geschiedenis, achtergrond, herkomst). Het valt echter buiten het bestek van dit boek al deze wetenschappelijke monografieën te bespreken.

Om deze wetenschappelijke informatie te gebruiken met als doel kruidenmiddelen toe te passen als complementaire interventie, moet men zich afvragen welke wetenschappelijk onderbouwde kruidenmiddelen ingezet kunnen worden om verpleegkundige diagnosen te verbeteren of te voorkomen en bovendien een milde werking hebben. Zo is de eerdergenoemde meidoorn niet direct geschikt, omdat hartproblemen en hypertensie niet tot de verpleegkundige diagnosen behoren. Hetzelfde geldt voor blaasontsteking en bovendien mag berendruif maar gedurende een korte periode worden gebruikt (1). Valeriaan is echter zeer geschikt omdat de effecten kalmering en slaapbevordering goed aansluiten bij verpleegkundige diagnosen en het kruid bovendien mild en veilig is (1).

Een aantal op deze wijze geselecteerde kruiden zijn vermeld in tabel 12.1.

Bij de evaluatie van de genoemde kruidenmiddelen moet worden nagegaan of de te verwachten effecten uit de wetenschappelijke literatuur worden bevestigd in de verpleegsituatie.

Goudsbloem
Calendula officinalis is in de wetenschappelijke literatuur beschreven; volgens de wetenschappelijke bronnen kan het worden gebruikt bij 'ontstekingen van huid en slijmvliezen' en werkt het wondhelend (3, 13). Huid-, slijmvlies- >>

>> en wondverzorging behoren tot de verantwoordelijkheid van de verpleegkundige; uit de verzorging kunnen verpleegkundige diagnosen voortvloeien. Zo zijn 'huiddefect' en 'dreigend huiddefect' diagnosen waarbij *Calendula officinalis* op basis van deze gegevens gebruikt zou kunnen worden (11). Enkele voorbeelden van onderzoeken die dit illustreren:

- een onderzoek naar het effect van goudsbloemzalf (de zalf bevatte ook andere kruiden) op lymfoedeem dat samenging met pijnklachten ten gevolge van borstamputatie, maakte duidelijk dat het gebruik van de zalf het oedeem niet verminderde maar wel de pijnklachten (20);
- een onderzoek naar het effect van goudsbloemzalf op operatiewonden toonde aan dat de zalf een positief effect had op de regeneratie en epithelialisatie van de wond (2);
- een onderzoek onder vrouwen die waren geopereerd aan borstkanker en die als nabehandeling werden bestraald, toonde aan dat wanneer na elke bestraling calendulazalf werd gebruikt, het optreden van dermatitis als gevolg van de radiotherapie significant minder was dan bij gebruik van trolaminezalf na iedere bestraling. Ook de pijn die samenhing met de bestraling, werd door het gebruik van calendulazalf verminderd (14).

Het geëvalueerde effect van calendulazalf bij de diagnose 'huiddefect' zou kunnen zijn: 'de huid van de zorgvrager is gaaf en de zorgvrager geeft aan dat de pijn draaglijk is'.

Aanbevolen wordt om bij het evalueren van kruidenmiddelen verpleegkundige standaarden en scoreformulieren te gebruiken (bijvoorbeeld pijnscoreformulier, huidscoreformulier).

In tabel 12.2 zijn voorbeelden gegeven van het gebruik van kruidenmiddelen bij uiteenlopende verpleegkundige diagnosen.

Behalve deze effecten op basis van wetenschappelijk onderzoek hebben de effecten van kruidenmiddelen die worden ingezet door verpleegkundigen, echter ook te maken met de verpleegsituatie. In de verpleegsituatie ondersteunt de zorgverlener de zorgvrager in zijn ziek-zijn en zij gebruikt daarbij kruidenmiddelen om het welbevinden en comfort van de zorgvrager te vergroten. Bij de ervaringen die verpleegkundigen, inmiddels met kruidenmiddelen hebben opgedaan, speelt – in combinatie met het te verwachten effect van de werkzame stoffen (zie hierboven) – ook het effect van de toepassingsvorm van de gebruikte middelen een belangrijke rol. Bij deze toepassingen biedt de zorgverlener kruidenmiddelen aan in de vorm van kruidenthee of -tinctuur, of bij uitwendige toepassing in de vorm van een kruidenkompres of -omslag (warm, lauw, koud),

toepassingsvorm

een kruidenspoeling of kruidenbad, of een inwrijving of massage met kruidenoliën (zie ook Aandachtspunten voor de keuze van kruidenmiddelen).

In de antroposofische verpleegkunde zijn met deze in- en uitwendige toepassingen veel ervaringen opgedaan (3). Hoewel er helaas nog weinig wetenschappelijk onderzoek is gedaan naar het effect van de toepassingsvormen, zou deze schat aan ervaringskennis tekort worden gedaan als hij buiten beschouwing zou worden gelaten. Mogelijk heeft de meerwaarde van deze kruidentoepassingen te maken met het feit dat ze alle de zintuigen prikkelen door warmte of koude, ze prikkelen de huid en tast door wrijving of massage, en ze hebben een eigen geur, een smaak en een uiterlijk. Daardoor doen ze een appel op de zintuiglijke ervaring en de opmerkzaamheid van de zorgvrager, waardoor hij wordt afgeleid van zijn ziek-zijn en de mogelijkheid krijgt te ontspannen (3). Aan de verpleegkundige bieden deze toepassingen de mogelijkheid op een andere manier vorm te geven aan de zorg en invulling te geven aan het verbeteren van het welbevinden en comfort van de zorgvrager.

Aanvullend onderzoek naar het effect van deze toepassingsvormen van kruidenmiddelen is nodig.

Vanuit deze zienswijze zouden ook de effecten van de toepassingsvormen van kruidenmiddelen in de verpleegsituatie geëvalueerd moeten worden.

Evaluerende vragen aan de zorgvrager kunnen zijn:

- Hoe heeft u deze kruidentoepassing ervaren?
- Hoe heeft u de warmte van het kruidenkompres ervaren?
- Hoe heeft u de smaak en de geur van de kruidenthee ervaren?
- Hoe heeft u de lauwe kruidenspoeling ervaren?
- Heeft u de kruidentoepassing als prettig/ontspannend/verfrissend/verwarmend ervaren?
- Vindt u het prettig deze interventies nog eens te ondergaan?

Observaties kunnen zijn:

Hoe reageert de zorgvrager tijdens de kruidentoepassing (gelaatsuitdrukking, lichaamshouding, verbale opmerkingen)?

Welke veranderingen kunnen aan de huid worden geobserveerd (meer/minder rode huidskleur, huid voelt warmer/koeler aan, verandering in spiertonus)?

Ligt de zorgvrager na de kruidentoepassing meer ontspannen in bed? Geeft hij uiting van meer/minder pijn of onbehagen? Valt hij in slaap?

Stelt de zorgvrager aanvullende vragen over de kruideninterventie?

12.7 Bijwerkingen en interacties

Interacties

Een interactie tussen een kruidenmiddel en een regulier medicijn treedt op als het kruidenmiddel de werking van het reguliere medicijn beïnvloedt. Een interactie is iets anders dan een bijwerking en heeft ook niets te maken met de giftigheid van een kruid.

Het is de taak van de arts of apotheker om te beoordelen of er interacties tussen kruidenmiddelen en reguliere medicatie kunnen ontstaan (18). Toch is het zinvol als de zorgverlener ook enige achtergrondkennis heeft, zodat zij de zorgvrager – in algemene termen – kan voorlichten. Een interactie kan, afhankelijk van het kruidenmiddel en het reguliere medicijn, op verschillende manieren ontstaan.

De werking of het effect van het reguliere medicijn wordt door het kruidenmiddel belemmerd. Dit kan zich in verschillende omstandigheden voordoen. Van een belemmering van de werking kan sprake zijn als het kruidenmiddel de opname van het medicijn vanuit de darm tegenwerkt. Zo bemoeilijken psylliumzaden (een laxans) de opname van gelijktijdig ingenomen medicijnen vanuit de darm.

De werking van het reguliere medicijn kan ook worden tegengewerkt als het kruidenmiddel ervoor zorgt dat het medicijn extra snel wordt afgebroken. Een voorbeeld hiervan is sint-janskruid, dat de bloedspiegel van een aantal medicijnen zou kunnen verlagen. Zo blijkt uit onderzoek dat de bloedspiegel van immunosuppressieve medicijnen zoals ciclosporine en tacrolimus, die worden gebruikt om afstotingsreacties na transplantaties tegen te gaan, door sint-janskruid wordt verlaagd (5, 21, 22). Ook de bloedspiegel van het cytostaticum irinotecan wordt door sint-janskruid verlaagd (5, 22). Ten slotte verlaagt sint-janskruid ook de bloedspiegel van de anticonceptiepil en van methadon (5, 21).

Verder kan de werking van een regulier medicijn worden belemmerd bij gelijktijdig gebruik van een kruidenmiddel dat een tegengestelde werking en een tegengesteld effect heeft. Zo zal het effect van een bloeddrukverlagend middel kleiner zijn wanneer de zorgvrager gelijktijdig een kruidenmiddel gebruikt waardoor de bloeddruk stijgt. Dit kan zich bijvoorbeeld voordoen bij gelijktijdig gebruik van zoethout – waardoor de bloeddruk kan stijgen – en bloeddrukverlagende medicijnen (2, 6).

De werking of het effect van het reguliere medicijn wordt door het kruidenmiddel versterkt. Een voorbeeld hiervan is het gelijktijdig gebruik van bloedverdunners en kruidenmiddelen die ook een bloedverdunnend effect hebben, zoals beschreven in het voorbeeld van mevrouw Jansen. Dit effect is in de literatuur beschreven bij gelijktijdig gebruik van *Ginkgo biloba* en antitrombotica, waaronder acetylsalicylzuur, fenprocoumon en warfarine (22). In dit hoofdstuk is ook al het bloedverdunnende effect van knoflook genoemd.

Sedatieve kruiden zoals valeriaan, hop en passiebloem kunnen het effect van tranquillizers versterken, terwijl diuretische kruiden het effect van reguliere diuretica kunnen versterken.

Een ander voorbeeld van een kruidenmiddel en een regulier medicijn met een vergelijkbare werking, ziet men bij het gelijktijdig gebruik van antidepressiva en sint-janskruid, waarvan ook wetenschappelijk is aangetoond dat het een antidepressieve werking heeft. In dit geval zou theoretisch het serotoninegehalte in de hersenen te veel kunnen stijgen, waardoor het serotoninesyndroom zou kunnen ontstaan (1). Hoewel dit syndroom in theorie zou kunnen optreden, is men in literatuur verdeeld of dit in werkelijkheid daadwerkelijk is gebeurd (5).

relativerende opmerking

Het onderzoek naar interacties is nog in volle gang. Hoewel een veilig gebruik van kruiden samenhangt met mogelijke interacties, is een relativerende opmerking hier op zijn plaats. Want hoewel het van groot belang is dat mogelijke interacties serieus worden genomen, zijn veel interacties die in de literatuur worden beschreven, *theoretisch*. Of ze daadwerkelijk zullen optreden, is nog maar de vraag, want ze worden slechts door beperkte wetenschappelijke gegevens bevestigd (1, 22). Het gaat dus om potentiële interacties, die uiteraard in overweging moeten worden genomen en waarbij alertheid betreffende de werkzaamheid van het reguliere medicijn op zijn plaats is. Vandaar dat op veel bijsluiters van kruidenmiddelen waarvan mogelijk (in theorie) interacties te verwachten zijn, staat: 'Overleg met uw arts bij gelijktijdig gebruik van reguliere medicatie'.

Ook is het belangrijk zich te realiseren dat interacties met reguliere medicijnen alleen waarschijnlijk zijn indien het betreffende kruid in een voldoende hoge dosis wordt gebruikt en de werkzame stoffen van het kruidenmiddel in 'voldoende' hoeveelheid in het bloed aanwezig zijn (1). Van zo nu en dan een kopje kruidenthee van een samengesteld mengsel met daarin onder andere sint-janskruid, zal de anticonceptiepil echt niet onwerkzaam worden!

Bij kruidenmiddelen die zowel inwendig als uitwendig worden toegepast, zijn alleen bij inwendig gebruik interacties waarschijnlijk. Het is bijvoorbeeld zeer onwaarschijnlijk dat een gezichtscrème die kamille bevat, invloed zal hebben op de stollingstijd van het bloed. Dit effect zou bij een gestandaardiseerd kamille-extract theoretisch wel kunnen optreden (echte kamille kan in theorie de werking van gebruikte antistollingsmiddelen versterken).

Bijwerkingen en neveneffecten

In vergelijking met reguliere medicijnen hebben kruidenmiddelen weinig bijwerkingen, terwijl er toch een gezondheidseffect van uitgaat. Zo maken de *Salix*soorten (wilgensoorten), waarvan aspirine is afgeleid, op dit moment als fytotherapeuticum een *comeback* door omdat ze veel voordelen hebben in vergelijking met reguliere pijnstillers. Veel gebruikelijke NSAID-pijnstillers veroorzaken bijwerkingen, zoals maagklachten, terwijl uit onderzoek blijkt dat een fytotherapeutisch preparaat van wilgenbast een vergelijkbare pijnstillende werking heeft bij gewrichtsklachten, zónder die vervelende bijwerkingen (16).

Ondanks de milde werking van kruidenmiddelen kunnen er in sommige gevallen toch bijwerkingen en neveneffecten ontstaan. Zo kan het eerdergenoemde wilgenkruidpreparaat een overgevoeligheidsreactie veroorzaken bij mensen die allergisch reageren op salicylzuur.

Een andere overgevoeligheidsreactie kan optreden bij mensen die allergisch reageren op planten die tot de composietenfamilie behoren. Tot deze familie behoren zeer veel geneeskrachtige planten, zoals goudsbloem, echte kamille, duizendblad, valkruid en rode zonnehoed. Van valkruid, dat alleen uitwendig op de intacte huid mag worden gebruikt, is contactdermatitis als de frequentste overgevoeligheidsreacties beschreven (1). Ook echte kamille kan in zeldzame gevallen contactdermatitis veroorzaken (1).

Sint-janskruid, gebruikt in hoge doses, leidt tot gevoeligheid voor zonlicht (fotosensitiviteit) en kan huidklachten veroorzaken (1, 2).

Van hogere doseringen valeriaan worden de bijwerkingen moeheid en dufheid beschreven (1). Sommige bronnen waarschuwen voor de invloed van valeriaan op de rijvaardigheid, maar dit wordt niet door wetenschappelijk onderzoek bevestigd (1).

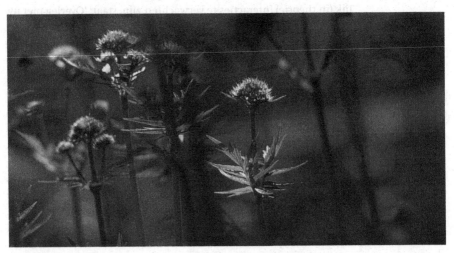

Figuur 12.11 Valeriaan kan moeheid en dufheid veroorzaken

Afhankelijk van het soort kruidenmiddel zijn er nog andere bijwerkingen en neveneffecten mogelijk. In de bijsluiter van kruidenpreparaten van goede kwaliteit staan gegevens over mogelijke bij- en nevenwerkingen, evenals mogelijke interacties. Wanneer de zorgvrager of zorgverlener vermoedt dat er sprake is van een bij- of nevenwerking, dan kan een deskundige worden geraadpleegd, zoals een apotheker, een fytotherapeutisch arts of een fytotherapeut, of kan contact worden opgenomen met de wetenschappelijke vereniging op het gebied van de fytotherapie (NVF). Daarnaast kan de zorgverlener aanvullende literatuur raadplegen (2).

12.8 Specifieke aandachtspunten bij toepassing van kruidenmiddelen

In de paragraaf Aandachtspunten voor de keuze van kruidenmiddelen zijn aandachtspunten besproken waarmee de zorgverlener rekening kan houden bij de mogelijke keuze van kruidenmiddelen in de zorg. Ook de voorlichtende en doorverwijzende taak van de zorgverlener met het oog op het veilig gebruik van kruiden is belicht. Als vervolg daarop wordt hieronder ingegaan op de aandachtspunten bij de toepassing van kruideninterventies bij zorgvragers. Daarbij worden ook veiligheidsaspecten betrokken.

De zorgverlener:

- gebruikt kruidenmiddelen en toepassingen in een veilige dosering, gedurende een veilige periode. Daarbij houdt zij rekening met leeftijd, gewicht en levensfase van de zorgvrager;
- overlegt met andere relevante hulpverleners en vraagt toestemming aan de behandelend arts;
- observeert effecten en evalueert de kruideninterventie, eventueel in samenhang met de andere complementaire interventies, met de zorgvrager en zijn naasten;
- evalueert de effecten van de gebruikte kruidenmiddelen in samenhang met de toepassingen en evalueert ook de effecten op het welbevinden en comfort;
- continueert de kruideninterventie zolang als die veilig en verantwoord is en aansluit op de problemen en behoeften van de zorgvrager (zie Effect van kruidenmiddelen);
- houdt ook rekening met de algemene aandachtspunten voor het toepassen van complementaire zorginterventies. Deze aandachtspunten zijn beschreven in de inleiding van deel 2 van dit boek.

12.9   Aandachtspunten voor rapportage

Deskundig omgaan met complementaire zorg en kruideninterventies heeft ook te maken met het nauwkeurig beschrijven en rapporteren. Bij de rapportage kunnen de volgende aandachtspunten in acht worden genomen.

De zorgverlener:

- beschrijft de verpleegkundige diagnosen en zorgvragen volgens de gebruikelijke methodiek (PES-structuur) en formuleert doelen en acties op het gebied van kruideninterventies. Indien van toepassing worden in samenhang met de kruideninterventies ook andere vormen van complementaire interventies beschreven;
- houdt hierbij ook rekening met doelen en acties op het gebied van welzijn en comfort;
- beschrijft de kruideninterventies volledig en nauwkeurig. Daarbij rapporteert de zorgverlener: de volledige namen van kruid(en) (Nederlandse plus botanische naam), het gebruikte deel en de bereidingsvorm (thee, tinctuur, oliemaceraat, zalf, lotion, emulsie, enzovoort), de exacte samenstelling van de bereidingsvorm, de merknaam (alle kruiden noemen, plus de gebruikte dosering), de gebruikte dosering van het kruidenmiddel plus gebruiksduur: bijvoorbeeld 3 × daags 1 kopje thee voor de maaltijd gedurende drie dagen;
- beschrijft gedetailleerde informatie over de te verwachten effecten van het kruidenmiddel, evenals veiligheidsvoorschriften (werking en indicaties, contra-indicaties, bij- en neveneffecten, interacties en overige veiligheidsvoorschriften) en de (onderzoeks)bronnen waarop deze informatie is gebaseerd;
- beschrijft de geobserveerde effecten tijdens en na de kruideninterventie: bijvoorbeeld 'de zorgvrager ligt rustig en ontspannen in bed en heeft een minder pijnlijke gezichtuitsdrukking';
- beschrijft de geëvalueerde effecten met de zorgvrager en zijn naaste in relatie met de diagnosen waarvoor de kruideninterventie was ingezet en evalueert ook de effecten op het gebied van welzijn en comfort, bijvoorbeeld: 'de zorgvrager geeft aan minder last te hebben van buikkrampen na 3 × daags 1 kop kamillethee gedurende twee dagen, en 1 × daags een warm buikkompres met kamille'.

12.10   Toepassing van kruiden door zorgvrager of mantelzorger

Een veilig en verantwoord gebruik van kruidenmiddelen kan zeer goed worden overgedragen aan de zorgvrager en zijn mantelzorgers. Immers, kruidenmiddelen die worden toegepast in de zorgsituatie moeten mild werkend zijn, weinig bij- en neveneffecten hebben en ook bruikbaar zijn in de zelfzorg.

De bereiding van een kruidenthee kan eenvoudig worden overgenomen door de zorgvrager en/of zijn mantelzorger. Hetzelfde geldt voor andere vormen van inwendig gebruik van kruidenmiddelen.

Ook bij uitwendige kruidentoepassingen, zoals een inwrijving met een kruidenoliemaceraat of een warm kruidenkompres, is goed een mantelzorger in te schakelen. De betreffende toepassing zou dan aan de mantelzorger moeten worden aangeleerd. Een voorwaarde hierbij is dat er voldoende aandacht wordt besteed aan de veiligheid van het gebruik van kruidenmiddelen.

In de voorgaande paragrafen zijn daarvoor al aandachtspunten beschreven.

Casus

Het gebruik van calendulazalf in de praktijk

Een verpleegkundige aan het woord:

'Vooral bij KNO-patiënten bij wie de voedingstoestand niet optimaal is en de verzorging soms wat te wensen overlaat, blijkt dat stralingstoxiciteit ernstig kan zijn. Smeren met lanettezalf of flammazinezalf werkt onvoldoende, maar calendulazalf heeft dan goede resultaten: minder roodheid, minder pijn en een open huid geneest sneller. In 2006 loopt er een onderzoek in het UMC te Utrecht naar het effect van calendulazalf bij huidtoxiciteit bij KNO-patiënten die worden bestraald.

Niet alleen bij bestralingsdefecten, maar ook bij het Ara-C-syndroom bij patiënten met acute myeloïde leukemie die hoge doses cytostaticum (Ara-C) krijgen, blijkt calendulazalf goed te werken zo wijst de praktijk uit. Deze patiënten hebben door de chemotherapie een verhoogd risico op roodheid en blaren aan handpalmen en voetzolen. Het blijkt dat als er vanaf het begin van de chemotherapie wordt gesmeerd met calendulazalf, deze klachten in mindere mate optreden, waardoor men geen pijnbestrijding nodig heeft tegen deze huidproblemen, zoals een morfinepomp. De huisarts kan een recept uitschrijven voor calendulazalf als de zorgvrager een aanvullende verzekering heeft voor homeopathische middelen.

>>

>> Voor de zorgvrager blijkt het zelf smeren met calendulazalf belangrijk te zijn, niet alleen om bijwerkingen zo veel mogelijk te kunnen voorkomen, maar ook om het gevoel te hebben zelf invloed te kunnen uitoefenen op de kwaliteit van leven op dat moment. De behandeling is al zwaar genoeg en het voorkomen van pijn aan handen en voeten wordt als positief ervaren.

De verpleegkundige kan voorlichting geven over de mogelijkheden van calendulazalf. Op deze manier wordt de zorgvrager gestimuleerd verantwoordelijkheid te nemen en kan hij hierin worden ondersteund. Het bevorderen van de kwaliteit van leven op enig moment is een belangrijke taak van de (complementair) verpleegkundige. Als zorgverlener geeft het je het gevoel alle mogelijkheden die we in de rugzak hebben, optimaal aan de zorgvrager te kunnen aanbieden. Voor een groot aantal zorgvragen kan ik een complementaire interventie aanbieden. Uiteraard is de zorgvrager vrij daar wel of niet iets mee te doen.'

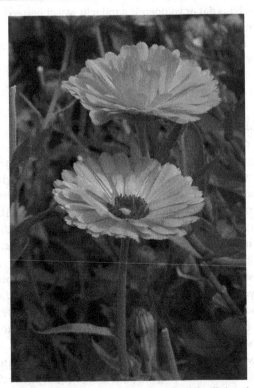

Figuur 12.12 Calendula kan huidbeschadiging door cytostatica verminderen

Zelf ervaren

Heet gember-citroenaftreksel

Gemberwortel kan in gedroogde vorm als poeder, maar ook als verse wortel worden gebruikt. Van de verse en gedroogde wortel kunnen allerlei kruidenmiddelen worden bereid, al of niet gestandaardiseerd.

De effecten van de verse en gedroogde bereidingen verschillen enigszins omdat er tijdens het droogproces allerlei omzettingen in de werkzame stoffen plaatsvinden, die invloed hebben op de werking. Zo heeft gedroogde gemberwortel, naast het eerdergenoemde effect op misselijkheid en braken (inleidende casus), een pijnstillende werking bij spier- en gewrichtsklachten (1). Verse gemberwortel is vooral effectief bij verkoudheid en griep en werkt verwarmend. Het heeft in lichte mate effect op de spijsvertering en op misselijkheid en braken (1). In moderne gestandaardiseerde gemberpreparaten worden de werkzame stoffen van zowel de verse als de gedroogde wortel (poeder) verwerkt.

Het prettige van gember is echter dat alle bereidingen een bepaald gezondheidseffect hebben, of het nu gaat om gekonfijte gemberbolletjes, gembersiroop, gemberpoeder in de maaltijd of gemberthee. Het hieronder beschreven verwarmende aftreksel wordt gemaakt van verse gemberwortel en wordt bereid volgens de methode van het decoctum. Gebruik de verse gemberwortel die te koop is bij de supermarkt of de toko. Gemberwortel kan enkele weken worden bewaard of kan zelfs worden ingevroren.

Werkwijze

Snij voor 1 kop thee (ongeveer 175 ml) twee plakjes van enkele millimeters van een stuk gemberwortel (in totaal ongeveer 1 tot 3 gram). Breng de plakjes gemberwortel in water aan de kook en laat 3 tot maximaal 10 minuten afgedekt zachtjes doorkoken. Tijdens dit korte decoctum wordt het aftreksel afgedekt om zo min mogelijk etherische oliën te verliezen. Voeg na het koken een schijfje citroen toe en laat nog 5 minuten afgedekt trekken.

Drink deze thee heet na hem eventueel te hebben gezoet met honing.

In plaats van citroen kan ook een mespuntje kaneel worden toegevoegd.

Naar wens kan na bereiding van het decoctum een zakje rooibosthee in het hete aftreksel worden gehangen.

Er kan ook thee worden getrokken van gedroogde gemberpoeder. Deze thee is scherper van smaak dan die van de verse wortel, en kan ook worden gecombineerd met citroen. Thee van gemberpoeder heeft een sterker effect op de spijsvertering en op misselijkheid en braken dan thee van de verse wortel.

13   Werken met etherische oliën

Joke Thijssen-Kerstens, Susan Hupkens

Casus

Mevrouw Tuinstra is een 80-jarige vrouw met colonkanker in de terminale fase. In haar jeugd werkte zij in een gezin, waar zij voor de kinderen, het eten en de schoonmaak zorgde.

Tijdens haar huwelijk deed ze het huishouden, kreeg zeven kinderen en probeerde wat bij te verdienen door hier en daar schoon te maken. Mevrouw Tuinstra is zich bewust van haar ziekte en haar naderende levenseinde. Zij geeft aan thuis te willen sterven; de kinderen zorgen er in onderling overleg voor dat dit mogelijk is. Mevrouw heeft in toenemende mate last van klachten als gevolg van een ileus, zoals braken en misselijkheid en een vol gevoel in de buik. Door uitzaaiingen van de tumor in de heup heeft zij ook last van uitstralende pijn vanuit de linker heup naar de voet. Zij kan niets aan haar voeten verdragen, zelfs niet dat ze gewassen worden. Zij is weinig mobiel en heeft het koud. Ondanks een diepe religieuze overtuiging ziet zij op tegen het naderende einde.

In de dagelijkse verzorging door de wijkverpleegkundige krijgt mevrouw Tuinstra op bed een wasbeurt van boven tot aan de knieën, gaat daarna in haar favoriete stoel zitten en krijgt dan een voetenbad met etherische olie van lavendel. Na 10 minuten in het voetenbad gezeten te hebben, heeft mevrouw warme benen, kan zonder pijnklachten haar voeten en tenen in het water bewegen en zegt zij dat ze zich een stuk behaaglijker voelt. Dat is merkbaar aan haar benen en voeten die warm aanvoelen, terwijl ook het lopen van de stoel naar het bed makkelijker gaat. Mevrouw Tuinstra geeft aan minder pijn te ervaren. 's Avonds bij het naar bed gaan worden haar benen gemasseerd met een mengsel van etherische olie van lavendel, roos en wierook. Deze massage heeft als resultaat dat mevrouw met warme benen gaat slapen. Bij angst (vaak gedurende de nacht) krijgt mevrouw Tuinstra een tissue aangeboden met een druppel etherische olie van neroli. Na enkele seconden is al merkbaar dat de paniekreactie afneemt.

De familie geeft aan het heerlijk te vinden deze speciale zorg te verlenen en mevrouw Tuinstra vindt het fijn dat haar kinderen voor haar willen zorgen. Uiteindelijk slaapt zij met een zakdoek met neroli in haar handen rustig in. De familie voelt een speciale band tijdens dit terminale proces. Zowel de moeder als de kinderen kunnen vrede hebben met de manier van afscheid nemen en het heengaan.

13.1 Geschiedenis, achtergrond en herkomst

Het gebruik van etherische oliën is een complementaire interventie die in de Nederlandse gezondheidszorg steeds vaker wordt toegepast. Maar het gebruik van etherische oliën is niet nieuw. Etherische oliën worden al eeuwen gebruikt, zowel in als buiten Europa. Het kenmerk van deze interventie is het gebruik van geuren, in de vorm van etherische oliën. Het gebruik van etherische olie bij gezondheid en ziekte, door daartoe geschoolde therapeuten, wordt aromatherapie genoemd. In het kader van de verpleegkundige toepassing van etherische oliën spreken we niet van aromatherapie, maar van werken met etherische oliën.

Etherische oliën zijn een specifieke toepassing van de kruidengeneeskunde. De geschiedenis ervan loopt dan ook voor een groot deel synchroon met die van de kruidengeneeskunde (zie hoofdstuk 12).

aromatische planten

Het gebruik van aromatische, geurende, planten heeft in de kruidengeneeskunde altijd een rol gespeeld, zowel in de officiële geneeskunde als in de volksgeneeskunde. Deze volksgeneeskunde, zoals die zich in het dagelijks leven afspeelde en afspeelt, is een belangrijke bron van kennis over het gebruik van etherische olie. De kennis die van generatie op generatie wordt overgedragen op basis van ervaring en intuïtie, vormt een schat aan informatie, die slechts langzaam wordt ontdekt door de wetenschap. De aromatische planten die worden gebruikt, zijn in elke cultuur verschillend. Men maakt immers gebruik van datgene wat in de omgeving voorhanden is.

In oude geschriften vind men beschrijvingen terug van het gebruik van aromatische planten. Vaak zijn er ook beschrijvingen van bereidingen in opgenomen.

In de Indusvallei in Pakistan is het oudste destilleerapparaat ter wereld gevonden. Dit apparaat dateert van 3000 voor Christus en werd gebruikt om geurende oliën te destilleren.

Pen Tsao

In China vond men een oude farmacopee (boek met geneeskundige kruiden) terug: de *Pen Tsao*. Dit boek dateert van meer dan 2000 jaar voor Christus en bevat meer dan achtduizend formules. Genoemd worden onder andere aromatische planten als opium, gember, kamfer, sinaasappel en kaneel.

ayurveda

In India zijn in de veda's, de gezondheidsboeken van meer dan 2000 jaar oud, beschrijvingen gevonden van talloze aromatische planten als nardus, koriander, mirre en sandelhout. De Indiase ayurveda kent een ononderbroken traditie van het gebruik van etherische olie. De populariteit van deze geneeswijze neemt ook in Nederland toe.

Egyptische
papyrusrollen

In papyrusrollen uit Egypte werden oliën en parfums genoemd van verschillende aromatische planten. Bij een bezoek aan de piramides kunnen bezoekers met een goede neus nog steeds de geur waarnemen van mirre, cederhout en wierook. De Egyptenaren waren meesters in cosmetica. Zij maakten bijvoorbeeld zalven en oliën. In deze toepassingen wisten zij gezondheid en welbevinden te verenigen.

Aromatische planten hadden ook een rol in religie en spiritualiteit. Deze functie vindt men overigens terug in vrijwel alle religies: door middel van geurende stoffen probeert men de goden te behagen en de geest te verheffen.

Bij de uittocht van het Joodse volk uit Egypte werden kostbare oliën meegenomen. Ook door de Fenicische kooplieden werden geurende stoffen over het hele Middellandse Zeegebied verspreid.

Hippocrates,
Dioscorides,
Galenus en
Avicenna

De Grieken namen veel kennis van de Egyptenaren over, en de Romeinen weer van de Grieken. Geurende oliën en zalven werden gebruikt als parfum, in baden, om te masseren en als medicijn. Deze kennis is onder andere in de boeken van Hippocrates, Dioscorides en Galenus bewaard gebleven.

Bij de val van het Romeinse rijk, toen het christendom zich uitbreidde, vluchtten veel Romeinse geneesheren naar Constantinopel, waar de kennis over geneeskunde bewaard bleef. Daar werd in de elfde eeuw het destillatieapparaat vervolmaakt door de introductie van het koelvat, een uitvinding van de beroemde geneesheer Avicenna.

ontwikkelingen in
Noord-Europa

In Noord-Europa was het gebruik van etherische oliën niet bekend. Hoewel er in de tijd van de Romeinen wel enige invloed op de verzorgingsmethoden en volksgeneeskunde geweest zal zijn, was er in de middeleeuwen, onder invloed van de katholieke kerk, weinig aandacht voor het gebruik van etherische oliën. Traditioneel gebruikte men wel andere kruidentoepassingen. In de kerk werd wel wierookhars gebrand voor spirituele doeleinden. Tijdens de kruistochten kwam men in aanraking met rozenwater en andere 'exotische' oliën. Geleidelijk ging men ook inheemse planten destilleren, zoals lavendel, salie en rozemarijn. Tijdens de renaissance werden verschillende etherische oliën opgenomen in de farmacopee, onder andere cederhout, kaneel, wierook, jeneverbes, lavendel, artemisia, cajeput, valeriaan en den.

In de negentiende eeuw werd het mogelijk de chemische samenstelling van de oliën te onderzoeken. Met de opkomst van de chemische wetenschap verminderde de interesse in de natuurlijke toepassingen echter en ging men steeds meer vertrouwen op de producten van de farmaceutische industrie (1).

In de jaren dertig van de twintigste eeuw werd de belangstelling voor etherische oliën weer nieuw leven ingeblazen, onder andere door de Franse chemicus Gattefossé. (2). Na een explosie in zijn laboratorium ervoer Gattefossé aan den lijve de huidgenezende werking van lavendel. Gemotiveerd door deze ervaring legde hij de basis van de huidige aromatherapie door publicaties over de chemische eigenschappen van etherische oliën en hun betekenis voor de gezondheid voor mensen. Hij gebruikte als eerste de term 'aromatherapie'. Gattefossé kende veel artsen onder zijn navolgers, zoals Valnet, Belaiche, Lapraz en Penoël, die op hun beurt onderzoek uitvoerden en publiceerden over de effecten van etherische oliën.

In Nederland is het werken met etherische oliën sinds ongeveer dertig jaar bekend. Eerst als ondersteuning in de huidtherapie, later ook als onderdeel van professionele zorg en verpleegkunde. Een van de Nederlandse pioniers is Siebers. Siebers en Asjes hebben in Nederland door scholing bijgedragen aan de verspreiding van kennis over het gebruik van etherische oliën, net als Price, Buckle en Battaglia dat deden in andere landen.

De laatste jaren is aromatherapie *booming business*. Voor de zelfzorg zijn er talloze producten te koop waarin etherische oliën zijn verwerkt. De belangstelling voor deze producten past in de verandering van leefstijl die in onze maatschappij merkbaar is. De kennis over de werking en de mogelijke risico's van etherische oliën is echter nog niet bij iedereen aanwezig.

In de Nederlandse gezondheidszorg is het werken met etherische olie een van de meest toegepaste complementaire interventies (3), hoewel precieze cijfers ontbreken. Het eerste verpleeghuis dat zich profileerde met aromatherapie, was Bernardus te Amsterdam. Dit verpleeghuis introduceerde in 1995 het werken met etherische olie als interventie in de 24-uurszorg. In de zorg voor ouderen en in de terminale zorg worden etherische oliën veelvuldig ingezet om het welbevinden te bevorderen en om op een andere manier contact te maken. Andere voorbeelden van de toepassing van etherische oliën in de gezondheidszorg door verpleegkundigen, verzorgenden of activiteitenbegeleiders zijn:

- in de zorg voor verstandelijk gehandicapten worden oliën gebruikt in het kader van snoezelen;
- in het algemeen ziekenhuis worden etherische oliën toegepast, onder andere bij pijnbestrijding en slaapproblemen;
- in de verzorging van kinderen worden oliën gebruikt ter ontspanning en in de babyverzorging bij de verzorging van de huid.

Toepassing van etherische oliën draagt bij aan een holistische manier van zorg verlenen. Lichaam, geest en ziel, die onlosmakelijk met elkaar verbonden zijn, worden in hun geheel beïnvloed door de etherische oliën. Deze werking is voor een deel te begrijpen door kennis van het werkingsprincipe van etherische oliën.

In verschillende landen zijn er aanvullende opleidingen aromatherapie voor medewerkers in de gezondheidszorg en zijn aromatherapeuten werkzaam in allerlei instellingen.

De laatste tijd wordt in het buitenland meer onderzoek gedaan naar het effect van etherische oliën; in Nederland staat dit nog in de kinderschoenen.

13.2   Werkingsprincipe

Etherische olie

Voordat wordt ingegaan op het werkingsprincipe van etherische oliën, is het belangrijk eerst te verduidelijken wat een etherische olie is.

Aroma, etherische olie en essentiële olie zijn woorden die door elkaar worden gebruikt. De term aromatische olie duidt op de geur van deze oliën, etherische olie geeft het beste aan dat we te maken hebben met een vluchtige stof, terwijl de term essentiële olie eigenlijk een verkeerde vertaling is van *essential oils* of *huiles essentielles*, respectievelijk uit het Engels en Frans. In dit boek gebruiken we de term etherische olie.

olieklieren Etherische oliën zijn plantaardige, geconcentreerde, olieachtige stoffen, die vluchtig en geurend zijn. De oliën zijn te vinden in klieren die zich in planten bevinden. Bij sommige planten kan men deze olieklieren zelfs met het blote oog waarnemen, bijvoorbeeld bij het uitknijpen van een sinaasappelschil of het fijnwrijven van pepermuntblad. De plaats en concentratie van etherische olie is karakteristiek voor een plant. Zo vindt men de etherische olie van roos, neroli en jasmijn in de bloem, van eucalyptus, laurier en petitgrain in het blad van de boom, van vetiver en engelwortel in de wortels van planten, en van citroen en sinaasappel in de schil van de vrucht.

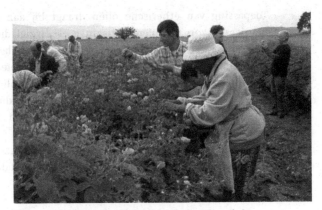

Figuur 13.1 Rozen worden met de hand geplukt

Groene planten maken glucose van water en kooldioxide, onder invloed van zonlicht en met behulp van chlorofyl (in de groene bladeren). Tijdens verdere processen wordt de glucose omgezet in ingewikkelder stoffen, waaronder etherische oliën. Elke etherische olie is een complexe mix van vele chemische componenten die door een plant worden geproduceerd. Chemische componenten kunnen zijn: terpenen, hydrocarbonen, esters, alcoholen, fenolen, oxiden, aldehyden en ketonen, cumarinen en lactonen. Het totale spectrum aan dergelijke inhoudsstoffen bepaalt de geur, de therapeutische kwaliteiten en in sommige gevallen de toxiciteit van de etherische olie (4).

inhoudsstoffen

Etherische oliën worden uit planten gewonnen via speciale methoden: koude persing, stoomdestillatie en enfleurage, en winning door gebruik van een oplosmiddel, zoals kooldioxide en ethanol. Door deze winningsmethoden zijn de oliën sterk geconcentreerde stoffen, soms wel honderdmaal sterker dan de planten of kruiden waaruit ze gewonnen worden.

Etherische oliën worden niet alleen gebruikt in de gezondheidszorg. Ook in voedingsmiddelen, drank, parfums en andere verzorgingsproducten kunnen etherische oliën verwerkt zijn. Zo wordt er bijvoorbeeld bergamotolie gebruikt voor *earlgrey*thee, absintolie in likeur en rozenolie in parfum.

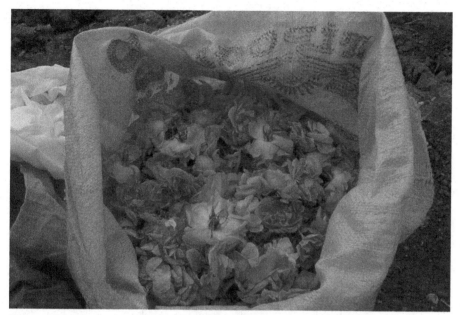

Figuur 13.2 Voor 1 liter rozenolie is meer dan 3000 kg rozenblaadjes nodig

Beïnvloeding van lichaam en psyche door etherische oliën

Etherische oliën worden op verschillende wijze toegediend en komen op verschillende wijzen in ons lichaam. Omdat de oliën vluchtig zijn, is er altijd de route via inhalatie. De zorgvrager ruikt de olie dan ook bij alle toepassingen (met uitzondering van orale toediening). Bij het gebruik van huidverzorgingsproducten, zoals massageolie, en bij baden dringt de olie door de huid. Orale toepassing is ook mogelijk, maar gezien het ingrijpende karakter van de interventie en grotere risico's voor interactie met medicijnen, wordt dit bij voorkeur door een daartoe geschoold arts of therapeut toegangswegen gedaan. De verschillende toegangswegen van etherische olie naar ons lichaam hebben gevolgen voor de werking en de effecten ervan. Om de werking van etherische oliën te begrijpen, is kennis van de werking van het reukorgaan, het zenuwstelsel, de luchtwegen en de huid noodzakelijk.

In tabel 13.1 is aangegeven op welke wijze etherische oliën ons lichaam beïnvloeden.

Tabel 13.1 De beïnvloeding van het lichaam door etherische oliën

Via orale inname	Via bad/massage	Via inhalatie	Via inhalatie
mond	huid	neus	neus: reukepitheel
↓	↓	↓	↓
maag		longen: bronchiën en alveolen	limbisch systeem
↓			
dunne darm			
↓	↓	↓	↓
bloedcirculatie	bloed en lymfe	bloedcirculatie	hypofyse
	↓		
	bloedcirculatie en lymfebanen		
↓	↓	↓	↓
lymfecirculatie	lymfecirculatie	lymfecirculatie	hypothalamus
			↓
			regelsystemen: • endocriene klieren van het hormoonstelsel • andere delen van het centrale zenuwstelsel
↓	↓	↓	↓
weefsels en organen	weefsels en organen	weefsels en organen	weefsels en organen
↓	↓	↓	↓
uitscheiding via ontlasting, urine, transpiratie en uitademing	uitscheiding via ontlasting, urine, transpiratie en uitademing	uitscheiding via ontlasting, urine, transpiratie en uitademing	uitscheiding via ontlasting, urine, transpiratie en uitademing

De weg van etherische oliën via de neus

reukzintuig

In de wetenschap is er niet altijd interesse geweest voor het functioneren van de reukzin. De reuk werd gezien als het dierlijkste zintuig, dat bovendien een rol speelde bij het inademen van kwalijke dampen. De verlichte mens richtte zijn aandacht meer op het gezichtsvermogen en het gehoor. Vanaf het einde van de achttiende eeuw werd men zich bewust van de koppeling tussen de reuk en het gevoelsleven. De reuk wordt dan erkend als het zintuig van de herinnering, het zintuig dat de mens binnen zijn wereld plaatst, het zintuig van de intimiteit (5). Maar, niet het zintuig waarnaar veel onderzoek wordt gedaan. Pas de laatste jaren houden wetenschappers zich meer bezig met het reukzintuig. In 2004 kregen Axel en Buck de Nobelprijs voor fysiologie en geneeskunde voor hun onderzoek naar de werking van de geurreceptoren (6).

Het reukzintuig heeft een alarmfunctie in levensbedreigende omstandigheden. De reuk van de mens is van essentieel belang voor het functioneren van de smaakzin, en heeft invloed op het seksuele leven, op motivatie- en geheugenprocessen – met inbegrip van het leren – op gezondheid en gevoelens van veiligheid en welbevinden

(7). Wanneer men gericht gebruikmaakt van geuren, kan dat het leven dan ook ingrijpend beïnvloeden.

Hoe gaat de geleiding van de geurprikkel in zijn werk?

Geurmoleculen zijn vluchtig en kunnen opstijgen in de lucht en door inademing de neus bereiken. De reukstoffen lossen in het algemeen gemakkelijk op in het slijmlaagje van het epitheel. Eenmaal in opgeloste vorm kunnen ze de reuksensoren bereiken en prikkelen. Is de sensorpotentiaal hoog genoeg om de prikkeldrempel te overschrijden, dan zullen er actiepotentialen langs de zenuwvezels van de reukzenuw (olfactorische zenuw) worden geleid en van daaruit direct het limbische systeem bereiken. Het limbische systeem omringt het boveneinde van de hersenstam en vormt een zoom (Latijn: limbus) die de hersenschors en de middenhersenen verbindt met lager gelegen centra die automatische, inwendige lichaamsfuncties beheersen. Het limbische systeem bestaat uit een aantal onderdelen. Deze zijn weergegeven in figuur 13.3.

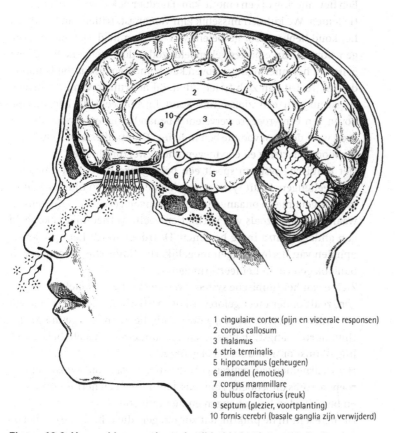

1 cingulaire cortex (pijn en viscerale responsen)
2 corpus callosum
3 thalamus
4 stria terminalis
5 hippocampus (geheugen)
6 amandel (emoties)
7 corpus mammillare
8 bulbus olfactorius (reuk)
9 septum (plezier, voortplanting)
10 fornis cerebri (basale ganglia zijn verwijderd)

Figuur 13.3 Verwerking van de reukprikkel in het zenuwstelsel

limbisch systeem   Het limbische systeem is evolutionair gezien een van de oudste delen van het zenuwstelsel en is in feite het deel van het zenuwstelsel dat het instinctmatige gedrag regelt. Het speelt een belangrijke en complexe rol in talloze processen. Een belangrijke functie is het ervaren van emoties, zoals woede, angst, pijn, seksuele opwinding en plezier, en het uiten van het daarbij behorende gedrag. Algemeen wordt het limbische systeem beschouwd als de locatie van het affectieve gedrag. Dat gedrag is vaak onbewust: als iemand niet lekker ruikt, hebben we al meer afstand van die persoon genomen voordat we ons bewust zijn van de onprettige geur. Bovendien zijn we geneigd deze persoon niet aantrekkelijk of aardig te vinden. Door het limbische systeem worden de bewuste intellectuele functies van de hersenschors gekoppeld aan de autonome functies van de hersenstam. Alle stuurmechanismen voor de seksualiteit, sympathie en antipathie, motivatie en stemmingen, herinneringen, creativiteit en regulering van het vegetatieve zenuwstelsel (hormoonstelsel, hartslag, lichaamstemperatuur, spijsverteringsstelsel) liggen in het limbische systeem. Een herinnering of een emotie kan daardoor ook tot een fysieke reactie leiden. We kunnen misselijk zijn van angst, trillen van woede en het koud hebben door gevoelens van eenzaamheid. Ook herinneringen worden aan emoties gekoppeld, zodat door het ruiken van een geur een herinnering naar boven kan komen en de daarbij behorende emotie. Dit kan zich fysiek uiten. Bij het ruiken van de ontsmettingsgeur van een ziekenhuis komt bijvoorbeeld de herinnering boven van een vroegere vervelende behandeling, en ervaart de persoon weer de angst voor de behandeling. Dit manifesteert zich in een verhoogde hartslag en een toegenomen zweetproductie.

Het limbische systeem speelt een belangrijke rol bij het (langetermijn)geheugen. In dit systeem worden de ruimte- en tijdsassociaties van aangename en onaangename ervaringen geregeld. Gevoelens en waarnemingen, zoals wat je ruikt en voelt, worden hier gekoppeld aan andere centra in de hersenen. Daardoor wordt het opslaan en ophalen van herinneringen mogelijk. Het limbische systeem speelt dan ook een rol in het leervermogen.

Ziekte van het limbische systeem veroorzaakt emotionele verstoringen, zoals onder meer geforceerd of spastisch (pathologisch) lachen en huilen, agressie, woede, gewelddadigheid, onbewogenheid, apathie, onrust, angst, depressie en verminderde seksuele belangstelling of juist ontremd seksueel gedrag.

geurverleden   Het waarnemen van geuren gebeurt snel en vaak onbewust. Geuren roepen, soms onbedoeld, gemoedsstemmingen en herinneringen op en beïnvloeden het geheugen en de motivatie.

Dit betekent in de praktijk dat zorgvragers die etherische oliën aangeboden krijgen, daar verschillend op kunnen reageren. Het is bijvoorbeeld mogelijk dat een zorgvrager etherische olie van mandarijn associeert met de sinterklaastijd van vroeger. Was dat een gelukkige periode, dan werkt mandarijn ontspannend en opvrolijkend voor de zorgvrager. Was het een vervelende periode, dan kan de zorgvrager de geur van de etherische olie afschuwelijk vinden. In plaats van te ontspannen zal hij nog meer gespannen kunnen raken.

Als er gewerkt wordt met etherische oliën, is het van belang tijdens de anamnese aandacht te besteden aan het geurverleden van een zorgvrager. Ook de levensgeschiedenis van een zorgvrager kan handvatten bieden voor het selecteren van betekenisvolle oliën. Na de interventie wordt geëvalueerd welke geuren de zorgvrager prettig vindt en dit wordt bijgehouden in het dossier.

Etherische olie wordt ingeademd in de luchtwegen. De oliën kunnen daarom een directe uitwerking hebben op de luchtwegen. Kamille en eucalyptus hebben bijvoorbeeld een desinfecterende, slijmoplossende en krampstillende werking op de slijmvliezen. Via de longblaasjes worden de kleine moleculen van etherische olie gemakkelijk opgenomen in de circulatie.

Onderzoek: reactie van het lichaam op inhalatie van geuren
In een onderzoek van Saeki en Shiohara (8) werd bij negen gezonde vrouwen geanalyseerd hoe zij fysiologisch reageerden op inhalatie van een etherische olie. De onderzochte oliën waren: lavendel, rozemarijn en citronella. In een aromalamp werden zes druppels van een van de oliën gedaan. De vrouwen bleven 10 minuten in een kamer met een bepaalde geur, daarna kregen zij 90 minuten rust. Bij de vrouwen werd een ECG gemaakt en werden de volgende gegevens gemeten: circulatie in de vingertoppen, bloeddruk en galvanische huidgeleiding.
Elk van de oliën gaf een andere lichamelijke reactie bij de vrouwen. Blijkbaar reageert het lichaam fysiek op de waarneming van geuren.

Tabel 13.2 Reactie op geur

	Lavendel	*Rozemarijn*	*Citronella*
bloeddruk	systole daalt binnen 10 minuten	systole stijgt onmiddelijk, is na 2 minuten weer normaal	onveranderd
huidgeleiding	neemt af in 2 minuten	onveranderd	onmiddellijke verandering
circulatie vingers	neemt toe in 6 minuten	neemt onmiddellijk af, is na 2 minuten weer normaal	onveranderd
ECG	onveranderd	onmiddellijke verandering	verandering na 10 minuten

De weg van etherische oliën via de huid

Bij baden, massage en huidverzorging met etherische oliën worden de oliën door de huid opgenomen. Jarenlang heeft men gedacht dat de huid een barrière vormde tussen het lichaam en de buitenwereld. Men dacht dat er via de huid geen stoffen in het lichaam konden worden opgenomen. Doordat de hoornlaag van de huid (het stratum corneum) zowel hydrofiel als lipofiel is, kunnen zowel wateroplosbare als vetoplosbare moleculen de hoornlaag binnendringen en door de huid worden geabsorbeerd.

doorlaatbaarheid van de huid

Cosmetica, zoals zalven, crèmes en olie, dringen dus wel degelijk door in de huid (8). De opname via de huid verloopt het best waar de huid uit veel en grote poriën bestaat (tabel 13.3). Kleine lichte moleculen, zoals van etherische oliën, dringen de huid binnen en worden uiteindelijk in de bloedbaan en lymfebanen opgenomen. Via de bloedbaan worden alle organen bereikt. Via de lymfebanen kunnen de etherische oliën ook het afweersysteem beïnvloeden.

Etherische oliën blijven niet in het lichaam achter, maar worden uitgescheiden door de nieren en de longen en via transpiratie.

Tabel 13.3 Doorlaatbaarheid van de huid

Relatief doorlatend	Relatief ondoorlatend
voorhoofd	billen
hoofdhuid	buik
oksels	benen
handpalmen	borst
beschadigde of ontstoken huid	rug
slijmvliezen	
voetzolen	

Toedieningswijzen van etherische oliën

Etherische oliën kunnen op verschillende manieren worden toegepast: via inhalatie en stomen, baden, massage en verwerkt in verzorgingsproducten. Oraal gebruik van etherische oliën is te vergelijken met het voorschrijven van medicatie en behoort niet tot het verpleegkundig domein.

inhalatie

Bij het inhaleren van een etherische olie gebeuren er twee dingen:
- de etherische oliën komen in de luchtwegen terecht;
- de etherische oliën vinden via de neus hun weg naar het limbische systeem.

Droog inhaleren kan via een zakdoek of tissue waarop men enkele druppels olie druppelt, afhankelijk van het doel en de voorkeur van de zorgvrager. Deze methode is gemakkelijk toe te passen en kan worden gebruikt bij verkoudheid, misselijkheid, ter verbetering van de stemming en ter bevordering van de helderheid van denken en de concentratie. Droge inhalatie is voor astmapatiënten geschikter dan stoominhalatie omdat droge inhalatie geen benauwdheid veroorzaakt.

aromalampjes, aromasteentjes

Om geuren te verdampen kan men ook aromasteentjes of speciale kruikjes direct bij de zorgvrager gebruiken. In de thuiszorg wordt vaak een aromalampje met een waxinelichtje gebruikt. Het is de bedoeling dat er voldoende water in het bakje wordt gedaan en dat het lampje slechts een uur wordt aangezet. Dan is de lucht verzadigd van de geur, is het water niet volledig verdampt en brandt de etherische olie niet aan. Bij langdurig gebruik merkt men de geur niet meer op; men kan geur wel als prikkel waarnemen, maar niet constant. Overdosering ligt op de loer, met als mogelijke nare verschijnselen: hoofdpijn, misselijkheid, braken, diarree en onwel worden. Het aromalampje werkt effectief in een kleine ruimte van 6 à 9 vierkante meter. In instellingen zal men deze lampjes vanwege veiligheidsaspecten niet gebruiken (open vuur).

verdampingsapparaten

Verdampen via een elektrisch apparaat. Er bestaan diverse elektrische apparaten om etherische oliën te verdampen: de thermokugel, de elektrische aromalamp of aromastone, de verstuiver, ook wel *whisper* genoemd, en de aromastreamer. Deze toestellen zijn geschikt voor gebruik in allerlei zorgsituaties, zowel thuis als in een instelling, omdat er geen sprake is van open vuur, ze geen heet water bevatten en dus veilig zijn. De thermokugel en de aromastreamer zijn geschikt voor kleine en middelgrote ruimten.

In principe kan men etherische oliën verdampen die niet te zwaar zijn. Etherische oliën die geschikt zijn voor verdamping/inhalatie, zijn onder andere bergamot, lavendel, eucalyptus en wierook.

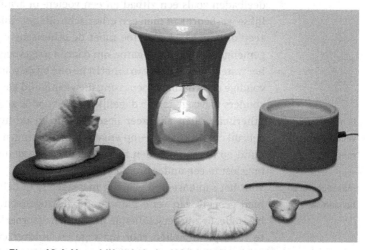

Figuur 13.4 Verschillende hulpmiddelen bij verdamping

natte inhalaties

Stoominhalatie. Natte inhalaties worden toegepast bij de behandeling van verkoudheid, voorhoofdsholteontstekingen en hoest, maar ook als reinigend stoombad voor het gezicht. Men brengt hiervoor water net aan de kook, giet dit in een bak en voegt de etherische olie toe. Etherische oliën geschikt voor stoominhalatie zijn bijvoorbeeld eucalyptus, roomse kamille, *tea tree* en lavendel.

warme en koude kompressen

Kompressen. Er zijn verschillende soorten kompressen, elk met een eigen werking. Warme kompressen hebben een ontspannende en krampstillende werking. Bovendien openen ze de huidporiën, zodat de etherische oliën sneller en dieper kunnen doordringen. Voorbeelden van geschikte etherische oliën zijn roomse kamille en gember.

Koude kompressen helpen goed bij ontstekingen, als kuitwikkel bij koorts, hittehoofdpijn, zonnebrand en zwellingen. Koude kompressen moeten tijdig worden verwisseld, zodat ze niet warm worden. Geschikte etherische oliën zijn onder andere: lavendel, eucalyptus en roos.

Baden. Het baden met etherische oliën is een bijzonder effectieve toepassingswijze: de vluchtige olie komt zowel via de neus als via de huid het lichaam binnen (zie tabel 13.1) en kan dus optimaal worden benut. Het gebruik van etherische olie in water kent echter ook een bezwaar: etherische oliën lossen niet op in water. Er is dus een emulgator nodig die de olie aan het water bindt, omdat anders huidirritatie optreedt. Voorbeelden van natuurlijke emulgatoren zijn: honing, room, koffiemelk en (dode)zeezout. Er zijn ook kant-en-klare badoliën in de handel waarin men etherische oliën kan oplossen.

verschillende soorten baden

In de verpleegkundige zorg zijn verschillende soorten baden geschikt voor toepassing van etherische oliën: een volbad, maar ook deelbaden zoals een zitbad en een voeten- of armbad. Bij de dagelijkse wasbeurt kan men een etherische olie gebruiken in plaats van zeep of douchegel. Daartoe moet de etherische olie eerst worden gemengd met een emulgator, om daarna toegevoegd te worden aan het water. Het gebruik van etherische olie bij de wasbeurt is een eenvoudige en bruikbare toepassing die weinig tijd kost en toch iets bijzonders toevoegt aan de dagelijkse zorg voor de zorgvrager.

lichaamsverzorging en massage

Etherische oliën zijn zeer geschikt om bij de huidverzorging te gebruiken. Ze kunnen – op enkele uitzonderingen na – niet onverdund op de huid worden aangebracht en worden daarom meestal opgelost in een ander product.

massageolie en lichaamsolie

Voor het samenstellen van een massageolie of lichaamsolie maakt men gebruik van vette plantenolie, de zogenoemde draagolie, of basisolie. Er zijn verschillende draagoliën. Voorbeelden van geschikte vette plantenoliën voor massage en huidverzorging zijn zoete amandelolie, jojoba, olijfolie en sesamolie. Deze oliën kunnen ook gemengd worden. Aan deze oliën kan eventueel nog een andere olie of een maceraat (zie hoofdstuk 12) worden toegevoegd, zoals sint-janskruidmaceraat of calendulamaceraat. Ook andere producten kunnen als basis dienen voor etherische oliën: *Aloe vera*-gel, neutrale crème, hydrolaten (bloemenwater), algen en (groene) leem. Al naargelang het doel van de toepassing, de klachten en de huideigenschappen van de zorgvrager kan men een geschikte basis kiezen waarin de etherische oliën kunnen worden opgelost.

De werking van lavendel

De olie van lavendel (*Lavandula officinalis/Lavandula angustifolia/Lavandula vera*) is een van de bekendste etherische oliën. Lavendelolie wordt vanaf half juli tot half september via stoomdestillatie gewonnen uit de bloeiende toppen van de plant. De olie ziet er kleurloos tot lichtgeel uit. Lavendelolie bevat de volgende inhoudsstoffen: monoterpenen, sesquiterpenen, monoterpenolen, esters, oxiden, ketonen, aldehyden en lactonen, en kan op basis van deze inhoudsstoffen als volgt werkzaam zijn en worden toegepast.

Huidverzorging

Antiseptisch, bacteriedodend en ontstekingsremmend, huidherstellend, vermindert overmatige talgklierproductie en is geschikt voor alle huidtypen. De huid kan met lavendel worden verzorgd via bad- en doucheproducten en door toevoeging aan huidverzorgingsproducten zoals crèmes, lotions en massage-olie. Tisserand (4) beschrijft dat de etherische olie zeer veilig is. Als een van de weinige oliën mag lavendelolie ook puur op de huid worden gebruikt bij bijvoorbeeld insectenbeten, kleine wondjes en kleine verbrandingen.

Pijnverlichting

Lavendel heeft een plaatselijk analgetisch effect, is spierontspannend en antispasmodisch. Dit effect kan worden bereikt via baden, kompressen en massages. In de literatuur worden als indicaties genoemd: reumatische pijnen, spierkrampen, kiespijn, oorpijn en menstruatiepijnen. Oorpijn kan ook worden bestreden door lavendel opgelost in (warm) sint-janskruidmaceraat.

Stress, onrust en slapeloosheid

Rijpkema (15) beschrijft de effecten van lavendel op stress en slapeloosheid als volgt. Lavendel werkt op biochemische stoffen in de hersenen. Fysieke stress veroorzaakt een prikkeling van het sympathische systeem, emotionele stress veroorzaakt een prikkeling van het parasympathische systeem. Lavendel heeft een regulerende werking op het zenuwstelsel. Lavendel werkt op acetylcholine en dopamine, zorgt voor een normale hartslag, controleert de zweetproductie en kalmeert bij stress. Via massage of verdamping heeft lavendel een >>

>> directe werking op het aminozuur tryptofaan, de voorloper van serotonine. Serotonine is een neurotransmitter die de slaap bevordert. Tryptofaan is betrokken bij de vitamine-B$_3$-synthese; deze vitamine helpt bij migraine, is een antidepressivum, bevordert de slaap en helpt bij onrustige benen.

In steeds meer zorginstellingen wordt onrust van zorgvragers verminderd door de toepassing van lavendel door verdamping, zachte massages, aanbrengen van lavendelolie op bepaalde reflexpunten, of door middel van baden.

Psychisch effect

Lavendel helpt bij het doorbreken van oude gewoonten en kan verzachten in crisissituaties. Lavendel verhoogt de kalme, meditatieve staat, de activiteit van alfahersengolven en de mentale concentratie. Rijpkema verwijst hierbij naar onderzoek dat in Japan is uitgevoerd, waarbij Torii en Sugano (15) het psychoactieve effect van lavendel aantoonden met behulp van een EEG.

Verdamping, ontspannende baden en rustige (hand)massages met lavendelolie zijn geschikte interventies voor dit effect.

Weren van insecten

Lavendel werkt insectenwerend. Een tissue met lavendel in de linnenkast voorkomt motten. Lavendel in de shampoo en in een pakking kan helpen hoofdluis te bestrijden.

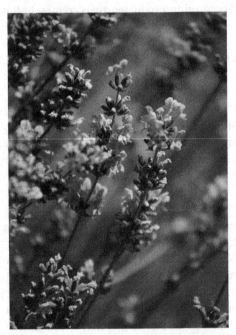

Figuur 13.5 Lavendel is een van de meest gebruikte oliën

13.3 Aandachtspunten voor de keuze van het werken met etherische olie

Bij het kiezen van een etherische olie als onderdeel van de complementaire zorg verdienen – naast de algemene aandachtspunten uit de inleiding van deel 2 van dit boek – de volgende specifieke aspecten de aandacht (8, 9, 10).

Aandachtspunten met betrekking tot de zorgvrager

- Inventariseer de gegevens over het gebruik van etherische olie in de zelfzorg van de zorgvrager. Waarvoor gebruikt hij etherische olie? Hoe en wat? Is het zelfzorggebruik adequaat (keuze olie, dosering, wijze van bewaren; zie Contra-indicaties en Bijwerkingen en interacties)? Gebruikt de zorgvrager de olie op eigen initiatief of op advies van een therapeut of deskundige?
- Kies welke toepassingswijze van het werken met etherische oliën aansluit bij verpleegkundige diagnosen, het beoogde resultaat en de wens van de zorgvrager.
- Zijn er contra-indicaties voor een bepaalde olie of toepassingswijze?
- Ga na hoe het met het reukvermogen van de zorgvrager is.
- Inventariseer de mogelijkheden van de zorgvrager: welke materialen heeft hij in huis om met etherische oliën te werken.
- Heeft de zorgvrager een allergie, bijvoorbeeld voor noten? Bij de keuze van een etherische olie of draagolie wordt hiermee vanzelfsprekend rekening gehouden.
- Zijn er bepaalde geuren waar de zorgvrager een weerstand tegen heeft, of die juist extra worden gewaardeerd? Met welke herinneringen of emoties zijn deze geuren verbonden?
- Vraag naar voorkeuren van de zorgvrager en honoreer die in de keuze van de olie. Het effect van een geur op iemand is zeer persoonlijk en onvoorspelbaar. Bij het samenstellen van een enkele olie of een bepaalde geurcompositie voor een zorgvrager moet rekening worden gehouden met:
  - biologische factoren: het fysiologische effect dat de geur op het lichaam kan hebben: stimulerend of kalmerend;
  - universele associaties van de geur. Rozengeur heeft in bijna alle culturen de associatie van vrouwelijkheid, liefde, goddelijkheid en zachtheid;
  - culturele factoren: bepaalde geuren hebben een specifieke betekenis door sociale en culturele factoren. De geur van wierook heeft in de katholieke gemeenschap een zeer specifieke betekenis. Voor een Somaliër kan het inzetten van wierook een positieve bevestiging geven van zijn achtergrond: wierook

van etherische olie is afkomstig uit Somalië en het past binnen de cultuur om met wierook te werken;

- individuele reacties: persoonlijke associaties en voorkeuren die positief of negatief kunnen zijn op basis van de levensgeschiedenis van de zorgvrager.

- Inventariseer de beschikbare etherische oliën die je bij de verpleegkundige diagnose zou kunnen inzetten en kies er twee tot maximaal vier uit. Laat de zorgvrager uiteindelijk kiezen welke olie het best aansluit bij zijn behoefte.
- Houd bij de keuze rekening met de werking van de olie. Verschillende oliën hebben een specifieke uitwerking op specifieke delen of organen van het lichaam. Gember heeft bijvoorbeeld een positieve uitwerking op de spijsvertering.
- De keuze voor een bepaalde etherische olie is in principe gericht op het individu. Toch kunnen etherische oliën ook helpen om op de afdeling een bepaalde sfeer te creëren. Het verdient dan aanbeveling een mengsel te maken dat niet zonder meer herkenbaar is. Daardoor worden negatieve associaties voorkomen. Let altijd op individuele reacties op een geur.
- Het bepalen van de dosering bij het inzetten van etherische oliën in de zorg is individueel gericht. De dosis van het te gebruiken aroma is sterk afhankelijk van de leeftijd en de conditie van de zorgvrager en van het doel van de interventie. Bij een ernstig zieke zorgvrager is een lage dosering voldoende, terwijl een gezonde man of vrouw veel meer kan verdragen. Zieke, fragiele ouderen, maar ook kinderen en zwangeren vragen een voorzichtig beleid. Daarom is het niet aan te raden zonder meer standaarddoseringen te gebruiken. Etherische oliën werken op alle niveaus van de mens: op het fysieke vlak bij het verminderen van klachten, maar ook op geestelijk, emotioneel en spiritueel niveau. De ervaring leert dat de dosering op fysiek niveau hoger ligt dan op de andere niveaus. Vooral bij een olie die vanwege de spirituele kwaliteit wordt gekozen, zal de dosering subtieler zijn.

Aandachtspunten met betrekking tot de zorgverlener
- Bestaan er bij de zorgverlener contra-indicaties voor een bepaalde olie of toepassingswijze?
- Neem je eigen deskundigheid serieus en werk alleen met etherische oliën die je kent.
- Kies voor een toepassingswijze waarover je voldoende kennis en kunde hebt.

Aandachtspunten met betrekking tot de organisatie
- Besteed aandacht aan de houdbaarheidstermijn van materialen en de wijze van bewaren (zie Contra-indicaties).

- Wie is er verantwoordelijk voor het voorschrijven en de distributie van etherische olie? Zijn er protocollen met betrekking tot de veiligheid?

Welke oliën men in de organisatie aanschaft, hangt onder meer af van de kenmerken van de zorgvragers, van de mogelijkheden tot scholing en van de financiële mogelijkheden van de organisatie. In tabel 13.4 zijn voorbeelden opgenomen van veelgebruikte etherische oliën. Bij deze oliën is ook het land van herkomst genoemd. In onze multiculturele maatschappij komen zorgvragers uit allerlei landen. Zij kennen vaak de etherische oliën en geuren uit hun land. Het gebruik van een etherische olie uit het land van herkomst biedt de zorgverlener een extra mogelijkheid om de zorgvrager zich veilig en thuis te laten voelen.

De beschrijving van de werking van etherische oliën is gebaseerd op gegevens uit de literatuur. De belangrijkste eigenschappen worden genoemd, maar het overzicht is niet volledig. De werking van een etherische olie hangt onder meer af van de toepassingswijze en de dosering. Hoewel er steeds meer onderzoek is naar het effect van etherische olie, en het effect soms te verklaren is op basis van de belangrijkste chemische componenten, is de kennis (nog) grotendeels gebaseerd op eeuwenlange ervaringen.

Tabel 13.4 Veelgebruikte oliën in de zorgsituatie (2, 11, 13, 14)

Nederlandse naam	Land van herkomst	Werking en indicaties	Contra-indicaties/ bijeffecten
bergamot (*Citrus bergamia*)	Zuid-Europa en Azië	kalmerend en verkwikkend voor het zenuwstelsel, stemmingsverbeterend, spijsverteringsbevorderend, krampstillend, pijnstillend, ontstekingsremmend, antiviraal, antibacterieel, huidverzorgend bij een vette huid, acne, eczeem en psoriasis	fototoxisch, niet-toxisch, betrekkelijk niet-irriterend
eucalyptus wild (*Eucalyptus globulus*)	Zuid-Europa, Australië, VS, Afrika	bactericide, antiviraal, fungicide, parasiticide, antiseptisch bij aandoeningen van de luchtwegen, hoeststillend, slijmoplossend, antiseptisch bij urineweginfecties, huidverzorgend bij bacteriële ontstekingen en schimmels, pijnstillend, verwarmend bij spierpijn, versterkt de concentratie	niet-toxisch, niet-irriterend, niet gebruiken bij kinderen jonger dan 3 jaar, sommige personen zijn overgevoelig voor eucalyptus
gember (*Zingiber officinale*)	Midden-Amerika, India, Ceylon, China	verbetert de doorbloeding, pijnstillend voor spieren en gewrichten, verwarmend voor lichaam en psyche, algeheel versterkend, stimulerend voor spijsvertering en tegen misselijkheid, krampstillend, slijmoplossend bij verkoudheid	niet-toxisch, niet-irriterend, kan bij sommige mensen overgevoeligheid veroorzaken

>>

Nederlandse naam	Land van herkomst	Werking en indicaties	Contra-indicaties/ bijeffecten
>> geranium (Pelargonium graveolens)	Midden- en Zuid-Europa, Oost-Afrika, La Réunion	stimuleert de bloed- en lymfecirculatie, samentrekkend, huidverzorgend bij bacteriële en schimmelinfecties, littekenverminderend, pijnstillend bij zenuwpijn, ontspannend, bevordert emotioneel evenwicht	niet-toxisch, niet-irriterend, veroorzaakt bij sommige mensen contactdermatitis
kamille – rooms (Anthemis nobilis/ Chamomaelum nobile)	heel Europa, Middellandse Zeegebied	verzachtend en zeer verzorgend voor de huid (ontstekingen, acne, brand-wonden, eczeem) en het haar, krampstillend bij menstruatiepijn en maag- en darmkrampen, ontstekingsremmend, kalmerend, ontspannend, gerust-stellend, wordt veel gebruikt bij baby's en kinderen	niet-toxisch, niet-irriterend, kan bij sommige mensen dermatitis veroorzaken
mandarijn (Citrus reticulata/ Citrus deliciosa)	Zuid-Europa, Zuid-Amerika, Japan	kalmerend voor spijsvertering, aërofagie en hik krampstillend en pijn-stillend, zuiverend voor de vette huid, kalmerend voor sympathisch zenuw-stelsel, slaapbevorderend, angst-reducerend en stemmingsverbeterend, wordt veel gebruikt bij kinderen en in de zwangerschap	niet-toxisch, niet-irriterend, veroorzaakt geen overgevoeligheid, mogelijk fototoxisch (niet bij rode mandarijn)
roos (Rosa damascena)	Middellandse Zeegebied, India, Bulgarije, Rusland, China	verzorgend en helend voor de droge en gevoelige huid, bactericide, antiviraal, afrodisiacum, kalmerend voor het zenuwstelsel, ontspannend, troostend, helpt bij verwerkingsprocessen	niet-toxisch, niet-irriterend, veroorzaakt geen overgevoeligheid
sandelhout (Santalum album)	India, Ceylon, Java, Filippijnen	antiseptisch voor het urogenitale systeem en de luchtwegen, urine-drijvend, antiviraal, viricide bij herpes simplex, verzorgend voor de droge en ontstoken huid en tegen jeuk, kalmerend en versterkend bij depressieve klachten en slapeloosheid, afrodisiacum, wordt gebruikt ter ondersteuning van spiritualiteit en meditatie	niet-toxisch, niet-irriterend, veroorzaakt geen overgevoeligheid
tea tree (Melaleuca alternifolia)	Australië, Maleisië, Filippijnen, Java	ontstekingsremmend, antibacterieel (breedspectrum), antiviraal en fungicide, bevordert de doorbloeding, huid-zuiverend en huidgenezend vooral bij de vette huid en bij acne, psychisch activerend	niet-toxisch, niet-irriterend, veroorzaakt bij sommige mensen mogelijk overgevoelig-heid
wierook (Boswellia sacra/ Boswellia carterii/ Olibanum)	Afrika (Somalië) en Arabië	huidverzorging voor de oudere, droge huid en bij acne, pijnstillend, slijm-oplossend en ontstekingsremmend bij aandoeningen van de luchtwegen, geruststellend, ontspannend, wordt gebruikt ter ondersteuning van spiritualiteit en meditatie, en ook in de terminale zorg	niet-toxisch, niet-irriterend, veroorzaakt geen overgevoeligheid

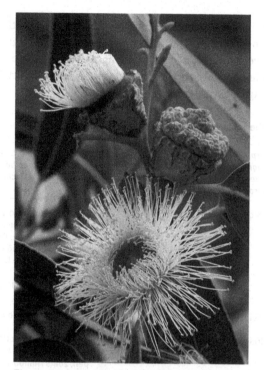

Figuur 13.6 Eucalyptusolie kan gebruikt worden in de zorgsituatie

13.4 Verpleegkundige diagnosen voor toepassing van etherische oliën

Er zijn zeer veel verpleegkundige diagnosen waarbij het toepassen van etherische oliën een zinvolle verpleegkundige interventie kan zijn. Internationaal, maar ook in Nederland, worden etherische oliën met succes ingezet in allerlei verpleegsituaties. In tabel 13.5 wordt de koppeling gemaakt tussen verpleegkundige diagnosen en het gebruik van etherische olie. De tabel is niet volledig: de suggesties die worden gedaan, zijn slechts voorbeelden van de vele mogelijkheden. Indien onderzoek bekend is, is dit vermeld. De zorgverlener met voldoende kennis kan de tabel aanpassen of uitbreiden voor de eigen werksituatie. Er is geen verpleegkundige standaard die aangeeft welke etherische olie bij welke diagnose kan worden ingezet. Dat is ook niet wenselijk, omdat de keuze voor een etherische olie altijd wordt gebaseerd op de individuele zorgvrager. Eenzelfde verpleegkundige diagnose leidt dus zeker niet altijd tot keuze van dezelfde etherische olie.

Werken met etherische oliën is geen NIC-interventie. De interventie kan echter goed worden ingepast in bestaande interventies zoals bevordering van de slaap, angstreductie, ontspanningstherapie, beleid bij misselijkheid, bescherming tegen infecties, wondverzorging en bevordering van ophoesten.

Tabel 13.5 Etherische oliën bij verpleegkundige diagnosen

Gezondheids-patronen (16)	Verpleegkundige diagnosen waarbij deze interventie kan worden gebruikt (17)	Bron	Bijzonderheden m.b.t. de interventie bij deze diagnose; specifieke aandachts-punten (e.o.= etherische olie)
1. Gezondheids-beleving en -instandhouding	infectiegevaar	2, 8	• verdampen, huidverzorging met e.o. die gericht is tegen ziekteverwekker • bacteriële infectie: lemongrass, rode tijm, oregano, kaneel • schimmelinfectie: lavendel, citroen, geranium • virusinfectie: laurier, rozemarijn, oregano
2. Voeding en stofwisseling	(dreigend) voedselteveel		• e.o. verdampen die de eetlust remt, zoals patchouli
	(dreigend) voedseltekort	2, 8, 18, 19	• bij verminderde eetlust en misselijkheid eetlustopwekkende e.o. verdampen, zoals mandarijn, gember • misselijkheid en braken: verdampen van e.o. van pepermunt, gember, lavendel; eventueel op de pols in een massageolie • stomatitis: preventie en behandeling: mondspoelingen met e.o. van roomse kamille, lavendel, roos, tea tree
	overvulling		• massages en/of baden met circulatiestimulerende e.o.: geranium, mandarijn, of urinedrijvende e.o.: jeneverbes, sandelhout
	(dreigend) huiddefect	20, 21, 22, 23	• algemene huidverzorging en verbeteren of instandhouding van de huidconditie door verzorgingsproducten te verrijken met e.o. als bergamot, lavendel, sandelhout, roos, mandarijn • voorkomen van decubitus en verzorgen van de huid bij decubitus met e.o. van lavendel en tea tree gecombineerd met Aloe vera • verzorgen van insectenbeten met e.o. van lavendel of tea tree • behandelen van blauwe plekken met e.o. van strobloem • wondverzorging met e.o. van lavendel, tea tree
	(dreigende) temperatuurwijziging		• overmatige transpiratie verminderen door baden, douchen of verzorgende bodylotion of crème met e.o. van lavendel • bij koude baden met verwarmende e.o. zoals gember, geranium, roos

>>

Gezondheids-patronen (16)	Verpleegkundige diagnosen waarbij deze interventie kan worden gebruikt (17)	Bron	Bijzonderheden m.b.t. de interventie bij deze diagnose; specifieke aandachts-punten (e.o.= etherische olie)
>> 3. Uitscheiding	obstipatie		• in combinatie met buikmassage, warme buikkompressen of baden van gember, mandarijn, roos, lavendel (ontspannend, pijnstillend)
	diarree		• ontkrampende e.o. in bad, of warme buikkompressen met roomse kamille, mandarijn, lavendel
			• verminderen van stress door ontspannende baden met lavendel
4. Activiteiten	(dreigend) verminderd activiteitenniveau	24, 25	• bevordering van lichamelijke oefening d.m.v. warme baden met e.o. als gember en marjolein
			• versterkende e.o. in bad of massage: gember, eucalyptus, lavendel, bergamot
			• zintuigactivering door aanbieden van diverse geuren
	mobiliteitstekort	24	• bevorderen van de beweeglijkheid door baden en pakkingen met marjolein of gember
			• dreigende contracturen: massages en baden met ontkrampende en doorbloedingsbevorderende e.o. zoals marjolein
	ontspanningstekort	25	• dagindeling maken en structuur brengen door verdamping van verschillende e.o.
			• ontspannende baden, massages met e.o. van lavendel, geranium, roos, mandarijn, bergamot, roomse kamille
	verminderd ademhalingsvermogen	8	• ophoesten bevorderen door droge of natte inhalatie van slijmoplossende e.o. zoals munt, tijm, eucalyptus en wierook
			• verzachten droge hoest: inhaleren of stomen van wierook, sandelhout, eucalyptus, lavendel
	ineffectieve luchtwegreiniging		• slijmoplossend: eucalyptus, tea tree, wierook
5. Slaap-rust	verstoord slaappatroon	8, 14, 24	• dag- en nachtritme bewaken door verdamping van e.o.: citrusachtigen, zoals mandarijn in de morgen, lavendel, geranium voor het slapengaan
			• in- en doorslaapproblemen: lavendel verdampen, druppelen op zakdoek in bed, voetmassage of voetenbad met lavendel, roomse kamille
			• slaapbevorderende e.o. verdampen zoals lavendel, roomse kamille
			• nachtmerries verminderen: wierook >>

Gezondheids-patronen (16)	Verpleegkundige diagnosen waarbij deze interventie kan worden gebruikt (17)	Bron	Bijzonderheden m.b.t. de interventie bij deze diagnose; specifieke aandachts-punten (e.o.= etherische olie)
>> 6. Cognitie en waarneming	pijn	8, 18	• deel- of volbaden met e.o. van lavendel, roos • lokale toepassing van e.o. van munt bij rode ontstekingen en kneuzingen en hoofdpijn • warm kompres bij chronische pijnklachten met e.o. van gember • spierpijn: bad of massage met lavendel, gember, bergamot • hoofdpijn en migraine: koude nekkompressen met lavendel en of pepermunt • buikpijn: kompres met krampverminderende e.o. zoals roomse kamille, lavendel • zenuwpijn/aangezichtspijn: geranium, lavendel in sint-janskruidolie oplossen • kramp: bad of massage met marjolein, lavendel • jeukvermindering door bodylotion of Aloe vera-gel met e.o. van pepermunt
	zintuiglijke overbelasting		• ontspannen door rustgevende e.o. zoals lavendel, wierook, sandelhout; zeer laag doseren; langdurig dezelfde olie gebruiken
	zintuiglijke onderbelasting		• zintuigactivering met citrusachtigen zoals mandarijn en bergamot, snoezelen door aanraking en etherische olie naar keuze
7. Zelfbeleving	angst en vrees	8, 18, 25, 26, 27, 28, 29	• massage en verdampen van angstverminderende en sederende e.o. zoals bergamot, roomse kamille, lavendel, roos, wierook, mandarijn, sinaasappel
	(reactieve) depressie	8, 26, 29	• massage, verdampen van stemmingsverbeterende e.o. zoals bergamot, citroen, roos, sandelhout of lavendel
	geringe zelfachting		• (dreigend) onvermogen om voor zichzelf op te komen: assertiviteit bevorderen door gesprekken in combinatie met verdampen, baden of massage met e.o. van mandarijn, bergamot, eucalyptus
	verstoord lichaamsbeeld		• positief lichaamsbeeld bevorderen door (deel)massage met e.o. zoals geranium
	identiteitsstoornis		• zie ineffectieve coping, geringe zelfachting

>>

Gezondheids-patronen (16)	Verpleegkundige diagnosen waarbij deze interventie kan worden gebruikt (17)	Bron	Bijzonderheden m.b.t. de interventie bij deze diagnose; specifieke aandachts-punten (e.o.= etherische olie)
>> 8. Rollen en relaties	(anticiperende) rouw		• in terminale zorg verdamping en zachte hand- of voetmassages met e.o. van roos, wierook, lavendel; betrek mantelzorg
	gewijzigde gezins-processen		• instructie van (deel)massage van gezinsleden onderling, verdampen van sfeerverbeterende e.o. van mandarijn, roos, lavendel, bergamot
	overbelasting van de mantelzorger		• ontspannende (hand- of voet)massa-ge of voetenbaden met een geliefd aroma, naar voorkeur van de mantel-zorger • assertiviteit bevorderen door gesprek-ken in combinatie met verdampen, baden of massage met e.o. van man-darijn, bergamot, eucalyptus
	verstoorde verbale communicatie	25, 27, 30	• snoezelen, aanraking en verdampen van oliën zoals lavendel, mandarijn, bergamot, ylang-ylang
9. Seksualiteit en voortplanting	seksueel disfunctioneren		• voorlichting geven over de effecten van stress en aanbieden van stressvermin-derende en ontspannende e.o. zoals lavendel • adviseren afrodiserende e.o. voor baden, verdampen, massage, bijv. roos, gember, sandelhout • adviseren van lustverminderende e.o. zoals marjolein • overgangsklachten: baden, massage of kompres met roos, roomse kamille, bergamot, lavendel, sandelhout • menstruatiegerelateerde klachten: krampvermindering voor en tijdens de menstruatie door baden of warme kompressen met roomse kamille
	verkrachtingssyndroom		• zie bij geringe zelfachting, verstoord lichaamsbeeld, identiteitsstoornis, posttraumatische reactie
10. Stress-verwerking	ineffectieve coping	8	• ontspannende oliën in verdamping, baden, massages: bergamot, kamille, sandelhout • ontspanning tijdens de bevalling: wie-rook, baden met e.o van lavendel
	posttraumatische reacties	14	• massage en verdamping met e.o. van roos, sandelhout, roomse kamille, bergamot, lavendel
	aanpassingsvermogen verminderd		• zie ineffectieve coping
11. Waarden en levensover-tuigingen	geestelijke nood	8, 24	• verdampen, zachte massage van wierook, bergamot, lavendel, roomse kamille, roos, sandelhout

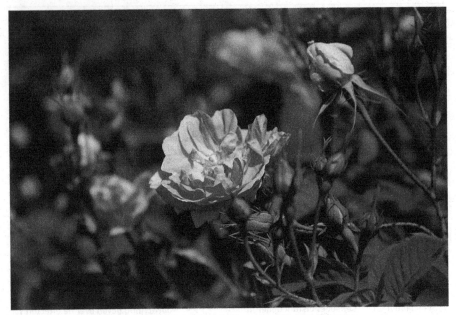

Figuur 13.7 Rozenolie wordt vaak gebruikt bij verwerkingsproblemen

13.5 Contra-indicaties

Etherische oliën zijn voor het grote publiek vrij gemakkelijk verkrijgbaar. Maar niet altijd beschikt de consument over achtergrondinformatie over het gekochte. Vaak is men zich niet bewust van de grote impact die etherische oliën op lichamelijk, geestelijk en spiritueel gebied hebben, laat staan van de farmacologische effecten op het lichaam.

kennis en kunde

Voor het gebruik van etherische oliën moet men, net als voor het gebruik van andere middelen en interventies, over de nodige kennis en kunde beschikken. Etherische oliën zijn sterk geconcentreerd en bevatten een complexe hoeveelheid chemische stoffen. Een etherische olie kan zowel veilig als toxisch zijn. Of een etherische olie veilig of toxisch is, hangt af van de dosis, de frequentie, de wijze van toediening en de toestand van de zorgvrager. De dosering hangt af van de leeftijd, het gewicht en de conditie en de omstandigheden van de zorgvrager en van het doel dat men wil bereiken. Ook de hoofdindicatie van het gebruik van etherische oliën is belangrijk: voor lichamelijke klachten wordt vaak hoger gedoseerd dan voor psychische of spirituele indicaties.

Overgevoeligheidsreacties

Men gebruikt etherische oliën zelden puur op de huid. Van een aantal etherische oliën is bekend dat ze mogelijk huidirritaties en allergische reacties veroorzaken, hetgeen berust op een individuele overgevoeligheid voor een bepaalde stof (4). Gevoelige mensen of mensen van wie bekend is dat zij vaker allergieën hebben, zouden eerst een allergietest met verdunde etherische olie op de huid moeten doen, voordat er een etherische olie op de huid wordt toegepast.

furocumarinen   Een aantal etherische oliën bevatten furocumarinen. Dit zijn stoffen die reacties veroorzaken in de huid als de zorgvrager binnen een bepaalde tijd wordt blootgesteld aan zonlicht of onder de zonnebank gaat liggen. Alle citrusachtigen die gewonnen zijn via koude persing (limoen, citroen, grapefruit, sinaasappel, gewone mandarijn en bergamot), maar ook engelwortel, *Ceder virgina*, citroenverbena en khella bevatten furocumarinen en kunnen erytheem, hyperpigmentatie en blaasjes veroorzaken. Vooral bergamot is bekend vanwege zijn fototoxische bestanddeel bergapteen. Price (2) stelt voor een maximale dosis van 1% in een massageolie te gebruiken en op basis van haar ervaring adviseert zij om twee uur uit de zon te blijven. Andere bronnen nemen royale marges van zes à acht uur.

Slijmvliesirritatie

Etherische oliën die fenolen en aldehyden bevatten, zoals tijm, marjolein, kruidnagel en kaneel, kunnen slijmvliesirritatie veroorzaken.

Zwangerschap

Welke etherische oliën wel en niet gebruikt kunnen worden tijdens de zwangerschap, is niet helemaal duidelijk. In de literatuur verschilt men hierover van mening. Het is mogelijk verstandig om tijdens een zwangerschap alleen etherische olie te gebruiken onder deskundige begeleiding. Etherische oliën mogen tijdens de zwangerschap niet worden ingenomen, mogen niet in hoge concentraties in massageoliën worden gebruikt en niet in geconcentreerde inhalaties worden gebruikt.

kruiden in plaats van oliën   Soms is het verstandiger het kruid te gebruiken in plaats van de olie, bijvoorbeeld venkelthee of pepermuntthee tegen ochtendmisselijkheid. Veel aromatherapeuten kiezen ervoor zwangere vrouwen tot 24 weken zwangerschap niet te behandelen met etherische oliën, omdat bekend is dat etherische oliën via de placenta de baby bereiken en men onvoldoende weet wat de impact daarvan is op het ongeboren kind en op de hormonale balans van de zwangere.

Deze voorzorgsmaatregelen gelden vanzelfsprekend ook voor de zwangere zorgverlener!

Kinderen

Voor baby's en jonge kinderen kunnen lang niet alle etherische oliën worden gebruikt. Tot de meest gebruikte etherische oliën voor deze doelgroep behoren: roos, mandarijn, neroli, lavendel, roomse kamille, venkel en sandelhout. De dosering bij kinderen is veel lager dan die bij volwassenen.

Contra-indicaties voor andere groepen zorgvragers

In de moderne boeken over aromatherapie worden de indicaties en contra-indicaties voor het werken met etherische oliën steeds duidelijk beschreven. Behalve voor kinderen en zwangeren zijn ook voor de volgende groepen zorgvragers niet alle etherische oliën geschikt (4): zorgvragers met epilepsie, koorts, nierfunctiestoornissen, leverfunctiestoornissen, prostaathypertrofie, kanker, beschadigde huid, hartklachten, endometriose en zorgvragers die borstvoeding geven. Ook eventuele contra-indicaties voor de zorgverlener moeten worden bekeken, omdat zij ook in aanraking komt met de etherische olie.

Soms is slechts een bepaalde toepassing van etherische olie af te raden (bijvoorbeeld gebruik op de huid), soms zijn alle toepassingen met een etherische olie ongeschikt voor de genoemde zorgvragers.

betrouwbaarheid van condooms

De zorgvrager moet erop attent worden gemaakt dat bij gebruik van een condoom in combinatie met zowel vette plantenoliën als (verdunde) etherische oliën, de betrouwbaarheid van het condoom als voorbehoedsmiddel en middel tegen het oplopen van geslachtsziekten sterk vermindert. Beide soorten olie beschadigen namelijk de latex.

Als etherische oliën in een massageolie worden gebruikt, is het van belang rekening te houden met de contra-indicaties die voor massage zijn gesteld (zie hoofdstuk 11).

Conclusie: het is van belang dat de zorgverlener voldoende kennis heeft van etherische oliën voordat zij ze in de verpleegkundige zorg toepast. Bij vragen of onzekerheden is het verstandig een gecertificeerd aromatherapeut te raadplegen.

Tips bij problemen

- Heeft een kind of een (demente of verstandelijk gehandicapte) volwassene etherische olie ingenomen, waarschuw dan onmiddellijk een arts. Neem het betreffende flesje met het etiketje erop mee. Laat de zorgvrager niet braken, maar laat hem veel vette plantenolie drinken, bijvoorbeeld olijfolie. De etherische olie kan zich dan mengen met de vette planten- >>

>> olie. Veel vette plantenolie in één keer drinken veroorzaakt misselijkheid, waardoor de etherische olie uitgebraakt kan worden. Eventueel kan een arts ervoor kiezen de maag leeg te pompen en dat gaat natuurlijk ook gemakkelijker als het volume is toegenomen. Als laatste kan flink gelaxeerd worden om te voorkomen dat er te veel etherische olie in de bloedbaan komt. Houd er rekening mee dat veel artsen nog niet bekend zijn met aromatherapie en dus eerst informatie zullen moeten opvragen alvorens te handelen.

- Als er toch pure etherische olie op de huid is gekomen en de huid wordt rood, smeer er dan ter verdunning royaal vette plantenolie op. Gebruik bij voorkeur badolie: door de emulgator in die olie kan daarna met verkoelend water worden gespoeld. Kalmeer hierna de huid met *Aloe vera*-gel, met eventueel 1 druppel lavendel erin.
- Etherische oliën mogen nooit in de ogen worden gebruikt. Is er toch olie in de ogen gekomen, spoel dan niet met water, maar pak onmiddellijk koffiemelk of badolie en druppel dit het eerste uur om het kwartier in het oog. De zorgvrager gaat hierdoor wel wazig zien. Na een uur kunnen de ogen worden uitgespoeld met schoon lauw water. Dit moet herhaald worden tot de ogen schoon zijn.
- Als er etherische olie op de kleding terecht is gekomen, kan emulgator op de betreffende plek worden aangebracht en kan daarna de kleding worden uitgewassen. Door de emulgator wordt de etherische olie in water oplosbaar en uitwasbaar.
- Wanneer iemand onwel wordt van een bepaalde geur, bied hem dan meteen frisse lucht aan, laat hem aan de binnenkant van zijn blouse (hemd of T-shirt) zijn eigen lichaamsgeur inademen en geef hem rust. Blijft de zorgvrager onwel of verslechtert zijn toestand, leg hem dan op de grond, waarbij zijn benen iets omhoog gelegd moeten worden. Eventueel kan zijn gezicht worden verfrist met een koel kompres.
- Waarschuw bij twijfel tijdig een arts.

13.6 De effecten van etherische oliën

Etherische oliën hebben invloed op lichaam en psyche. Elke etherische olie heeft een unieke combinatie van eigenschappen (zoals ook iedere zorgvrager uniek is). Het is een uitdaging voor de zorgverlener om die olie te vinden die het best bij een bepaalde zorgvrager past.

onderzoek naar effecten

Er is inmiddels veel onderzoek gedaan naar de effecten van etherische olie. Hieronder wordt een aantal onderzoeken genoemd, zonder volledig te zijn. Daarvoor wordt verwezen naar de professionele literatuur (zie onder bron 2 en 8). Toch blijven er nog veel vragen onbeantwoord. Etherische oliën zijn complexe stoffen die op verschillende manieren kunnen worden toegepast. Een deel van de effecten van etherische olie kan door wetenschappelijk onderzoek worden onderbouwd. De werking van kruiden en hun etherische olie is ook bekend uit plantenmonografieën (zie hoofdstuk 12). Veel kennis berust echter (nog) op de eeuwenlange ervaring van het toepassen van planten en plantenoliën. Sommige onderzoeken meten aantoonbaar gunstige effecten op het welbevinden van zorgvragers. Vaak wordt bij de onderzoeken aangegeven dat de deelnemers graag willen doorgaan met de interventie omdat die zo prettig is om te ondergaan. In deze paragraaf wordt een beperkt aantal onderwerpen besproken:

- massage met en zonder etherische olie;
- angst, spanning, onrust, depressie;
- pijn;
- infectie en ontstekingen;
- ademhalingsproblemen;
- etherische olie tijdens de bevalling;
- zorg voor ouderen;
- terminale zorg.

Massage met en zonder etherische olie

Massage is waarschijnlijk de meest gebruikte toepassingsvorm voor etherische oliën.

In een aantal buitenlandse onderzoeken is nagegaan wat het verschil is tussen massage met een neutrale olie en massage met een olie waarin etherische oliën zijn opgelost.

In een onderzoek van Wilkinson e.a. uit 1999 (28) werden de deelnemers gemasseerd met een neutrale olie (in de controlegroep) en met een etherische olie van roomse kamille (in de experimentele groep). In beide groepen verminderde de angst, maar in de groep die gemasseerd werd met kamille was dit effect groter.

In een onderzoek van Dunn uit 1995 (29) werden 122 patiënten op de intensivecareafdeling in drie groepen verdeeld. De groepen kregen een van de drie volgende interventies: massage met een neutrale olie, massage met lavendelolie of een periode ongestoorde rust. In alle drie de groepen werd een beter humeur gemeten en minder angst, maar dit effect was groter in de lavendelgroep. Het lijkt dus of de toevoeging van etherische olie het effect van de massage vergroot.

Stevenson (8) onderzocht het effect van voetmassage met olie van neroli op pijn, angst, spanning, rust en kalmte bij patiënten die een openhartoperatie moesten ondergaan. Ook uit dit onderzoek bleek dat patiënten die met etherische olie werden gemasseerd, meer ontspannen waren dan de controlegroep.

nog onvoldoende
wetenschappe-
lijke onder-
bouwing Toch lijkt de meerwaarde van etherische olie bij massage nog onvoldoende wetenschappelijk onderbouwd. In 2004 is er een systematische review uitgevoerd door het Cochrane Instituut naar de effecten van aromatherapie en massage op symptoombestrijding bij patiënten met kanker (18). In deze review zijn 8 RCT's (*randomized clinical trials*: zie hoofdstuk 17) gevonden waarin de combinatie van massage met etherische olie als interventie werd toegepast. Het effect van massage met etherische olie is het duidelijkst bij angst, pijn en misselijkheid; deze klachten verminderen door deze interventie. Tot nu toe zijn de resultaten van onderzoeken over de meerwaarde van toevoeging van etherische olie tegenstrijdig. Hierover kan nog geen conclusie worden getrokken. De Cochrane-review geeft verder aan dat voor massage en etherische olie nog in enkele onderzoeken effect werd vastgesteld op vermoeidheid, boosheid, communicatieproblemen en spijsverteringsproblemen, maar ook dit is nog onvoldoende wetenschappelijk onderbouwd.

Angst, spanning, onrust, depressie

In Nederland zijn tot nu toe twee onderzoeken gedaan naar het effect van etherische olie en massage in de zorg.

onderzoek in
Nederland In Verpleeghuis De Esdoorn in Zwolle is in samenwerking met het Trimbosinstituut een onderzoek gedaan naar massage en aromatherapie bij zorgvragers met dementie (25). In dit onderzoek kregen 26 zorgvragers met dementie gedurende vijf maanden elke drie weken gedurende 20 minuten een handmassage van een verzorgende of activiteitenbegeleider. In de meeste gevallen werd de etherische olie van lavendel gebruikt. Er werden op verschillende tijdstippen metingen gedaan naar gedragsproblemen, depressie en kwaliteit van leven met behulp van gestandaardiseerde lijsten. Vooral ten aanzien van angst en onrust traden meetbare verbeteringen op. Uit de ervaringen van de begeleiders bleek dat de meeste bewoners de massages prettig vonden. Zij ontspanden en genoten van de individuele aandacht. De begeleiders vonden het prettig om even rustig de tijd te kunnen nemen voor individuele aandacht voor een zorgvrager en hem op een andere manier te leren kennen. De begeleiders ervoeren het aangename effect van de etherische olie ook voor zichzelf.

Door de Stichting MAIA werd – in samenwerking met het Helen Dowling Instituut – onderzoek gedaan in verpleeghuis en reactiveringscentrum Antonius IJsselmonde te Rotterdam (27). Dit onderzoek werd op een somatische en psychogeriatrische afdeling uitgevoerd. De toegepaste interventie was hand- of voetmassage. De gebruikte oliën waren lavendel, bergamot, mandarijn en ylang-ylang. Er was voor beide groepen een controlegroep, die geen massages ontvingen. Er werden gestandaardiseerde observatieschalen gebruikt voor de kwaliteit van leven en de communicatie. Op de psychogeriatrische afdeling bleken de bewoners door massage met etherische olie duidelijk minder angstig te zijn, terwijl op de somatische afdeling de communicatie bleek te zijn toegenomen. In de rapportage van de verzorgenden werden ook nog andere effecten genoemd, zoals ontspanning en toename van het gevoel in handen en voeten van verlamde lichaamsdelen.

In dit onderzoek is ook het effect van het werken met complementaire zorgvormen op verzorgenden nagegaan. Verzorgenden die complementaire zorg toepassen, blijken gemotiveerder te zijn en zich competenter te voelen om met 'moeilijk' gedrag van bewoners om te gaan.

Uit beide onderzoeken blijkt dat het gebruik van etherische olie kan bijdragen aan een vergroting van het welbevinden, zowel voor de zorgvrager als de zorgverlener. In welke mate dit het gevolg is van de massage, de etherische olie, de extra aandacht, of een combinatie van deze drie, is echter niet te zeggen. Om dit onderscheid te maken, is uitgebreider onderzoek noodzakelijk.

Ook in andere onderzoeken naar het effect van massage wordt vaak gemasseerd met een massageolie die etherische olie bevat. Het verschil in effect van massage met of zonder etherische olie is dan meestal niet onderzocht.

onderzoek in het buitenland

In het buitenland is ook onderzoek gedaan naar de invloed van etherische olie op angst. Lehrner (8) deed onderzoek (een *randomized controlled trial*) naar het effect van verdamping van sinaasappel (*Citrus sinensis*) op angst voor de tandarts. De groep waarbij sinaasappel in de wachtkamer werd verdampt, was minder angstig en vrolijker gestemd dan de groep waarbij dit niet werd gedaan.

In een onderzoek van Woolfson en Hewitt (8) bleek dat 91% van de patiënten die een massage met etherische olie van lavendel ondergingen, een verlaging van de hartslag bereikten van 11 tot 15 slagen per minuut.

Een onderzoek: etherische olie bij depressie en angst
Lemon (26) publiceerde in 2004 een onderzoek naar de effecten van massage met etherische olie bij depressie en angst. In dit onderzoek vergeleek hij de effecten van massage in twee groepen. De controlegroep werd gemasseerd met een basisolie; de aromatherapiegroep kreeg massages met een mengsel van basisolie met etherische oliën. De gebruikte etherische oliën waren ber- >>

>> gamot, citroen, scharlei, lavendel, roomse kamille, geranium, roos, sandelhout en jasmijn. De keuze van de etherische oliën was per persoon verschillend en gebeurde op basis van het totaalbeeld van de zorgvrager. Uit de in het onderzoek afgenomen (gestandaardiseerde) vragenlijsten bleek een duidelijke verbetering van depressie en angst in de aromatherapiegroep. De deelnemers vonden de massages prettig en ervoeren een duidelijke verbetering van de kwaliteit van het leven.

Pijn

Het effect van etherische oliën op pijn kan worden toegeschreven aan verschillende factoren (8):

- de geur wordt als aangenaam ervaren, het lichaam reageert via het limbische systeem met ontspanning en daardoor neemt de pijn af;
- de etherische olie en/of de gebruikte basisolie bevatten analgetische componenten. In de olie van roomse kamille zitten bijvoorbeeld veel esters. Deze zijn verantwoordelijk voor de krampstillende werking van roomse kamille. Linalol, een belangrijk bestanddeel van lavendel, heeft een ontspannende werking op het centrale zenuwstelsel;
- de combinatie van etherische olie met massage (aanraking) zorgt voor pijnvermindering;
- door de toegenomen warmte en bloedcirculatie, die het resultaat zijn van de componenten van de olie of de massage, vermindert de pijn;
- het aanbieden van etherische olie leidt de zorgvrager af van de pijn.

Vaak is het onduidelijk welk mechanisme in een specifieke situatie het belangrijkste is. Bij aromatherapeuten is vaak uit ervaring bekend welke etherische olie het beste effect heeft bij een bepaalde pijn. Nader onderzoek kan dit mogelijk verder wetenschappelijk onderbouwen.

In een onderzoek van Wilkinson (8) werd een significante pijnvermindering vastgesteld bij patiënten met kanker die werden gemasseerd met roomse kamille. Muntolie bleek in een lokale toepassing effectief bij hoofdpijn (8: Gobel) en bij gewrichtspijn (8: Kral & Kraus).

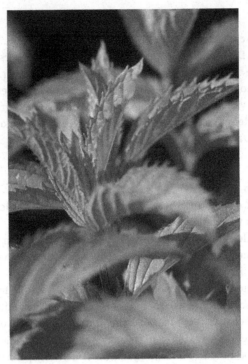

Figuur 13.8 Pepermuntolie helpt bij hoofdpijn en gewrichtspijn

Infectie en ontstekingen

antibacteriële, antivirale en fungicide eigenschappen

Veel etherische oliën hebben antibacteriële, antivirale en fungicide (tegen schimmel) eigenschappen. Tegen welke micro-organismen een olie actief is, is specifiek voor een bepaalde olie. De laatste jaren is er veel onderzoek gedaan naar deze eigenschappen van etherische oliën. Een paar voorbeelden: al in 1960 toonden Maruzella en Sicurella (8) in vitro de antibacteriële werking van 133 etherische oliën aan, onder andere tegen *Escherichia coli* en *Staphylococcus aureus*. De etherische oliën met de sterkste antibacteriële werking bleken lemongrass, oregano, rode tijm en kaneel.

Onderzoek naar ziekenhuisbacteriën is gaande. Hammer e.a. (8) onderzochten 52 plantenextracten op hun werking tegen resistente bacteriën, zoals de MRSA. Lemongrass, bay en oregano remden de groei van deze bacteriën als ze werden toegepast in een concentratie van 2%; een concentratie die op de huid kan worden gebruikt.

In een onderzoek van May en Willuhn (8) bleken 75 plantenextracten werkzaam tegen polio-, griep- en herpesvirussen. Daartoe behoorden de etherische olie van bay, laurier, oregano, rozemarijn en salie.

Galal (8) vond verschillende etherische oliën die effectief zijn tegen schimmels, waaronder karwijzaad, lavendel, citroen, geranium, lemongrass, neroli, pepermunt en zoete sinaasappel.

Hoewel etherische oliën in Nederland nog weinig worden gebruikt om (ziekenhuis)infecties te voorkomen, zijn er in de toekomst op dit gebied wellicht mogelijkheden.

ontstekings-
remmende
eigenschappen

Een aantal oliën hebben ontstekingsremmende eigenschappen. Wagner (8) screende in het laboratorium een aantal oliën op ontstekingsremmende eigenschappen. Steeds werden dezelfde chemische componenten gevonden, waaronder eugenol en thymol. Kruidnagelolie en kaneelbladolie bleken het meest ontstekingsremmend te zijn. Dit zijn oliën die met kennis van zaken moeten worden toegepast, omdat er bijeffecten kunnen optreden. Aromatherapeuten kennen op basis van hun ervaring meer ontstekingsremmende oliën.

Ademhalingsproblemen

Omdat etherische oliën vluchtig zijn, worden ze direct opgenomen in de luchtwegen. Via inhalatie zijn de oliën, net als bij reguliere vernevelaars of verstuivers, direct beschikbaar voor een lokale werking. In een onderzoek van Ferley e.a. (8) onder 182 patiënten met chronische bronchitis bleken – in vergelijking met een controlegroep – de aanvallen te verminderen door het inhaleren van etherische olie van munt, kruidnagel, tijm, kaneel en lavendel. Lockhart (8) gebruikte etherische olie van wierook bij acht astmapatiënten. De patiënten werd gevraagd aan de olie te ruiken als zij een astma-aanval voelden aankomen. Alle patiënten gaven aan dat zij door de wierook hun gebruikelijke doses inhalatiemedicijnen konden verminderen. Ook belangrijk was dat bij allen de angst waarmee een astma-aanval vaak gepaard gaat, verminderde.

Etherische olie tijdens de bevalling

Tijdens de ontsluitingsfase van de bevalling is het belangrijk om goed te ontspannen. Vrouwen die tijdens deze fase een warm bad met lavendelolie namen, gaven in een onderzoek van Reed en Norfolk aan dat zij zich op deze manier beter konden ontspannen (8).

In het John Radcliffziekenhuis in Oxford krijgen vrouwen naast de gebruikelijke begeleiding tijdens de bevalling ook etherische oliën aangeboden via inhalatie en bij massage of in baden.

In een onderzoek van Burns en Blamey (2) onder 585 vrouwen werden verschillende oliën op verschillende manieren toegepast. Lavendel, scharlei, pepermunt, eucalyptus, mandarijn, kamille, jasmijn, roos, citroen en wierook werden toegepast in massages, baden en verdamping. De etherische oliën werden gebruikt voor vermindering van angst, voor vermindering van misselijkheid, ter verbetering van de contracties en als pijnstilling. 62% van de vrouwen vond de olie effectief voor het doel waarvoor deze werd toegepast. Ook droeg het gebruik van etherische oliën bij aan de tevredenheid van de vrouwen over de geleverde zorg.

In een groot evaluatief onderzoek van Burns e.a. (31), dat gedurende acht jaar onder 8058 vrouwen werd uitgevoerd, bleek dat 50% van de vrouwen de oliën effectief vond om angst te verminderen; 60% was van mening dat de olie hielp bij het verminderen van pijn. Van de tien oliën die in dit onderzoek werden gebruikt, werden lavendel en wierook het meest toegepast voor ontspanning, en roomse kamille en scharlei voor pijnvermindering. Het gebruik van etherische olie droeg bij aan een daling van de benodigde pijnstilling: van 6% in 1990 tot 0,4% in 1997. De onderzoeker benadrukt dat etherische olie alleen mag worden toegepast onder deskundige supervisie van een gecertificeerd aromatherapeut.

verminderen van angst en pijn

Zorg voor ouderen

Bij het ouder worden kunnen zich veel gezondheidsproblemen en psychische problemen voordoen waarbij ondersteuning met etherische olie nuttig kan zijn. Een van de specifieke problemen in deze periode is dementie.

In veel verpleeg- en verzorgingshuizen worden etherische oliën toegepast tijdens het snoezelen met demente bewoners. Snoezelen is actieve zintuigprikkeling door middel van bijvoorbeeld aanraking, geuren, baden, muziek, prettige materialen en kleuren. Snoezelen heeft een weldadig effect, zowel op de bewoner als op de verzorgende. In een Nederlands onderzoek van Van Weert (30) bleek dat bewoners met wie gesnoezeld wordt, onder andere een betere stemming hebben, tevredener zijn, een betere relatie met de verzorgenden hebben, minder vaak verdrietig zijn, minder inactief zijn en minder weerstand bieden tegen verzorging. Ook spraken zij vaker in hele zinnen dan daarvoor. Ook verzorgenden zijn tevredener met hun contact met de bewoners. Zij zijn ook tevredener over de kwaliteit van het geleverde werk en scoren beter op een burn-outschaal. De onderzoeken in Antonius IJsselmonde in Rotterdam en De Esdoorn in Zwolle (25, 27) lieten eveneens een positief resultaat zien van aanraking (massage) en geuren (etherische oliën) op het welbevinden van zowel zorgvragers als zorgverleners.

snoezelen

De geuren worden vaak uitgekozen op basis van de voorkeur van de verzorgende of van de bewoner. Een grondige kennis van de levensgeschiedenis van de oudere is een belangrijke voorwaarde om betekenisvolle geuren te kunnen selecteren. De familie kan daar soms bij helpen. Als de zorgverlener kennis heeft van de eigenschappen en toedieningsmogelijkheden van etherische oliën kunnen de oliën gericht worden ingezet ter bevordering van zowel het lichamelijk als het psychisch welbevinden. Door geuren komen bij ouderen soms weer herinneringen boven aan bijzondere momenten en personen. Wees er altijd op bedacht dat een geur ook een nare herinnering of emotie kan oproepen. Houd dit goed bij in het dossier.

Terminale zorg

In steeds meer hospices en palliatieve units worden etherische oliën gebruikt om symptoomverlichting te bieden. In de terminale fase is het wellicht belangrijker dat men door gebruik van etherische olie comfort kan bieden en kan laten blijken dat men waarlijk aanwezig is. Ook familieleden kunnen bij deze zorg worden betrokken.

Katz (8) deed onderzoek bij twintig zorgvragers die in de terminale fase waren en angstig en geagiteerd waren. Door middel van zachte massages (de M-techniek) op handen en voeten werd lavendelolie toegepast. Alle patiënten ontspanden hun handen, en de hartslag en ademhaling werden rustiger. Bij vijftien patiënten gaf de familie aan dat de patiënt rustiger was. Een dergelijk effect werd gevonden bij zachte voetmassage met etherische olie van wierook en een druppeltje lavendel op het kussen (8: O'Keefe).

13.7 Bijwerkingen en interacties

Over de bijwerkingen en interacties met andere behandelingen is bekend dat sommige inhoudsstoffen van etherische oliën mogelijk reageren in combinatie met medicijnen. Het gebruik van etherische oliën kan de werking van medicijnen versterken. Hieronder geven we enkele voorbeelden.

Interacties

Wintergreen en berkolie bevatten methylsalicylaat. Dit kan de werking van anticoagulantia versterken (8). Het geeft te denken dat in wrijfolie en verwarmende balsems die door sporters worden gebruikt, veel wordt gewerkt met wintergreen en berk, zonder dat daarvoor gewaarschuwd wordt. Etherische oliën met (furo)cumarinen en eugenol beïnvloeden de stolling, zodat bij gebruik van anticoagulantia en aspirine de zorgvrager goed geobserveerd moet worden in verband met bloedingen. *Eucalyptus globulus* verbetert de activiteit van streptomycine, isoniazide en sulfetron bij tbc. (8)

Sommige etherische oliën bevorderen de opname van medicijnen. Ylangylang verbetert de dermale absorptie van 5-fluorouracil (2) met de factor zeven. Terpineol (in niaouli, ravensara, zoete marjolein en geranium) verbetert de absorptie van prednisolon door de huid (8). >>

>> Zorgvragers die de maximale dosis paracetamol gebruiken, moeten venkel, koriander, piment en anijszaadolie vermijden vanwege hun mogelijke levertoxiciteit bij gebruik van hoge doses.

Scharlei kan niet samen met alcohol worden gebruikt. Scharlei leidt ertoe dat de klachten die het gevolg zijn van overmatig alcoholgebruik, extra snel optreden.

Nootmuskaatolie, peterselie en peen mogen niet worden gebruikt in combinatie met de pijnstiller pethidine (4).

Vroeger dacht men dat etherische oliën niet te combineren waren met homeopathische middelen. Tegenwoordig zijn de meningen hierover verdeeld. Veel homeopaten adviseren pepermunt, eucalyptus, roomse kamille en tijm niet tegelijkertijd met homeopathische middelen te gebruiken, omdat ze mogelijk antagonistisch (tegengesteld) werken. Het inzetten van hydrolaten (het bijproduct van de stoomdestillatie van etherische oliën) sluit wel goed aan bij de homeopathie en wordt door sommige therapeuten als alternatief aangeboden (8).

In alle bovengenoemde gevallen, en in situaties waarin zorgvragers veel verschillende medicijnen gebruiken, zal overleg met de behandelend arts en een aromatherapeut moeten plaatsvinden om risico's te vermijden. In de meeste gevallen zal men kiezen voor toepassing van een andere etherische olie.

Het werken met etherische oliën kan heel goed worden gecombineerd met andere complementaire interventies. Vaak werken deze interventies synergetisch: ze versterken elkaars werking. Buckle combineert in haar boek (8) de M-techniek (een zeer zachte vorm van massage die geschikt is bij ernstig zieken en stervenden en die pijnverlichtend en ontspannend werkt) met etherische oliën.

synergetische
werking

Etherische oliën worden in de praktijk ook vaak gecombineerd met muziek, massage, kruiden en theeën, ontspanningsoefeningen en meditatie.

13.8 Specifieke aandachtspunten bij toepassing van etherische oliën

Als etherische oliën in de gezondheidszorg worden gebruikt, is het belangrijk – naast de algemene aandachtspunten die in de inleiding van deel 2 zijn beschreven – op een aantal punten te letten.

Voorbereiding

aanschaffen van
etherische olie

Let bij het aanschaffen van de etherische olie op het etiket: gaat het om een zuivere etherische olie, of worden misleidende termen gebruikt als natuuridentieke olie of parfumolie. Op het flesje moet een lotnummer staan, een houdbaarheidsdatum en een aanduiding van veiligheid/risico's. Het is belangrijk de Latijnse naam te controleren. Van sommige planten bestaan veel varianten (chemotypen) die niet allemaal een identieke werking hebben. Kies bij voorkeur ecologische oliën. Deze bevatten geen bestrijdingsmiddelen. Vaak helpt het om etherische oliën bij een betrouwbare leverancier te kopen; men loopt dan geen risico op een onzuivere of bewerkte etherische olie.

bewaren van olie

Voor het bewaren van etherische oliën gelden de volgende aanbevelingen: bewaar de flesjes op een afsluitbare plaats, buiten het bereik van kinderen of ondeskundigen.

De kwaliteit van de etherische olie blijft het beste bewaard als de olie in dichte, donkere glazen flesjes en op een koele en donkere plek wordt bewaard. Zolang de flesjes gesloten bewaard worden, zijn etherische oliën vrij lang houdbaar. Uitzondering hierop zijn de citrus- en dennenachtigen; daarom wordt geadviseerd sinaasappel, citroen en grapefruit, grove den, enzovoort binnen een jaar na openen van het flesje te gebruiken en in de koelkast te bewaren. Massageoliën van vette plantenoliën en andere huidverzorgingsproducten met etherische olie zijn, mits koel en donker bewaard, een half tot een heel jaar houdbaar.

Andere aandachtspunten voor het veilig en goed werken met etherische oliën in de verpleegkundige zorg zijn:

- let op een veilige dosering, zoals aanbevolen wordt in de literatuur en/of tijdens scholing;
- werk met veilige etherische oliën. Etherische oliën waar veel contra-indicaties bij horen, kunnen beter door een aromatherapeut worden voorgeschreven. Ook overleg met de arts is hierbij belangrijk;
- zorg dat je als professional op de hoogte bent van mogelijke contra-indicaties;
- kies een etherische olie die past bij de unieke persoon van de zorgvrager en bij zijn omstandigheden;
- bij het invoeren van het werken met etherische oliën is het belangrijk dat de interventie wordt gedragen door het team. Als er afgesproken wordt dat het gebruik van etherische oliën in de visie op verplegen past, wordt iedereen geacht deze zorg zorgvuldig en consequent te verlenen wanneer dit voor een bepaalde zorgvrager is afgesproken. Ook moet worden afgesproken wat de

verpleging/verzorging doet en welke ruimte de mantelzorger(s) heeft/hebben als hij/zij bij de zorg betrokken wil/willen worden;

- daarnaast is het de taak van de verpleging en verzorging om te faciliteren: de mogelijkheid te creëren dat er met etherische oliën kan worden gewerkt, dat er tijd wordt ingeruimd, dat er een rustige omgeving wordt geboden, dat de juiste materialen aanwezig zijn en dat die op de juiste wijze worden onderhouden.

Uitvoering

Wees alert op emoties die bij het werken met etherische oliën kunnen loskomen. Er kunnen herinneringen aan vroeger worden opgeroepen, aan bepaalde situaties of personen, waardoor verdriet naar boven komt, maar ook een gevoel van geluk. Empathie en begeleiding van de zorgvrager is hierbij van belang. Ook de manier waarop een interventie wordt uitgevoerd is belangrijk. Aanwezigheid en aandacht zijn onontbeerlijke 'ingrediënten' van complementaire zorg. Gebruik andere verpleegkundige competenties bij het werken met etherische oliën, zoals observatietechnieken (bijvoorbeeld op non-verbale reacties, huidreacties), gesprekstechnieken, omgaan met warmte en koude, enzovoort.

Afronding

Na toepassing van etherische olie wordt met de zorgvrager overlegd wat zijn wensen zijn: is de zorgvrager ontspannen, dan kan hij even blijven rusten. Bij toepassing van een opwekkende olie kan de zorgvrager juist energie hebben om iets te gaan ondernemen.
Na het toepassen van etherische oliën moeten materialen worden opgeruimd en schoongemaakt.
De zorgverlener wast haar handen met zeep, om olieresten te verwijderen.
De zorg wordt geëvalueerd en genoteerd in het dossier. Collega's moeten worden geïnstrueerd, zodat ook effecten op langere termijn geobserveerd kunnen worden.

13.9 Aandachtspunten voor rapportage

In de rapportage worden gegevens van de zorgvrager en de toegepaste interventie met etherische olie zorgvuldig gerapporteerd.
In het verpleegplan:

- bij welke verpleegkundige diagnosen en doelstellingen etherische olie wordt toegepast;
- motivatie voor de keuze van de etherische olie (inclusief Latijnse naam) en de dosering (zie Aandachtspunten voor de keuze van het werken met etherische olie);

- motivatie voor de keuze van de toedieningswijze;
- exacte beschrijving van de interventie (als er een protocol is, kan daarnaar worden verwezen);
- frequentie en duur van de interventie;
- door wie de interventie wordt toegepast.

In de dagrapportage:
- Wat was het effect van de interventie ten aanzien van de gestelde diagnosen en doelen?
- Waren er nog andere effecten?
- Hoe heeft de zorgvrager de interventie ervaren? Welke invloed was er op het welbevinden en comfort?
- Hoe reageerde de zorgvrager op de geur? Kwamen er herinneringen of emoties boven?
- Waren er reacties van de mantelzorger(s)?
- Wat zijn de overige observaties van de zorgverlener?
- Met welke zaken moet een volgende keer eventueel rekening worden gehouden?

13.10 Toepassing van etherische oliën door zorgvrager of mantelzorger

De meeste toepassingen met etherische oliën kunnen worden aangeleerd door een zorgvrager en/of een mantelzorger. Zorgvragers en mantelzorgers vinden het vaak prettig om bij de zorgverlening te worden betrokken. Het samen kiezen van een passende etherische olie kan een positieve bijdrage leveren aan de relatie tussen zorgverlener en zorgvrager, of die tussen zorgvrager en mantelzorger. Mensen hebben vaak het idee dat natuurlijke toepassingen geen risico's met zich meebrengen. De informatie over de aandachtspunten voor een veilig gebruik in dit hoofdstuk kunnen van belang zijn, evenals het verwijzen naar een arts of aromatherapeut bij specifieke vragen. De zorgvrager of mantelzorger kan de zorg pas uitvoeren na voorlichting en instructie door de zorgverlener. Het is belangrijk dat de zorg ook onder begeleiding geoefend kan worden, zodat de zorgvrager of mantelzorger zich zeker genoeg voelt om de zorg toe te passen. Het druppelen van een etherische olie op een tissue, een aromasteentje of aromalampje levert niet zo vaak problemen op. Ook een eenvoudige massage, bijvoorbeeld een handmassage met etherische olie, kan gemakkelijk worden aangeleerd door de mantelzorger. Mantelzorgers voelen zich vaak machteloos wanneer zij hun geliefde zien lijden. Door het geven van een handmassage kunnen zij een waardevolle bijdrage leveren aan het welbevinden. Een met zorg en aandacht uitgevoerde eenvoudige massage kan de zorgvrager troost, intimiteit en ontspanning bieden. Ook de begeleiding van de mantelzorger en een positieve bevestiging van zijn inspanningen hoort tot de taak van de zorgverlener.

Casus

'Op de chirurgische afdeling van het kinderziekenhuis waar ik werkte, werd een baby opgenomen met ernstige aangeboren afwijkingen van de dikke darm, de bekkenbotten en zijn geslachtsorganen. Deze baby, David genaamd, kwam van ver en was het vierde kind uit het gezin van een loonwerker. David werd geboren vlak voor het hoogseizoen voor loonwerkers, in mei, en daardoor kreeg hij weinig bezoek van de andere gezinsleden. Over een langere periode werden er enkele operaties op het baby'tje uitgevoerd en werd hij parenteraal gevoed.

David huilde veel, lag dan helemaal verkrampt in zijn bedje en was nauwelijks te troosten. In overleg met de moeder zijn enkele complementaire acties gerealiseerd om het huilen te verminderen. De moeder van David nam cassettebandjes op van gesprekken thuis en van gezongen liedjes door de broer en zusjes. David lag wanneer hij veel huilde in een hangmatje. Ook werden er dan gedurende een uur drie druppels etherische olie van mandarijn verdampt via een elektrisch aromalampje. Het horen van de liedjes, het liggen in de wiebelende hangmat en het verdampen van de etherische olie maakten David rustig en ontspannen. Als de familie op bezoek kwam, herkende hij de geluiden van thuis en begon hij te stralen.

Davids moeder raakte naarmate de zomer vorderde steeds vermoeider en maakte een depressieve indruk. Naast troostende woorden en begrip kreeg de moeder het advies iedere avond bergamotolie te verdampen. Na twee weken gaf de moeder aan dat zij door het vrijmaken van tijd voor zichzelf, in combinatie met het verdampen van bergamot, rustiger was en meer energie had, waardoor ze minder prikkelbaar op de andere kinderen en haar man reageerde.

Het feit dat ik verschillende complementaire interventies in de zorg voor moeder en kind heb kunnen toepassen, heeft mij veel voldoening gegeven. Het bevorderde het contact tussen de baby en mij en tussen de moeder en mij. Het gebruik van cassettebandjes en van het hangmatje zijn interventies die door collega-kinderverpleegkundigen doelbewust zijn ingezet en ingebed zijn in de zorg. Ze riepen geen enkele discussie op. Het verdampen van de mandarijn maakte wel veel discussie los. Deze interventie riep vragen op over het domein van de kinderverpleegkundige. Een voorbeeld van een standpunt van een collega: 'We werken hier in een academisch ziekenhuis. Hier komen ouders niet voor'. In de praktijk betekende dit dat het van de dienstdoende collega afhing of de mandarijnolie daadwerkelijk in de zorg werd ingezet. Het verdampen van bergamot leverde geen problemen op: dat deed de moeder in de privésfeer.'

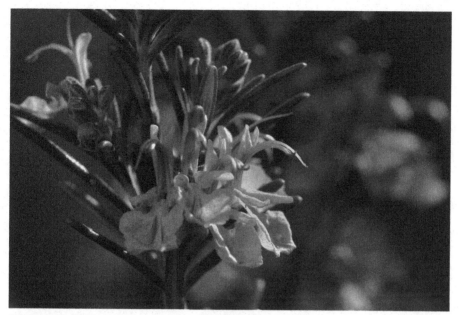

Figuur 13.9 Rozemarijn is opwekkend en verkwikkend

Zelf ervaren

Een verkwikkend voetenbad met rozemarijn is een eenvoudige interventie die je goed bij jezelf kunt toepassen.

Het warme water van het voetenbad is heerlijk ontspannend en tegelijkertijd geeft de rozemarijn energie om de dag verder aan te kunnen. Rozemarijn is opwekkend. Gebruik het daarom niet vlak voor het naar bed gaan, want dan zul je moeilijk in slaap kunnen komen.

Je gebruikt voor dit voetenbad 5 ml neutrale badolie of een flinke eetlepel (ongeklopte) room, mengt er 3 druppels etherische olie van rozemarijn doorheen en voegt dit mengsel toe aan een teiltje met warm water.

Zet het voetenbad bij een stoel waarin je lekker kunt ontspannen. Een voetenbad van 10 minuten is vaak al voldoende.

Hoe voel je je nu?

14   Werken met muziek

Jasperien van der Pasch-Flierman

Casus

Mevrouw Wijngaard is een lange, magere, diep dementerende vrouw die in haar eigen wereld leeft. Vaak zit ze te slapen of zit helemaal voorovergebogen. Door haar afasie is het moeilijk om een echt gesprek te voeren. Haar taal klinkt als een fantasietaal, waartussen af en toe iets klinkt dat te begrijpen is. Contact maken is lastig. Vroeger was mevrouw Wijngaard een levenslustige extraverte vrouw: ze zong, speelde toneel en danste. Ondanks een moeilijke jeugd kon zij enorm van het leven genieten, had volop de mogelijkheden om zich creatief te uiten. Door haar dementie wordt dit steeds lastiger en komt ook verdriet naar boven. Muziek blijft het middel om tot haar door te dringen: van levende muziek kan ze genieten, ze gaat rechtop zitten, kijkt de mensen in haar omgeving aan en lacht. Als er een heel oud liedje van vroeger wordt gezongen, zingt ze de woorden mee. Als er gezongen wordt gaat ze makkelijker staan, accepteert lichamelijk contact en kan er soms zelfs nog een gesprek plaatsvinden.

14.1   Geschiedenis, achtergrond, herkomst

Het ontstaan van muziek

Er bestaan verschillende theorieën over de ontstaansgeschiedenis van muziek. De meeste van deze theorieën berusten op veronderstellingen, er is geen sluitend bewijs te vinden over het ontstaan van muziek. Uit alle theorieën blijkt in ieder geval dat muziek onlosmakelijk verbonden is met de mens. Natuurlijk zijn ook geluiden van de natuur, vogels, het ruisen van bomen, het ritmisch tikken van regen of losse takken te beluisteren als muziek, maar altijd is de mens er om dit als muziek te waarderen. Zo wordt het ontstaan van de muziek verklaard als een gelijkenis met de lokroep van vogels, bij de werving onder de geslachten. De mens zou dit hebben overgenomen en de lokroep tot gezang hebben gemaakt (1).

bovennatuurlijke werking   In bijna alle oude culturen (in legenden en sagen) is muziek terug te vinden. Aan muziek wordt dan vrijwel altijd een bovennatuurlijke oorsprong toegekend. Dit komt waarschijnlijk door de sterke emoties die muziek kan opwekken en door het feit dat muziek bij primitieve volkeren en in oude culturen in dienst stond van cultus en magie. De veronderstelde bovennatuurlijke werking van muziek leidde mogelijk tot de gedachte dat de oorsprong ook bovennatuurlijk moest zijn. In de legenden wordt de oorsprong van muziek voorgesteld als een ontdekking: de muziek was er ineens. Maar dat is niet waarschijnlijk. Zoals de meeste culturele verschijnselen is muziek geleidelijk ontstaan.

schoonheid, spel, sociale functies

Anderen verklaren het ontstaan van muziek uit de ingeboren schoonheidsdrang van de mens, terwijl de wetenschapper Schiller uit de achttiende eeuw een algemene kunsttheorie ontwierp. Met deze theorie verklaart hij het ontstaan van kunst (en dus ook muziek) uit de ingeboren speldrift van de mens. Deze speldrift is de neiging van de mens om zich, als individu en als sociaal wezen, te uiten in handelingen zonder praktisch nut, ter wille van het genot van de handeling zelf (1). Maar muziek is zeer waarschijnlijk ontstaan uit meer dan de behoefte aan spel en schoonheidsdrang. Muziek is waarschijnlijk ontstaan uit verschillende sociale functies: magische handelingen, mededeling van emoties en berichtgeving (1).

Door de eeuwen heen heeft muziek mensen met elkaar verbonden, is een middel geweest tot communicatie en een universele uitingsvorm van emoties. Muziek is diepgeworteld in het bestaan van de mens. Het vermogen om muziek te maken maakt deel uit van onze evolutie en moet dus ook in onze genen besloten liggen.

Door de eeuwen heen heeft muziek zich ontwikkeld tot een medium dat in principe voor iedereen beschikbaar en toegankelijk is. De één heeft de mogelijkheden en de kansen gekregen om een instrument te leren bespelen, de ander kan intens genieten van het beluisteren van muziek. Er is een breed aanbod van verschillende stijlen en soorten muziek, zodat ieder individu zijn of haar eigen smaak kan ontwikkelen. Er is muziek voor iedereen en er is muziek voor iedere gelegenheid. De geschiedenis van muziek maakt muziek een zeer geschikt middel om in te zetten bij zorg en genezing.

Ontwikkeling van de muziek in zorg en genezing

Al in de oudheid werd gebruik gemaakt van de therapeutische werking van muziek. Muziek werd op veel manieren ingezet om tot genezing te komen (2). Het gebeurde vaak dat er een bepaalde werking aan muziek werd toegeschreven die later door wetenschappers werd weerlegd. Pas in de twintigste eeuw is er meer onderzoek gedaan naar de werking van muziek en kreeg ook muziektherapie een meer wetenschappelijke basis. Het verschil tussen muziektherapie en werken met muziek is dat er bij muziektherapie sprake is van behandeling, terwijl er bij het werken met muziek sprake is van een ondersteunende functie.

Betekenis van muziek in een mensenleven

De betekenis van muziek begint nog voor het leven van de mens werkelijk begonnen is.

geluid, beweging en ritme

Muziek is opgebouwd uit geluid, beweging en ritme. Deze drie elementen neemt het ongeboren kind waar in de baarmoeder. Het reageert op geluid met beweging, voelt de beweging van de moeder en ervaart het ritme van de moeder. Deze basiselementen, geluid, beweging en ritme, dringen in dit vroege stadium door tot het zenuwstelsel en hebben hun plaats, lang voor de geboorte. Uit onderzoek van de Russische wetenschapper Klosovsky (3) blijkt dat beweging van zowel moeder als ongeboren kind invloed heeft op de rijping en vorming van de hersenen van het kind. Bij de ontwikkeling van de menselijke hersenen speelt beweging een doorslaggevende rol. Geluid, ritme en beweging zijn dus van groot belang voor de mens, zowel fysiek als psychisch. Al in deze eerste levensfase wordt de basis gelegd voor de mens als sociaal communicerend en muzikaal voelend wezen.

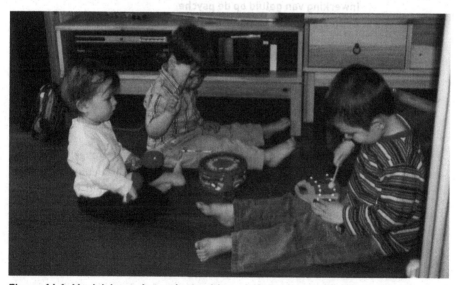

Figuur 14.1 Muziek is goed voor de cognitieve, emotionele en sociale ontwikkeling

invloed op lichaam en psyche

Doordat de muzikale elementen aan de basis staan van de menselijke ontwikkeling, blijven deze elementen van grote invloed op het lichaam en de psyche van de mens. Muziek helpt een kind bij het ontwikkelen van cognitieve, emotionele en sociale vaardigheden, helpt een puber zijn eigenheid te ontwikkelen en een volwassene om zijn leven te ordenen, om te ontspannen en energie te krijgen. De oudere heeft aan muziek een goede herinnering en ervaart muziek als troost en een prikkel om 'bij' te blijven (4). Muziek kan een steun zijn bij gezondheid en ziekte omdat muziek teruggrijpt naar een tijd waarin de mens nog optimaal beschermd was.

14.2   Werkingsprincipe van geluid en muziek

Casus

In een ruimte wordt vergaderd. De vergadering verloopt niet soepel; een aantal mensen kan moeilijk stil blijven zitten, gaat steeds luider praten en anderen zijn duidelijk met hun gedachten ergens anders, één persoon zit juist wel stil en lijkt helemaal niets meer te horen. Totdat een collega binnenkomt en merkt dat er een ventilator draait en ook de radio nog zacht aanstaat. Beide apparaten worden uitgezet. Iedereen kijkt verbaasd op en slaakt dan een diepe zucht: wat een rust!

Inwerking van geluid op de psyche

Geluid dringt diep door tot de mens. Geluid (stemgeluid, trillingen en ritme) is het eerste wat een embryo waarneemt in de baarmoeder. Geluid ligt heel diep opgeslagen in de hersenen. Wanneer, bijvoorbeeld door ouderdom, de hersenen worden aangetast, blijft de waarneming van geluid nog heel lang intact. In de zorg voor ouderen is het dus van groot belang dat er zorgvuldig wordt omgegaan met geluid en met het geluidsmilieu van de ouderen. De effecten van geluid zijn immers enorm.

Het lichaam kan moeilijk worden afgesloten voor geluid. Geluid dringt vrijwel altijd tot de mens door en bereikt niet alleen de oren maar ook de ziel, de beleving. Bij een teveel aan geluid, of bij te harde geluiden, kan het gebeuren dat het innerlijk wordt afgesloten voor wat er van buitenaf naar binnen komt. Geluid werkt dan afstompend. Zoals geur en smaak kan ook geluid aan herinneringen worden gekoppeld. Deze herinneringen kunnen prettig zijn, maar ook vervelend of zelfs traumatisch.

stimulus van de hersenen   Geluid stimuleert de hersenen: het geeft informatie en die informatie moet weer worden verwerkt. Geluid zet allerlei processen in de hersenen in gang. Wanneer geluiden constant klinken, hebben ze het effect dat ze niet meer worden gehoord. Omdat ze echter nog steeds klinken, zijn ze wel van invloed, maar dan op een minder bewust niveau. Pas als het weer werkelijk stil is, zal de last ervaren worden. Het lichaam en de psyche hebben, ongemerkt, gereageerd op de geluiden: mogelijk zijn de hartslag en de ademhaling veranderd en hebben de spieren zich aangespannen. Ergens op de achtergrond is een gevoel van irritatie of vermoeidheid ontstaan, zonder dat de oorzaak ervan direct duidelijk was.

Casus

Meneer Van Driel kon in de terminale fase maar niet loskomen van de stroom gedachten die hem dag en nacht kwelden. Hij wilde zijn gedachten graag tot rust laten komen, maar dat lukte op geen enkele manier. De muziektherapeut die in het ziekenhuis werkte, begon voor meneer Van Driel te improviseren op klankstaven. De therapeut gebruikte bewust geen toonsoort en voor andere toehoorders zou de muziek geklonken hebben als zeer onlogische, losse noten die totaal geen verband met elkaar hadden. Maar meneer Van Driel kwam tot rust doordat deze muziek zo min mogelijk structuur had en de knoop van gedachten uit elkaar wist te halen.

Inwerking van muziek op de psyche

Muziek heeft een ongrijpbaar, vluchtig karakter: het klinkt, blijft even in de lucht hangen en is dan weer weg. Alleen in de herinnering, in de beleving blijft de muziek bestaan. De muziek zoekt zijn weg naar de beleving en kan daardoor lagen in het gevoel aanspreken die bij het gesproken woord misschien toegedekt zouden blijven (5).

muziek en symboliek

Muziek symboliseert, is meer dan alleen de concrete voorstelling, dat wat gehoord wordt. Er kan met muziek een andere werkelijkheid worden voorgesteld. Muziek kan beelden oproepen, bijvoorbeeld van landschappen, een bepaalde activiteit of personen. Soms ligt dat min of meer in de muziek besloten (denk bijvoorbeeld aan 'Morgenstimmung' uit de Peer Gynt Suite van Grieg, waarin duidelijk iets wordt uitgebeeld) en soms heeft de muziek een directe relatie met een persoonlijke ervaring. Zo kan bij het horen van een oud kinderliedje meteen het beeld van de eigen moeder worden opgeroepen. Bij ouderen staan kinderliedjes vaak symbool voor goede herinneringen uit de kinderjaren. Een hese of zwoele stem van een popster kan de seksuele gevoelens van adolescenten uitstekend vertalen.

Muziek maakt gevoelens los, doordat ze associaties oproept. De associaties kunnen te maken hebben met situaties, personen en gebeurtenissen die in het leven van mensen een belangrijke rol spelen, of speelden. De gevoelens die de associatie oproept, kunnen positief en negatief zijn omdat de ervaringen positief of negatief kunnen zijn.

muziek en
structuur

Muziek houdt structuur in, omdat muziek bestaat in het verloop van tijd en het ordenen, het verdelen van tijd. Een toon heeft een bepaalde lengte, een stilte heeft een bepaalde lengte en wordt gemarkeerd door geluid. Een muziekstuk heeft een bepaalde tijdsduur, gaat niet eindeloos door. Muziek kan bestaan door het structureren van de tijd en werkt daardoor zelf ook structurerend. Zo verdelen vier regelmatige klappen op een trom de tijd tussen deze klappen in drie gelijke delen. Deze verdeling in tijd kan men ervaren als een houvast, als structuur.

muziek en
bewegen

Muziek zet aan tot bewegen. Mensen gaan dansen of kunnen bij het horen van muziek de handen of voeten niet stilhouden. Dit verschijnsel maakt het mogelijk via het lichaam ervaringen en gevoelens die in het lichaam zijn gaan vastzitten, opnieuw te laten beleven. Een goed voorbeeld hiervan is het verschijnsel dat veel mensen bij innerlijke spanning (stress) de schouders optrekken. Wanneer men bij het horen van muziek eens lekker gaat dansen, voelt men hoe verkrampt de houding eigenlijk was. De opgebouwde spanning kan worden losgelaten en ook de stress kan verdwijnen.

Muziek zet aan tot communicatie en interactie. Doordat muziek is opgebouwd uit kenmerkende communicatieve elementen (tempo, dynamiek, klankkleur, ritme) nodigt ze uit tot interactie en kan er via muziek gecommuniceerd worden.

14.3   Aandachtspunten voor de keuze van muziek

Wanneer muziek als interventie wordt ingezet, zijn – naast de algemene aandachtspunten uit de inleiding van deel 2 van dit boek – de volgende punten van belang: het bewaken van stilte, het bewaken van de omgevingsgeluiden, de muzikale identiteit, de keuze van muziek, het gebruik van de eigen stem, de wijze waarop muziek actief kan worden aangeboden (in de verschillende werkvelden) en de eigen mogelijkheden van de zorgverlener.

Bewaken van de stilte

afwisseling
tussen tonen en
rust

Het bewaken van de stilte is even belangrijk, zo niet belangrijker dan het aanbod van muziek. Muziek aanbieden heeft geen effect als er niet tegelijkertijd aandacht is voor stilte. Want juist de afwisseling tussen muziek en stilte maakt de muziek tot wat het is: muziek is tenslotte ook opgebouwd uit de afwisseling tussen tonen en rust: tonen hebben een bepaalde lengte en worden dan afgesloten. Als er in muziek geen rustmomenten (momenten van stilte met een bepaalde lengte) zouden zijn, zou muziek klinken als één grote massa. Hetzelfde gebeurt wanneer muziek zonder onderbrekingen wordt aangeboden. Een cd die de hele dag opstaat, wordt niet meer gehoord. Er kan dan geen sprake zijn van een zinvolle interventie.

Bewaken van de omgevingsgeluiden

Dit betekent het observeren en bewaken van het geluidsmilieu rond de patiënt. Geluiden hebben veel invloed op het ontvangen van gerichte prikkels. Naar muziek luisteren wordt veel minder prettig wanneer tegelijkertijd het geluid van een boor klinkt. Het is soms moeilijk voor te stellen hoeveel invloed geluiden uit de omgeving hebben op de gemoedstoestand. Geluiden zijn een dagelijks onderdeel van ons leven, waarbij lang niet altijd wordt stilgestaan. Muziek aanbieden houdt dus ook in: wél bewust zijn van de geluiden in de omgeving van de patiënt en het mogelijke effect ervan observeren.

Muzikale identiteit

eigen levens-
verhaal bij muziek

Iedereen heeft zijn eigen muziekgeschiedenis, zijn eigen levensverhaal bij muziek. Dit heeft veel te maken met de identiteit en de leefstijl van de persoon. De mogelijkheid om daarbij aan te sluiten moet er zijn. Niet alle muziek is geschikt voor iedereen, de zorgverlener moet de mogelijkheid hebben aan te bieden wat bij de zorgvrager past. Om een goed aanbod te kunnen doen, moet men beschikken over een breed repertoire. Het is mogelijk dat het juist raadzaam is muziek aan te bieden die de zorgvrager niet kent, omdat met bekende muziek niet het gewenste effect kan worden bereikt. Dit wordt duidelijk gemaakt in het volgende voorbeeld.

Casus
Meneer Smit, een professioneel pianist, inmiddels hoogbejaard en opgenomen in een verpleeghuis, kan moeilijk in slaap komen en wil graag naar muziek luisteren om te kunnen ontspannen. De zorgverlener selecteert automatisch pianomuziek (die kent de pianist in ruste waarschijnlijk goed en hij zal zich er prettig bij voelen). De muziek werkt echter averechts: meneer Smit luistert alleen hoe de muziek is uitgevoerd en bedenkt hoe hij het zou hebben gespeeld. De muziek houdt hem eerder wakker dan dat hij erdoor in slaap valt!

Keuze van muziek

Bij de keuze van muziek is het belangrijk de basis van muziek, geluid, ritme en beweging als uitgangspunt te nemen. Dit is uitgewerkt in tabel 14.1.

Tabel 14.1

	Vraag	Objectieve waarneming
geluid	Hoe klinkt de muziek?	hoog – laag – helder – zwaar – omhoog gericht – omlaag gericht – afwisselend – eentonig
ritme	Hoe beweegt de muziek?	rustig – onrustig – snel – langzaam – wals – mars – swingend – afwisselend – regelmatig
beweging	Welke beweging/lichamelijk reactie roept de muziek op?	wiegen – meedeinen – klappen – swingen – stampen – ontspanning – activering – hogere/lagere hartslag snellere/langzamere ademhaling – rillingen – zweten

Het is moeilijk om aan te geven welke muziek geschikt is om een bepaald doel te bereiken. Muziek bevat namelijk zoveel factoren die van invloed zijn. Over het algemeen kan men er echter van uitgaan dat:

- een langzaam tempo meer rust brengt dan een snel tempo;
- een stevig ritme beter activeert dan een onrustig ritme;
- men eerder vrolijk wordt van helder klinkende muziek dan van muziek met veel lage en zware akkoorden;
- een melodie die meer omhoog gaat dan naar beneden voor een vrolijkere en opgewektere sfeer zorgt dan een dalende melodie;
- de tekst van een lied invloed heeft op de sfeer.

Gebruik van de eigen stem

klank, ritme en melodie van de stem

Het gebruik van de eigen stem, het stemgeluid, kan veel invloed uit-oefenen. Het gebruik van de stem kan bewust als interventie worden ingezet. Daarbij moet goed worden geluisterd naar de klank, het ritme en de melodie van de eigen stem.

In een gesprek met iemand wordt niet alleen geluisterd naar de woorden die iemand gebruikt, maar ook naar de klank, naar de manier waarop iemand iets zegt. Dit geeft evenveel informatie over de inhoud van de boodschap als de woorden zelf, en soms zelfs meer. Mensen die door cognitieve achteruitgang (bijvoorbeeld als gevolg van dementie) taal minder goed begrijpen, zullen meer afgaan op hoe iets wordt gezegd. Maar ook mensen die emotioneel wat minder stabiel zijn, bijvoorbeeld door (ernstige) ziekte, zorgen over een familielid of rouw om de gestorven partner, zullen eerder gericht zijn op hoe iets wordt gezegd dan op de feitelijke tekst.

Praktische tips bij het gebruik van de eigen stem
- Luister goed naar je eigen stem wanneer je spreekt, en pas je toon onmiddellijk aan als je merkt dat hij anders klinkt dan je boodschap eigenlijk is.

>>

>> • Wanneer het moeilijk is om contact met iemand te krijgen, zing dan eerst een liedje (iets dat je zelf goed kent) of neurie zacht. Mensen vinden het prettig daarnaar te luisteren en zullen dan eerder bereid zijn te luisteren naar wat je te zeggen hebt. Dat geldt echter niet voor iedere zorgvrager. Meestal gaat het om kinderen of volwassenen die moeilijk verbaal communiceren.

• Luister goed naar de manier waarop de ander spreekt, en pas je stem daarop aan. Je laat dan merken dat je de ander gehoord en begrepen hebt. Daardoor stelt de ander zich meer open voor je en zal hij je woorden makkelijker ontvangen.

• Vraag collega's om feedback over je eigen stemgebruik en wees niet bang om anderen feedback te geven.

Muziek actief aanbieden

Muziek kan actief worden aangeboden door samen muziek te maken met (eenvoudige) muziekinstrumenten, door liedjes te zingen en/of te neuriën, door (samen) te bewegen op muziek en door muziek bewust in te zetten bij de verzorging of te gebruiken om in beweging te komen. Aan de hand van voorbeelden uit de verschillende werkvelden wordt omschreven hoe je muziek actief kunt aanbieden.

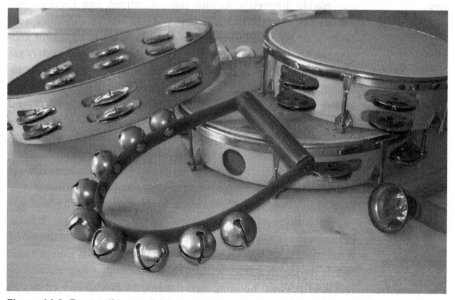

Figuur 14.2 Eenvoudige muziekinstrumenten om samen muziek te maken

zorg voor baby's
en jonge kinderen
Baby's en jonge kinderen reageren sterk op muziek. Muziek geeft een gevoel van geborgenheid en kan afleiding bieden. Zingen en muzikale spelletjes kunnen jonge kinderen gemakkelijk op een ander spoor zetten. In een situatie waarin kinderen niet in hun veilige vertrouwde omgeving kunnen zijn, is zingen en neuriën een zeer zinvolle interventie (naargelang de situatie dit toelaat in combinatie met wiegen). Vanzelfsprekend is dat ook de ouders zo veel mogelijk gestimuleerd moeten worden om voor hun kind te zingen. Een belangrijk aandachtspunt is hierbij dat er zo hoog mogelijk wordt gezongen. Baby's en jonge kinderen horen de hoge tonen het beste.

verstandelijk-
gehandicapten-
zorg
Wanneer het door cognitieve stoornissen voor de zorgvrager moeilijker is zich verbaal te uiten, is het ook lastiger vast te stellen wat er in de zorgvrager omgaat en kunnen er gedragsproblemen ontstaan. In dat geval kan een muzikale interventie uitkomst bieden. Door samen muziek te maken, bijvoorbeeld trommelen (kan bij gebrek aan instrumenten zelfs op de tafel), kan de zorgvrager zijn gevoelens uiten en wordt het gedrag makkelijker te begrijpen, zowel voor de zorgverlener als voor de zorgvrager zelf. Door samen muziek te maken wordt duidelijk hoe zorgvrager én zorgverlener het contact met elkaar aangaan en kan het contact op een speelse en creatieve manier in positieve zin worden omgebogen.

psychiatrische
zorg
Voor zorgvragers met (ernstige) depressieve klachten kan muziek als activerende interventie worden ingezet. Muziek kan zowel de psyche als het lichaam in beweging brengen. Het belangrijkste aandachtspunt bij deze interventie is dat er te allen tijden wordt aangesloten bij de beleving en het tempo van de zorgvrager, anders zal hij vroegtijdig afhaken en zich genegeerd voelen. Bij zorgvragers die erg angstig zijn, kan muziek een ontspannend effect hebben. Wanneer er gebruik wordt gemaakt van liedjes, is het belangrijk ook op de tekst te letten. Die kan van grote betekenis zijn.

ouderenzorg
Wanneer je muziek wilt inzetten om contact te maken met de zorgvrager, is het gebruik van je stem en je lichaam het beste middel, ook wanneer je tijdens de dagelijkse zorghandelingen een beter contact wilt om de zorghandelingen beter te kunnen uitvoeren. Door mee te gaan in het bewegingsritme van de zorgvrager sluit je bij hem aan en voelt hij zich veilig en prettig genoeg om het contact aan te gaan. Zing samen een liedje dat je beiden kent, maak samen een dansje (al is het maar door alleen een hand vast te pakken en die op de maat van de muziek te laten 'zwaaien') of luister samen naar muziek en laat door je eigen houding zien dat je echt meeluistert en net zo geniet als de zorgvrager. Dit lukt door de houding die de zorgvrager aanneemt, te spiegelen.

palliatieve en
terminale zorg

Zorgvragers in de terminale fase hebben vaak hevige pijnklachten in combinatie met psychische klachten (angst voor de dood of het lijden en het verdriet van familieleden). De fysieke pijn kan het omgaan met deze psychische klachten ernstig belemmeren. De pijnklachten staan de mogelijkheid om te kunnen ontspannen in de weg. Dat kan tijdens medische en/of verplegende handelingen voor problemen zorgen.

Muziek kan worden ingezet om de zorgvrager af te leiden van zijn fysieke pijn. In principe kan bij iedere vorm het actief aanbieden van muziek worden gebruikt. Het is belangrijk de conditie van de zorgvrager mee te nemen in de overwegingen. Samen muziek maken of zingen kan afleiden van pijn en biedt de zorgvrager de mogelijkheid gevoelens te uiten. Op rustige muziek (of zang) zal het lichaam zich ontspannen, waardoor de pijn minder wordt en medische en/of verplegende handelingen minder belastend.

Eigen mogelijkheden

muziekkeuze

De inzet van muziek vraagt nogal wat van de zorgverlener: zij moet zich enigszins verdiepen in de verschillende stijlen muziek, cd's van de patiënt beluisteren en kunnen beoordelen of bepaalde muziek geschikt is ter ontspanning of activering. Het vraagt de nodige tijd. De zorgverlener moet zich goed bewust zijn van de eigen voorkeur en die bij het aanbieden van muziek als interventie opzij kunnen zetten. Anders wordt het lastig te beoordelen of de interventie effect heeft. Daarnaast is enige kennis van muziek en tijdstromingen en culturele verschillen van belang. Om tot een goede muziekkeuze te komen, moet je als het ware kennis, ervaringen én observatie van de situatie bundelen, bij elkaar brengen. De muziekkeuze wordt bepaald door de observatie, het geformuleerde doel en eerdere ervaringen.

Wanneer de zorgverlener muziek actief wil inzetten (zelf een lied zingen, samen muziek maken, dansen) is het belangrijkste dat zij zich prettig voelt bij wat zij doet. Er wordt wel gezegd: 'beter overtuigd maar vals, dan onzeker en zuiver'. Weet wát je doet en waaróm je het doet, dan wordt het ook makkelijker om nieuwe dingen te proberen op een gebied dat misschien nog niet zo bekend is.

14.4 Verpleegkundige diagnosen voor toepassing van muziek

Muziek kan bij veel verpleegkundige diagnosen worden gebruikt. In tabel 14.2 zijn de meest voor de hand liggende verpleegkundige diagnosen vermeld waarbij muziek kan worden gebruikt. In de Nursing

Intervention Classification (NIC) is het werken met muziek benoemd als muziektherapie. Ook in een aantal andere erkende interventies kan muziek een rol spelen, bijvoorbeeld bij het bevorderen van de slaap, angstreductie, afleiding, ontspanningstherapie, hoop bieden (6, 7).

Tabel 14.2 Gezondheidspatronen, diagnosen en interventies

Gezondheids-patronen (6)	Verpleegkundige diagnosen (6, 7) waarbij deze interventie kan worden gebruikt	Bron	Genoemd in NIC (7)	Bijzonderheden m.b.t. de interventie bij deze diagnose; specifieke aandachtspunten
4. Activiteiten	verminderd activiteits-vermogen	8	X	Muziek die de zorgvrager aanzet tot activiteit, bijv. dans- of marsmuziek.
	dreigend inactiviteits-syndroom	8		
	ontspanningstekort	8, 22		Kies muziek die ontspannend is voor de zorgvrager.
	oververmoeidheid			Let op de omgevingsgeluiden, bescherm de zorgvrager tegen te veel geluids-/muziekprikkels.
	ineffectieve ademhaling	8, 23		Een goed ademhalingsritme wordt bevorderd door muziek met een rustig tempo.
5. Slaap-rust	verstoord slaappatroon	24	X	Zie ontspanningstekort.
6. Cognitie en waarneming	pijn	10, 16, 17	X	Muziek kan afleiding bieden bij pijn; gebruik muziek die de zorgvrager kent actief muziek maken kan afleiding bieden.
	chronische pijn	16, 18		
	zintuiglijke overbelasting			Observeer het geluidsmilieu van de zorgvrager.
	zintuiglijke onder-belasting			Observeer welke muziek de zorgvrager kan prikkelen.
	verstoord denken	11	X	Muziek met een duidelijke structuur (liefst bekend bij de zorgvrager) kan ondersteuning bieden om gedachten op een rij te zetten.
7. Zelfbeleving	vrees	12, 13	X	Muziek kan op korte termijn afleiden van vrees; let op dat de muziek aan-sluit bij de stemming.
	angst	10		Muziek kan angstgevoelens vertolken; samen luisteren naar muziek kan een middel zijn om de angst onder woor-den te brengen, om de angst te laten afnemen.
	moedeloosheid	11	X	Bied altijd eerst muziek aan die aan-sluit bij de stemming van de zorgvra-ger en daarna muziek die de zorgvra-ger kan ondersteunen om uit de stemming te komen.
	machteloosheid			Zie moedeloosheid.
	geringe zelfachting	11		Leg de nadruk op muziek die de zorg-vrager goed kent en waarbij hij zich prettig voelt.
	verstoord lichaamsbeeld			Stimuleer de zorgvrager om te zingen.
	identiteitsstoornis			Gebruik muziek die voor de zorgvrager zeer herkenbaar is.

Gezondheids-patronen (6)	Verpleegkundige diagnosen (6, 7) waarbij deze interventie kan worden gebruikt	Bron	Genoemd in NIC (7)	Bijzonderheden m.b.t. de interventie bij deze diagnose; specifieke aandachtspunten
>> 8. Rollen en relaties	anticiperende rouw			Gebruik muziek die kan dienen als emotionele ondersteuning.
	disfunctionele rouw		X	Gebruik muziek die ondersteuning biedt bij ontspanning, of muziek die de boosheid kan vertolken.
	sociaal isolement			Gebruik muziek die uitnodigt tot een gesprek, of muziek die aanzet tot gezamenlijk zingen.
	inadequate sociale interactie			Gebruik muziek die de sociale inter-actie kan sturen.
	gewijzigde gezins-processen			Stimuleer gezinsleden gezamenlijk naar muziek te luisteren.
	verstoorde verbale communicatie	25		Gezongen woorden kunnen in sommi-ge gevallen wel begrepen worden.
10. Stress-verwerking	ineffectieve coping	14, 15		Gebruik muziek als hulpmiddel bij ontspanning en afleiding; stimuleer de zorgvrager om actief mee te doen met de muziek.
	posttraumatische reactie	14, 15		Gebruik muziek ter ontspanning en regulering van de stemming; let erop dat de inzet van muziek het gewenste effect heeft; gebruik eventueel muziek die de zorgvrager niet kent.
11. Waarden en levens-overtuigingen	geestelijke nood	26, 27	X	Let erop dat de muziek altijd onder-steunend is en geen geweld doet aan de gevoelens van de zorgvrager.

14.5 Contra-indicaties voor gebruik van muziek

In een aantal gevallen is muziek niet de juiste interventie. Muziek spreekt niet iedereen aan en kan ook een averechts effect hebben. Het is dan altijd van belang precies te bepalen waarom muziek niet het gewenste effect heeft. Het is namelijk altijd mogelijk dat het aan de omstandigheden ligt (soort muziek, te weinig rust, muziek staat te hard of te zacht of is net niet de goede stijl) en niet zozeer aan de interventie op zichzelf. Maar in een aantal gevallen kan er voor muziek een contra-indicatie bestaan, namelijk bij negatieve of trau-matische ervaringen met muziek, bij een (zeer) slecht gehoor en bij overgevoeligheid voor geluid.

Sommige mensen hebben aan een muzieksoort of -stijl, aan een bepaald stuk of aan een specifieke artiest of componist vervelende herinneringen. Die muziek is dan niet geschikt als interventie.

negatieve of traumatische ervaringen

Andere mensen hebben in het algemeen zeer negatieve of trauma-tische herinneringen aan muziek. Het is ook mogelijk dat ervarin-gen met een specifieke muzieksoort zo heftig zijn dat ook het luiste-ren naar andere muziek onmogelijk is.

(zeer) slecht gehoor
Een slecht gehoor kán een contra-indicatie zijn, maar dat hoeft niet altijd het geval te zijn. Muziek wordt voortgebracht door trillingen en die kunnen – zeker bij zeer lage tonen – voelbaar zijn. Het is ook mogelijk dat het gehoor maar voor een beperkt aantal toonhoogten beschadigd is, waardoor iemand gesproken taal nauwelijks verstaat maar muziek nog goed kan horen en daar erg van kan genieten. Het is dus altijd van belang precies uit te zoeken (eventueel in samenwerking met logopedist en/of muziektherapeut) wat iemand nog kan horen en in hoeverre muziek als interventie kan worden ingezet. Het nét niet goed genoeg kunnen horen wat er klinkt, roept soms echter zoveel frustraties op dat het effect van de muziek minimaal is. Dan is er zeker sprake van een contra-indicatie.

overgevoeligheid voor geluid
Een zorgvrager kan overgevoelig zijn voor geluid en muziek, bijvoorbeeld door hersenletsel. Muziek is dan niet geïndiceerd; het bewaken van het geluidsmilieu vanzelfsprekend wel. Als gevolg van bijvoorbeeld dementie kan muziek ook anders binnenkomen bij iemand dan we verwachten: veel harder of sterk vervormd. Muziek moet dan zeer zorgvuldig worden toegepast of geldt er een contra-indicatie.

14.6   Effecten van muziek

Op basis van eigen ervaringen weet eigenlijk iedereen wel dat muziek effect heeft: op de emoties, op de stemming en op het fysieke lichaam. Wetenschappelijk onderzoek is noodzakelijk om de persoonlijke ervaringen tot goed gefundeerde feiten te maken. Aan de hand van afgeronde onderzoeken wordt hieronder een aantal effecten van muziek belicht. Andere effecten en onderzoeken zijn te vinden in tabel 14.2.

In het boekje *Neurologische en fysiologische aspecten van muziektherapie* van Smeijsters (8) is duidelijk omschreven welke vegetatieve reacties muziek heeft.

vegetatieve reacties

Een toename in tempo leidt tot een verhoogde hartslag, samentrekking van de huid, vernauwing van de bloedvaten en een geringere huidweerstand. Een toename in dynamiek heeft een verhoogde hartslag, vaatvernauwing en een geringere huidweerstand tot gevolg. Een versnelling van het ritme heeft effect op de frequentie van pols en ademhaling.

Ook de complexiteit van het muziekstuk is van invloed: hartslag en huidsamentrekking zijn afhankelijk van de complexiteit van de muziek (toonsoortwisseling, verandering van ritme, melodische variatie, veranderingen in instrumenten). Bij complexe muziek is sprake van een verhoogde innerlijke cognitieve activiteit. Huidsamentrekking en hartslag nemen af wanneer de muzikale complexiteit vermindert (door vertraging, cadans, vereenvoudiging van de harmonische structuur).

Het verloop van het muziekstuk heeft eveneens effect. Aan het begin van een muziekstuk neemt de hartslag af (oriëntatiereactie), vervolgens neemt – in vergelijking met een situatie in rust – de hartslag bij zowel harmonische als disharmonische muziek toe (verwerken van stimulus).

Zowel harmonische als disharmonische muziek kunnen na een lichamelijke inspanning de hartslag verlagen.

Het is echter niet zo dat het lichaam geheel onafhankelijk van de psyche reageert op muziek. Lichamelijke vermoeidheid, stemmingen, bekendheid met de muziek, ervaringen die met de muziek samenhangen, verwachtingen die men heeft van de muziek, de muzikale voorkeur en de mate waarin iemand zich aan muziek overgeeft zijn van invloed op de vegetatieve reacties. Hoe sterker de psychologische variabelen (zoals de muzikale voorkeur, stemming, enzovoort), des te meer overheersen ze de vegetatieve reacties. Wordt er echter actief gemusiceerd of komt de geluidssterkte boven een bepaalde decibelgrens, dan treden de vegetatieve reacties automatisch op.

Casus
Mevrouw Hofman is in de terminale fase. Zij slaapt veel maar kan, door de pijn, in haar slaap zeer onrustig zijn. De ademhalings- en hartslagfrequentie stijgen dan sterk. Om die onrust tegen te gaan wordt aan het bed dan heel rustig gezongen. De hartslag en ademhaling worden dan langzaam weer wat trager en de ergste onrust ebt weg. Het vraagt veel tijd en er is geprobeerd muziek aan te zetten wanneer de onrust zich voordoet. Dat blijkt echter niet te werken. Alleen levende muziek heeft een kalmerend effect op mevrouw Hofman.

Ook tijdens de slaap reageert het lichaam op muziek. De vegetatieve reacties kunnen niet zomaar worden 'vertaald' naar het effect van de muziek op de psyche. Men ziet aan de hartslag bijvoorbeeld niet of iemand opgewekt of verdrietig is. Een verhoogde hartslag is geen indicatie van een negatieve stemming.

effect op de psyche
Emoties worden gekenmerkt door hormoonpatronen en neurologische processen in het limbische systeem. Onderzoek van Clynes (9) heeft aangetoond dat bij elke emotie een bepaald hormoonpatroon ontstaat. Omdat muziek emoties kan oproepen, is het mogelijk met muziek de neurologische processen in het limbische systeem en de

hormoonpatronen die gepaard gaan met emoties, te beïnvloeden (8). Het blijkt dat muziek de aanmaak van endorfine stimuleert, hetgeen resulteert in een positieve emotie. Tevens blijkt uit verschillende onderzoeken (9-15) dat muziek invloed heeft op de productie van stresshormonen.

Casus
Mevrouw Veerman vertelt: 'Na een moeizame, lange bevalling die eindigde in een keizersnede, kon ik ondanks een enorme vermoeidheid de eerste nachten niet slapen. Ik was nog te gestrest en had te veel pijn om te kunnen ontspannen. Mijn pasgeboren kind lag nog op de kinderafdeling en kon ook geen afleiding bieden. Ik was blij met mijn cd-speler en zorgvuldig uitgekozen cd's. Bij het horen van muziek kwam ik tot rust en kon ik, na twee lange nachten, eindelijk weer slapen.'

effect op pijnbeleving en angst Muziek met een hoog tempo kan gevoelens van spanning oproepen, terwijl muziek met een laag tempo voor ontspanning kan zorgen. Daarnaast kan muziek dienen als afleider van vervelende prikkels uit de omgeving. Het ervaren van pijn staat in verband met het ervaren van angst: hoe meer angst en stress, des te sterker de pijn. Wanneer bijvoorbeeld muziek wordt ingezet bij een operatie en in de dagen na een operatie, heeft dit een positief effect op de pijn, zo blijkt uit diverse onderzoeken (16). Ook op angst heeft muziek een reducerend effect, zowel bijvoorbeeld vóór een operatie als bij patiënten op de intensivecareafdeling. Door het reducerende effect op pijn en angst heeft muziek ook effect op het gebruik van medicatie (onrust- en pijnmedicatie). Tijdens operaties en in de verpleegzorg hebben patiënten minder medicatie nodig wanneer muziek wordt toegepast (10, 16-18).

effect op eenzaamheidsgevoelens Het is gebleken dat muziek afleidt van negatieve prikkels uit de omgeving (pijn, geluiden, onbekende ruimte). Omdat muziek ook vaak wordt ingezet bij gevoelens van eenzaamheid en somberheid en bij negatieve gedachten, zou aangenomen kunnen worden dat muziek afleidt van negatieve prikkels vanuit de psyche. De negatieve gedachten en het ervaren van eenzaamheid worden dan gezien als negatieve prikkels die invloed hebben op het welbevinden. Muziek zou een positief effect hebben op de neerwaartse spiraal van zich eenzaam voelen, vergrote somberheid en daardoor in zichzelf terugtrekken. Muziek leidt immers af van sombere gedachten en bovendien stimuleert het luisteren naar muziek het contact met de omgeving, de luisteraar is meer naar buiten gericht (8). Daarnaast heeft muziek een sociale werking: muziek roept reacties van anderen op. Ook de associaties bij muziek kunnen invloed hebben op de eenzaamheid: de muziek roept herinneringen op aan situaties uit het verleden. De gedachten aan die situaties, waarbij vaak ook andere personen een rol speelden, kunnen gevoelens van eenzaamheid tegengaan. Dit effect van muziek zal vooral een rol spelen bij ouderen, die meer en meer afhankelijk worden van de (goede) herinneringen uit het verleden. Let op: het is van belang dat de muziek een verbinding heeft met het verleden van de zorgvrager. Voor het inzetten van muziek bij eenzaamheid is een gedegen kennis van de (muzikale) levensgeschiedenis van de zorgvrager een vereiste.

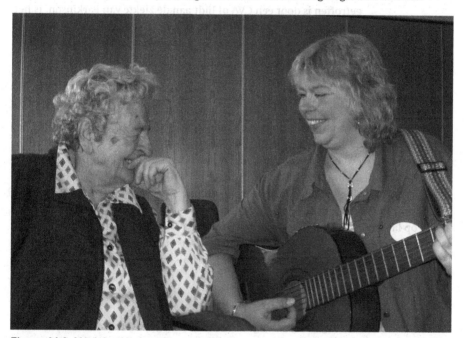

Figuur 14.3 Muziek stimuleert het contact

Casus

Mevrouw De Ruiter is aan het woord: 'Doordat ik zo slecht loop, kan ik steeds moeilijker mijn kamer uit. En ik zie bijna niets meer. Daardoor heb ik veel minder contact met andere mensen en dat maakt me soms wel eenzaam. Maar mijn gehoor is gelukkig nog goed, al moeten mensen wel duidelijk praten. Hier in de stoel luister ik graag naar muziek, zoals vroeger toen mijn man er nog was. We gingen veel naar concerten en konden zo heerlijk samen van de muziek genieten. Als ik nu hier zit en dezelfde muziek van toen hoor, is het net of hij naast mij zit en dan voel ik me wat minder alleen.'

effect op de moto-
riek

Iedereen weet dat muziek effect heeft op het lichaam. Vrijwel ongemerkt en automatisch beweegt een voet mee op de maat van de
muziek of voelt men de neiging om mee te klappen of te deinen.
Zoals al eerder beschreven, heeft muziek invloed op het bewust-
zijnscentrum in de hersenen. Dit centrum is ook de activator van de
motorische reflex. Indirect heeft muziek dus effect op de motorische reflex. Net als bij de vegetatieve reacties spelen ook psychologische factoren een rol; tot op zekere hoogte zijn de motorische
reflexen te controleren. Dit kost echter energie, want de motorische
reflexen moeten worden tegengehouden. Wanneer een patiënt
getroffen is door een CVA of lijdt aan de ziekte van Parkinson, is het
mogelijk dat de patiënt bij het horen van muziek bepaalde bewegingen wel kan maken die zonder de muziek, als gevolg van de ziekte, niet lukken (8, 19).

Casus
Gerard, een meervoudig complex gehandicapte jongen van 14 jaar, bewoog
zeer moeizaam en bij agitatie spande hij zijn spieren, waardoor hij extra
belemmerd werd in zijn bewegingen. Dit maakte ook zijn stemmingen vaak
vlak en passief. Immers, als hij iets wilde proberen, leverde dit zoveel agitatie
op dat zijn pogingen door zijn spieren werden tegengewerkt. Wanneer er echter muziek werd gemaakt en hij een trom kreeg, kon hij daar een mooie rof-
fel op laten horen. Ondanks de agitatie lukte het hem om met voor zijn doen
soepele bewegingen te spelen. Zijn ogen glansden en zijn meestal bleke huid
kreeg een rode kleur. De anders zo stille jongen kon dan juichen van plezier.

Een onderzoek: wiegeliedjes zingen voor te vroeg geboren kinderen
In de hele wereld zingen ouders wiegeliedjes voor hun baby voor het slapengaan. Wat de voordelen daarvan zijn voor te vroeg geboren baby's werd onderzocht door Stanley (20).
In dit onderzoek werd gebruik gemaakt van muziek en van zogenoemde multimodale stimulatie. Multimodale stimulatie is stimulering door aanraking,
geuren en visuele prikkels.
Op een intensivecareafdeling neonatologie werden te vroeg geboren baby's in
twee groepen verdeeld: twintig baby's vormden de testgroep en twintig baby's
de controlegroep. Alle baby's waren geboren na 32 weken zwangerschap,
waren jonger dan 10 dagen en wogen minder dan 1700 gram.
De baby's werden op dezelfde wijze in hun ontwikkeling gestimuleerd. De
testgroep kreeg daarnaast echter een- of tweemaal per week multimodale stimulatie en muziek aangeboden. De muziek bestond uit het zingen van het >>

>> wiegeliedje van Brahms. Deze interventies duurden steeds 10 tot 30 minuten. De baby's werden gecontroleerd op:

- het aantal dagen voordat zij uit het ziekenhuis ontslagen konden worden;
- de toename in gewicht;
- de tolerantie voor stimulatie: verdraagt het kind het goed?

Uit de resultaten blijkt dat muziek en multimodale stimulatie een significant positief effect hebben, want:

- de meisjes uit de testgroep konden eerder worden ontslagen;
- de gewichtstoename per dag van zowel jongens als meisjes was groter in de testgroep;
- de baby's konden steeds langer openstaan voor de stimulatie. De tolerantie voor stimulatie van zowel de jongens als de meisjes nam duidelijk toe, waarbij de tolerantie bij de meisjes sneller toenam dan bij de jongens.

Multimodale stimulatie en het zingen van wiegeliedjes lijken dus van belang voor de ontwikkeling van premature baby's.

14.7 Bijwerkingen en interacties

Casus
Een zorgverlener brengt meneer Van Wijk naar de kamer om daar naar muziek te luisteren. Het is spitsuur, er is weinig tijd, dus het komt goed uit dat meneer Van Wijk van muziek houdt. Het kost in de ogen van de zorgverlener weinig moeite en weinig extra tijd om voor afleiding te zorgen. De zorgverlener kiest een rustige cd: De Zwaan van Saint-Saëns, bekende muziek en erg rustgevend. Bij het horen van de klanken barst meneer Van Wijk echter in tranen uit. Zijn vrouw speelde dit stuk vroeger op de cello. Hij is ontroostbaar bij de gedachte aan zijn vrouw die een jaar geleden is overleden. De zorgverlener kan hem onmogelijk alleen laten.

Welke bijwerkingen kunnen er optreden bij een muzikale interventie? Zolang de muziek goed aansluit bij de patiënt en het doel bereikt waarvoor ze is ingezet, zullen er weinig bijwerkingen optreden. Soms moet er een tijdje geëxperimenteerd worden voordat de juiste muziek is gevonden. Er kunnen zich bij de experimenten neveneffecten voordoen, maar die zullen niet erg schadelijk zijn. Toch blijkt uit bovenstaande casus dat 'zomaar' muziek gebruiken zeker negatieve effecten kan hebben.

combinatie met
andere
behandelingen

In combinatie met andere aanvullende zorgvormen kan er ook sprake zijn van neveneffecten. Wanneer muziek wordt opgezet tijdens een massage, kunnen er bij ontspannende muziek emoties loskomen die op dat moment niet gewenst zijn. Muziek brengt immers altijd persoonlijke emoties met zich mee. Het is dus goed dat de zorgverlener zich realiseert dat muziek op iedereen een ander effect kan hebben en dat zij er voorzichtig mee moet omgaan bij andere interventies. Alleen in goed overleg met deskundigen, in dit geval de zorgvrager zelf, familie of – indien aanwezig – een muziektherapeut, kan muziek worden ingezet als aanvulling op massage, werken met etherische olie en ter ondersteuning van ontspanningsoefeningen. Van belang is dat in het oog wordt gehouden met welk doel de muziek wordt gebruikt en of het gewenste effect daadwerkelijk zichtbaar is. Is dat niet het geval, dan is het beter de muzikale interventie te stoppen om ongewenste neveneffecten te voorkomen.

In sommige gevallen is het raadzaam voor adviezen of ondersteuning een muziektherapeut – indien verbonden aan de instelling – te raadplegen. De therapeut kan zorgen voor een goede begeleiding bij het inzetten van muziek. Ter illustratie is in tabel 14.3 een aantal voorbeelden opgenomen waarbij de muziektherapeut actief betrokken is bij observatie, advies, ondersteuning, coaching en behandeling.

Tabel 14.3

Situatie	Acties verpleegkundige	Inbreng muziektherapeut (MT)
Tussen 16.00 en 17.00 uur roept mevrouw constant en is niet te corrigeren. Zij is op dat tijdstip op haar kamer.	De verpleegkundige wil proberen of muziek opzetten mevrouw helpt tegen haar angst om alleen te zijn. Navraag bij de familie leverde niets op.	De MT kijkt samen met de verpleegkundige welke muziek aanspreekt en effect heeft: de MT *observeert en adviseert*.
Tijdens de ADL[1] is meneer erg gespannen en het is bijna niet mogelijk hem aan te kleden of te wassen. Meneer begrijpt weinig van gesproken taal.	De verpleegkundige wil meneer wat afleiding bieden tijdens de zorg, maar een praatje maken is niet mogelijk. De verpleegkundige vraagt advies aan de MT.	De MT gaat bij meneer op bezoek en merkt dat hij met zang te bereiken is. De MT leert de verpleegkundige een paar rustige liedjes om te neuriën: de MT *observeert en ondersteunt*.
De verpleegkundige heeft voor een activiteit geschikte (achtergrond)muziek nodig, maar merkt dat het lastig is de juiste muziek te vinden.	De verpleegkundige doet navraag bij de muziektherapeut. De verpleegkundige komt door vragen van de MT op goede ideeën en kan aan de slag.	De MT loopt mee met de verpleegkundige en stelt vragen aan bewoners en de verpleegkundige. De MT *coacht*.
Tijdens een muziekactiviteit reageert mevrouw af en toe emotioneel, ze kan boos en agressief worden. Op andere momenten tijdens de activiteit geniet mevrouw van muziek.	De verpleegkundige ziet dat muziek een grote waarde heeft maar dat het ook heel veel losmaakt bij mevrouw. De verpleegkundige overlegt met de MT.	De MT observeert mevrouw individueel. Zij heeft een sterke binding met muziek die gekoppeld is aan intense gebeurtenissen. De MT *behandelt zelf*.

1 ADL= Algemene Dagelijkse Levensverrichtingen

14.8 Specifieke aandachtspunten bij toepassing van muziek

Naast de algemene aandachtspunten voor het toepassen van complementaire interventies, die beschreven zijn in de inleiding van deel 2 van dit boek, zijn er enkele aandachtspunten waarmee bij de toepassing van muziek rekening moet worden gehouden.

Voorbereiding

Inventarisatie van voorkeur en afkeur van de patiënt op muziekgebied. Maak hierbij gebruik van de kennis van de patiënt en de familie.

Wat is de beste plaats om muziek aan te bieden (ook gelet op bijgeluiden en eventuele medebewoners)?

Wat is het beste tijdstip en hoeveel tijd is er beschikbaar? Muziek beluisteren of samen muziek maken is niet in vijf minuten klaar. Als het belangrijk is om bij de zorgvrager te blijven, moet daar wel tijd voor zijn. Samen muziek opzetten en dan weglopen werkt soms, maar lang niet altijd.

Als er muziek gedraaid gaat worden, zorg dan dat je vooraf al een keer naar de muziek hebt geluisterd: soms zijn cd's van slechte kwaliteit of blijkt de uitvoering heel slecht te zijn. Een voorbeeld: een klassieke cd blijkt ineens een cd met bewerkingen van bekende klassieke stukken op synthesizer met een beat eronder, terwijl de luisteraar echte instrumenten verwachtte.

Zorg voor goede apparatuur.

Zorg bij het gebruik van je eigen stem dat je zelf ontspannen bent, laat de stress en werkdruk even voor wat ze zijn. Blijft dit in je achterhoofd spelen, dan is de kans groot dat dit doorklinkt in je stem. Wanneer er gezamenlijk muziek gemaakt wordt, let dan bij de keuze van de instrumenten (voor zover beschikbaar) op de mogelijkheden van de zorgvrager. Het kan erg onplezierig zijn wanneer de zorgvrager door het aanbod wordt geconfronteerd met de lichamelijke of cognitieve beperkingen. Dus: geen trom waarop hard gespeeld moet worden, aanbieden aan een reumapatiënt, of een oudere met apraxie geen instrument geven dat veel van de coördinatie vraagt.

Uitvoering

Houd de zorgvrager tijdens het aanbod van muziek goed in de gaten en luister mee. Daardoor kunnen verandering in de gemoedstoestand of fysieke veranderingen het best worden opgemerkt. Zet de muziek nooit abrupt uit. Laat de muziek langzaam wegdraaien, maar wacht liever nog tot het stuk helemaal afgelopen is. Houd vooraf rekening met de lengte van een muziekstuk. Als vooraf al bekend is dat een stuk waarschijnlijk te lang is, is het beter dit vooraf te melden, dan komt het niet als een verrassing als de muziek wordt weggedraaid.

Zorg bij het gebruik van de eigen stem voor oogcontact en zo nodig lichamelijk contact. Begin niet met zingen zonder de zorgvrager aan te kijken (dus niet achter de zorgvrager staan en dan ineens beginnen met zingen). Houd bij het samen muziek maken of bewegen op muziek in de gaten of de activiteit de zorgvrager blijft aanspreken. Omdat bij actief muziek maken er altijd sprake is van interactie tussen zorgverlener en zorgvrager, is het belangrijk dat de interventie geaccepteerd blijft. Wanneer een kind het hoofd wegdraait, heeft het er duidelijk genoeg van. Volwassenen zullen eerder naar beneden kijken of de ogen sluiten. Ouderen kunnen nog wel eens in slaap vallen als er voor hen wordt gezongen. Dat hoeft niet altijd een teken te zijn van desinteresse of afwijzing van het aanbod. Het zingen of de muziek kan zo ontspannend werken dat de zorgvrager indut.

Afronding

Bespreek de bevindingen zo veel mogelijk met de zorgvrager zelf. Wees voorzichtig met uitspraken over de beluisterde muziek. Een waardeoordeel kan iemand kwetsen, omdat muziek vaak erg persoonlijk is. Geef de zorgvrager concrete adviezen hoe hij muziek kan gebruiken (bijvoorbeeld als middel ter ontspanning, afleiding of activering) en/of draag de bevindingen over aan familie en collega's. Deel ook eventuele negatieve bevindingen met de familie; zij kunnen vaak uitleggen waarom een zorgvrager negatief reageert op bepaalde muziek. Leg de familie zo nodig uit dat muziekvoorkeuren kunnen veranderen in een mensenleven.

Wanneer de interventie op een ander tijdstip wordt herhaald, neem dan zowel positieve als negatieve ervaringen mee in de keuze voor dezelfde of andere muziek. De zorgverlener moet zich realiseren dat muziek de ene dag wel kan aanslaan, maar de andere dag niet.

muzikale interventie geïntegreerd in zorgverlening

Omdat muziek voor vrijwel iedereen past in het dagelijks leven, is het zeer zinvol deze interventie te integreren in de dagelijkse zorg. Muziek staat niet op zichzelf maar is een onderdeel van het volledige aanbod aan de zorgvrager. Muziek kan een middel zijn om tot andere zaken te komen. Het is belangrijk de momenten waarop de interventie kan worden gecombineerd, te leren herkennen. Een dame op leeftijd die eigenlijk nooit zin heeft in een praatje, kan, na het horen van een liedje van vroeger, plotseling geanimeerd gaan vertellen over het zangkoor waar ze als jong meisje lid van was.

Een kind dat absoluut niet reageert op de verbale uitnodiging om te gaan plassen, loopt wellicht spontaan richting toilet op het ter plekke geïmproviseerde liedje: 'Wie gaat er mee, wie gaat er mee, wie gaat er mee naar de wc?'

Muziek kan op veel manieren de zorghandelingen begeleiden, het contact tussen zorgverlener en zorgvrager verbeteren en nieuwe mogelijkheden bieden wanneer bestaande benaderingswijzen of begeleidingsgewoonten niet het gewenste resultaat hebben. Let erop dat alle muzikale interventies 'echt' zijn en niet gemaakt of overdreven overkomen. Een zorgverlener die een puber denkt te bereiken door (voor het eerst in haar leven) te gaan rappen, kan de plank goed misslaan. Wanneer de uitvoering niet overtuigend is, zal de puber denken dat hij voor de gek wordt gehouden en zal de interventie niet accepteren. Dat kan de verhouding alleen maar schaden.

14.9 Aandachtspunten voor rapportage

Zorg in de rapportage voor een goede omschrijving van de klacht van de zorgvrager en met welk doel de muziek wordt toegepast. Benoem kort de muziek die wordt gebruikt en op welke manier ze wordt aangeboden: cd, zelf zingen, erbij blijven, zorgvrager zelf laten luisteren, wel of niet nabespreken met de zorgvrager.

Omschrijf kort de reactie van de zorgvrager en let op objectiviteit: wat was er feitelijk te merken bij de zorgvrager. Houd de eigen beleving bij de muziek altijd in het achterhoofd en controleer of die beleving de observatie niet heeft beïnvloed.

Als er naast de beoogde muziek ook andere muziek is gebruikt, meld dan ook daar de uitwerking van.

Noteer afwegingen en reflecties, acties en plannen voor de volgende keer (of overdracht). Noteer altijd: tijdstip, plaats en eventueel (storende) omgevingsgeluiden.

14.10 Toepassing van muziek door zorgvrager of mantelzorger

Afhankelijk van de doelstelling en de problematiek van de zorgvrager kan muziek worden overgedragen aan de mantelzorger of de zorgvrager zelf. Door een goede rapportage kunnen de ervaringen van de verpleegkundige of verzorgende worden overgedragen. Soms is het goed als de mantelzorger eerst een paar keer 'meekijkt'. De mantelzorger krijgt dan een goede indruk van het effect en het doel van de interventie. In sommige gevallen is het lastig de interventie over te dragen, omdat het soms niet in de gewoonte past dat de familie muziek beluistert met de zorgvrager. Het is mogelijk dat de muziek verbonden is met emoties die verband houden met bepaalde familieleden of gebeurtenissen in de familie die moeilijk bespreekbaar zijn. Het is dan aan de zorgverlener om in te schatten of de interventie toch kan worden overgedragen. Overleg dan zo veel mogelijk met de zorgvrager zelf. Het kan ook voorkomen dat de interventie (vooral bij gebruik van de stem) alleen werkt als één specifieke persoon de interventie uitvoert. De muziek staat tenslotte niet op zichzelf en gaat samen met de interactie. Maar het doel is natuurlijk dat de interventie overdraagbaar is. Een té persoonlijke binding met de interventie moet daarom, voor zover mogelijk, worden vermeden. Een goede reflectie kan daarbij helpen.

Casus

Mevrouw Van Bon heeft perioden waarin ze last heeft van hallucinaties. Ze is dan erg onrustig en bang. Ze uit deze gevoelens door in haar bed te liggen roepen. Niemand van ons kan haar op die momenten bereiken en haar gedrag beïnvloeden. Een collega weet dat ze erg veel van Nederlandstalige muziek houdt en dat ze deze muziek vroeger opzette als ze zich wat somber voelde. Daar knapte ze dan weer van op. We besloten in ons team bij een nieuwe aanval van hallucinaties een cassetterecorder naast haar bed te zetten met een bandje met vrolijke Hollandse liedjes. Dat hielp! Ze werd snel rustiger en uiteindelijk viel ze in slaap. Ook de keren daarop hielp deze aanpak. Je moet wel oppassen niet alleen de techniek het werk te laten doen. Alleen de cd aanzetten en zelf weggaan, is natuurlijk niet de bedoeling. De teamleden hebben afgesproken dat ze er op zulke momenten bij zullen blijven en pas weggaan als mevrouw Van Bon weer rustig is (27).

Zelf ervaren

Muziek en stemming. Een eenvoudige oefening om het effect van muziek op de stemming te ervaren. Deze oefening wordt door twee personen uitgevoerd.

- Beide personen kiezen vijf stukken muziek uit in verschillende stijlen en sferen.
- Van elk muziekstuk zet de persoon kort op papier welk gevoel en/of beeld erbij past.
- De muziekstukken worden door beiden beluisterd, waarbij degene die de muziek niet heeft uitgezocht, na ieder muziekstuk kort opschrijft welk gevoel en/of beeld er in hem opkomt.
- Wanneer alle muziek beluisterd is, worden de gevoelens en beelden uitgewisseld. Let daarbij op de overeenkomsten en verschillen en probeer er samen achter te komen wat hiervan de oorzaak is.

15   Ontspanningsoefeningen

Jos Galdermans, Anneke Huisman, Martine Busch

Casus

Peter is een jongeman van 23 jaar, bij wie twee weken geleden een testiscarcinoom is gevonden met metastasen in de longen. Peter is met spoed in een oncologisch centrum opgenomen waar hij na de CT-scan en MRI de definitieve uitslag krijgt en de volgende dag meteen met chemotherapie begint. Dezelfde dag moet hij sperma opvangen om in te laten vriezen, omdat door de chemotherapie de kwaliteit van het sperma sterk achteruit kan gaan. Daar heeft hij nogal wat moeite mee: 'Laat ik eerst maar eens zien of ik dit red!'

Peter is een introverte jongeman die erg graag achter de computer zit. Zijn ouders hebben wel contact met hem, maar vinden het erg moeilijk om over zijn ziekte te praten. Voor allemaal is het als een donderslag bij heldere hemel gekomen.

In de avonddienst blijkt dat Peter het moeilijk heeft. De verpleegkundige gaat bij hem langs en vindt Peter verkrampt op bed, hij is aan het hyperventileren en kan zich totaal niet ontspannen. De angst staat in zijn ogen en hij weet zich met de hele situatie geen raad. De verpleegkundige helpt Peter door hem in een plastic zakje te laten ademen, waardoor hij zijn ademhaling wat onder controle krijgt. De verpleegkundige vindt het moeilijk goed contact met hem te krijgen. Peter is vooral gericht op het lichamelijke, vindt dat zijn lichaam hem in de steek laat.

De verpleegkundige probeert een ontspanningsoefening met hem te doen. Eerst een ademhalingsoefening waarmee de ademhaling naar een buikademhaling gaat. Daarna probeert zij Peter te helpen zijn lichaam wat te ontspannen door armen en benen eerst te laten aanspannen en dan los te laten. Peter zegt dat het beter gaat.

Bij navraag blijkt dat hij van muziek houdt; hij krijgt het advies met een koptelefoon naar zijn muziek te luisteren, muziek die hem rustig maakt en ontspant. Bovendien krijgt hij een cd met visualisatieoefeningen, zodat hij een uitgebreidere oefening kan doen als hij daaraan behoefte heeft. Verder stelt de verpleegkundige voor de fysiotherapeut te vragen hem de goede ademhaling te leren, zodat hij kan proberen zijn ademhaling aan te passen als hij gaat hyperventileren. Met nadruk wijst zij er nogmaals op dat hij altijd met de verpleegkundigen over zijn moeilijkheden en vragen kan praten.

15.1 Geschiedenis, achtergrond en herkomst

Op het eerste gezicht lijkt ontspanning de gewoonste zaak van de wereld. Een blik op de *Felix domesticus*, onze gewone huiskat, vertelt ons hoe vanzelfsprekend ontspannen is en hoe weldadig het moet zijn. Overduidelijk genietend laat poes zich aaien, verzamelt warmte bij de kachel of in de zonnestralen, rekt zich volledig uit en gaapt. Ze is een toonbeeld van ontspanning, dat een fractie van een seconde later kan omslaan wanneer ze een mogelijke prooi in het vizier krijgt. De slapte in haar lichaam heeft plaatsgemaakt voor een veel hogere spiertonus; ze is als een gespannen katapult. Plotseling is ze een en al alertheid en maakt jagersinstinct haar tot een geconcentreerde potentiële 'killer'.

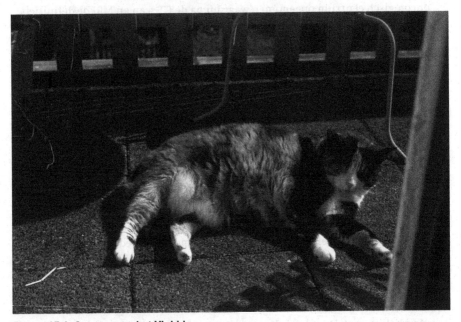

Figuur 15.1 Ontspannen kat Vlekkie

inspanning en ontspanning

Spanning en ontspanning vormen elkaars complement. In de dierenwereld is dat overduidelijk: perioden van intensief voedsel vergaren, waarin veel energie wordt verbruikt, en momenten van rust, vertering en herstel van krachten wisselen elkaar af. We spreken dan van een gezond evenwicht.

Bij mensen is dat niet anders: mentale en lichamelijke inspanning zijn nodig om lichaam en geest wakker en goed functionerend te houden en ons aanpassingsvermogen aan de wisselende levensomstandigheden te trainen. Aan de andere kant van de energiebalans staat ons vermogen tot uitrusten, ontspannen en herstellen. In de praktijk van alledag is die afwisseling tussen inspanning en ontspanning echter niet zo vanzelfsprekend. Veel mensen ervaren stress als gevolg van een te lange periode van spanning. Spanning bijvoorbeeld in de balans tussen werk en privéleven, of door stressvolle omstandigheden die men onvoldoende kan veranderen. Zeker bij ziekte, waarbij rust en ontspanning nodig zijn om de kansen op (spoedig) herstel te maximaliseren, is er vaak sprake van nervositeit, onrust, angst of slapeloosheid bij de zorgvrager.

In dit hoofdstuk worden enkele oorzaken en verschijningsvormen van een verstoorde balans tussen spanning en ontspanning besproken, alsmede de basisprincipes van ontspanningsmethoden die de verstoring effectief kunnen behandelen.

India en China

In oude beschavingen, zoals in India en China, was men zich zo'n vier- tot vijfduizend jaar geleden al bewust van het noodzakelijke evenwicht tussen spanning en ontspanning. Er was aandacht voor de rustgevende werking van muziek, voor bepaalde natuurlijke etherische oliën en massage. Er bestond kennis over rustgevende kruiden en het heilzame effect van baden. Bepaalde lichaamshoudingen en -bewegingen (denk aan yoga en tai chi) werden beoefend om een grotere innerlijke rust en een verbetering van de algehele gezondheid te bewerkstelligen.

Griekenland

Ook in het oude Griekenland had men vijf eeuwen voor het begin van onze jaartelling al besef van de samenhang van beweging en sport aan de ene kant en een goed en evenwichtig geestelijk functioneren aan de andere kant: een gezonde geest in een gezond lichaam.

De mogelijkheid om deze filosofie in de praktijk te kunnen brengen, ging doorgaans samen met een zekere welstand. Alleen wanneer men niet 'rond de klok' bezig hoefde te zijn met het voorzien in de eerste levensbehoeften en men iets van 'vrije tijd' had, kon men overwegen acties te ondernemen die waren gericht op verhoging van het welzijn.

Misschien is dat ook de reden dat er pas vanaf het einde van de negentiende en het begin van de twintigste eeuw – na de industriële revolutie en de Eerste Wereldoorlog, als meer mensen over vrije tijd gaan beschikken en gezondheid van werknemers een onderwerp wordt – meer aandacht komt voor stress en de ziekmakende

stress-gerelateerde ziekten

gevolgen ervan en een begin wordt gemaakt met wetenschappelijk onderzoek naar stress. Intussen is duidelijk dat veel ziekten stress-gerelateerd zijn; ze kunnen zowel worden veroorzaakt door stress

als erdoor verergeren. Ook is duidelijk dat veel mensen stress ervaren in hun werk of in de combinatie werk en privé. Vandaar dat in
de huidige samenleving zowel de overheid en het bedrijfsleven als
particulieren een gezonde leefstijl nastreven ter bevordering van
een beter evenwicht tussen spanning en ontspanning. Zo lanceert
de overheid allerlei campagnes om mensen aan het bewegen te krijgen, heeft zorgverzekeraar Achmea een *health shop* waar de klant
met korting naar een fitnesscentrum kan of een massageapparaat
kan aanschaffen, stelt de vakvereniging CNV-Publieke Zaak voor het
recht op meditatie op te nemen in de cao en gaan steeds meer mensen naar *wellnesscentra*, volgen meditatiecursussen en zijn zich
bewust van het belang van ontspanning.

stress   Stress is in feite een intelligent systeem van zelfbescherming.
Immers, in noodsituaties is het zaak hard weg te kunnen lopen of je
zo goed mogelijk teweer te stellen. Het is dan belangrijk om extra
zuurstof te kunnen opnemen en de beschikbare energie optimaal te
kunnen vrijmaken voor spierarbeid en niet voor zaken als spijsvertering of vervanging van oude lichaamscellen. Het bloed wordt voor
een deel uit de periferie teruggetrokken (met als gevolg een bleke
huid en koude vingers) om te worden ingezet in de grotere skeletspieren. Bloeddruk en hartslag, ademfrequentie, spierspanning en
stofwisseling, ze nemen alle toe. Kortom, alles staat in het lichaam
op scherp.

Een bekend voorbeeld is hoe we handelen in het verkeer: bij een drei-
gende aanrijding giert binnen een seconde de adrenaline door ons
lichaam en blijkt dat onze reactiesnelheid zoveel is toegenomen dat
de kans op een goede afloop aanzienlijk groter wordt. Gelukkig hoeven we deze bliksemreactie niet bewust aan te sturen. De tijd die verloren zou gaan met het analyseren van de situatie, het bedenken
van een oplossing en vervolgens het sturen van een commando vanuit de hersenschors naar de spieren, zou ons namelijk de kop kunnen kosten. Vandaar dat dit proces niet door ons denken wordt geregeld, maar door het evolutionair gezien veel oudere vegetatieve
zenuwstelsel, dat bestaat uit het sympathische en het parasympathische zenuwstelsel.

alleenheer-   In het hiervoor geschetste crisisgeval krijgt de sympathicus tijdelijk
schappij van   de alleenheerschappij over het lichaam, met als doel het vege lijf te
sympathicus   redden. Tot zover gaat alles volgens plan en kunnen we spreken van
een gezonde reactie van het lichaam. Problemen ontstaan wanneer
er te vaak een beroep op dit systeem wordt gedaan en de sympathicus te vaak of te lang de scepter zwaait over het lichaam.

gevolgen van   Niet alleen in werkelijk levensbedreigende situaties reageert het
stress   lichaam zo. Ook bij vermeend gevaar, bij een algeheel onveilig
gevoel, is de respons identiek. Dit betekent dat door stressfactoren

als spanningen in een relatie, problemen op het werk, chronisch te veel werken of het hebben van een chronische of ernstige ziekte (of soms ook alleen al de angst daarvoor), de hele carrousel van noodsignalen in werking kan treden. Houdt dit lange tijd aan, dan vormt dat niet alleen een belasting van het lichamelijk en psychisch welbevinden, maar ondermijnt het daadwerkelijk de algehele gezondheid: de weerstand vermindert doordat het immuunfunctioneren wordt onderdrukt, hart en bloedvaten worden overbelast en hypertensie wordt bevorderd. Bij vrouwen kunnen de ovulatie en menstruatie verstoord raken en bij mannen kan impotentie het gevolg zijn. Symptomen van luchtwegaandoeningen worden door stress versterkt, spierspanning en vermoeidheid nemen toe. Het herstel van het lichaam wordt bemoeilijkt en chronische pijn kan verergeren (zie ook hoofdstuk 10).

Bij het doorbreken of versterken van deze kettingreactie speelt het bewustzijn een grote rol. De hersenschors, het gedeelte van de hersenen waar het denken zetelt, ontvangt voortdurend informatie over het wel en wee van het lichaam en kan op zijn beurt via de hypothalamus signalen afgeven die de stressreactie in stand houden of couperen. De gedachten die we hebben over de stress die we ervaren, bepalen dus mede de kracht van de stressreactie.

15.2 Werkingsprincipe

Samenvattend kunnen we stellen dat langdurige stress en spanning een verstorende invloed hebben op een gezond evenwicht. Het sympathische zenuwstelsel raakt overprikkeld, spieren worden gespannen, de ademhaling wordt oppervlakkiger, de beweging van het diafragma wordt bemoeilijkt en onze gedachten gaan malen en worden negatiever. Omgekeerd geredeneerd lijkt het dan ook zinnig om – wanneer we een grotere mate van ontspanning willen bewerkstelligen – ons te richten op het stimuleren van de parasympathicus, het 'naar beneden brengen' van de ademhaling en het tot rust brengen van onze gedachten.

In onderzoek naar de werking van ontspanningsmethoden wordt erop gewezen dat de sleutel tot ontspanning voor een belangrijk deel wordt gevormd door een ompoling van de aandacht: van 'denken' naar 'voelen', van 'hoofd' naar 'buik', van 'doen' naar 'waarnemen' (2, 27), ook wel 'passieve aandacht' genoemd. Met passieve aandacht wordt dan bedoeld een bewustzijnsstaat waarin de aandacht vooral naar binnen is gericht, namelijk op het registreren van gewaarwordingen van het lichaam, zoals druk, temperatuur, spierspanning, positie van de ledematen, enzovoort.

passieve aandacht

Naast lichamelijke gewaarwordingen kan ook de emotionele situatie worden waargenomen: nervositeit, angst, vredigheid, onrust, boosheid, gevoel van vertrouwen, enzovoort. Cruciaal bij deze waarneming is dat er geen echte focus op gericht wordt. Het gaat om registreren en niet om interpreteren, om accepteren en niet om oordelen. Dit betekent dat er neutraal op gereageerd wordt, of de waarnemingen en gevoelens nu gewenst zijn of niet.

aanslag op gemoedsrust en evenwicht

Veel situaties of voorvallen in iemands leven kunnen een aanslag vormen op zijn gemoedsrust en evenwicht. Een examen, een sollicitatie, een echtscheiding, maar ook ziekte kan onze innerlijke balans verstoren. Dat dergelijke gebeurtenissen spanning oproepen is een natuurlijke reactie. Eigenlijk is spanning niet per se negatief. Spanningsklachten zijn alarmsignalen met een beschermende functie. Ze waarschuwen dat er iets moet gebeuren om erger te voorkomen. Spanning wordt pas problematisch als ze blijft voortduren en niet goed meer te hanteren is en iemand in zijn dagelijks functioneren gaat belemmeren.

Een herkenbaar voorbeeld?

Je wilt vroeg naar bed, omdat je morgen vroeg op moet en een erg drukke en spannende dag voor de boeg hebt. Door allerlei onvoorziene omstandigheden wordt het later en later en je begint je zorgen te maken of je wel aan voldoende nachtrust toekomt. Eindelijk in bed prent je je goed in: 'Ik moet nu toch echt heel snel in slaap vallen, anders ben ik morgen geen mens'. De kans dat je uren later nog ligt te woelen is levensgroot. Juist door zo ontzettend te willen ontspannen lukt het niet. De open, ontvankelijke, accepterende houding die daarvoor nodig is, ontbreekt. Hoe meer we ons opwinden over het uitblijven van de slaap, des te meer wordt de sympathicus gestimuleerd en komen lichaam en geest in een alerte wakkere staat terecht.

Een toestand van ontspanning kenmerkt zich dus door de afwezigheid van spierspanning en gevoelens van angst en spanning. Deze toestand kan worden bereikt met behulp van ontspanningsoefeningen. Dergelijke oefeningen kunnen worden toegepast in uiteenlopende stressvolle situaties en blijken effectief te zijn in het verminderen van spanningsklachten.

drie soorten ontspanningsoefeningen

Sommige ontspanningsoefeningen hebben vooral een fysiek accent, andere meer een psychisch/cognitief accent. Bij alle ontspanningsoefeningen speelt de ademhaling een belangrijke rol. Er kunnen drie soorten ontspanningsoefeningen worden onderscheiden:
- ontspanning via ademhaling;
- ontspanning via fysieke activiteit (progressieve spierontspanning);

- ontspanning via cognitieve activiteit (autogene training, geleide fantasie).

Ontspanning via ademhaling

In veel scheppingsverhalen fungeert de adem als 'levensbrenger'. De adem maakt van een zielloos lichaam (in enkele tradities gemaakt van klei) een persoon van vlees en bloed, de eerste mens. Opvallend is alleen al de gemeenschappelijke oorsprong van de woorden 'adem' en 'Adam'. In het Latijn betekent 'spiritus' zowel adem als geest. Soefimeester Inayat Khan drukt het als volgt uit:

> 'De adem is de brug tussen lichaam en ziel, ze houdt hen tezamen en door middel van de adem ontstaat actie en reactie tussen die twee' (3).

De adem is van vitaal belang voor het leven. Met iedere inademing halen we zuurstof naar binnen die uiteindelijk invloed heeft op onze vitaliteit. Hoe hangt adem nu samen met ontspanning?

ademhalings-techniek

Een juiste ademhalingstechniek is vooral afhankelijk van een goede werking van het diafragma. Deze koepelspier, die de borstholte van de buikholte scheidt, spant zich aan bij inademing, wordt daardoor korter en als resultaat daarvan platter. Op die manier wordt de ruimte in de borstholte vergroot en die in de buikholte verkleind. Tijdens de uitademing ontspant het diafragma zich weer: de spier bolt op en de buik- en borstholte krijgen weer hun oorspronkelijke volume.

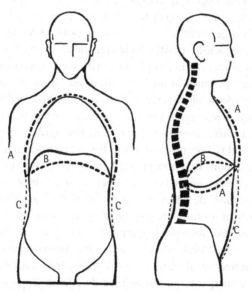

A Borstkas
B Middenrif
C Buikwand

Figuur 15.2 Beweging van het diafragma tijdens de ademhaling

effecten van
diafragma-
beweging

Deze ritmische beweging van het diafragma heeft op de buikorganen belangrijke effecten: bij iedere inademing duwt het diafragma steeds opnieuw op de buikorganen, masseert deze als het ware, en werkt daardoor ondersteunend bij de peristaltische beweging van de darmen. Bovendien wordt door de ritmische druk de bloed- en lymfecirculatie in de buikholte een handje geholpen.

Aan de andere kant van het diafragma krijgen hart en longen, die zich direct boven de koepelspier bevinden, meer ruimte om uit te zetten: het volume in de borstholte neemt toe waardoor het binnenstromen van lucht in de longen wordt vergemakkelijkt. De beweging van het diafragma voorkomt ook dat het hart door de expansie van de longen 'in de knel' zou komen. De onderdruk die bij afplatting van het diafragma in de borstholte ontstaat, ondersteunt het hart bij het aanzuigen van het veneuze bloed uit de buikholte. Immers, het veneuze vaatstelsel is niet, zoals het arteriële systeem, voorzien van een gespierde vaatwand. De terugstroom naar het hart is dan ook in sterke mate afhankelijk van druk uit de omgeving (bijvoorbeeld door spieractiviteit), het doelmatig functioneren van de kleppen in de venen én van de genoemde aanzuigende werking in de borstholte.

Ook de tussenribsspieren en een paar hulpspieren in het grensgebied tussen hoofd en romp kunnen de ademhaling ondersteunen. Vooral onder invloed van stress komt het accent op deze intercostale en hulpspieren te liggen. We gaan dan voornamelijk ademen met de longtoppen en trekken de borstholte omhoog, waardoor juist de veel grotere longcapaciteit in de lagere longdelen onvoldoende wordt gebruikt. Het diafragma plat niet of nauwelijks af en de eerdergenoemde positieve effecten daarvan blijven uit (4-6, 8). Zo'n

hoge ademhaling

'hoge ademhaling' is karakteristiek voor mensen die nerveus of angstig zijn, maar komen we ook tegen bij personen die veel zittend werk doen, bij zwaarlijvigen en bij mensen die sterk mentaal gericht zijn en een zeer beperkt lichaamsbewustzijn hebben.

Een juiste ademwijze is dus een belangrijke schakel in een groot aantal fysieke processen. Van belang is te weten dat de ademhaling autonoom functioneert (tijdens slaap of een andere 'bewusteloosheid' ademen we gewoon door), maar ook bewust kan worden aangestuurd. De adem is daarom bij uitstek geschikt als medium om invloed uit te oefenen op onze algemene toestand. Wanneer we een grote lichamelijke inspanning verwachten, kunnen we de adem vooraf al verdiepen om een zuurstofvoorraadje aan te maken, en wanneer we lichaam en geest willen leiden naar een grotere mate van ontspanning, kunnen we de ademhaling bewust verlagen en vertragen.

ademhalings-
oefeningen

Vooral in de oude culturen van Perzië en India (denk aan yoga) neemt de adem een prominente plaats in in het geneeskundig denken. Er bestaat een grote diversiteit van ademhalingsoefeningen die als ondersteuning dienen bij het verkrijgen van ontspanning, bij het verhogen van de concentratie, bij meditatie, reiniging, regeneratie, enzovoort.

Ademhalingsoefeningen ter ontspanning richten zich vooral op:
- een regelmatig ademhalingspatroon;
- de uitademing;
- de buikademhaling.

Een ontspannen ademhaling kenmerkt zich door een rustig en regelmatig patroon en het gebruik van met name de buikademhaling. Als vuistregel geldt dat in het ideale geval de uitademing ongeveer 1,5 keer zo lang duurt als de inademing. Bij zorgvragers zien we echter een variatie in ademhalingspatronen. Daarom geldt vooral het uitgangspunt dat de zorgvrager zich prettig en comfortabel voelt bij zijn eigen ademhalingspatroon.

Ontspanning via fysieke activiteit (progressieve spierontspanning)

afwisselen van
passiviteit en
activiteit

Een andere manier om zich beter te ontspannen is het aanleren van een juiste afwisseling van passiviteit en activiteit. Passiviteit wordt dan niet gezien als een gebrek aan wilskracht, maar als een vrijwillig gekozen toestand van 'niet actief zijn'. Het is dus een door de wil geregeerde techniek om passief te zijn op het moment dat men dat wenst. Naar wens kan daarbij ook gebruik worden gemaakt van ademhalingstechnieken of bepaalde spieroefeningen.

Een bekende en effectieve oefening om spieren bewust te ontspannen is de door Jacobson in de eerste helft van de twintigste eeuw ontwikkelde methode van progressieve spierontspanning (7, 9,10). Bij deze methode wordt gebruik gemaakt van oefeningen die bestaan uit het beurtelings aanspannen en daarna loslaten van spiergroepen. Het effect van het eerst aanspannen is dat de ontspanning vervolgens veel dieper wordt en de zorgvrager leert onderscheid te voelen tussen spanning en ontspanning. Daarnaast is de aandacht geconcentreerd en ontspannen op iets gericht en ook dat werkt ondersteunend bij het bereiken van een ontspannen toestand.

Ontspanning via cognitieve activiteit (autogene training, geleide fantasie)

Bij cognitieve ontspanningstechnieken wordt sturend gebruik gemaakt van de gedachten en de fantasieën van een persoon, waarbij allerlei zintuiglijke waarnemingen kunnen worden ingeschakeld.

autogene training   Bij de techniek van autogene training, in het begin van de twintigste eeuw ontwikkeld door de Duitse zenuwarts Schultz (11), kan een
zorgvrager een gevoel van ontspanning realiseren door zich achtereenvolgens te concentreren op verschillende lichaamsdelen en zich
daarbij bepaalde sensaties voor te stellen (warm, koel, zwaar, licht,
ontspannen).

geleide fantasie   Met behulp van de geleide fantasie wordt de patiënt uitgenodigd in
gedachten naar een situatie te gaan waarin hij zich zeer prettig
heeft gevoeld en zich die situatie weer levendig voor te stellen. Dit
wordt bereikt door de fantasie zo veel mogelijk de vrije loop te laten
en daarbij alle zintuigen in te schakelen. Deze methode is gebaseerd
op het gegeven dat het lichaam geen duidelijk onderscheid maakt
tussen wat iemand zich voorstelt en wat er feitelijk met hem
gebeurt. Als je je heel levendig een stressvolle situatie voorstelt, reageert het lichaam met een (lichte) stressreactie. Als je je voorstelt dat
je een citroen eet, worden de speekselklieren geactiveerd. Als je ziek
bent, pijn hebt, je onrustig en gespannen voelt en je stelt je een prettige ontspannen situatie voor, dan reageert het lichaam daar ook op,
en wel met een ontspanningsreactie. Bovendien wordt de aandacht
afgeleid van de negatieve gevoelens van angst en spanning door in
gedachten naar een situatie te gaan die de zorgvrager associeert met
positieve gevoelens.

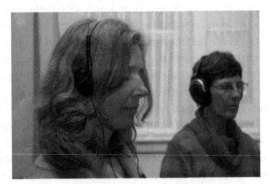

Figuur 15.3 Luisteren naar een visualisatieoefening

Verschillende termen voor dezelfde interventie:
- geleide fantasie;
- visualisatieoefeningen;
- gezonde verbeelding;
- *guided imagery.*

15.3 Aandachtspunten voor de keuze van ontspanningsoefeningen

Na een eerste instructie kunnen ontspanningsoefeningen door de zorgvrager zelf worden toegepast. Voor een grote groep zorgvragers is het prettig op deze manier zelf meer controle te hebben over de balans tussen spanning en ontspanning (12).

spannings-
klachten

Veel mensen hebben echter niet goed geleerd om met spanning om te gaan, waardoor ze zich eigenlijk ook niet realiseren dat hun klachten een gevolg kunnen zijn van spanning. Spanningsklachten maken mensen vaak onzeker. Daardoor ontstaat angst en door de angst neemt de spanning weer verder toe. Op die manier komt men in een vicieuze cirkel, die moeilijk te doorbreken is (13).

Een belangrijke taak van de zorgverlener is het observeren van de zorgvrager. Uit de lichaamshouding en -taal van de zorgvrager kan zij afleiden of de zorgvrager erg gespannen is en bijvoorbeeld oppervlakkig ademt. Bij de keuze van ontspanningsoefeningen als interventie moet zij dan, behalve met de algemene aandachtspunten uit de inleiding van deel 2, rekening houden met het volgende.

- Is de zorgvrager slechthorend? Als de zorgverlener zelf de oefening geeft, kan zij zo nodig haar stemvolume aanpassen. Gebruikt de zorgvrager een gehoorapparaat, dan is een koptelefoon om naar een cd met oefeningen te luisteren, niet aan te bevelen.
- Is de zorgvrager in staat het gehoorde om te zetten in adequate actie? Begrijpt hij de instructies?
- Is er een grote kans dat de zorgverlener wordt weggeroepen? In dat geval is een gesproken instructie niet op zijn plaats, maar kan zij de zorgvrager instructie geven om zelf te oefenen met een cd. In een dergelijke situatie zijn observatie van de zorgvrager en evaluatie extra belangrijk.
- Zorgvragers met veel lichamelijke klachten kunnen een fysieke ontspanningsoefening meestal niet volledig uitvoeren, omdat sommige spiergroepen te verzwakt of te pijnlijk zijn of om andere redenen niet belast mogen worden. Bij zorgvragers in de palliatieve fase richt de oefening zich vaak op één of op een beperkt aantal spiergroepen.
- Voor sommige mensen is het moeilijk om te voelen hoe zij ademen. Het kan dan helpen om bij een ademhalingsoefening een hand op de buik van de zorgvrager te leggen en hem dit, na instructie, zelf te laten doen.
- Sommige mensen worden juist onrustig van een ademhalingsoefening. Wanneer zij bewust gaan letten op een normaal gespro-

ken 'onbewuste' activiteit, raakt hun ademhalingspatroon verstoord. Het is dan beter om voor een eenvoudige fysieke ontspanningsoefening of een visualisatieoefening te kiezen.

- Is er een taalbarrière? In dat geval kan worden besloten de taal van de oefening te vereenvoudigen en aan te passen aan het niveau van de zorgvrager. Een visualisatieoefening, waarbij taal essentieel is om een innerlijke beeldenwereld op te roepen, is dan niet aan te bevelen; een eenvoudige ademhalingsoefening is wel mogelijk.
- Als de zorgvrager zelf een duidelijke voorstelling heeft van een ontspannende situatie (hij heeft bijvoorbeeld goede herinneringen aan een strandvakantie), kan de zorgverlener dit beeld als start van de oefening gebruiken als er gekozen is voor het toepassen van een op de zorgvrager toegesneden visualisatieoefening.
- Er zijn cd's verkrijgbaar met ontspannings- en visualisatieoefeningen voor verschillende situaties en klachten, bijvoorbeeld voor algemene ontspanning, bij pijn, ter voorbereiding op een operatie en als begeleiding bij een chemokuur (14). Na een korte instructie door de zorgverlener kan de zorgvrager de cd's zelfstandig gebruiken.
- Sommige mensen vinden het moeilijk zich een situatie duidelijk voor de geest te halen omdat zij niet visueel zijn ingesteld. Dan kan beter voor een fysieke ontspanningsoefening of een ademhalingsoefening worden gekozen.

Grondregel is dat de oefening zodanig wordt gekozen en aangepast aan de voorkeur en de mogelijkheden van de zorgvrager dat het grootst mogelijke rendement kan worden verwacht.

Belangrijk is ook dat degene die de instructies geeft de technieken zelf beheerst, de gevoelens kent die men kan hebben en daardoor ook beter kan inschatten welke oefening in een bepaalde situatie het meeste rendement oplevert.

15.4 Verpleegkundige diagnosen voor toepassing van ontspanningsoefeningen

In principe kunnen in alle verpleegsituaties waarbij spanning een rol speelt ontspanningsoefeningen worden aangeboden. In de Nursing Intervention Classification (NIC) (15) zijn de hierboven beschreven ontspanningsoefeningen als verpleegkundige interventie terug te vinden.

Ontspanningsoefeningen kunnen ook deel uitmaken van andere NIC-interventies, zoals:

- angstreductie: het beperken van gevoelens van ongerustheid, angst, onheil of onbehaaglijkheid die verband houden met een specifieke bron van verwacht gevaar;
- bevordering van de *coping*: de zorgvrager helpen zich aan te passen aan vermeende stressoren, veranderingen of bedreigingen die hem belemmeren bij het vervullen van zijn taken en rollen;
- bevordering van de slaap: het bevorderen van een regelmatig slaap-waakritme;
- kalmeringstechniek: vermindering van angst bij de zorgvrager die in acute psychische nood verkeert;
- pijnbestrijding: verlichting van de pijn tot een voor de zorgvrager aanvaardbaar niveau.

meditatie

In de NIC wordt ook meditatie als verpleegkundige interventie ter ontspanning genoemd.

Meditatie is een verzamelterm voor een groot aantal verschillende technieken afkomstig uit westerse of oosterse tradities, die bedoeld zijn om de aandacht naar binnen te brengen en een staat van innerlijke rust te bereiken. Doorgaans is de uitgangshouding: zittend met een rechte rug of liggend op de rug. In veel meditatiesystemen maakt men ook gebruik van de adembeweging: het registreren van de eigen ademhaling, zonder die te beïnvloeden of een speciale ademhaling uit te voeren (lage of buikademhaling). In diepe meditatie bestaat er geen denken en geen ervaring van individu-zijn meer, maar uitsluitend een staat van 'zijn'.

In Nederland wordt weinig gebruik gemaakt van meditatie als verpleegkundige interventie. Wel volgen veel zorgvragers individueel meditatiecursussen buiten de gezondheidszorg.

De keuze van de ontspanningsoefening wordt samen met de zorgvrager gemaakt. In tabel 15.1 kan bij een diagnose voor een andere ontspanningsoefening worden gekozen dan de NIC suggereert. Daarnaast kan er eventueel een bijpassende etherische olie worden verdampt of muziek als extra ondersteuning worden gebruikt.

Tabel 15.1 Verpleegkundige diagnosen

Gezondheids-patronen (16)	Verpleegkundige diagnosen (16, 17)	Bron	Genoemd in NIC (15)	Bijzonderheden m.b.t. de interventiebij deze diagnose; specifieke aandachtspunten
1. Gezondheids-beleving en -instandhouding	borstvoedingsonderbreking		X	
4. Activiteiten	ontspanningstekort	26, 28, 30		
	verminderd activiteits-vermogen		X	
	dreigend inactiviteits-syndroom		X	
	ineffectieve ademhaling	4, 23, 42, 43	X	aanleren goede ademhalings-techniek
	disfunctionele beade-mingsontwenning		X	aanleren goede ademhalings-techniek
	oververmoeidheid		X	
5. Slaap-rust	verstoord slaappatroon	7, 39	X	
6. Cognitie en waarneming	pijn	21, 28, 45		
	chronische pijn	37, 38	X	
	beslisconflict		X	
7. Zelfbeleving	vrees	20	X	
	angst	29, 30, 31, 32	X	
	machteloosheid	54	X	
8. Rollen en relaties	overbelasting van de mantelzorger			de rol van mantelzorger kan veel spanning en stress opleveren; in dat geval kunnen ook aan de mantelzorger ontspanningsoefe-ningen worden aangeboden
9. Seksualiteit en voortplanting	seksueel disfunctioneren		X	
10. Stress-verwerking	ineffectieve coping	20, 42, 54, 55, 56	X	
	posttraumatische reactie		X	
11. Waarden en levensover-tuigingen	geestelijke nood		X	

15.5   Contra-indicaties

Hoewel men met ontspanningsoefeningen zelden kwaad kan doen, worden in deze paragraaf toch enkele aandachtspunten gegeven om een onjuiste toepassing te voorkomen.

- Bij mensen die erg in de war zijn of neigen naar wanen, kan de opdracht om ontspannen op hun lichaam te letten averechts werken: de verwardheid kan groter worden of de gewaarwordingen aan hun lichaam (zoals het zwaarder of groter aanvoelen van ledematen) kunnen een eigen leven gaan leiden. Omdat ze niet gerelativeerd worden, kunnen de ervaringen tijdens de oefening zeer onwerkelijk lijken en gevoelens van vervreemding en angst vergroten (18). Toename van het lichaamsgevoel, zoals dat bij ontspanningsoefeningen gebeurt, is dus alleen gunstig wanneer de betreffende zorgvrager de aandacht voor deze gewaarwordingen ook weer kan afsluiten (19).
- Sommige zorgvragers doen te veel hun best om te ontspannen en willen met alle geweld hun gedachten proberen te stoppen of hun ademhaling naar het buikgebied dwingen. In dat geval past een relativering van de goedbedoelde inspanning en een verschuiving van het accent naar overgave aan voelen en minder 'doen'.
- Zorgvragers die weinig lichaamsgevoel hebben en zich niet of nauwelijks bewust zijn van hun gevoelsleven, vinden het vaak moeilijk om ontspanningsoefeningen te doen. Zij benaderen de oefening dan algauw als een cognitieve opdracht en kunnen hun aandacht niet naar binnen richten.
- Door de grotere aandacht op het lichaam ontstaat bij mensen met (chronische) pijn in een enkel geval meer pijn (20). Doorgaans zal dit wanneer men doorgaat met de oefening juist overgaan in het ervaren van minder pijn of het beter kunnen hanteren van de pijn, maar een enkeling kan niet tot dit punt komen of kan er het geduld niet voor opbrengen.
- Indien spanning wordt veroorzaakt door psychosociale problemen, kan de zorgvrager worden geadviseerd daarvoor hulp of ondersteuning te zoeken. Uiteraard blijft het altijd de keuze van de zorgvrager om wel of niet iets met zijn klacht te doen. Kiest hij ervoor de psychosociale problematiek niet aan te pakken, dan kunnen ontspanningsoefeningen een sterke weerstand oproepen en zijn dan niet geïndiceerd.

15.6   Effecten van ontspanningsoefeningen

Signalen van ontspanning
Een ontspanningsoefening kan de zorgvrager een rustig uiterlijk en een rustige uitstraling geven. Aan het lichaam kan men een aantal signalen zien, zoals:
- een ontspannen onderkaak (de kiezen zijn los van elkaar en de tong zakt wat weg in de mondholte);
- een traag en regelmatig ademritme;
- door de ontspanning kunnen de voeten naar buiten hangen.

Enkele signalen zijn van buiten niet met zekerheid vast te stellen, maar kunnen wel gemeten worden:
- een vertraagd hartritme;
- een verlaagde bloeddruk;
- een verlaagde spierspanning;
- een veranderde elektrische huidweerstand: door stress neemt de huidtranspiratie toe en dit heeft invloed op de geleiding van elektriciteit door de huid.

onderzoek naar effecten

Er is vrij veel onderzoek gedaan naar het effect van de genoemde ontspanningsoefeningen. De onderzoeken zijn echter zeer heterogeen wat betreft:
- de onderzochte groepen, bijvoorbeeld patiënten met niet-levensbedreigende ziekten (21-23), patiënten met kanker in de curatieve fase tijdens behandeling van chemotherapie of bestraling (24-27), patiënten met kanker in de palliatieve fase (28-30), patiënten met COPD (23);
- de onderzochte problematiek, zoals fysieke klachten, angst (30-32), spanning (28), *distress*, somberheid (31,32);
- situatie, bijvoorbeeld visualisatieoefeningen pre-, peri- en postoperatief (33);
- de gebruikte meetinstrumenten (verschillende vragenlijsten of andere meetmethoden, zie hoofdstuk 17). Sommige onderzoeken betreffen kleine aantallen patiënten of zijn niet gerandomiseerd (zie hoofdstuk 17) en laten soms tegenstrijdige resultaten zien.

Toch zijn er in het algemeen duidelijke aanwijzingen voor het effect van de diverse ontspanningstechnieken op lichamelijke klachten (in het bijzonder pijn en kortademigheid), op bijwerkingen van chemotherapie (in het bijzonder misselijkheid en braken) en andere behandelingen, en op het psychisch welbevinden en angst. Verder zijn er ook duidelijke resultaten gemeld bij operaties, waarbij het gebruik van visualisatieoefeningen kan resulteren in een reductie van postoperatieve pijnmedicatie en in enkele onderzoeken onder patiënten die een hartoperatie ondergingen, leiden de oefeningen zelfs tot een reductie in ligdagen.

Omdat in veel onderzoeken combinaties van technieken (vooral progressieve spierontspanning en visualisatieoefeningen) worden gebruikt, is het niet goed mogelijk een uitspraak te doen over de effectiviteit van de verschillende technieken afzonderlijk.

Ontspanningsoefeningen kunnen de geheugenfunctie bij ouderen verbeteren, waarbij ook het probleemoplossend vermogen wordt vergroot (34). Verder hebben de oefeningen een duidelijk positief effect op onrust en distress (angstigheid) (35, 36).

De ontspanningsoefeningen kunnen ook dienen als afleiding bij pijn en angst. Maar naast dit psychische effect is er ook een fysiek

pijnreductie   mechanisme waardoor pijnreductie door ontspanningsoefeningen kan worden verklaard. Pijn veroorzaakt een verhoogde spanning van de weefsels en spieren in de omgeving van de plaats waar de pijn wordt gevoeld. Door deze verhoogde spanning worden zowel de aanvoer van zuurstof- en voedingsrijk bloed als de afvoer van bloed dat is verzadigd met koolzuur en andere afvalstoffen bemoeilijkt. Het betreffende weefsel raakt in een stresstoestand. Deze informatie wordt doorgegeven naar de hersenen, die op hun beurt noodsignalen naar de weefsels sturen om de 'touwtjes' nog strakker aan te trekken. Ontspanningsoefeningen hebben als resultaat dat de bloedvoorziening in de pijnregio verbetert, waardoor de vicieuze cirkel kan worden doorbroken (37, 38).

Ontspanningsoefeningen kunnen het slaappatroon beïnvloeden: zowel in- als doorslapen kunnen erdoor verbeteren (7, 39) en in veel gevallen kan een hoge bloeddruk worden verlaagd (40, 41). Patiënten met ademhalingsstoornissen, zoals emfyseem en astma, kunnen in hoge mate profijt hebben van ontspannings- en/of ademhalingsoefeningen. Zowel adem- als hartritme blijkt onder invloed van ontspanningsoefeningen rustiger te worden en ook het gevoel van welzijn, van zich prettig voelen, wordt bevorderd (42-44).

effecten bij   Onderzoek van Flaherty en Fitzpatrick (45) toonde het positieve
postoperatieve   effect aan van ontspanningsoefeningen als interventie bij postoper-
patiënten   atieve patiënten. Op de dag voor de operatie werden de deelnemers in vier sessies de beginselen bijgebracht van progressieve spierontspanning. Na de operatie beoefenden de patiënten de aangeleerde methode. Deze groep werd vergeleken met een controlegroep, die geen ontspanningtraining had gekregen. Op het moment dat elke individuele deelnemer voor het eerst het ziekbed mocht verlaten, werden hartslag, tensie en ademtempo vergeleken. In de controlegroep bleken deze parameters aanmerkelijk hoger te liggen dan in

de 'ontspanningsgroep'. Ook bleek dat de patiënten die gebruik gemaakt hadden van de progressieve spierontspanning, zich prettiger voelden en minder pijnstillers nodig hadden.

visualisatie Visualisatieoefeningen kunnen pijn beïnvloeden. Oudere vrouwelijke patiënten met osteoartritis die in een periode van twaalf weken tweemaal per dag gedurende 10 à 15 minuten naar een cassettebandje met visualisatieoefeningen luisteren, ervaren minder pijn en meer mobiliteit dan de controlegroep (46). Visualisatie van een prettige plek is effectief bij vrouwen met pijn als gevolg van fibromyalgie (47). Visualisatie waarbij de aandacht wordt gericht op de pijn, heeft echter geen resultaat. Voor patiënten met chronische spanningshoofdpijn zijn visualisatieoefeningen effectief om minder lichamelijke pijn en meer vitaliteit te ervaren (48). In dit onderzoek van Mannix volgden 129 patiënten van een (hoofd)pijncentrum de oefeningen dagelijks gedurende een maand.

Manyande (49) onderzocht het effect van een actieve copingvisualisatie bij patiënten die een buikoperatie moesten ondergaan en vond dat het cortisolgehalte in de experimentele groep vlak voor en vlak na de operatie lager was. Het noradrenalinegehalte was hoger en de experimentele groep gebruikte bovendien minder pijnstillers.

Renzi (50) liet 43 patiënten voor, tijdens en na een endeldarmoperatie luisteren naar een cassettebandje met algemene ontspannende tekst en muziek, terwijl de controlegroep standaardzorg ontving. De experimentele groep, die in totaal gemiddeld vijfmaal naar het bandje luisterde, sliep significant beter dan de controlegroep en gaf aan minder pijn te hebben. Daarnaast was er een positief effect op de postoperatieve mictie.

guided-imagery-programma Halpin (51) onderzocht het effect van het *guided-imagery*programma van het Inova Fairfax Hospital op de hartafdeling. Het ging om 134 patiënten die een hartoperatie ondergingen, en deelnamen aan het programma, dat bestond uit het dagelijks luisteren naar de oefeningen enkele dagen voorafgaand aan de operatie, tijdens de operatie en één tot twee weken postoperatief. Zij werden vergeleken met 655 patiënten die niet aan het programma deelnamen (het betreft een niet-gerandomiseerd onderzoek). De groep die het programma doorliep, verbleef korter in het ziekenhuis, gebruikte minder pijnmedicatie, terwijl de tevredenheid over de geleverde zorg groot was.

In een meta-analyse van tien onderzoeken concludeert Van Kuiken (52) dat een eenmalige oefening weliswaar resultaat kan hebben, maar dat dagelijkse toepassing van de oefening gedurende twee tot vier weken de effectiviteit aanmerkelijk vergroot.

Donaldson (53) vond dat resultaten onafhankelijk waren van het geloof in de effectiviteit van de interventie, met andere woorden: een zorgvrager hoeft niet van tevoren overtuigd te zijn van het effect van een visualisatieoefening. Andere onderzoekers geven wel aan dat de motivatie van de patiënt essentieel is om het dagelijks oefenen vol te houden (54).

15.7   Bijwerkingen en interacties

Het is niet bekend dat een ontspanningsoefening niet gecombineerd zou kunnen worden met een andere behandeling. Omdat stress, onrust en angst veelvoorkomende klachten zijn bij veel aandoeningen en medische ingrepen, kunnen ontspanningsoefeningen juist een goede aanvulling zijn.

Wel is het mogelijk dat de bereikte ontspanning invloed heeft op bijvoorbeeld de behoefte aan medicatie en kan een bijstelling nodig zijn. Zo kan ontspanning bij zorgvragers met diabetes mellitus een bloedsuikerverlagend effect hebben. Bij hypertensie en/of hartzwakte zal het tegelijk aanspannen van veel spieren worden vermeden, omdat daardoor de spanning in de vaten tijdelijk wordt verhoogd. Worden alleen kleinere spiergroepen aangespannen, dan treedt dit effect niet op (40, 41). In principe werken ontspanningsoefeningen sedatief en bloeddrukverlagend en daalt ook de lichaamstemperatuur enigszins. Bij bepaalde klachten en ziektebeelden zal daarmee dus rekening moeten worden gehouden.

Mocht de zorgverlener onzeker zijn over het aanbieden van de interventie of de reactie daarop, dan is het raadzaam contact op te nemen met een collega met meer ervaring op dit gebied of misschien met iemand uit een andere discipline van de zorgsector (haptonomie, psychologie, yoga, fysiotherapie, enzovoort) die een ruime ervaring heeft op het gebied van ontspanningsoefeningen.

Bij hyperventilatie is het goed om in overleg met de zorgvrager de fysiotherapeut in te schakelen om een goede ademhalingstechniek aan te leren.

15.8   Specifieke aandachtspunten bij toepassing van ontspanningsoefeningen

Voor de toepassing van een ontspanningsoefening maakt het verschil of de zorgverlener de oefening zelf geeft of dat zij de zorgvrager instructies geeft zodat hij zelf met een cassettebandje of cd kan werken. In het laatste geval moet de zorgverlener er bij de voorbereiding op letten dat de zorgvrager over de juiste apparatuur beschikt en die kan bedienen.

Voorbereiding

Uiteraard wordt de zorgvrager eerst geïnformeerd over de bedoeling en de werkwijze van de interventie. Als de zorgvrager al bekend is met dergelijke oefeningen, kan eventueel worden aangesloten bij zijn ervaringen. Vond hij het toen prettig om te liggen of te zitten, om zijn ogen open of dicht te hebben? Hoe vond hij het om op zijn adem te letten? Kan hij gemakkelijk visualiseren?

De zorgverlener legt uit dat de zorgvrager altijd zelf de controle over de oefening heeft: als hij het op een bepaald moment niet meer prettig vindt, onrustig wordt of merkt dat bepaalde beelden hem niet aanspreken, kan hij zelf de oefening stoppen. De meeste oefeningen duren 10 à 25 minuten, maar een eerste ademhalingsoefening kan ook korter duren.

Het is van belang dat de oefening in een rustige omgeving wordt gegeven: geen collega's of andere mensen die de kamer komen binnenlopen, geen pieper die kan afgaan, geen haast bij de zorgverlener. De toestand waarin de zorgverlener verkeert wanneer zij een ontspanningsoefening geeft, is niet onbelangrijk. In de stem en in de non-verbale expressie kunnen eventuele eigen onrust, irritatie of ongeduld tot uiting komen en het effect van de oefening verkleinen. Door stemvariatie en aanpassing van de instructies aan de zorgvrager kan de zorgverlener in belangrijke mate bijdragen aan de mate van ontspanning die kan worden bereikt.

Verder zorgt de zorgverlener ervoor dat de zorgvrager comfortabel ligt of zit, geen knellende kleding draagt en eventueel de bril afzet als hij toch zijn ogen sluit. Een verwarmde kamer is prettig, of gebruik anders een deken om de zorgvrager toe te dekken; sommige mensen krijgen het koud als ze stilliggen en ontspannen.

Uitvoering

lichaams-
bewustzijn

Ontspanning begint bij lichaamsbewustzijn en omdat niet iedere zorgvrager daaraan gewend is, kan dat extra tijd kosten. Het kan ook betekenen dat de zorgverlener ervoor kiest niet de hele oefening te doen, maar een paar onderdelen ervan om de zorgvrager te laten ervaren wat het is en hoe het kan voelen.

Als de zorgvrager gebruikmaakt van een cassettebandje of een cd met ingesproken oefeningen, dan hoeft de zorgverlener daar niet bij aanwezig te blijven. Wel kan zij op een later tijdstip informeren naar de ervaringen van de zorgvrager en hem de gelegenheid geven vragen te stellen.

Als de zorgverlener de oefening zelf geeft, is het belangrijk dat zij let op een rustige en lage stem, dat zij eenvoudige woorden en korte zinnen en voldoende pauzes tussen de zinnen gebruikt, zodat de zorgvrager tijd heeft de oefening uit te voeren (spieren aanspannen, op de adem letten, beelden vormen) en te voelen wat het effect is.

Bij eventuele hypotensie zal extra aandacht worden besteed aan de afronding van de oefening, zodat de tijd genomen wordt voor reactivering van adem en beweging en de bloeddruk weer kan stijgen tot voor de zorgvrager gebruikelijke waarden.

Na de ontspanningsoefening is het aan te raden dat de zorgvrager nog een kwartier rustig blijft liggen of zitten; veel mensen vallen overigens in slaap na een lange ontspanningsoefening.

Afronding

Na de rustperiode vraagt de zorgverlener welk effect de zorgvrager heeft ervaren. Vond hij het prettig, wil hij vaker gebruikmaken van dergelijke oefeningen?

Door de ontspanningsoefeningen kan de zorgvrager zich bewust worden van lichamelijke en emotionele spanningen. Misschien heeft hij behoefte om daarover te praten of heeft hij vragen. De zorgverlener gebruikt dan haar counselingcompetenties om de zorgvrager hierbij te begeleiden.

Behalve deze specifieke aandachtspunten moet de zorgverlener ook rekening houden met de algemene aandachtspunten uit de inleiding van deel 2 van dit boek.

15.9 Aandachtspunten voor rapportage

Als er een ontspanningsoefening aan een zorgvrager is gegeven, wordt dat op de gebruikelijke manier in het zorgdossier gerapporteerd: de aanleiding voor de interventie (verpleegkundige diagnose), eventuele observaties tijdens de interventie, het effect van de interventie, eventuele relevante opmerkingen van de zorgvrager en eventuele verdere afspraken.

Deze afspraken kunnen bijvoorbeeld inhouden dat de zorgvrager dagelijks gebruik wil maken van een oefening en dat er met hem een schema wordt afgesproken. Of misschien wil de zorgvrager na een eerste instructie door de zorgverlener verder zelf bepalen hoe en wanneer hij een oefening toepast. Ontspanningsoefeningen zijn bij uitstek geschikt om zelfstandig door de zorgvrager te worden gedaan. Kan hij dan zelf bij de cd-speler en de koptelefoon?

15.10 Toepassing van ontspanningsoefeningen door zorgvrager of mantelzorger

Met behulp van instructies is het mogelijk de zorgvrager en/of mantelzorger een eenvoudige ontspanningsoefening aan te leren. Met een ontspanningsoefening die goed wordt uitgevoerd, kan geen schade worden aangericht. Hierbij gelden de meeste aandachtspunten die hierboven zijn genoemd.

Vanzelfsprekend is het voor de zorgvrager en/of mantelzorger erg handig om de oefening op papier te hebben. Dat geldt zowel voor achtergrondinformatie over spanning en ontspanning als voor stap voor stap uitgeschreven oefeningen. Ook door het gebruik van een geluidsdrager (bijvoorbeeld het draaien van een ontspannings-cd in een *discman* met koptelefoon) kunnen in vrijwel alle situaties ontspanningsoefeningen worden ingezet.

Casus

Mevrouw Marsman heeft de ziekte van Kahler en is nu opgenomen in verband met een herpes zoster, waardoor ze erg veel zenuwpijn in haar been heeft. Zij krijgt aanvalsgewijze pijnscheuten die een pijnscore van 10 geven. Mevrouw Marsman heeft al verschillende intraveneuze pijnmedicaties gehad, die nog steeds niet voldoende zijn. Zij is gefixeerd op de pijnaanvallen en tijdens een aanval is zij niet meer in staat om adequaat te reageren en gaat zij hyperventileren.

Het geven van aandacht, de klacht van dat moment serieus nemen en het aanbieden van een ademhalingsoefening blijken in de praktijk goed te werken. Een ademhalingsoefening doen als er een pijnaanval komt, leidt mevrouw Marsman af van de pijn. Haar concentratie is gericht op de ademhaling, waardoor zij de pijn anders ervaart. Na enkele dagen geeft zij aan dat de pijn in het been minder wordt en dat zij door de ademhalingsoefeningen de pijnaanvallen beter kan opvangen.

Alleen al het toepassen van een ademhalingsoefening blijkt de pijnbeleving te beïnvloeden, waardoor de verpleegkundige door een simpele interventie als een ontspanningsoefening de kwaliteit van leven van dat moment kan verbeteren en een goede interventie kan bieden bij de specifieke zorgvraag van de zorgvrager. De verpleegkundige had het gevoel dat zij daardoor een opening had gevonden om een beter contact met de zorgvrager te kunnen opbouwen. Holisme bleek nu niet alleen een kreet te zijn, maar er werden handen en voeten aan gegeven. Zij ervoer het als een verdieping van haar vak.

Zelf ervaren

Ademhalingsoefening. De oefening kan zittend op een stoel of liggend op de rug worden gedaan. Leg in het laatste geval eventueel een kussen onder de knieholten. Dat is vooral prettig bij onderrugklachten.

- Ga prettig en gemakkelijk zitten of liggen.
- Sluit je ogen of, als je dat niet prettig vindt, kijk naar een punt voor je op de grond.
- Richt je aandacht op je ademhaling en laat die helemaal vanzelf gaan. In onze slaap ademen we ook vanzelf dus je kunt het gerust aan je lichaam overlaten. Voel waar de adem zit: hoog in de borstkas of juist lager? En voel het tempo: langzaam, snel, regelmatig?
- Je hoeft er niets aan te veranderen; zoals het gaat is het goed.
- Leg dan een of twee handen losjes op de buik; voel hoe de handen bij de inademing iets met de buik omhoog bewegen en uitademend weer mee terugzakken.
- Zonder te veel je best te doen, laat je bij de inademing de buik iets meer uitzetten; uitademend zakken handen en buik weer terug.
- Houd je aandacht rustig bij de adem, volg de adembeweging van 'binnenuit'.
- Voel hoe het hele lichaam eraan toe is; waar voelt het ontspannen aan en waar minder ontspannen?
- Ga langzaam de adem wat verdiepen, laat de borstkast meedoen, adem krachtig in en uit en beweeg de voeten en de handen, de armen en de benen.
- Wanneer je je weer voldoende geactiveerd voelt, kom je rustig overeind.

Visualisatieoefening 'Favoriete plek'. De puntjes in de tekst geven pauzes aan. Bij het geven van een visualisatieoefening is het belangrijk de zorgvrager de tijd te gunnen het beeld op te bouwen. Spreek met een rustige stem.

- Ga prettig en gemakkelijk zitten of liggen. Sluit je ogen of, als je dat niet prettig vindt, kijk naar een punt voor je op de grond.
- Kun je voelen dat je zit of ligt? Welke delen van je lichaam gesteund worden door de stoel of het bed? Misschien je hoofd, je schouders, je rug. Je kunt je voorstellen dat de stoel of het bed gemaakt zijn om je gewicht te dragen. Je hoeft je spieren niet te spannen om te blijven zitten of liggen. Geef je gewicht maar mee aan de stoel of het bed.
- Voel dat je lichaam wat zwaarder wordt. Merk dat je lichaam licht beweegt op het ritme van je adem... Als je handen op je borst of buik liggen, voel dan hoe ze meebewegen. Heel rustig, vanzelf, zonder dat je er iets voor hoeft te doen. Je ademt vanzelf in en vanzelf uit... Al het goede van de adem neem je in je op. En wat je niet nodig hebt, laat je los met de uitademing. Voel hoe dat je ontspant...

>>

>> • Misschien merk je dat ook je gedachten het ritme van de adem volgen. Er komen gedachten in je op – dat kan van alles zijn – maar ze verdwijnen ook weer. Net als met de adem hoef je niets met die gedachten te doen. Ze komen... en ze gaan. Zoals je inademt... en uitademt... in... en uit...

• En dan stel je je een plek voor waar je je veilig en vredig voelt ... misschien is het een bestaande plek, misschien ook niet ... een plek uit je verleden of een plek waar je altijd al naartoe had gewild... dat maakt niet uit... als het maar een plek is waar je je prettig en veilig voelt ...

• Kijk rustig om je heen, geniet van de dingen die je ziet, neem ze waar, de kleuren om je heen, kijk naar links... kijk naar rechts ...

• En luister ook naar de geluiden van deze fijne plek, misschien de wind of het water... vogels of muziek... Laat de geluiden van deze speciale, vredige plek tot je doordringen...

• En voel hoe je daar zit of ligt... waar leun je tegenaan... wat voel je onder je voeten... misschien zacht zand of gras, of misschien zit je in een gemakkelijke stoel of op een warme rots in de zon... misschien loop je door het bos en voel je de aarde en bladeren onder je voeten...

• En voel de zachte wind op je huid, droog of juist vochtig... of misschien ben je binnen en word je verwarmd door een haardvuur... Geniet van het contact met de lucht... voel de temperatuur...

• En ruik de geuren van deze speciale plek... de geur van bloemen, of van de zee, of de diepe geur van het bos... Misschien kun je er zelfs iets van proeven op je tong...

• Neem het allemaal in je op, de volheid van deze plek... met al je zintuigen... en voel je dankbaar en prettig op deze mooie plek...

• Laat de schoonheid en rust van deze plek je voeden, neem het in je op met elke inademing... En met elke uitademing laat je los wat je niet nodig hebt...

• Neem de schoonheid en de rust en de veiligheid van deze plek in je op... helemaal tot in je lichaam, tot in je buik... tot in de puntjes van je tenen, je huid raakt ervan doordrongen... tot in je spieren en botten... nog verder, tot in elke cel van je lichaam... laat je voeden tot in je diepste kern... (lange pauze)

• En weet dat je altijd terug kunt naar deze plek... het is je eigen, mooie en veilige plek... een plek die zich binnen in je bevindt.... wanneer je maar wilt, kan je ernaartoe...

• Bereid je dan langzaam voor om terug te komen in deze kamer... neem het fijne en rustige gevoel met je mee... adem wat dieper in en uit... voel de stoel waarop je zit, het bed waarin je ligt... beweeg je handen en je voeten een beetje... rek je een beetje uit... gaap maar als je wilt... en open langzaam je ogen en kom helemaal terug...

16   Therapeutic touch

Martine Busch

Casus

De 52-jarige Karin woont sinds 1986 in een instelling voor verstandelijk gehandicapten. In de loop van de tijd krijgt ze steeds meer lichamelijke en psychische klachten, waarvoor vaak geen lichamelijke oorzaak wordt gevonden. Ze heeft veel pijn, vooral in de keel en/of borst, ze is somber, angstig en apathisch, en huilt en schreeuwt veel. Jarenlang is ze onderzocht, wordt medicatie geprobeerd, en krijgt ze gedragscorrigerende benaderingen aangeboden. Niets helpt echt. Na het zoveelste overleg met de psychiater wordt in 2002 besloten Karin door te verwijzen naar een geriater, die vaststelt dat Karin aan het dementeren is. Kort na deze diagnose verhuist Karin naar een andere unit waar ze beter begeleid kan worden in de te verwachten achteruitgang.

In het begin lijkt het goed te gaan. De wisselende stemmingen zijn minder en het eten en drinken gaan beter. Maar de stemmingswisselingen komen weer terug: veel huilen, schreeuwen, slaan, angst en verwardheid. De verzorging van Karin gaat steeds moeizamer.

Medicatie is geen optie in verband met het gevaar van intoxicatie. In het voorjaar van 2003 wordt gestart met therapeutic touch (TT), met als doel dat Karin zich meer kan ontspannen en minder angstig is, vooral tijdens de verzorging. Karin krijgt eenmaal per week TT en om de vier weken is een evaluatie gepland. Er wordt een lijst met observatiepunten gemaakt, die direct na TT en tijdens verzorgingsmomenten wordt gebruikt. Bij het team heerst enige twijfel over de effectiviteit van TT.

Maar al na de tweede week zijn er veranderingen te zien in Karins gedrag. Ze is rustiger tijdens de zorgmomenten, schreeuwt dan minder en pakt de mensen of het bed minder vast. Ze heeft dagen dat ze helder is en bijvoorbeeld kan aangeven dat het eten te warm is, ook reageert ze dan helder op vragen van het personeel. De Zweedse band die Karin 's nachts aan moet, is niet meer nodig.

Karins verbeterde situatie wordt in het multidisciplinaire behandelteam ouderen (BTO) besproken en er wordt besloten om gedurende de zomer te stoppen met TT. De 'vaste TT'er' is dan ook met vakantie. Karin heeft op dat moment ruim vier maanden wekelijks TT gehad.   >>

>> Het stoppen met TT blijkt geen goede beslissing: Karin wordt onrustiger en zeer angstig, gilt veel, vrijwel continu. Eind september is er daarom opnieuw gestart met TT en het gaat veel beter met Karin. Ze is meer ontspannen en veel rustiger. Ze heeft meer dan een uur naar de intocht van Sinterklaas gekeken en moest er zelfs soms om lachen (1).

16.1 Geschiedenis, achtergrond en herkomst

Dora Kunz en Dolores Krieger

Therapeutic touch (TT) is halverwege de jaren zeventig als verpleegkundige interventie ontwikkeld door Dora Kunz en Dolores Krieger, toenmalig hoogleraar verpleegkunde aan New York University. Therapeutic touch wordt sinds 1975 onderwezen aan studenten verpleegkunde en andere professionele hulpverleners, maar ook aan geïnteresseerde leken (mantelzorgers), en sinds 1993 ook in Nederland en België. Inmiddels is TT opgenomen in de Nursing Intervention Classification (NIC) als interventie ter bevordering van het welbevinden van zorgvragers (2).

energetische interventie

Bij TT probeert de zorgverlener het energieveld van de zorgvrager meer in evenwicht te brengen. Therapeutic touch is dus een energetische interventie. De interventie is afgeleid van oude technieken als handopleggen en heeft overeenkomsten met bijvoorbeeld de Chinese methode *qigong*.

Krieger en Kunz hebben deze vorm van energie-uitwisseling zodanig gesystematiseerd dat ze voor iedere zorgverlener of mantelzorger toegankelijk is: de interventie bestaat uit vijf stappen, die als vaardigheid worden aangeleerd. Ze noemden deze methode 'therapeutic touch' om haar te onderscheiden van de niet-intentionele aanraking die zich zo vaak in het verpleegkundig handelen voordoet. Therapeutic touch is echter niet therapeutisch bedoeld, maar ondersteunend, en in feite is er ook geen sprake van fysieke aanraking, omdat de meeste handelingen worden uitgevoerd in het energieveld waarvan wordt verondersteld dat het zich zowel in als om het lichaam bevindt.

Quinn, Meehan en Samarel

Latere verpleegkundig onderzoekers zoals Quinn (3), Meehan (4) en Samarel (5) plaatsten TT binnen het verpleegkundig theoretisch model van Rogers, het unitair veldmodel (6). In dit model worden de mens en zijn omgeving opgevat als energievelden. Verpleegkundig handelen, gericht op gezondheidsbevordering, is dan een wederkerig proces, waarbij de verpleegkundige deel uitmaakt van het patroon van deze energievelden. Non-invasieve interventies, een aandachtvolle innerlijke houding en samenwerking tussen verpleegkundige en zorgvrager vormen in dit model essentiële elementen voor de verpleegkundige praktijk.

16.2 Werkingsprincipe

Therapeutic touch wordt gedefinieerd als een bewust gestuurd proces van energie-uitwisseling met de intentie te helpen helen. Hierbij gebruikt de hulpverlener de handen als instrument. Belangrijke begrippen hierbij zijn:
- *bewust gestuurd*: de zorgverlener weet wat ze doet en waarom;
- *proces van energie-uitwisseling*: de mens wordt opgevat als een energiesysteem dat in contact staat met zijn omgeving en met anderen, waardoor een (bewuste) energie-uitwisseling kan plaatsvinden;
- *intentie*: de zorgverlener wil iemand helpen zich beter te voelen en houdt haar aandacht daarop gericht;
- *helen*: helen omvat meer dan genezen op lichamelijk niveau; het gaat vooral om het herstellen van relaties, zowel lichamelijk, als psychosociaal, energetisch en spiritueel.

Deze begrippen houden bepaalde uitgangspunten in die als volgt kunnen worden beschreven.

open energie-
systeem

1 De mens is een open energiesysteem. De mens wordt opgevat als een geheel van lichaam, geest, ziel én energie. We staan in voortdurend contact met onze omgeving. Op alle niveaus vindt voortdurend een uitwisseling plaats met die omgeving: we halen zuurstof en voedsel uit onze omgeving (lichamelijk), we delen onze ervaringen met anderen (psychisch), we voelen ons deel van een groter geheel (spiritueel). Als we ook uit energie bestaan, is het logisch te veronderstellen dat we ook op energetisch gebied in voortdurend contact met onze omgeving staan en dus een open systeem vormen.

levensenergie

2 In een gezonde toestand stroomt de levensenergie op een evenwichtige, symmetrische manier vrij door en rond het organisme. Ziekte en klachten zijn in het energieveld waarneembaar als verstoringen van deze balans. Dit uitgangspunt sluit aan bij het gegeven dat gezondheid op de verschillende niveaus samenhangt met beweging. Onze lichaamssystemen functioneren goed als ze in beweging zijn: de ademhaling, de spijsvertering, de bloedsomloop, enzovoort. Als de beweging stagneert, ontstaat er een gezondheidsprobleem. Dat geldt ook voor psychische en sociale processen. Nieuwe informatie, nieuwe ervaringen worden verwerkt en opgenomen in het persoonlijk geheel van informatie en

de persoonlijke geschiedenis. Als ervaringen echter emotioneel te ingrijpend zijn, kunnen ze niet meer worden verwerkt en treedt er stagnatie op en ontstaat een psychisch probleem. Zo wordt verondersteld dat ook de energie in beweging is en dat er voortdurend nieuwe energie uit de omgeving wordt opgenomen. Op het moment dat er een verstoring in die beweging optreedt, ontstaan er gezondheidsproblemen.

3 Heel worden is een beweging in de richting van meer orde, die in elk levend wezen plaatsvindt en die kan worden versterkt door therapeutische interventies. Bij een gezondheidsprobleem (op welk niveau dan ook) zijn wij (ons lichaam en onze geest) doorgaans in staat de orde te herstellen. Een snee geneest 'vanzelf', een nare ervaring wordt 'vanzelf' verwerkt. Soms is de snee te diep of raakt ontstoken, soms is de nare ervaring te ingrijpend en dan is er ondersteuning (hechting, medicatie, psychotherapie) nodig om het natuurlijk herstellend, ordenend vermogen te

zelfhelend vermogen

ondersteunen. Anders gezegd: de mens beschikt over een zelfhelend vermogen dat gestimuleerd kan worden. Dit uitgangspunt is niet uniek voor TT, maar geldt voor alle vormen van complementaire zorg en hangt samen met de holistische mensvisie.

Hoewel 'energie' en 'energie-uitwisseling' centrale begrippen zijn bij TT, is er wetenschappelijk gezien weinig bekend over de aard en vorm van deze energie. In het biomedisch, natuurwetenschappelijk denken over de mens – dat in de westerse gezondheidszorg dominant is – is 'energie' in deze zin een onbekend begrip en er bestaat in dit model dan ook geen aannemelijke verklaring voor. Dat is de belangrijkste reden voor kritiek op TT.

energieconcept

Vrijwel alle andere culturen zijn wel bekend met dit energieconcept. In de traditionele Chinese geneeskunde staat het zelfs centraal als *chi* (of *qi*) en wordt het ook in de zelfzorg toegepast, bijvoorbeeld in de vorm van *tai chi*. In het Japanse *reiki* en *aikido* is het stimuleren van de energie (*ki*) het doel en ook de traditionele Indiase en Tibetaanse geneeskunde hechten veel belang aan deze energie (*prana*), die ze vooral verbinden met de ademhaling. Vandaar dat bij yoga, therapeutisch toegepast dan wel in de zelfzorg, ademhalingsoefeningen zo'n belangrijke rol spelen.

In de literatuur over TT wordt nauwelijks ingegaan op het energieconcept als zodanig. Therapeutic touch wordt gezien als een westerse verpleegkundige interventie, waarbij het centrale begrip 'energie' als werkhypothese wordt gebruikt. Dit is een pragmatisch standpunt dat neerkomt op de volgende houding: 'In de praktijk lijkt het te werken, we weten niet *hoe* dat komt, maar we kunnen wel onderzoeken *of* dat inderdaad zo is.'

De methode

Therapeutic touch kent een vijftal stappen waarin de zorgverlener leert met de handen het energieveld van de ander waar te nemen en te beïnvloeden. Deze stappen worden afzonderlijk aangeleerd, maar sluiten in de praktijk vaak dynamisch op elkaar aan:

- Stap 1: centeren.
- Stap 2: aftasten van het energieveld.
- Stap 3: harmoniseren van het energieveld.
- Stap 4: activeren van het energieveld.
- Stap 5: afronden.

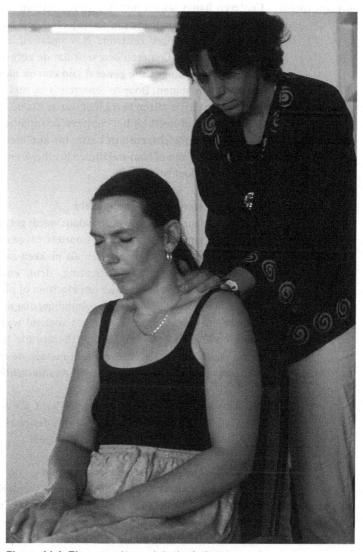

Figuur 16.1 Therapeutic touch in de thuiszorg

In principe wordt het hele energieveld geharmoniseerd en geactiveerd. Daarnaast kunnen, afhankelijk van de waarnemingen en de ervaring van de zorgverlener, stap 3 en stap 4 ook plaatselijk worden toegepast, bijvoorbeeld op de plek van een wond.

Therapeutic touch bestaat behalve uit de feitelijke handelingen per stap, ook uit het richten van de aandacht en intentie van de zorgverlener. De eerste stap, het centeren, is voorwaarde om de aandacht te kunnen richten en elke volgende stap kent een eigen intentie.

Stap 1: centeren

in je centrum zijn

Centeren hangt samen met het 'in je centrum' zijn. Het veronderstelt dus van de zorgverlener dat zij eerst zelf zo veel mogelijk in balans, in 'haar eigen centrum' is, voordat zij iets bij of voor een ander gaat doen. Centeren betekent dat de zorgverlener niet afgeleid is door de dingen die geweest zijn en ook niet door de dingen die nog gaan komen. Door te centeren is zij met haar aandacht in het moment: zij is alleen bezig met wat ze nu, op dit moment, doet. De zorgverlener heeft bij het centeren de intentie tot een innerlijk gevoel van evenwicht, rust, in harmonie zijn met de ander en zich afstemmen op zijn of haar welzijn en heelheid, en geen oordeel hebben (zie ook hoofdstuk 10).

Stap 2: aftasten van het energieveld

stagnatie in het energieveld

Voordat het energieveld meer in balans wordt gebracht, is het nodig eerst te weten waar de balans verstoord is. Stagnatie in het energieveld wordt meestal waargenomen als plekken met warmte/koude, leegte/volheid, aantrekking/afstoting, druk en/of prikkelingen, enzovoort. Het gaat er dus niet om klachten of pijn waar te nemen of een (medische dan wel verpleegkundige) diagnose te stellen.

Voor de meeste mensen is voor het voelend waarnemen van het energieveld enige oefening nodig. Therapeutic touch is echter zo ontwikkeld dat ook degenen die niet meteen de energie voelen, op een zorgvuldige en effectieve manier de interventie kunnen toepassen.

Het lichaam wordt zowel aan de voorkant als aan de achterkant afgetast. Bij het aftasten heeft de zorgverlener als intentie niets te *doen*, maar te 'luisteren' naar het energieveld.

Stap 3: harmoniseren van het energieveld

energiestroom in beweging brengen

Bij het harmoniseren van het energieveld wordt de energiestroom weer in beweging gebracht op de plaatsen waar er verstoringen zijn, zodat de energie weer vrij kan gaan stromen.

Bij het harmoniseren maakt de zorgverlener strijkende bewegingen langs het lichaam, maar kan het lichaam zo nodig ook aanraken.

Een aanraking is meestal op de rug en langs de onderbenen en voeten. De aanraking is behalve prettig (voor de meeste mensen) ook aanleiding voor de zorgvrager zelf met zijn aandacht mee naar 'beneden' te gaan en gemakkelijker te ontspannen.

Het harmoniseren wordt zowel aan de voorkant als aan de achterkant van het lichaam gedaan en vaak wordt extra aandacht besteed aan de onderbenen en voeten, vanuit de gedachte dat voor veel (zieke) mensen het onderlichaam minder voelbaar is en als minder aanwezig ervaren is, waardoor de energie daar minder kan stromen. Soms is het voldoende het energieveld alleen in beweging te brengen en is stap 4 niet meer nodig.

Bij het harmoniseren heeft de zorgverlener als intentie in gedachten (al of niet met behulp van visualisaties) de stroom van de energie te begeleiden: 'laat maar stromen', 'laat maar los'.

Stap 4: activeren van het energieveld

energiesysteem vitaliseren en voeden

Het activeren van het energieveld is bedoeld om het hele energiesysteem te vitaliseren en te voeden. Daarvoor legt de zorgverlener één hand in de nierstreek op de rug (dit is de 'zender'-hand) en de andere hand aan de voorkant, voor het maag-buikgebied. De zorgverlener stelt zich voor hoe zij zelf extra energie uit de omgeving opneemt (zij staat volgens de uitgangspunten van TT immers in open verbinding met de energie in de omgeving) en die via haar eigen arm en hand stuurt naar het niergebied van de zorgvrager. De hand aan de voorkant dient als regulator voor het geval er te veel energie wordt gegeven; met deze hand kan een eventueel te grote inname van energie worden afgevoerd.

Verondersteld wordt dat te veel energie innemen niet gezond is, net als te veel eten.

Als neveneffecten van een te grote energie-inname worden genoemd: rusteloosheid, irritatie, duizeligheid, licht in het hoofd, een weeïg gevoel. De ervaring is dat deze verschijnselen niet van lange duur zijn.

Bij het activeren van het energieveld heeft de zorgverlener als intentie (al of niet met behulp van visualisaties) energie door te geven, of de ander te helpen energie op te nemen: 'neem wat nodig is', 'vul je eigen kracht aan'.

Stap 5: afronden

energie-uitwisseling afronden

De feitelijke interventie heeft plaatsgevonden, maar de energie-uitwisseling moet nog worden afgerond. Daaraan voorafgaand kan de zorgvrager zo nodig om feedback worden gevraagd. Zijn er nog gebieden waaraan extra aandacht moet worden besteed? Hoe voelt de zorgvrager zich? Blijkt uit de observatie van de zorgverlener dat de zorgvrager bijzonder ontspannen zit of ligt, dan wordt er niets gevraagd en wordt begonnen met de afronding.

De afrondende beweging is iets ruimer dan de afstand die bij het harmoniseren ten opzichte van het lichaam wordt aangehouden; de zorgverlener neemt immers afstand van de zorgvrager en diens energieveld. De afrondende beweging wordt in principe tot op de grond gemaakt, zodat het hele energieveld wordt omvat.

Daarna wordt de zorgvrager de tijd gegeven even uit te rusten en de behandeling in zich op te nemen.

Als intentie bij het afronden kan de zorgverlener de zorgvrager in gedachten toewensen dat de interventie hem kan helpen. Tegelijkertijd neemt de zorgverlener afstand van de zorgvrager en van datgene wat zij gedaan heeft: 'dat kan gebeuren wat nodig en mogelijk is', 'dit is van jou en dit is van mij'.

Alle vijf stappen van TT samen nemen 5 à 8 minuten in beslag. De zorgvrager hoeft zich niet uit te kleden en kan blijven liggen of zitten, al naargelang zijn mogelijkheden en behoeften.

16.3 Aandachtspunten bij de keuze van therapeutic touch

Therapeutic touch is vooral bedoeld om ontspanning en comfort te bevorderen en kan dus in principe aan iedere zorgvrager worden aangeboden.

Aandachtspunten met betrekking tot de zorgvrager

wanneer wel en wanneer geen TT aanbieden

Sommige zorgvragers hebben om religieuze redenen moeite met TT. Zij vatten de subtiele energie en het energieveld op als krachten waaraan de mens zich niet mag wagen. Doet hij dat wel, dan maakt hij zich kwetsbaar voor kwade invloeden. Uiteraard respecteert de zorgverlener deze opvatting en biedt TT niet meer aan.

Sommige zorgvragers zijn bekend met energetische behandelwijzen, zij hebben wel eens een acupuncturist of een paranormaal therapeut (magnetiseur) bezocht, zijn bekend met reiki of doen zelf aan yoga, tai chi of vergelijkbare gezondheidsbevorderende technieken. Vaak geven zij dat zelf al aan bij de uitleg over TT. Het is natuurlijk ook mogelijk dat TT de eerste kennismaking is met een energetische interventie.

Het is niet nodig dat de zorgvrager in de interventie 'gelooft'. Het uitgangspunt is immers dat ieder mens beschikt over een energieveld dat uit balans kan zijn en dat iedere in TT geschoolde zorgverlener kan helpen deze disbalans te verminderen.

Voor kinderen en wilsonbekwamen gelden wat toestemming betreft dezelfde regels als bij andere handelingen. Therapeutic touch wordt pas aangeboden na overleg met familie of andere wettelijk betrokkenen. Overigens kunnen kinderen en bijvoorbeeld dementerenden het heel goed met lichaamstaal aangeven als zij TT als niet prettig ervaren: ze gaan wiebelen en worden onrustig of lopen gewoon weg.

Aandachtspunten met betrekking tot de zorgverlener

centeren is een eerste vereiste

De zorgverlener kan beter geen TT geven als zij niet goed kan centeren (de eerste stap van de methode). Het centeren is nodig om de aandacht, en dus de intentie, goed te kunnen richten, maar ook om het energieveld beter te kunnen waarnemen. Is de zorgverlener zelf erg geëmotioneerd of bijvoorbeeld grieperig, dan is het moeilijk om te centeren en de aandacht in het moment te houden en wordt TT dus niet aangeboden.

Voor sommige zorgverleners is het belangrijk te weten dat er op de afdeling en in het team draagvlak is voor TT; dit geeft meer zekerheid en zelfvertrouwen om de interventie aan de zorgvrager aan te bieden. Het op kleine afstand van het lichaam werken ziet er op het oog letterlijk zweverig uit en lokt daarom soms spottende of negatieve reacties van collega's uit als zij de interventie niet kennen. De zorgverlener kan dat als een onveilige situatie ervaren.

Aandachtspunten met betrekking tot de zorginstelling

Voor de uitvoering van TT zijn geen speciale hulpmiddelen nodig. Wel vinden sommige zorgverleners het prettig om TT in een rustige kamer of op een andere rustige plek te kunnen geven, zodat de bewoner (en zijzelf) meer kans krijgt te ontspannen zonder gestoord te worden.

16.4 Verpleegkundige diagnosen voor toepassing van therapeutic touch

Omdat TT vooral ontspanning geeft en het welbevinden bevordert, kan de interventie bij de meeste zorgvragen worden ingezet. In tabel 16.1 worden vooral die zorgvragen genoemd, waarbij TT in onderzoek in enige mate effectief is gebleken en/of waarmee in de praktijk positieve ervaringen worden gerapporteerd.

Tabel 16.1 Verpleegkundige diagnosen

Gezondheids-patronen (7)	Verpleegkundige diagnosen (2, 7) waarbij deze interventie kan worden gebruikt	Bron	Genoemd in NIC (2)	Bijzonderheden m.b.t. de interventie bij deze diagnose
1. Gezond-heidsbeleving en -instand-houding	verstoord energieveld			
2. Voeding en stofwisseling	huiddefect decubitus			geen aanraking op de plek van de wond
3. Uitscheiding	obstipatie subjectief ervaren obstipatie			
4. Activiteiten	verminderd activiteits-vermogen	24	X	
	mobiliteitstekort	24, 32	X	
	oververmoeidheid			
	ontspanningstekort	29		
5. Slaap-rust	verstoord slaap-patroon	23		in het algemeen wordt stap 4 van de interventie (activeren van het energie-veld) achterwege gelaten als TT voor het slapengaan wordt gegeven
6. Cognitie en waarneming	pijn	12, 27	X	
	chronische pijn	22, 32, 33, 34, 35		
	verstoord denken	11, 25, 36	X	aangeraden wordt TT te starten met de fysieke aanraking, omdat dit voor de meeste dementerende zorgvragers bekend voelt
	beslistekort			
7. Zelfbeleving	vrees		X	
	angst	12, 25, 29, 30, 31, 32, 34, 35		
	lichte angst			
	matige angst			
	hevige angst (paniek)	33		
	anticipatoire angst			
	reactieve depressie			
	moedeloosheid	32		
	machteloosheid	32		
	chronisch geringe zelf-achting		X	
8. Rollen en relaties	disfunctionele rouw sociaal isolement overbelasting van mantelzorger dreigende over-belasting van mantel-zorger			

>>

Gezondheids-patronen (7)	Verpleegkundige diagnosen (2, 7) waarbij deze interventie kan worden gebruikt	Bron	Genoemd in NIC (2)	Bijzonderheden m.b.t. de interventie bij deze diagnose
>> 10. Stress-verwerking	ineffectieve coping posttraumatische reactie	32		
11. Waarden en levensover-tuigingen	geestelijke nood			

16.5 Contra-indicaties

Voor TT wordt één contra-indicatie gegeven: bij acute verwardheid (psychose, delier). De zorgvrager is dan niet in staat gedurende onge-veer 5 minuten rustig te zitten of te liggen en kan de handbewegin-gen van de interventie interpreteren binnen de aanwezige waan-beelden.

16.6 Effect van therapeutic touch

Sinds de ontwikkeling van TT zijn er enkele tientallen studies uitge-voerd naar het effect ervan, zowel op fysiologische uitkomsten (zoals pijn en stresshormonen) als op psychologische uitkomsten (zoals angst en welbevinden) (7). De onderzoeken zijn echter verschillend van opzet (wel of geen controlegroep, wel of geen randomisering), van aantal deelnemers (de meeste onderzoeken betreffen kleine groepen patiënten), en van klacht of aandoening (zoals pijn, angst, immuunfunctioneren bij rouwenden, ADL bij reuma, psychiatrische klachten, hiv-infectie, en borstkanker). Verder zijn er grote verschil-len in duur en uitvoering van de interventie en van TT-ervaring van de betrokken verpleegkundigen. Bovendien voldoen lang niet alle onderzoeken aan de hoogste kwaliteitseisen. Meta-analyses van TT-onderzoeken stellen daarom dat therapeutic touch weliswaar over-wegend positieve effecten lijkt te hebben, maar dat er gezien de bovengenoemde variaties en kwaliteitsverschillen geen substantiële onderbouwing kan worden gegeven voor TT bij een specifieke klacht en dat verder onderzoek noodzakelijk is (8, 9).

Een voorbeeld van een onderzoek dat weliswaar aansluit bij de prak-tijk, maar geen controlegroep gebruikt, is dat van Woods en Dimond (10) naar het effect van TT op onrustig gedrag en op de corti-solspiegel bij ouderen met de ziekte van Alzheimer. Zij volgden 10 bewoners van een psychogeriatrische afdeling gedurende drie weken, observeerden dagelijks hun gedrag en namen dagelijks een urine- en speekselmonster af om het cortisolgehalte te bepalen.

Cortisol is het hormoon dat samenhangt met het ervaren van stress. In die periode van drie weken kregen de bewoners drie dagen lang tweemaal daags TT. Op de dagen van de interventie en in de periode daarna nam het geagiteerde, onrustige gedrag significant af, vooral het roepen en dwalen. Hoewel niet significant, daalde ook het cortisolniveau.

Turner e.a. (11) maakte wel gebruik van een controlegroep in haar onderzoek naar het effect van TT op pijn en angst bij patiënten met brandwonden. In het onderzoek werden 99 patiënten verdeeld over een TT-groep en een controlegroep die pseudo-TT kreeg (de betreffende verpleegkundigen pasten de bewegingen van TT wel toe, maar in plaats van te centeren en hun intentie te richten, kregen ze een rekenopdracht waarbij ze van 100 steeds 7 moesten aftrekken). De TT-groep ervoer significant minder pijn en angst dan de controlegroep, maar er werd geen verschil in pijnmedicatie gevonden. Samarel (5) onderzocht ook het effect van TT op pijn, maar dan bij vrouwen die een borstoperatie ondergingen. Zij vergeleek patiënten die TT en een gesprek kregen, met patiënten die naast het gesprek 'extra aandacht' kregen in de vorm van stil aanwezig zijn van de verpleegkundige. Samarel vond geen verschil in postoperatieve pijn, maar wel in de preoperatief ervaren angst.

Er zijn ook kwalitatieve onderzoeken gedaan naar de ervaring van het krijgen van TT. Hoewel Smyth (12) verder geen informatie geeft over de betreffende patiënten geeft zij wel aan dat de patiënten TT ervaren als een vriendelijke, zorgzame, niet-invasieve interventie. Samarel (13) meldt dat patiënten TT omschrijven als een dynamische ervaring die persoonlijke groei mogelijk maakt en Hughes (14) rapporteert dat psychiatrische patiënten TT een ervaring noemen die kalmte, ontspanning en meer lichaamsbewustzijn brengt.

In Nederland zijn tot nu toe enkele kleine onderzoeken naar TT verricht. Van Hoeve (15) ondervroeg 142 TT-zorgverleners en rapporteert dat zij vooral meer rust en geestelijke en lichamelijke ontspanning als effecten bij hun patiënten observeren. Threels-Eenkhoorn (16) onderzocht bij 10 mensen met multiple sclerose het effect van TT met behulp van een aantal vragenlijsten. Alle patiënten noemden de rust en ontspanning als een positief effect en significant was de invloed van TT op de stemming en de vermindering van boosheid.

In 2005 werd een pilotonderzoek afgerond naar het effect van TT bij stress, angst en pijn bij brandwondenpatiënten in Rotterdam. In het onderzoek werd TT vergeleken met de interventie *presence*, het aanwezig zijn van de verpleegkundige. Door de hoge uitval van patiënten, het gebrek aan data (niet alle metingen werden volgens de vereiste procedure verricht) en het gebrek aan TT-ervaring van de betreffende verpleegkundigen, kan er geen resultaat betreffende het effect van TT worden gemeld. Dit onderzoek heeft echter wel veel informatie opgeleverd voor toekomstig praktijkgebonden TT-onderzoek in een Nederlandse zorginstelling (publicatie in voorbereiding).

Uit de praktijk komt verder naar voren dat TT goede effecten kan hebben bij verstandelijk gehandicapten (1, 17), psychiatrische patiënten (18), in de terminale zorg (19) en ook als aanvulling bij psychotherapeutische behandelingen (20). Verder wordt gemeld dat TT resultaat kan hebben bij obstipatie en het afvoeren van vocht (sommige zorgvragers rapporteren dat zij meer moeten plassen na TT). Veel in TT geschoolde verpleegkundigen melden voorts dat zorgvragers beter slapen door TT.

Van belang voor de toepassing van TT is dat er in geen enkel onderzoek melding wordt gemaakt van schadelijke neveneffecten van de interventie; het lijkt dus in elk geval een veilige interventie te zijn.

Onderzoek naar therapeutic touch bij mensen met multiple sclerose (16)

Er zijn geen eerdere onderzoeken bekend waarin TT is toegepast bij mensen met multiple sclerose (MS). Wel zijn er positieve onderzoeksresultaten van en praktijkervaringen met TT bij klachten die voorkomen bij mensen met MS, zoals vermoeidheid, pijn, klachten bij het plassen en de stoelgang en problemen met lopen. Samen met de MS Vereniging Afdeling Amsterdam en omstreken besloot het Van Praag Instituut daarom een pilotonderzoek uit te voeren. Onderzoeksvragen waren: hoe ervaren mensen met MS de TT-interventie? En: heeft TT bij mensen met MS invloed op de kwaliteit van leven (onder andere ADL-mogelijkheden), de pijn en pijnbeleving, de stemming en gevoelens van zingeving? Voor elk van de genoemde gebieden werden standaardvragenlijsten gebruikt.

Tien leden van de patiëntenvereniging kregen bij hen thuis twaalf keer TT aangeboden. Twee deelnemers werden tijdens het onderzoek korte tijd opgenomen in het ziekenhuis en zo mogelijk werden de TT-behandelingen in het ziekenhuis voortgezet.

Voorafgaand aan de eerste behandeling kregen de deelnemers een uitgebreide uitleg over TT en werd een nulmeting verricht; na zes keer TT – dus op de helft van het aantal behandelingen – werd een tussenmeting gedaan.

Op de eerste onderzoeksvraag werd door alle deelnemers positief gereageerd: iedereen vond het ontvangen van TT en de bezoeken van de zorgverleners plezierig. Wat betreft de tweede onderzoeksvraag lieten de scores op de ADL-mogelijkheden geen verschil zien tussen de situatie aan het begin en na afloop van de twaalf TT-behandelingen. Wel was er een verschil in het beter functioneren in het dagelijks leven: de mensen ondernamen meer. Tegelijk- »

>> kertijd werd ook een hogere pijnscore gemeten. Dit roept de vraag op of mensen meer pijn ervaren doordat ze meer gaan doen. Daar kan dit onderzoek geen antwoord op geven, maar het is wel een interessante vraag om in een vervolgonderzoek mee te nemen. Op de kwaliteit van leven was een positieve trend zichtbaar: deze werd als beter ervaren, maar de uitkomst is niet significant. Dat geldt ook voor depressie, moeheid en spanning. Wel significant is de score op boosheid: TT heeft een niet aan toeval toe te schrijven effect op de ervaren boosheid van mensen met MS en daarmee dus op de kwaliteit van leven.

16.7 Bijwerkingen en interacties

Noch uit onderzoek, noch uit praktijkervaring zijn bijwerkingen van TT bekend. Wel komt het een enkele keer voor dat de zorgvrager tijdens de interventie, in het bijzonder bij stap 4 het activeren van het energieveld, een licht duizelig of vol gevoel meldt. Binnen het energetische model waarop TT gebaseerd is, zou dit wijzen op een te grote energie-inname. Aangeraden wordt dan extra te harmoniseren, vooral in de richting van de benen en de voeten om zo het teveel aan energie te laten afvloeien.

Interacties met andere behandelingen zijn niet bekend. Wel wordt in het algemeen aangeraden geen langdurige interventie uit te voeren bij aandoeningen waarbij de instelling op medicatie nauw luistert, zoals bij epilepsie en diabetes. Het is onduidelijk wat het effect van ontspanning door TT hierop is.

In het algemeen zal stap 4 van de interventie – het activeren van het energieveld – niet worden uitgevoerd bij zeer kleine kinderen (vanuit de gedachte dat men snel 'te veel' zou kunnen geven), bij zwangeren (het activeren gebeurt op de middenrug en de buik; het is niet duidelijk wat dit betekent voor de vrucht), bij mensen in de terminale fase (doorgaans zijn zij meer gebaat bij het harmoniseren en hebben geen behoefte aan extra energie) en vlak voor het slapengaan (extra energie is dan juist niet nodig).

emotionele reacties

Het is mogelijk dat TT emotionele reacties oproept. Ontspanning, maar ook de aandachtvolle bejegening door de zorgverlener die TT geeft, en het weer voelen stromen van de energie kunnen gevoelens van bijvoorbeeld verdriet, angst of opluchting en ontroering losmaken. De zorgverlener geeft de zorgvrager de ruimte deze gevoelens te uiten en verwijst zo nodig naar een psycholoog of geestelijk verzorger.

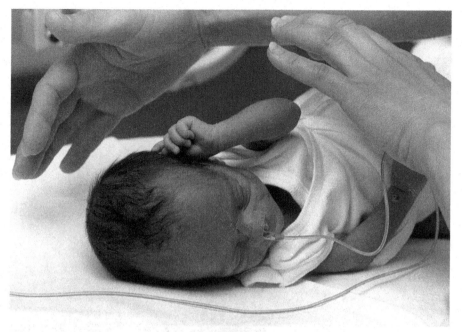

Figuur 16.2 **Therapeutic touch bij een pasgeborene**

16.8 Specifieke aandachtspunten bij toepassing van therapeutic touch

Voor TT heeft de zorgverlener geen hulpmiddelen nodig; zij maakt gebruik van de eigen handen en het richten van haar aandacht.

Voorbereiding
De interventie duurt 5 à 8 minuten. De zorgverlener wordt aangeraden ervoor te zorgen dat zij gedurende deze periode niet gestoord wordt door pieper, collega's of andere patiënten. Verder is het prettig als de zorgverlener zich vrij rond de zorgvrager (op een stoel of kruk, dan wel in bed) kan bewegen. Dit betekent dat de zorgverlener erop let of er voldoende ruimte rond de stoel of het bed is.
Bij de toelichting op de interventie wordt de zorgvrager geadviseerd een zo comfortabel mogelijke positie in te nemen en zo mogelijk de ogen te sluiten. Dit bevordert in het algemeen de ontspanning. Uiteraard kan de zorgvrager tijdens de interventie aangeven wat hij waarneemt of een vraag stellen als die dringend voor hem is, maar voor de meeste mensen is het prettig om tijdens de interventie niet te praten.

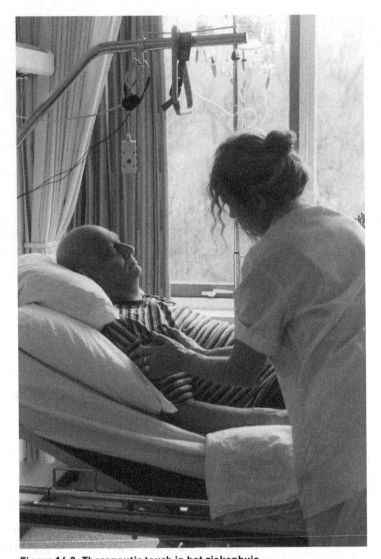

Figuur 16.3 Therapeutic touch in het ziekenhuis

De zorgverlener legt uit wat zij feitelijk gaat doen: zich even concentreren, met een tikje op de schouder aangeven dat zij begint, rond de zorgvrager lopen, aan de voor- en achterzijde van het lichaam werken, wel of niet aanraken en zo ja, op welke plekken en daar toestemming voor vragen, en als teken dat de interventie afgerond is opnieuw een tikje op de schouder geven. De zorgverlener legt ook uit dat er van de zorgvrager verder niets wordt verwacht, TT is een passieve ontspanningstechniek.

Uitvoering

Therapeutic touch kan worden gegeven terwijl de zorgvrager ligt of zit; de zorgverlener past de uitvoering van de stappen daarop aan. Als de zorgvrager ligt, wordt bijvoorbeeld de achterzijde van het lichaam niet fysiek bij de interventie betrokken. In gedachten en intentie 'neemt' de zorgverlener de achterkant echter wel 'mee'. Immers, het energieveld wordt beïnvloed en dat wordt verondersteld zich in en rond het gehele lichaam te bevinden en niet op een specifieke plek op het lichaam. De zorgverlener zorgt ervoor dat zij zich rustig en stil rond de zorgvrager beweegt.

Als de zorgverlener merkt dat zij tijdens de uitvoering minder gecenterd raakt, stopt zij even met de betreffende handeling c.q. stap en centert opnieuw.

Tijdens alle stappen blijft de zorgverlener de zorgvrager observeren: zit of ligt hij rustig en ontspannen of wordt hij onrustig?

Afronding

Vlak voor de feitelijke afronding (stap 5) vraagt de zorgverlener de zorgvrager naar diens ervaring of wensen. Blijkt tijdens de observatie echter dat de zorgvrager rustig en ontspannen zit of ligt, dan hoeft die vraag niet verbaal gesteld te worden.

De zorgvrager wordt na afronding van de interventie geadviseerd nog even rustig te blijven zitten of liggen. Heeft de zorgvrager nog vragen naar aanleiding van de interventie of het effect ervan, dan gaat de zorgverlener daar uiteraard op in.

Afhankelijk van de klacht en het effect van TT daarop is observatie nadien van belang. Sommige mensen geven bijvoorbeeld aan 'zware benen' te krijgen, mogelijk als gevolg van de energieverdeling over het hele lichaam. Bij een risico op trombose moet niet automatisch worden aangenomen dat dit (alleen) een energetisch effect is. Als pijn de hoofdklacht is, maar ook een belangrijk signaal van de onderliggende problematiek – zoals bij specifieke hartproblemen – is observatie eveneens van belang indien het effect van TT pijnvermindering is.

16.9 Aandachtspunten voor rapportage

Nadat TT aan een zorgvrager is gegeven, wordt dat op de gebruikelijke manier in het zorgdossier gerapporteerd: de aanleiding voor de interventie (verpleegkundige diagnose), eventuele observaties tijdens de interventie, het effect van de interventie, eventuele relevante opmerkingen van de zorgvrager en eventuele verdere afspraken.

Sommige zorginstellingen die TT geïmplementeerd hebben en waar verscheidene verpleegkundigen TT op een afdeling of in een team toepassen, gebruiken soms ook nog een separaat TT-rapportageformulier, waarin wordt ingegaan op de energetische waarnemingen van de verpleegkundige tijdens het aftasten van het energieveld (stap 2) en de intenties per stap, die soms kunnen verschillen naargelang de waarnemingen bij het aftasten.

16.10 Toepassing van therapeutic touch door zorgvrager of mantelzorger

Krieger en Kunz hebben mantelzorgers altijd gestimuleerd de interventie te leren en toe te passen op de mensen in hun directe omgeving voor wie zij zorgen. Mantelzorgers geven aan dat TT hen kan helpen bij het wegnemen van hun gevoel 'met lege handen te staan'. Daarnaast kan TT de mantelzorger zelf ondersteunen doordat hij leert te centeren (stap 1), een innerlijke attitude die ook in andere situaties kan worden toegepast en die hen helpt zelf beter in balans te blijven en hun grenzen te herkennen en aan te geven.

In Nederland worden aparte cursussen TT voor mantelzorgers aangeboden. De individuele zorgverlener kan de mantelzorger weliswaar TT uitleggen en laten ervaren, maar het doceren van de methode is in verband met de kwaliteitsbewaking voorbehouden aan het Van Praag Instituut en enkele verpleegkundeopleidingen die daarvoor een licentie hebben.

Casus

'In het begin vond ik het heel belangrijk dat er wetenschappelijk bewijs was voor het effect van TT. Wij hebben toen ook een tijd geprobeerd op de afdeling een formeel onderzoek van de grond te krijgen naar het effect van TT bij slaapproblemen. Daar is het uiteindelijk niet van gekomen en geleidelijk aan ben ik het dichterbij gaan zoeken. Wat doet het voor de individuele patiënt? Je ziet dan dat hij door TT dieper gaat ademen, dat zijn gezicht meer kleur krijgt, dat hij zich meer ontspannen voelt, warmte ervaart, aangeeft TT fijn te vinden, of dat het suizen minder wordt. Maar een van de belangrijkste winstpunten vind ik dat er een gevoel van vertrouwen ontstaat. TT is niet alleen de handeling, het biedt meer openheid in de relatie met de patiënt. Je komt letterlijk heel dicht bij iemand en het is elke keer weer een mooie ervaring als een patiënt dat toelaat. >>

>> Het werken met TT laat mij als verpleegkundige ook persoonlijk niet onbe-
roerd. Mijn wereldbeeld is echt wel veranderd. Door het contact dat ik ervaar
via TT, ben ik me meer en meer gaan realiseren dat alles energie is en dat ik
in open verbinding sta met alles. Die onderlinge verbondenheid, het besef
dat je zelf onderdeel bent van iets groters, maakt dat je ook anders te werk
gaat. Als de intentie waarmee ik TT geef ertoe doet, dan geldt dat ook voor de
intentie waarmee ik een patiënt een pil geef of in de huiskamer zit. Ik ben nu
bijna tien jaar met TT bezig en zo heel langzaam begint dit bij mijzelf door
te dringen' (23).

Zelf ervaren

De meeste verpleegkundigen moeten erg wennen aan het idee van een energieveld. 'Kan iedereen dat leren waarnemen?' is een veelgestelde vraag. Als we uitgaan van de gedachte dat de mens ook uit energie bestaat, dan moet het in principe voor iedereen mogelijk zijn daar iets van te ervaren. Voor de meesten is daar
wel wat oefening voor nodig. Sommigen blijken dan vrij snel 'iets te voelen', anderen doen daar langer over. Wat men zich vooral moet realiseren is dat het aftasten
van het energieveld geen spectaculaire waarnemingen oplevert: de verpleegkundige kan echt niet voelen wat de zorgvrager mankeert of bezighoudt. Wel is het
mogelijk temperatuur-, druk- en dichtheidsverschillen waar te nemen.
Een eenvoudige oefening om daarmee kennis te maken is de volgende.

De 'lege' ruimte tussen je handen ervaren
• Ga gemakkelijk zitten met beide voeten op de grond en plaats je handen met
  de handpalmen tegenover elkaar, op een afstand van ongeveer 15 cm. Houd
  je ellebogen een beetje van je af en leg je onderarmen niet op je schoot.
  Breng nu de handpalmen zo dicht mogelijk bij elkaar zonder dat ze elkaar
  raken (op ongeveer 3 cm van elkaar). Dit is de uitgangspositie.
• Haal je handen nu weer wat verder uit elkaar, zo'n 5 cm, en breng ze vervolgens weer in de uitgangspositie.
• Doe dit opnieuw, maar maak de afstand groter, tot zo'n 10 cm, en breng je
  handen weer terug in de uitgangspositie.
• Herhaal deze procedure, maar maak de afstand tussen je handen nu 20 cm.
  De beweging is langzaam. Als je je handen weer in de uitgangspositie brengt,
  let er dan op of je druk tussen je handen kunt voelen of een andere duidelijke
  sensatie.
• Opnieuw breng je je handen uit elkaar, maar nu 30 cm. Breng je handen niet
  meteen in de uitgangspositie terug, maar stop elke paar centimeter even en
  probeer te benoemen wat je ervaart. Beweeg je handen langzaam heen en
  weer als een harmonica en voel hoe de energie mee beweegt.   >>

>> • Gebruik de volgende minuten om dit veld tussen je handen te onderzoeken. Probeer te bepalen welke kenmerken je nog meer kunt ontdekken.

Wie het leuk vindt, kan de oefening uitbreiden naar andere delen van het lichaam (hoe voelt je hoofd, je buik, je benen?) of de oefening samen met iemand anders doen. Ga dan recht tegenover elkaar zitten en breng de palmen van je handen tot op korte afstand van die van de ander. Spreek af wie als eerste de handen heen en weer beweegt, terwijl de ander ze stilhoudt. Wat neem je waar? Wat neemt de ander waar? Ook met deze oefening kun je variëren. Hoe ver kun je de handen uit elkaar brengen voordat je niets meer voelt? Wat ervaar je als je je ogen dichtdoet en de ander eerst haar ene en dan haar andere hand weghaalt?

Organisaties/Websites
- Van Praag Instituut: www.vanpraaginstituut.nl
- Nurse Healers Professional Associates International: www.therapeutic-touch.org
- Therapeutic Touch Network of Ontario: www.therapeutictouchnetwk.com

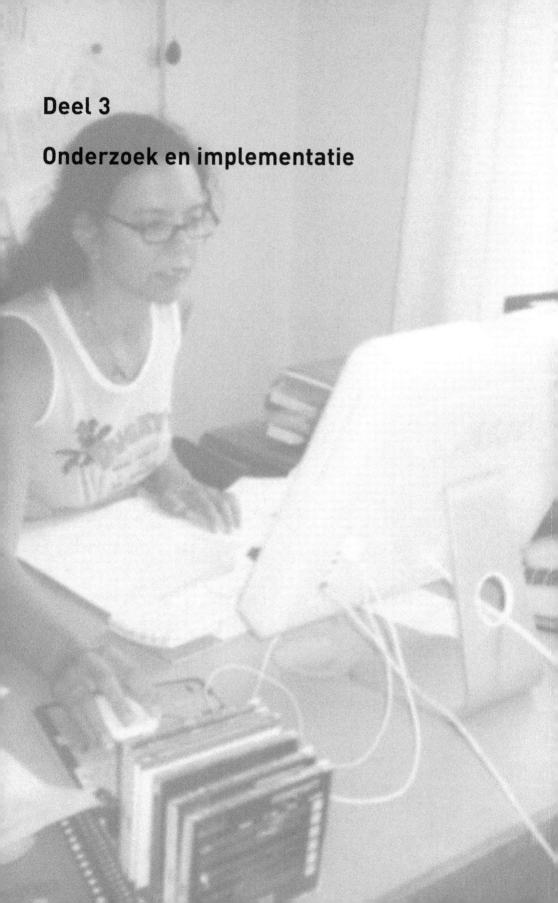

Deel 3

Onderzoek en implementatie

Inleiding

Adriaan Visser

Complementaire zorg is als een rivier die zich langzaam maar gestaag een bedding zoekt in de Nederlandse gezondheidszorg. Er zijn stroomversnellingen door de groeiende belangstelling voor de complementaire zorg. Ook zijn er tegenstromingen die de rivier willen indammen, omleiden en de indruk willen geven dat de rivier van complementaire zorg vervuild is met alternatief slib. Dit vereist overtuigingskracht en waakzaamheid in dit deel van de Hollandse polder.

In dit boek wordt de koers van de complementaire zorg uitgezet en wordt de stand van zaken in kaart gebracht. In deel 1 is de complementaire zorg afgebakend van de alternatieve stromingen, terwijl ook nadrukkelijk is ingegaan op de bron van complementaire zorg en de inbedding in het verpleegkundig beroep. Het bestaan van complementaire zorg wordt in dat eerste deel ook op ethische en juridische aspecten getoetst. Daarmee is het landschap van de complementaire zorg in kaart gebracht.

Dit was de opmaat voor deel 2 van dit boek, waarin zes stromingen in de complementaire zorg worden geschetst: werken met etherische oliën, kruiden, aanraking, muziek, ontspanning en therapeutic touch. Nadat deze baanbrekende stromingen, sterke zijrivieren van de hoofdstroom van de complementaire zorg in kaart zijn gebracht, rijzen er echter ook vragen. In hoeverre is die complementaire stroom duurzaam? Of dreigt de bron op te drogen? Zijn die stromingen in de complementaire zorg wel zo sterk als ze lijken te zijn? Hoe kan het landschap van de complementaire zorg verder worden ontwikkeld?

Op dergelijke vragen heeft de wetenschap een passend antwoord gevonden: onderzoek. Daarom wordt in dit derde deel ingegaan op onderzoek op het terrein van complementaire zorg. In hoofdstuk 17 wordt een overzicht gegeven van de onderzoeksgegevens die over complementaire zorg in Nederland bekend zijn. Complementaire zorg wordt in de Nederlandse reguliere gezondheidszorg amper fundamenteel onderzocht. Daarbij komt dat dit onderwerp vaak tot tegenstellingen leidt, omdat overtuigende onderzoeksgegevens (nog) niet voldoende voorhanden zijn. Kernthema daarbij is de mate waarin complementaire zorg voldoende *evidence based* is. Vanuit de bestaande geldstromen zijn er maar weinig fondsen beschikbaar om onderzoek te doen naar het gebruik, de veiligheid en de effectiviteit van complementaire zorg. Nederland dreigt daarmee achter te blijven bij de internationale ontwikkelingen. Er zijn (nog) geen adequate antwoorden te vinden op de vragen en behoeften van zowel (aanstaande) beroepsbeoefenaars en beleidsmakers als onderzoekers en zorgvragers. Dit is de reden dat in dit boek apart wordt stilgestaan bij het belang en de mogelijkheden van onderzoek naar complementaire zorg.

Om de vaak geuite kritiek op complementaire zorg te weerleggen, is het van belang dat er onderzoek plaatsvindt waarbij ook verpleegkundigen en verzorgenden nauw betrokken zijn. Zij dienen inzicht te hebben in wat onderzoek naar complementaire zorg inhoudt, wat de mogelijkheden en de beperkingen zijn. Daartoe wordt in dit hoofdstuk specifiek stilgestaan bij een groot aantal onderzoeksthema's: wat er nodig is bij onderzoek naar complementaire zorgvormen, de lacunes in het onderzoek naar complementaire zorg in Nederland, de rol van verpleegkundigen en verzorgenden in onderzoek naar complementaire zorg, soorten onderzoek, *evidence based practice* van complementaire zorg, veelbelovende onderzoeken, waarom we soms geen effecten vinden van complementaire zorginterventies, verborgen veranderingen door complementaire zorg, onderzoek naar complementaire zorg in een organisatie, waardering en risico's bij het gebruik van complementaire zorg, tips voor de organisatie van onderzoek naar complementaire zorg. De besproken onderzoeken gaan zowel over patiënten in ziekenhuizen en in de eerstelijnsgezondheidszorg als over bewoners van verzorgings- en verpleeghuizen.

Onderzoek draagt bij aan de ondersteuning van de visie dat complementaire zorg een waardevolle toevoeging biedt aan de gebruikelijke, de standaardzorg. Maar dat wil nog niet zeggen dat daarmee de verdere introductie van de complementaire zorg gegarandeerd is. Het tempo waarin deze vernieuwing wordt opgenomen in de dagelijkse zorg, is vaak laag. Deze vaststelling beperkt zich overigens niet tot de introductie van complementaire zorg. Onderzoeksresultaten of inzichten die betrekking hebben op effectieve en doelmatige zorg, vinden soms tergend langzaam hun weg naar artsen, verpleegkundigen, verzorgenden en andere zorgverleners. De ervaring in diverse projecten leert dat de invoering van complementaire zorg met de nodige moeilijkheden gepaard gaat. Daarmee komen we op het tweede thema in dit derde deel: de implementatie van complementaire zorgvormen.

De problemen bij het invoeren van vernieuwingen en veranderingen in de zorg krijgen de laatste jaren in toenemende mate aandacht in de zorg. Want wat baten wetenschappelijke onderzoeksgegevens en het inzicht in de bijdrage van de complementaire zorg aan de kwaliteitsverbetering als er vervolgens weinig mee wordt gedaan? In hoofdstuk 18 wordt dan ook uitvoerig stilgestaan bij de implementatie van complementaire zorg. Gebruikmakend van ervaringen in een aantal projecten worden de zorgverleners handvatten, inzichten en werkwijzen aangereikt die de introductie van complementaire zorg in de gezondheidszorg kunnen vergemakkelijken en bespoedigen.

Aan het einde van dit boek blikken we in een slotbeschouwing terug en proberen we een blik te werpen op het toekomstige stromenland van de complementaire zorg in Nederland.

Onderzoek naar complementaire zorg

Adriaan Visser

Er zijn weinig specifieke onderzoeksgegevens bekend over complementaire zorg in Nederland. Zoals ook in hoofdstuk 2 van dit boek is beschreven, zijn er op diverse vragen nog geen of onvoldoende antwoorden te geven, zoals: welke patiënten maken gebruik van welke vormen van complementaire zorg? Wat weten patiënten over complementaire zorg? Wat is de houding van reguliere zorgverleners ten opzichte van complementaire zorg? Wat is hun behandelingsbeleid met betrekking tot complementaire zorg? Wat is het effect van verschillende complementaire zorginterventies? Complementaire zorg wordt in de Nederlandse gezondheidszorg amper fundamenteel besproken en onderzocht. Daar komt bij dat dit onderwerp in Nederland vaak wordt geproblematiseerd, omdat onderzoek (nog) niet voldoende voorhanden is (1, 2); zie kader 17.1. De discussie gaat snel over 'voor' of 'tegen' en dat de complementaire zorg nog niet voldoende *evidence based* onderbouwd zou zijn, en daarom minder geloofwaardig zou zijn (1); zie ook hoofdstuk 1 en 2. Vanuit de gebruikelijke geldstromen (collectebusfondsen, Zorg Onderzoek Nederland, ministerie van VWS en dergelijke) zijn er weinig fondsen beschikbaar om onderzoek te doen naar het gebruik, de veiligheid, de implementatie of de effectiviteit van complementaire zorg. Nederland blijft daarmee achter bij de internationale ontwikkelingen en kan nog geen adequate antwoorden geven op de vragen en behoeften van zowel (aanstaande) beroepsbeoefenaars en beleidsmakers als onderzoekers en zorgvragers.

Kader 17.1 Discussie over onderzoek naar complementaire zorg in Nederland

Taboe op complementaire zorg; gedogen is geen keuze. Steeds meer verpleegkundigen en verzorgenden voelen zich aangetrokken tot het 'complementaire' zorgaanbod. Wat doet de instelling: verbieden, toestaan of gedogen?
Therapeutic touch, aromatherapie, massage, reiki en reflexzonetherapie zijn vormen van complementaire zorg die nu en dan worden toegepast door verpleegkundigen en verzorgenden. Meestal gebeurt dat min of meer in het >>

>> geniep. Het instellingsmanagement is doorgaans wel op de hoogte, maar laat het oogluikend toe. Om begrijpelijke redenen: het personeel vindt het leuk om te doen, de patiënt/bewoner vindt het leuk om te ondergaan en veel kwaad kan het niet.

'Wij willen niet dat medewerkers complementaire zorg aanbieden aan patiënten en voor zover wij weten gebeurt het ook niet', aldus de voorlichter. Die er ook nog op wees dat een academisch ziekenhuis als het AMC uitsluitend behandelingen toestaat die evidence based zijn. En daarmee is meteen het argument genoemd waarmee instellingen hun afwijzende houding motiveren; de effectiviteit van complementaire zorg is nooit wetenschappelijk aangetoond (2).

| rol verpleeg-kundigen in onderzoek | Betrokkenheid bij en de uitvoering van onderzoek is voor verpleegkundigen van grote betekenis omdat zij vaak het initiatief nemen tot complementaire zorgprojecten. Het bevorderen van onderzoek naar complementaire zorg in Nederland vraagt van hen inzicht in de eisen die aan dergelijk onderzoek worden gesteld. Dat is ook belangrijk als zij zelf onderzoek willen opzetten en het onderzoek van anderen willen begrijpen en beoordelen. Om de vaak optredende kritiek op dergelijke projecten te pareren, is het van belang dat er onderzoek plaatsvindt waarbij ook verpleegkundigen en verzorgenden worden betrokken. Het is dan ook van belang dat verpleegkundigen inzicht hebben in wat onderzoek naar complementaire zorg inhoudt en wat de mogelijkheden en de beperkingen zijn. Daartoe wordt in dit hoofdstuk specifiek stilgestaan bij de volgende aspecten van onderzoek naar complementaire zorg. |

- Wat is er nodig bij onderzoek naar een complementaire zorgvorm?
- Lacunes in onderzoek naar complementaire zorg in Nederland.
- De rol van verpleegkundigen en verzorgenden in onderzoek naar complementaire zorg.
- Soorten onderzoek.
- Evidence based practice van complementaire zorg.
- Practice based interventies.
- Veelbelovend onderzoek en toch...
- Waarom er soms geen effecten optreden.
- Verborgen veranderingen door complementaire zorg.
- Onderzoek naar complementaire zorg in een organisatie.
- Waardering en risico's bij het gebruik van complementaire zorg.
- Tips voor de organisatie van onderzoek naar complementaire zorg.

In dit hoofdstuk worden deze aspecten van onderzoek doen besproken en wordt aangegeven wat het belang ervan is voor de praktijk van de toepassing van complementaire zorg. Lang niet altijd is het mogelijk een onderzoek op de optimale manier zoals hier beschreven te doen. Er worden onderzoeken besproken die optimaal lijken, maar waarbij ook nog beperkingen optreden. Die onderzoeken worden als leerzame voorbeelden gepresenteerd. Onderzoek is tijdrovend en complex. Daarom worden in dit hoofdstuk ook tips gegeven voor kleinschalige projecten die een verpleegkundige zelf in gang kan zetten of uitvoeren.

Reflectie
- Stel dat er in je organisatie gezichtsmassage wordt ingevoerd. Bedenk een ideale opzet om dat project door middel van onderzoek te evalueren.

Voor de meeste van de besproken onderwerpen wordt teruggegrepen op de Nederlandse situatie, hoewel in sommige gevallen ook buitenlandse ervaringen en onderzoeken aan de orde komen. In dit hoofdstuk bespreken we vooral onderzoek naar complementaire zorg. Er wordt niet ingegaan op onderzoeken naar complementaire en alternatieve geneeswijzen (CAM) zoals acupunctuur, homeopathie, manuele geneeskunde, natuurgeneeskunde en de antroposofische geneeswijzen. De besproken onderzoeken gaan zowel over patiënten in ziekenhuizen en de eerstelijnsgezondheidszorg als over bewoners van verzorgings- en verpleeghuizen.

17.1 Wat is er nodig bij onderzoek naar een complementaire zorgvorm?

Op een afdeling van een verpleeghuis worden al jaren vormen van complementaire zorg toegepast: het werken met geuren, aanraking en muziek. Er komt een nieuw afdelingshoofd en zij stelt op een afdelingsvergadering de vraag: 'Het is heel mooi wat we aan complementaire zorg doen, maar we hebben het al zo druk. Werken die etherische oliën eigenlijk wel? Worden de bewoners er beter van en is het allemaal wel effectief?' De arts doet dan ook een duit in het zakje en vraagt zich af of het allemaal wel verantwoord is, of het wel evidence based is. Na van de eerste schrik bekomen te zijn, wordt de ferme conclusie getrokken dat er onderzoek gedaan zal worden naar de complementaire zorg op de afdeling. Laten we eens nagaan

wat er bij een dergelijk onderzoeksproject van pas komt en wat er
voor nodig is.

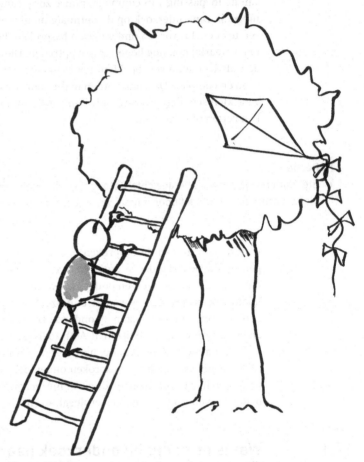

Figuur 17.1 Voor onderzoek zijn veel stappen nodig

In kader 17.2 staan ter illustratie enkele ervaringen van verpleegkundigen en verzorgenden die bij een project over complementaire
zorg betrokken waren.

Kader 17.2 Ervaringen van rol verpleegkundigen in onderzoek naar therapeutic touch voor brandwondenpatiënten (3)
Organisatorische context van het onderzoek. Dataverzameling vraagt extra tijd (is
tijdrovend) en energie, terwijl het onderzoek ook lang heeft geduurd,
waardoor het extra moeite kost om de motivatie op peil te houden. De verpleegkundigen melden dat zij het onderzoek en het protocol wel duidelijk >>

>> opgesteld vonden, maar zij hadden moeite met de complexiteit en de discontinuïteit om er weer in te komen na langere tijd geen patiënten te hebben geïncludeerd. Zij geven aan dat zij bij het onderzoek vooral het plannen van hun dagelijkse zorg voor de patiënten in combinatie met het verzamelen van data moeilijk vinden. Ook de timing om patiënten te vragen om deel te nemen is voor hen een discussiepunt, waarbij de meesten van mening zijn dat het vragen om toestemming op de opnamedag in verband met de lijdensdruk te vroeg is.

Houding verpleegkundigen. De houding van de verpleegkundigen jegens het verzamelen van data was wel positief, maar ze ervaren demotivatie door gebrek aan betrokkenheid en de motivatie van andere collega's, het lange beloop van het onderzoek, de trage inclusie van patiënten en enkele onvoorziene voorvallen tijdens het onderzoek.

Verwachtingen. Bij het toepassen van TT hebben de verpleegkundigen moeite door hun resultaatgerichtheid tijdens het geven van TT en met het onverwachts TT geven aan een patiënt die zij niet kennen, die zij zelf niet in zorg hebben.

Twijfels over eigen kunnen. Zij hadden twijfels over hun eigen kunnen bij het geven van TT.

17.1.1   Vaststellen doel van het onderzoek

doel

Er zal duidelijkheid moeten zijn op welke vraag het onderzoek een antwoord dient te geven. Gaat het om de waardering door de zorgvragers (en hun naasten)? Of staat de vraag naar het effect op het welbevinden van de bewoners centraal? Maar dan rijst de vraag: om welke aspecten van dat welbevinden het gaat: pijn, slapen, onrust, communicatie? De nadruk kan ook liggen op de inpasbaarheid in het werk of op welke wijze bijvoorbeeld het werken met geuren het best kan worden uitgevoerd (zie verder hoofdstuk 1).

17.1.2   Opsporen van eerder onderzoek

eerder onderzoek

Het heeft geen zin voor een onderzoek het wiel opnieuw uit te vinden. Mogelijk is er al eerder onderzoek gedaan. Er is daarom literatuuronderzoek nodig naar eerdere onderzoeken. Nagegaan kan worden wat de ervaringen in eerdere projecten zijn. Waar is die informatie te vinden en zijn die (vaak Engelstalige) artikelen wel toepasbaar op de Nederlandse gezondheidszorg?

17.1.3   Opstellen van een onderzoeksvoorstel

Een onderzoek kan niet goed van start gaan als er niet duidelijk op papier staat hoe het onderzoek eruit zal zien, wat de onderzoeksvraagstellingen zijn, om welke interventies (acties, handelingen) het gaat, wat de doelgroep is, welke onderzoeksmethoden worden aangewend, enzovoort. Dergelijke punten en nog veel meer details worden in een onderzoeksvoorstel (protocol) vastgelegd. Een dergelijk protocol is niet alleen belangrijk omdat in de loop van de tijd allerlei besluiten genomen moeten worden, maar ook om een standaard te hebben als het onderzoek wordt afgesloten: is het onderzoek uitgevoerd zoals het de bedoeling was? Zijn er veranderingen opgetreden, en zo ja, wat zijn daarvan de consequenties?

onderzoeks-
protocol

17.1.4   Gevolgen voor de afdeling

Onderzoek kost veel tijd en energie, en wordt daarom meestal uitgevoerd door een speciaal daartoe aangetrokken onderzoeker. Iedereen moet ook achter het onderzoek staan. Dit betekent vergaderingen en overleg. Soms worden ook de zorgverleners ingeschakeld bij de toepassing van de interventie, de verzameling van de benodigde gegevens of het bijhouden van bepaalde formulieren. Ook speelt een rol hoe tijdens de inspanningen voor het onderzoek wordt omgegaan met ziekteverzuim, personeelstekorten of andere prioriteiten die zich aandienen en die ook aandacht en tijd kosten.

achter het
onderzoek staan

17.1.5   De rol van de zorgvragers inschatten

Onderzoek vraagt bijna altijd iets van de zorgvragers. Dat is zeker het geval als ze gevraagd worden aan een bepaalde complementaire zorginterventie deel te nemen. Ook voor het invullen van een vragenlijst is hun medewerking nodig. Zijn ze wel in staat een vragenlijst in te vullen? Of moeten de naasten daarbij worden betrokken? Bij een interventie zal aan de zorgvragers (of hun naasten) toestemming gevraagd moeten worden (*informed consent*). Er zal nagegaan moeten worden of aan de behandelingen mogelijk schadelijke effecten en risico's zijn verbonden (zie verder hoofdstuk 8 en 9 over de ethische en juridische aspecten van complementaire zorg).

medewerking van
zorgvragers

17.1.6   Toestemming aan de organisatie vragen

Voor onderzoek is toestemming van de directie nodig. Die vaart vaak op het advies van de MEC (medisch-ethische commissie), de VAR (verpleegkundige adviesraad), de medische staf of de bewonersraad.

advies van
commissies

Daar is het onderzoeksprotocol voor nodig. Deze commissies willen soms ook weten wat er precies aan bewoners/patiënten wordt gevraagd: zijn de vragen niet te indringend? Is de vragenlijst niet te lang? Ook wordt er vaak op gelet of de voorlichting en/of het informed consent goed geregeld zijn. In de MEC of stuurgroepen van een project zitten ook artsen die vaak kritisch staan ten opzichte van complementaire zorg. Artsen en andere zorgverleners zullen ook willen weten of er gevolgen zijn voor de verdere gebruikelijke zorg. Dergelijke procedures kosten tijd en dat is zeker het geval als er ook andere instellingen bij het onderzoek betrokken zijn (zogenoemd multicentra onderzoek).

Er is geen garantie dat het onderzoek wordt goedgekeurd en dat kan heel frustrerend zijn. Toch is het nooit verstandig een onderzoek te starten voordat de goedkeuring er is. Dat kan het onderzoek ernstig in gevaar brengen; incidenten of klachten kunnen tot claims leiden die niet gedekt zijn. Als er geen goedkeuring wordt verleend, is het ook ethisch niet verantwoord zorgvragers te vragen deel te nemen aan het onderzoek.

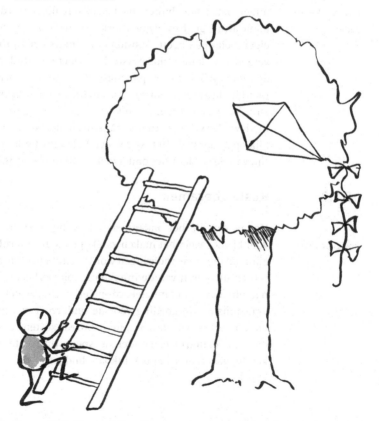

Figuur 17.2 Met goedkeuring het onderzoek starten

17.1.7 Implicaties voor de tijdsinvestering beseffen

gevolgen voor
tijdsbesteding

Onderzoek kost veel tijd. Onderzoek duurt lang, soms jaren. Dat vraagt een houding met een lange adem. In die tijd kunnen er allerlei veranderingen (personeel, budget, leiding) in de organisatie optreden die (negatieve) gevolgen hebben voor het onderzoek: opnieuw het onderzoek uitleggen en verantwoorden, minder budget, sceptischer houding van de leiding, enzovoort. Tijd knaagt op allerlei punten aan onderzoek: er zijn nieuwe (internationale) inzichten, het personeel moet enthousiast blijven om de interventie en het onderzoek uit te voeren, enzovoort.

17.1.8 Samenwerking tussen onderzoekers en verpleegkundigen en verzorgenden

onderzoeker van
buiten

Het is meestal niet mogelijk dat de organisatie het onderzoek zelf uitvoert. Niet alleen ontbreekt het vaak aan onderzoeksdeskundigheid, maar ook aan personeelsformatie. Dit betekent dat er een onderzoeker van buiten bij betrokken moet worden. Dat vereist bijna altijd geld en samenwerking met een organisatie die haar eigen belangen heeft. Subsidiemogelijkheden zijn vaak schaars of vergen een lange tijdsinvestering. Doctoraalstudenten (zoals studenten psychologie, verplegingswetenschappen, beleid en management in de gezondheidzorg, voorlichting) kunnen zeer behulpzaam zijn. Maar een student heeft ook eigen belangen en universitaire medewerkers die de student aansturen, hebben eveneens hun eigen kijk op onderzoek. Het is vaak een hele kunst om in de beschikbare tijd van de student het onderzoek te laten plaatsvinden.

17.1.9 Kosten beramen

kostenposten

Hoe eenvoudig het onderzoek ook is, het kost altijd geld, zelfs al voor bijvoorbeeld het maken van kopieën. Belangrijke kostenposten zijn: tijd die in vergaderingen wordt gestoken, kosten voor het invoeren en uitvoeren van de interventie (bijvoorbeeld een externe trainer, oliën, cd's met muziek, cd-speler, massagestoel, drukken van de vragenlijsten, vergoeding voor de onderzoeker, gegevens invoeren en verwerken via de computer, bureaukosten, enzovoort). Het is daarom belangrijk een onderzoeksbegroting op te stellen en afspraken te maken over het beschikbare budget.

17.1.10 Verslaglegging afspreken

Over het onderzoek moet een verslag worden geschreven. Dat kost niet alleen veel inspanning en tijd, maar moet ook met de staf en/of de directie worden besproken. Hoe krijg je, soms na een jaar, weer aandacht voor de resultaten? En als die resultaten tegenvallen...? Het gevaar dreigt dat het een rapport wordt dat in de la verdwijnt of dat het een dikke scriptie wordt waarop de student wel afstudeert, maar waarmee verder niets gebeurt. De resultaten moeten aan de wereld bekend worden gemaakt. Dat betekent dat er tijd moet zijn voor het schrijven van een artikel en geld om het op een congres te presenteren.

resultaten bekend maken

17.1.11 Onderzoek: motiverend, lastig en nodig

Onderzoek is een leuke en motiverende bezigheid; vaak ook een uitdaging voor verpleegkundigen en verzorgenden in het kader van hun opleiding en werk. Onderzoek is vaak de enige weg om een antwoord te krijgen op de veelgestelde vragen: 'Werkt de interventie? Worden de bewoners/patiënten er beter van? Waarderen zij het? Is de interventie effectief, is ze evidence based en in het werk in te passen? Verandert de werkbeleving van de staf? Waarderen zij het? Wat kost het, enzovoort? Ook als een volledig wetenschappelijk onderzoek niet mogelijk is, kunnen zorgverleners toch een bijdrage leveren aan meer inzicht in de complementaire zorg op de afdeling door een eenvoudig onderzoeksproject op te zetten.

In kader 17.3 wordt aan de hand van de visie van Threels-Eenkhoorn (4) een samenvatting gegeven van de besproken punten. Daarna worden verschillende aangesneden onderwerpen verder uitgewerkt. Voor meer informatie over onderzoeksmethoden in het algemeen verwijzen we naar De Jong e.a. (5), 't Hart e.a. (6) en Polit en Hungler (7), terwijl verdere aanwijzingen over onderzoek in de complementaire zorg worden gegeven door Lewith e.a. (8), Vickers (9), en Visser e.a. (10).

Kader 17.3 Aandachtspunten bij kleinschalig onderzoek (4)

Wanneer je gevraagd wordt een klein onderzoek in je organisatie te houden naar de effecten van therapeutic touch of een andere complementaire interventie, of je vindt zelf dat dit moet gebeuren, is dat niet voor niets. Jij bent ervan overtuigd dat de gekozen interventie effect heeft. Anderen in je omgeving geloven je wel of niet, maar vinden in ieder geval dat dit maar eens aangetoond moet worden. Je krijgt geen extra tijd, maar moet toch zien te bewijzen dat die interventie werkt.

>>

>> Het is zonde wanneer je tijd investeert en de organisatie na afloop van mening is dat dit niet was wat men bedoelde. Niemand verwacht een volledig wetenschappelijk onderzoek van jou als niet-wetenschappelijk geschoolde medewerker, maar er zijn wel enige aandachtspunten om het onderzoek dat je doet van waarde te laten zijn:

- Wat is je doel?
- Wat wil je onderzoeken? Hoeveel tijd heb je?
- Hoeveel mensen wil je onderzoeken?
- Wat zijn de consequenties van je onderzoek?
- Maak je opzet helder en duidelijk.
- Beschrijf de resultaten.
- Vraag begeleiding.

Reflectie
- Welke mogelijkheden zie je in jouw instelling om onderzoek te doen?

17.2   Lacunes in onderzoek naar complementaire zorgvormen in Nederland

Voor het opzetten van een nieuw onderzoek naar complementaire zorg zullen vaak weinig aanknopingspunten in Nederlands onderzoek worden gevonden. Er is in Nederland nog weinig onderzoek gedaan naar complementaire zorg. In kader 17.4 staat een overzicht van de tot dusver bekende onderzoeken. In de verschillende onderzoeken worden de interventies niet altijd door verzorgenden of verpleegkundigen uitgevoerd, maar ook door bijvoorbeeld schoonheidsspecialisten en activiteitenbegeleiders. Het is echter aannemelijk dat deze interventies, na scholing, ook door hen kunnen worden uitgevoerd.

Kader 17.4 Overzicht van onderzoek complementaire zorg in Nederland*

1a Evaluatie en effecten van schoonheidsbehandeling, Diakonessenhuis Utrecht (11).

1b Evaluatie en effecten van massage bij behandeling op dagbehandeling voor chemotherapie in het Diaconessenhuis Zeist (12).

1c Het onderzoek in het Diakonessenhuis Zeist (zie 1b) is voortgezet, waarbij tevens een controlegroep is toegevoegd (13).   >>

>> 2a Onderzoek naar de effecten van gezichtsmassage voor mensen met kanker in een palliatief stadium in het Erasmus MC, Daniël den Hoedkliniek, Rotterdam, met gebruikmaking van een controle- en experimentele groep en randomisatie in de tijd (14).

2b Vervolgonderzoek naar de effecten van gezichtsmassage voor mensen met kanker in het Erasmus MC, Daniel den Hoedkliniek, Rotterdam, waarbij het eerdergenoemde onderzoek wordt uitgebreid tot de dagbehandeling en er tevens randomisatie plaatsvindt (15).

3 Literatuuronderzoek naar de effecten van massage voor mensen met kanker (16).

4 Door de Stichting MAIA is een effectonderzoek gehouden in twee verpleeghuizen, Antonius IJsselmonde, Rotterdam en het Zonnehuis, Zuidhorn, naar de effecten van aromatherapie en massage bij bewoners (17, 18). Dit onderzoek wordt vervolgd, waarin het accent ligt op het proces van implementatie van deze zorgvormen.

5 In samenwerking met de Stichting Kanker in Beeld en Ziekenhuis Mesos (Overvecht, Utrecht) is een onderzoek uitgevoerd naar de effecten van de toepassing van beeldend werken voor mensen met kanker (19). Een dergelijk onderzoek wordt ook in het Atelier Amsterdam-Noord uitgevoerd.

6 Het Van Praag Instituut heeft onderzoek uitgevoerd naar:

6a effecten van therapeutic touch (TT) bij de behandeling van patiënten met brandwonden in samenwerking met het Brandwondencentrum van het Medisch Centrum Rijnmond Zuid in Rotterdam (3);

6b effecten van TT bij MS-patiënten in samenwerking met de MS-patiëntenvereniging afdeling Amsterdam (20);

6c en werkt mee aan evaluatieonderzoeken naar het effect van en de ervaringen met 'Gezonde Verbeelding' (visualisatieoefeningen) in verschillende ziekenhuizen.

7 Door het NIVEL (onderzoeker J. van Weert) is onderzoek uitgevoerd naar de effecten van snoezelen in de ouderenzorg (21).

8 Door het IMOZ wordt onderzoek verricht naar *validation* in het kader van belevingsgerichte zorg voor ouderen (22).

9 Door het Helen Dowling Instituut, het Van Praag Instituut en de stichting MAIA is een eerste verkennende inventarisatie gemaakt van de lopende CZ-projecten in de gezondheidszorg, de mate waarin die geïmplementeerd zijn en de factoren die de implementatie beïnvloeden (23). >>

>> 10 Complementaire zorg in de psychiatrie (24).

11 Onderzoek naar de landelijke toepassing van therapeutic touch in Nederland (25).

12 Inventariserend onderzoek naar het gebruik van complementaire zorg (26-29).

13 Onderzoek naar de toepassing van natuurlijke behandelmethoden door verpleegkundigen (30).

14 Onderzoek naar aromatherapie bij ouderen (31).

* Onderzoeksprojecten op het gebied van alternatieve geneeswijzen binnen CAM worden niet vermeld. Wel worden enkele onderzoeken vermeld (5 en 10) waarbij de interventies niet door getrainde verzorgenden of verpleegkundigen zijn uitgevoerd, maar door bijvoorbeeld een haptotherapeut of massagetherapeut.

In diverse Nederlandse gezondheidszorginstellingen vindt de introductie van complementaire zorg plaats zonder dat er duidelijk inzicht is in de behoefte van de zorgvragers, terwijl ook nog niet helder is of de zorg wel effectief, evidence based is en of de zorg de kwaliteit van leven van de zorgvragers bevordert (23). Onderzoek naar complementaire zorg is van belang voor het opdoen van ervaring bij de introductie van complementaire zorgvormen en het krijgen van inzicht in de invloed van de complementaire zorg op het welbevinden en de kwaliteit van leven van cliënten. Dergelijke onderzoeken kunnen ook aanknopingspunten bieden voor implementatie en financiering van deze complementaire zorginterventies. Vooral is er behoefte aan kosten-effectiviteitsonderzoek op het terrein van de complementaire zorg: wat is de verhouding tussen de opbrengst en de kosten van de complementaire zorg in vergelijking met andere zorgvormen? Daaraan kunnen belangrijke argumenten worden ontleend over de mogelijke voordelen van goedkopere complementaire zorgvormen ten opzichte van de wellicht duurdere reguliere standaardzorg (32).

Zollman en Vickers (33) hebben voor Engeland een overzicht gemaakt van de factoren die de ontwikkeling van onderzoek naar complementaire zorg belemmeren (zie kader 17.5). Deze analyse is mogelijk ook van toepassing op de situatie in Nederland, waarbij we aantekenen dat de onderzoekssituatie op het gebied van complementaire zorg in Engeland veel gunstiger is dan in Nederland.

Kader 17.5 Belemmeringen in de ontwikkeling van onderzoek naar complementaire zorg (naar Zollman & Vickers (33))

Belemmerende veronderstellingen:
- Het effect is niet aangetoond ... nee, want:
  - er is een groeiende kennis uit onderzoek dat bepaalde complementaire therapieën effectief zijn in bepaalde klinische condities;
  - veel conventionele behandelingen in de gezondheidszorg worden niet ondersteund door resultaten van gecontroleerde klinische trials.
- Complementaire zorg is irrationeel en niet-wetenschappelijk, maar:
  - wetenschappelijk onderzoek is gaande om de mechanismen van sommige complementaire therapieën bloot te leggen.
- Complementaire zorg is onschadelijk, maar:
  - er zijn verslagen over serieuze schadelijke effecten van complementaire therapieën.

Factoren die het onderzoek belemmeren:
- gebrek aan onderzoeksfondsen;
- onvoldoende onderzoeksvaardigheden;
- ontbreken van een academische onderzoeksstructuur;
- onvoldoende aantallen deelnemende patiënten door uitval en onvergelijkbare patiëntengroepen;
- moeilijk om systematische reviews op te zetten en te interpreteren door gebrekkige publicaties over onderzoek naar complementaire zorg en het bestaan van veel verschillende behandelingen;
- methodologische problemen: reacties op behandelingen zijn sterk individueel gekleurd, behandeling is vaak niet standaard, controlegroepen zijn soms onmogelijk, moeilijk te realiseren dat de patiënten niet weten dat zij een bepaalde behandeling krijgen (blindering), invloed van de therapeutische relatie.

17.3 De rol van verzorgenden en verpleegkundigen in onderzoek

Verpleegkundigen en verzorgenden spelen een belangrijke rol in de toepassing en de introductie van complementaire zorg in Nederland. Daarom is hun betrokkenheid bij onderzoek essentieel.

17.3.1 Bij het onderzoek betrekken

In de eerste plaats is het van belang verzorgenden en verpleegkundigen in een vroegtijdig stadium bij onderzoek naar complementaire zorg te betrekken. Zij zijn het beste op de hoogte van de implicaties voor het werk en voor de zorgvragers en kunnen vanuit hun eigen deskundigheid waardevolle adviezen geven over de dagelijkse werkzaamheden, het betrekken van cliënten bij onderzoek, enzovoort. Het ligt dan ook voor de hand dat ze lid zijn van een advies- of klankbordgroep voor het onderzoek. Laat een dergelijke begeleidingsgroep overigens niet exclusief voor verpleegkundigen zijn. Artsen hebben vaak een kritische houding ten opzichte van complementaire zorg. Bovendien zijn zij meestal aardig op de hoogte van onderzoek. Ook een vrijwilliger in de begeleidingsgroep is van belang omdat die vaak dicht bij de zorgvragers staat en dus de gevolgen voor de zorgvragers goed kan inschatten.

advies- of klankbordgroep

17.3.2 Het middenkader voor de continuïteit

In de tweede plaats is het voor de continuïteit van een project over complementaire zorg van groot belang verpleegkundigen uit het middenkader bij het onderzoek te betrekken, zoals afdelingshoofden. Als zij achter het onderzoek staan, zal daarvan een stimulerende werking uitgaan op de medewerkers van de afdeling. Bovendien spelen afdelingshoofden een belangrijke rol in de communicatie met het hogere kader en de directie. Een goede optie is een verzorgende of verpleegkundige te laten fungeren als aanspreekpunt voor complementaire zorg in de organisatie. In een verpleeghuis is daarom vanwege de continuïteit van de complementaire zorg besloten tot het instellen van een dergelijke functie (zie hoofdstuk 18). Het versterkt de inbreng van verpleegkundigen en verzorgenden in zowel de complementaire zorg als het onderzoek.

communicatie met hoger kader en directie

17.3.3 Bijscholing in onderzoek

In de derde plaats kan de rol van de verpleegkundigen in het onderzoek naar complementaire zorg worden versterkt door bijscholing over onderzoek. Er zijn cursussen voor researchverpleegkundigen, gericht op het leren uitvoeren van onderzoek en het helpen lezen en begrijpen van wetenschappelijke artikelen. Sommige ziekenhuizen sluiten een alliantie met een onderzoeksinstelling (bijvoorbeeld een hogeschool) om aldus voor allerlei onderzoeksprojecten cursussen te kunnen aanbieden. Daardoor kunnen zorgverleners beter inzicht krijgen in onderzoeksmethoden, statistiek, en dergelijke.

scholing

17.3.4   Onderwijsmodules over onderzoek

onderwijs

In de vierde plaats zouden in bijscholingscursussen voor verpleegkundigen over complementaire zorg modules kunnen worden opgenomen over onderzoeksmethoden. Het is niet alleen van belang dat
verpleegkundigen door dergelijke bijscholingscursussen beter geïnformeerd worden over toepassingsmogelijkheden van complementaire zorg, maar ook dat zij het (vaak buitenlandse) onderzoek naar
complementaire zorg beter kunnen begrijpen en op waarde kunnen
schatten.

17.3.5   Rol verplegingswetenschappen

verplegings-
wetenschappen

In de vijfde plaats ligt het voor de hand academisch opgeleide verpleegkundigen bij het uitvoeren en organiseren van onderzoek naar
complementaire zorg te betrekken. In die opleidingen zou aandacht
besteed kunnen worden aan het bijzondere karakter van onderzoek
naar complementaire zorg. Ook kunnen studenten van dergelijke
opleidingen in het kader van hun afstudeeronderzoek een bijdrage
leveren aan onderzoek naar complementaire zorg in instellingen.
Zo bevatten de hbo-V-opleiding en sommige specialistische opleidingen een module over onderzoek. Bij het examen moet als afsluiting een klein onderzoek worden uitgevoerd.

In het onderzoek van het Van Praag Instituut naar de effecten van
therapeutic touch (TT) bij de behandeling van patiënten met brandwonden is ervaring opgedaan met de rol van verpleegkundigen in
dit onderzoek (4). Het hoofddoel was het verminderen van de pijn en
de angst bij het verwisselen van verbanden. De betrokken verpleegkundigen voerden niet alleen de TT uit, maar reikten ook vragenlijsten uit en bepaalden het cortisolgehalte, een indicatie van de
stress van de patiënten. In kader 17.2 zijn de opgedane ervaringen
samengevat. Het is duidelijk dat de betrokkenheid van verpleegkundigen bij onderzoek naar complementaire zorg niet altijd eenvoudig te regelen is. Verpleegkundigen hebben waardevolle routines
in hun werk opgebouwd en daarvan is bij onderzoek vaak moeilijk
af te wijken. Bovendien hebben zij vaak weinig tijd voor het uitvoeren van het extra werk dat met onderzoek naar complementaire
zorg gepaard gaat.

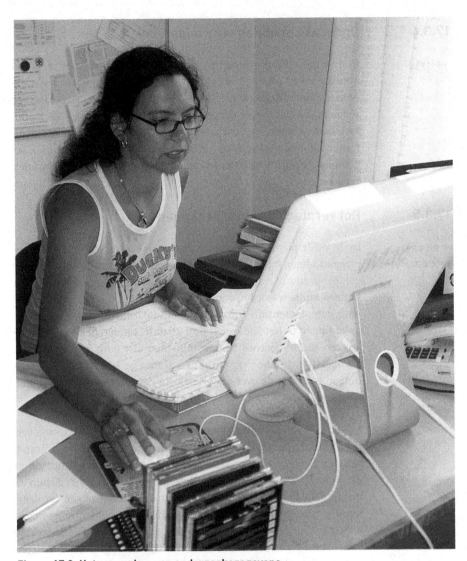

Figuur 17.3 Het verwerken van onderzoeksgegevens

verpleegkundigen spelen een belangrijke rol

Geconcludeerd kan worden dat verpleegkundigen een belangrijke rol spelen in de ontwikkeling en uitvoering van onderzoek naar complementaire zorg. Verbetering van de opleiding in de complementaire zorg is daarbij een doorslaggevende factor, naast de erkenning door de beroepsverenigingen van de taak van verpleegkundigen op het terrein van de complementaire zorg. Ook zullen de managers in de instellingen moeten instemmen met de voorgenomen plannen. Zij zullen tijd en faciliteiten moeten bieden voor de verpleegkundigen om in het project of onderzoek te participeren.

Reflectie
* Wat zou je zelf aan onderzoek in je organisatie kunnen en willen bijdragen?

17.4 Soorten onderzoek

Er is niet één type onderzoek dat op alle onderzoeksvragen een antwoord kan geven. Het type onderzoek dat wordt uitgevoerd hangt af van de aard en de inhoud van de vraagstellingen. Een onderzoek waarin de vraag centraal staat hoe de cliënten een complementaire zorgvorm waarderen, vereist een andere onderzoeksopzet dan een onderzoek naar de vraag of deze zorgvorm het gesignaleerde verpleegprobleem verminderd heeft. In het eerste geval kan worden volstaan met bijvoorbeeld interviews of een vragenlijstonderzoek, terwijl in het tweede geval er feitelijke verpleegkundige observaties nodig zijn, zoals over het in slaap komen, de ervaren pijn of de stoelgang. De keuze van de onderzoeksopzet betekent dus dat er duidelijkheid moet zijn over de aard van de onderzoeksvraag.

onderzoeksopzet en vraagstelling

Er is overigens een wisselwerking tussen de onderzoeksopzet en de onderzochte vraagstelling. Soms is het onvermijdelijk op grond van de gekozen onderzoeksmethode de vraagstelling aan te passen. Als we het effect van een complementaire zorgvorm zouden willen onderzoeken (bijvoorbeeld leidt therapeutic touch bij brandwondenpatiënten tot minder pijn bij het verwisselen van het verband), maar als het niet lukt om metingen voor en na de behandelingen te doen, dan is het geen effectonderzoek meer, maar wordt het een evaluatieonderzoek (4).

In kader 17.6 worden enkele onderzoekstypen besproken die veel voorkomen in de complementaire zorg. Deze staan niet geheel los van elkaar; in een onderzoek kan ook meer dan een onderzoeksmethode worden gebruikt. In kader 17.6 worden de te bespreken onderzoekstypen kort aangeduid.

Kader 17.6 Vormen van onderzoek
* Literatuuronderzoek.
* Kwalitatief onderzoek:
  - gevalsonderzoek;
  - interviews.

>>

>> • Vragenlijstonderzoek naar subjectieve beleving:
  – spiritualiteit en positieve aspecten;
  – meting van kwaliteit van leven.
• Observationeel onderzoek.
• Verkennend onderzoek.
• Experimenteel onderzoek.
• Laboratoriumonderzoek.

17.4.1 Literatuuronderzoek

Als er een onderzoeksvraag ontstaat, bijvoorbeeld: helpt het luisteren naar muziek om de gasten in een hospice een dieper gevoel van rust en verbondenheid met zichzelf te geven, dan is het goed om na te gaan of er over dit onderwerp eerder onderzoek is gedaan. Er zijn dan drie mogelijkheden. In de eerste plaats kunnen we zoeken naar losse artikelen of (hoofdstukken in) boeken. In het verleden moesten daartoe jaargangen van tijdschriften of catalogi van bibliotheken worden doorgenomen. Nu is veel materiaal elektronisch beschikbaar en kan via een website worden gezocht. Daarbij wordt dan

zoeksystemen en websites gebruik gemaakt van bepaalde zoeksystemen en websites (bijvoorbeeld Google, Medlit, Pubmed en Psychlit). Ook instituten, universiteitsbibliotheken en sommige uitgevers hebben dergelijke systemen ontwikkeld, zoals Elsevier. Het Van Praag Instituut biedt gratis overzichten van nieuwe ontwikkelingen en onderzoek. Voor dergelijke systemen is soms een toegangscode nodig en dat kost veelal geld.

In de tweede plaats zijn er door onderzoekers soms overzichten gemaakt van eerdere onderzoeken. Dit zijn de zogenoemde over-

overzichts-artikelen zichtsartikelen (reviews). In een dergelijk artikel worden alle gevonden onderzoeken besproken en van commentaar voorzien, vaak in de vorm van een tabel (zie tabel 17.1 voor een voorbeeld). Dergelijke overzichten besparen veel tijd. Wel is het van belang erop te letten welke bronnen en zoeksystemen de auteurs gebruikt hebben, op welke tijdsperiode de beschreven artikelen betrekking hebben (bijvoorbeeld alleen publicaties sinds 1995) en of er bepaalde onderzoeken zijn weggelaten, bijvoorbeeld alleen publicaties in het Engels en niet in het Duits of Frans, terwijl Duitsland en Frankrijk nu juist landen kunnen zijn waar veel onderzoek over het betrokken onderwerp is gedaan (bijvoorbeeld in de twee genoemde landen is er juist veel onderzoek gedaan naar muziektherapie).

Tabel 17.1 Onderzoeken naar het effect van ontspanningstechnieken bij kanker-patiënten*

Naam	TP	AP	Uitval	Interventie	AC	Effecten	S	Instrumenten
Decker e.a. 1992 (34)	kanker-patiënten	82	nb	relaxatie	ja (29)	minder gespannen, vermoeid, depressief en angstig	ja	Profile of Moods States
Baider e.a. 1994 (35)	kanker-patiënten	86	37	relaxatie spieren en *guided imagery*	nee	verbetering op impact van *life events* en symptomen	ja	Multiple Locus of Control, Impact of Events Scale (IES) en Brief Symptom Inventory (BSI)
Lyles e.a. 1982 (36)	kanker-patiënten	nb	nb	relaxatie en guided imagery	ja	afname misse-lijkheid, meer controle over leven en ziekte	nee	nb
Syrjala e.a. 1995 (37)	patiënten met been-mergtrans-plantatie	94	nb	ontspanning, guided imagery en copingvaar-digheden	ja	helpt pijn en misselijkheid te hanteren	nee	visuele analoge schaal voor pijn
Fleming 1985 (38)	kanker-patiënten	58	nb	ademhalen en positief denken	nee	verbetering in pijn, kalmer en minder angstig	ja	nb
Ferrell e.a. 1994 (39)	oudere kanker-patiënten	66	nb	pijnprogram-ma, ontspan-ning en guided imagery	nee	minder pijn en angst, beter slapen	ja	nb
Bridge e.a. 1988 (40)	borst-kanker-patiënten	154	nb	ontspanning	ja	verbetering stemming, geen effecten depressie of angst	ja en nee	Profile of Moods States en Leeds Anxiety and Depression Scale
Troesch e.a. 1996 (41)	kanker-patiënten	28	nb	guided imagery	ja	meer positie-ve ervaring met chemotherapie en geen effec-ten op misselijk-heid en braken	ja en nee	Rhodes Index of Nausea en Vomiting Form 2 en Chemotherapy Experience Survey
Faber e.a. 1981 (42)	kanker-patiënten	nb	nb	relaxatie	ja	geen verbete-ringen in psy-chometrische metingen	nee	nb

* Ontleend aan Schell e.a. (14); slechts een deel van de beschikbare onderzoeken wordt beschreven.
TP: type patiënten; AP: aantallen patiënten; AC: aanwezigheid controlegroep; S: significant statistisch effect; nb: niet bekend.

meta-analyse   De derde vorm van literatuuronderzoek is de meta-analyse (5). Dat is een benadering waarbij op basis van een flink aantal eerdere onderzoeken naar het effect van die bepaalde interventie (zoals een bepaalde complementaire zorgvorm) een uitspraak wordt gedaan over het uiteindelijke resultaat van al die onderzoeken betreffende de mate van het effect van een bepaalde interventie. Daardoor kan een scherp beeld worden gegeven van wat een bepaalde interventie oplevert, scherper dan op basis van veel kleine losse onderzoeken. Dergelijke meta-analyses met betrekking tot interventies in de gezondheidszorg worden verzorgd door internationale organisaties zoals het Cochrane Instituut. Ook op het terrein van de complementaire en alternatieve geneeswijzen zijn diverse reviews opgesteld. Er zijn al honderden literatuuroverzichten over complementaire zorg gepubliceerd. Zo zijn er goede meta-analyses verschenen over massage, aromatherapie, TT en visualisatie/relaxatie (43, 44; zie ook literatuur in deel 2). Het zou erg waardevol zijn als dergelijke overzichten in de Nederlandse taal beschikbaar zouden komen voor verpleegkundigen.

Literatuuronderzoek is de onvermijdelijke eerste stap in onderzoek; het is een opzichzelfstaande waardevolle onderzoeksmethode. Het is vaak monnikenwerk, kost veel tijd en vereist doorzettingsvermogen. Van belang is de gevonden literatuur goed te documenteren en volledig te beschrijven. Verder is het sterk aan te bevelen het literatuuronderzoek niet te beperken tot het raadplegen van samenvattingen, want die zijn vaak onvolledig of selectief. Soms is het noodzakelijk dat men zich rechtstreeks tot een onderzoeker wendt omdat de informatie uit een artikel of een zoeksysteem niet voldoende is. Bij het zoeken en het bijhouden van literatuur kan men het gevoel krijgen: er is al veel eerder onderzoek gedaan, heeft mijn onderzoek nog wel zin? Dat is meestal een onterechte angst. Vaak is het juist zo dat bij een diepere analyse van het eerdere onderzoek van anderen het inzicht ontstaat dat die onderzoeken gebreken vertonen of dat ze geen betrekking hebben op de Nederlandse situatie, bijvoorbeeld door verschillen in het gezondheidszorgsysteem.

Reflectie
• Ga naar www.vanpraaginstituut.nl en zoek het laatst gehouden onderzoek op over TT.

17.4.2　　Kwalitatief onderzoek

In de complementaire zorg gaat het vaak om een persoonlijke benadering, waarbij niet altijd in details wordt beschreven of bekend is wat de zorgverlener doet en hoe de zorgvrager dat beleeft. Dit geldt bijvoorbeeld voor vormen van massage, maar ook voor allerlei energetische benaderingen, omdat daarin de aard van de persoon die complementaire zorg geeft, een rol speelt (zie hoofdstuk 11, 14-16). In sommige gevallen is het dan ook niet mogelijk of wenselijk de onderzoeksgegevens te kwantificeren. We spreken dan van kwalitatief onderzoek (45, 46). In dit type onderzoek staat het beschrijven, interpreteren en verklaren van gedragingen en opvattingen van de betrokkenen centraal. Het onderzoek vindt plaats in een meestal beperkte onderzoekssituatie en wordt uitgevoerd door middel van directe gegevensverzameling, waarbij de onderzoeker doorgaans lijfelijk aanwezig is.

Kwalitatief onderzoek is een aparte tak in de wetenschap. Het is lang niet gemakkelijk de essentie van een ervaring precies onder woorden te brengen. Pijn kan worden uitgedrukt als een score op een meetlatje, een VAS (visueel analoge schaal). Dat gebeurt vaak in verpleegkundig onderzoek (47). Maar wat is pijn eigenlijk? Als je dat aan cliënten vraagt, krijg je veel verschillende antwoorden. Hetzelfde geldt voor het begrip kwaliteit van leven. De score kan hetzelfde zijn, maar de inhoud is voor cliënten verschillend. De beleving van ons lichaam is vaak moeilijk te kwantificeren, in een score uit te drukken. Na een massage voelen cliënten zich anders: meer verbonden met hun lichaam, meer thuis in hun lichaam of aanvaarden hun lichaam. Dat zijn moeilijk te meten belevingen.

Een ander voorbeeld van een meer kwalitatieve benadering is de betekenis van een geur. Een onderzoeker zou zich kunnen afvragen wat de kern is van de betekenis, de beleving van lavendel. De componenten van etherische oliën kunnen in een laboratorium worden onderzocht en in moleculen en atomen worden opgesplitst en beschreven. Weten we dan wat lavendel is en waarom het voor veel zorgvragers een prettige geur is die ontspannend werkt?

Om dat te bepalen, is het beter aan mensen te vragen welke associaties lavendel oproept en wat de rol ervan is in de natuur en hoe bijvoorbeeld dieren daarop reageren. Een collega zei eens: 'Als je wilt weten wat een boom is, kun je een boom in plakken zagen (dan heb je geen boom meer!), maar je kunt ook de boom beschrijven, er een tekening of foto van maken, er onder gaan zitten, enzovoort'.

Er zijn veel vormen van kwalitatief onderzoek. In de volgende paragrafen worden enkele typen besproken die onder kwalitatief onderzoek gerangschikt zouden kunnen worden.

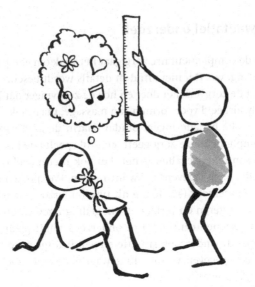

Figuur 17.4 Hoe iemand een geur beleeft is moeilijk te meten

Gevalsonderzoek

Gevalsonderzoeken richten zich op een beperkt aantal cliënten, waarbij bij voorkeur door meer personen wordt nagegaan hoe het met iemand gaat of hoe op een behandeling wordt gereageerd. Casuïstiek is ook het uitschrijven in woorden van de (wederzijdse) ervaringen. Men leert veel over iemands beleving door de woorden die worden gebruikt.

casuïstiek

In het onderzoek naar de invoering van het werken met aanraking en geuren werd aan verzorgenden gevraagd op een formulier aan te tekenen wat de verpleegkundige diagnose was op grond waarvan gekozen werd een bepaalde complementaire zorgvorm in een verpleeghuis toe te passen (17, 18). Ook kon worden aangegeven waarom voor een bepaalde massage of geur werd gekozen. Na de behandeling konden de verpleegkundigen aangeven hoe de bewoners daarop reageerden (direct na de behandeling en de volgende dag). Op die manier kreeg men inzicht in de reactie van de bewoners op de massage en het werken met geuren (zie bijlage 3 voor het gebruikte observatieschema).

Interviews

Een interview is een geschikt middel als de onderzoeker wil verkennen wat er bij de zorgvragers leeft over complementaire zorg of hoe zij de complementaire zorg hebben ervaren. Dat kan in een ziekenhuis of verpleeghuis heel gemakkelijk worden georganiseerd. De resultaten spreken vanwege het directe karakter sterk aan. Voor het houden van interviews is wel enige training nodig.

Vaak is een interview ook een geschikt middel als er nog geen vragenlijst beschikbaar is of als aanvulling op een vragenlijst. Interviews
persoonlijk
contact hebben het voordeel dat er persoonlijk contact is tussen de zorgvrager en de onderzoeker. In een interview kan alles wat zowel de zorgvrager als de onderzoeker belangrijk vindt, aan de orde worden gesteld. Interviews kunnen meer of minder gestructureerd zijn. De vragen kunnen geheel open zijn. Maar er kan ook een lijst van onderwerpen zijn die de onderzoeker aan de orde wil stellen. Ook kan de onderzoeker de antwoordmogelijkheden al enigszins voorgestructureerd hebben.

tijdsintensief Een interview is tijdsintensief. Dat geldt niet alleen voor de tijd dat ieder interview duurt, maar ook voor de tijd die gestoken moet worden in de uitwerking van de interviews. Als een interview op de band is opgenomen, kost de uitwerking vaak tweemaal de tijd die het interview in beslag nam. Een voordeel van een bandopname is dat de tekst uitgetypt kan worden en dan systematisch geanalyseerd kan worden. Daar zijn bepaalde programma's voor. Maar ook dat is tijdsintensief. Voor meer informatie over interviews wordt verwezen naar Baarda e.a. (45).

17.4.3 Vragenlijstenonderzoek naar subjectieve beleving

Het meest voorkomende type onderzoek in de complementaire zorg is onderzoek met behulp van vragenlijsten. Effecten van complementaire zorgvormen kunnen worden onderzocht aan de hand van vragen over kwaliteit van leven, emotioneel welbevinden, angst, pijn, vermoeidheid, lichaamsbeleving, ervaren zingeving, spiritualiteit, en dergelijke. Daartoe zijn gestandaardiseerde vragenlijsten beschikbaar die op hun bruikbaarheid, validiteit en betrouwbaarheid zijn onderzocht.

handleidingen Er bestaan handleidingen voor dergelijke vragenlijsten, die worden
voor vragenlijsten vermeld in de diverse geciteerde onderzoeken in dit hoofdstuk. Ook zijn er standaardvragenlijsten voor de meting van de waardering van en de tevredenheid met de complementaire zorg. In bijlage 4 worden enkele voorbeelden van vragen gegeven waarmee positieve ervaringen zijn opgedaan in diverse Nederlandse onderzoeken naar complementaire zorg (13-16, 48).

Het is heel goed mogelijk in de vragenlijst ook open vragen op te nemen, zoals: 'Kunt u uw antwoord toelichten?' Of bijvoorbeeld: 'Wat sprak u het meest aan in de massage die u kreeg?' Of: 'Hoe voelt u zich nu na de ontspanningsoefening?' Dergelijke open vragen zijn stimulerend en vullen de informatie uit de gesloten vragen aan. Belangrijk is dat de vragen eenduidig en niet suggestief zijn.

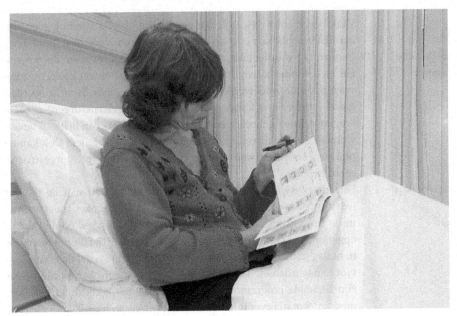

Figuur 17.5 Het invullen van een vragenlijst

In onderzoek naar effecten van complementaire zorg wordt met behulp van een vragenlijst vaak de kwaliteit van leven gemeten. De algemene verwachting is dat complementaire zorg de kwaliteit van leven verbetert. Dat is inderdaad in veel onderzoeken vastgesteld (12, 15, 19, 43, 44, 49, 50; zie ook tabel 17.1). Men gaat echter niet altijd uit van dezelfde definitie en meting van de kwaliteit van leven. Vandaar dat we apart stilstaan bij het onderwerp meting van de kwaliteit van leven.

Meting kwaliteit van leven

Kwaliteit van leven is een belangrijk begrip in de zorg, vooral bij de zorg voor mensen met een ongeneeslijke aandoening. De medische zorg kan dan geen verbetering meer brengen en de aandacht zal zich meer richten op de manier hoe het leven in al zijn dimensies optimaal gestalte kan krijgen: fysiek, psychisch en sociaal, en spiritueel. Voor de meting van de kwaliteit van leven is het van belang dat de inhoud van dit begrip helder gedefinieerd is, en goed wordt uitgewerkt en geoperationaliseerd: wat verstaan we precies onder kwaliteit van leven en hoe wordt dat vastgesteld en gemeten. Er zijn verschillende definities van kwaliteit van leven in omloop.

multi-dimensioneel begrip

Er is consensus over het feit dat de kwaliteit van leven een multidimensioneel begrip is. Dit betekent dat aan de kwaliteit van leven verschillende aspecten en dimensies worden onderscheiden. Kwaliteit van leven kan worden omschreven als het subjectief ervaren verschil dat op een bepaald moment bestaat tussen de verwachtingen van mensen en hun huidige ervaringen. Zo zou een zorgvrager geen pijn willen hebben, maar heeft hij in werkelijkheid wel pijn. Kwaliteit van leven wordt door de onderzoeksgroep Kwaliteit van leven van de World Health Organization (WHO) als volgt omschreven: 'een individuele perceptie van zijn/haar positie in het leven in de context van de cultuur en waardesystemen waarin hij/zij leeft en in relatie tot zijn/haar doelen, verwachtingen, standaarden en interesses'. Met andere woorden: kwaliteit van leven is de evaluatie door een persoon van zijn/haar functioneren op een groot aantal levensgebieden. Dit betekent dat kwaliteit van leven subjectief is en dus alleen door individuen zelf kan worden beoordeeld (51). Zo gaat ook Spilker (52) ervan uit dat vragen over de kwaliteit van leven wel kunnen worden opgesteld door zorgvragers, naasten en professionals, maar dat de vragen door de zorgvragers zelf beantwoord kunnen worden.

domeinen van kwaliteit van leven

Om de kwaliteit van leven verder te concretiseren moeten domeinen worden onderscheiden zoals: algemeen welbevinden, het fysiek, mentaal en sociaal welbevinden, en de componenten binnen elk van deze domeinen. Voor het eerste niveau gaat het om de tevredenheid met het leven in het algemeen van het individu en om zijn algemene gevoel van persoonlijk welzijn. Binnen het tweede niveau komen de globale domeinen van de kwaliteit van leven aan de orde zoals het lichamelijk, psychisch, mentaal en sociaal functioneren. Op het derde niveau ten slotte worden binnen die componenten onderscheidingen aangebracht. Aldus operationaliseren Essink-Bot (53) en De Haes (54) kwaliteit van leven als volgt:

- *lichamelijk domein*: fysieke activiteiten die de patiënt (nog) kan uitvoeren en de lichamelijke klachten die de patiënt ervaart;
- *psychisch domein*: psychische klachten zoals depressiviteit en angst; het kan ook gaan om positieve gevoelens;
- *sociaal domein*: de mate waarin de ziekte afbreuk doet aan de mogelijkheid van de patiënt om sociale rollen te vervullen, zoals de rollen van partner, vriend(in), ouder en werknemer.

Naast een beschrijving van de kwaliteit van leven via de genoemde domeinen, wordt vaak een totaalbeeld van de kwaliteit van leven gevraagd. Deze *overall* kwaliteit van leven kan inzicht geven in de mate waarin ziekte en behandeling, alles bij elkaar genomen, invloed hebben op de gezondheidstoestand en het leven van de patiënt. Een voorbeeld van een dergelijk vraag is: 'Hoe zou u, alles bij elkaar genomen, de kwaliteit van uw leven in de afgelopen vier weken beoordelen'; er wordt een kruisje gezet op een lijn (55). De EORTC (57, 58) hanteert een vergelijkbare formulering, waarbij onderscheid wordt gemaakt tussen de gezondheid en de kwaliteit van leven in het algemeen. Dit sluit aan bij wat in hoofdstuk 1 is vermeld over comfort en welbevinden.

Reflectie

• Als je zelf een massage ondergaat, muziek luistert of een lekker geurend bad neemt, welke invloed heeft dit dan op je welbevinden? Zou dit voor een zorgvrager anders zijn?

Spiritualiteit en positieve aspecten

spirituele en existentiële benadering

De genoemde uitwerkingen van Spilker (52), Essink-Bot (53) en De Haes (54) komen grotendeels overeen, maar ze missen de spirituele dimensie van de kwaliteit van leven. Bij onderzoek naar de kwaliteit van leven wordt de laatste jaren ook een spirituele en existentiële benadering gehanteerd. Uit onderzoek onder bijvoorbeeld kankerpatiënten blijkt dat spirituele en persoonlijke opvattingen over zingeving de kwaliteit van leven beïnvloeden (59). Het kan daarbij onder andere gaan om de betekenis van het leven, spirituele kracht en innerlijke rust. Spiritualiteit kan in sterke mate iemands kwaliteit van leven bepalen, zo blijkt uit onderzoek onder zorgvragers en zorggevers (zie hoofdstuk 2 en 10). Het is daarom van belang spirituele aspecten op te nemen in onderzoek naar de kwaliteit van leven.

negatieve en positieve gevolgen van ziekte

Naast negatieve gevolgen kan een ziekte ook positieve gevolgen hebben voor de kwaliteit van leven (59). Mensen kunnen een meer beschouwelijke, filosofische houding aannemen ten aanzien van het leven. Dit kan de emotionele beleving positief beïnvloeden. Sommige mensen met kanker waarderen het leven als zodanig meer en kunnen meer genieten van alledaagse dingen. De waarden in hun leven krijgen voor hen nieuwe en andere prioriteiten. Daarnaast kan spiritualiteit meer centraal komen te staan, en een verdieping van het emotionele leven met zich meebrengen. Door een ernstige ziekte hoeven mensen dus niet alleen negatieve aspecten van de kwaliteit van leven te ervaren; hun emotionele en sociale leven kan ook worden verrijkt door het ervaren van de ziekte.

Complementaire zorg spreekt ook de spirituele dimensie van het leven aan (zie hoofdstuk 10). Onderzoek naar de effecten van complementaire zorg besteedt dan ook aandacht aan de positieve en spirituele aspecten van de kwaliteit van leven.

Reflectie
- Neem een zorgvrager uit je organisatie in gedachten en ga na op welke punten de ziekte en behandeling gevolgen had voor de kwaliteit van leven van die zorgvrager.

Meetinstrumenten

De meetinstrumenten om de kwaliteit van leven te bepalen worden door Essink-Bot (53) en De Haes (54) in drie groepen verdeeld:
- *generieke meetinstrumenten:* deze vragenlijsten meten de kwaliteit van leven in algemene termen die voor ieder mens relevant zijn. De vragenlijsten omvatten zowel het fysieke, het psychische als het sociale domein;
- *ziektespecifieke meetinstrumenten:* deze vragenlijsten meten de gevolgen van een specifieke ziekte op de kwaliteit van leven. De vragenlijsten kunnen ingaan op specifieke aspecten van de situatie die worden beïnvloed door een bepaalde ziekte, bijvoorbeeld kanker (58);
- *domeinspecifieke meetinstrumenten:* deze vragenlijsten meten specifieke gevolgen voor één aspect van het leven.

Er kan dus per domein worden gemeten. Daarbij kan het bijvoorbeeld gaan om het meten van fysieke klachten en sociale steun. De domeinspecifieke instrumenten zijn vaak een aanvulling op generieke en ziektespecifieke meetinstrumenten, zoals de Profile Of Mood States (60) die in veel onderzoek naar complementaire zorg is gebruikt voor de meting van stemmingswisselingen. Op basis van de hiervoor gemaakte onderscheidingen ontstaat een overkoepelend beeld van de kwaliteit van leven, zoals weergegeven in figuur 17.6.

17.4.4 Observaties

vertekening

Vragenlijstonderzoek en gevalsonderzoek hebben het nadeel dat daarin ongewenste subjectieve elementen kunnen sluipen. Er is geen garantie dat zorgvragers in een vragenlijst hun werkelijke ervaringen invullen. De antwoorden kunnen door sociale wenselijkheid worden vertekend. Als de zorgverleners zich met de ingevoerde complementaire zorg inspannen om de pijn van de cliënten te verminderen, kunnen de cliënten de neiging hebben aan te geven dat de pijn inderdaad is verminderd omdat zij die aardige verpleegkundige ter wille willen zijn. Bij een gevalsbeschrijving kan er vertekening optreden door de betrokkenheid van de onderzoeker bij de cliënt.

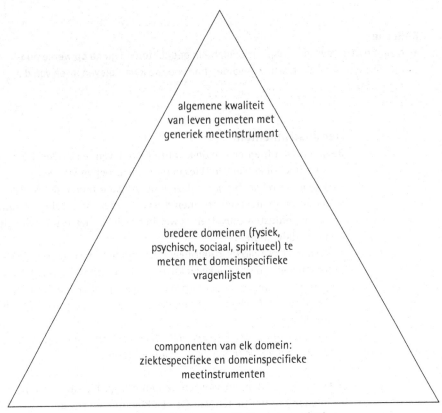

Figuur 17.6 Dimensies van de meting van kwaliteit van leven (52)

Voor het eerder besproken formulier voor de gevalsbeschrijving (zie bijlage 3) ontbreekt het aan onafhankelijke waarnemers. Wat de verpleegkundigen invullen kan worden vertekend door hun verwachting dat de gegeven massage werkt.

Dergelijke vertekeningen kunnen in systematische observaties worden vermeden. In observaties gaat het bij voorkeur om neutrale waarnemers die geen belang hebben bij de uitkomst van hun waarnemingen. Het is ook mogelijk de observaties door twee van elkaar onafhankelijke waarnemers te laten uitvoeren. Het observatie-onderzoek vereist dat er een gestandaardiseerd instrument is waarop de observaties kunnen worden aangetekend. In het ideale geval kunnen er video- en geluidsopnamen worden gemaakt, die later door de observatoren worden gescoord. Observatiegegevens kunnen een sterk middel zijn om sceptici over complementaire zorg te overtuigen van de werkzaamheid ervan.

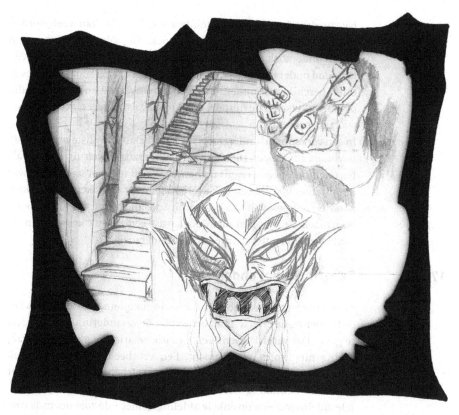

Figuur 17.7 Tekening gemaakt tijdens beeldend werken door Mayke Op 't Hoog (61)

Toelichting door Mayke Op 't Hoog
Het is een collage over een steeds terugkerende nachtmerrie. Elke nacht kwam ik weer een stukje verder de trap op in deze nachtmerrie. De figuren in de collage zaten me steeds achterna. De trap was oneindig. Dit was in een periode dat het besef was gekomen, over wat ik eigenlijk had meegemaakt. Ik had mijn leven in de handen van anderen gelegd. Ik voelde me machteloos.

17.4.5 Verkennend onderzoek

De onderzoeker heeft meestal wel voor ogen hoe het uiteindelijke onderzoek eruit zal zien. Maar hij heeft ook vaak nog vragen. Kan het onderzoek worden uitgevoerd? Hoe is de medewerking? Kan de vragenlijst niet korter? Werkt de complementaire zorginterventie? Klopt de tijdsplanning, enzovoort? In al deze gevallen is het verstandig een verkennend onderzoek te doen in de vorm van een haalbaarheidsonderzoek of pilotonderzoek. Hiervan kan veel worden geleerd voor het latere hoofdonderzoek. Niet alles kan van tevoren in een onderzoek achter het bureau worden bedacht en beslist. Verkennend onderzoek is ook waardevol omdat er snel voorlopige resultaten beschikbaar komen. Dat werkt motiverend en is ook handig om alvast iets aan de buitenwereld (collega's, congres, artikel, enzovoort) te presenteren.

In een verkennend onderzoek is het van belang de juiste middenweg te vinden tussen een niet al te klein onderzoek, waaruit weinig valt te concluderen, en een uit de hand gelopen te groot onderzoek wat het uiteindelijke onderzoek overbodig dreigt te maken. Een verkennend onderzoek valt vaak goed bij subsidiegevers voor het hoofdonderzoek. Zij kunnen daardoor alvast een indruk krijgen van de haalbaarheid en de waarde van het onderzoek.

17.4.6 Experimenteel onderzoek

In een experimenteel onderzoek in de complementaire zorg is het de bedoeling de effecten van een geplande verandering in de zorg na te gaan. Dat vereist tevens een situatie waarin die geplande verandering niet wordt aangebracht. Een voorbeeld is het onderzoek waarbij op enkele afdelingen van een verpleeghuis het werken met geuren en aanraking werd ingevoerd – de zogenoemde experimentele afdelingen – en op enkele afdelingen niet – de zogenoemde controleafdelingen (17, 62, 63). Onder de bewoners werd onderzoek gedaan naar hun welbevinden en functioneren en onder de verzorgenden naar hun werkbeleving. Die metingen werden op de experimentele afdeling uitgevoerd voor en na de invoering van het werken met geuren en aanraking. Op de controleafdelingen gebeurde dat op dezelfde tijdstippen. In paragraaf 17.7 wordt dit onderzoek nader besproken (zie ook tabel 17.2).

De experimentele opzet van onderzoeken zou uiteindelijk de manier zijn om een definitieve uitspraak te doen over de effecten van een complementaire zorginterventie (64).

Er zijn diverse eisen waaraan een experimenteel onderzoek moet voldoen. Hierop wordt in de volgende paragraaf over het vereiste evidence based karakter van de complementaire zorg ingegaan.

Kader 17.7 Enkele veelgebruikte begrippen in onderzoek

- *Pilotonderzoek*: een klein onderzoek, met een beperkt aantal mensen om te testen of de interventie op de gekozen meetinstrumenten effecten laat zien, of om na te gaan of de bedachte procedures uitvoerbaar zijn. Aan een groot onderzoek gaat vaak een pilotonderzoek vooraf. >>

>> • *Nulmeting*: een meting (in dit geval afnemen van vragenlijsten) voorafgaand aan de reeks interventies om de uitgangssituatie te bepalen. Bijvoorbeeld: hoeveel pijn heeft iemand voordat het onderzoek begint? Dit vergelijkt men later met de nameting: zijn de scores op de vragenlijsten na afloop van de reeks interventies verbeterd ten opzichte van de nulmeting?
• *Statistisch significant resultaat*: van een significant resultaat wordt gesproken als een gevonden verschil niet door toeval is ontstaan. Dit wordt vastgesteld met behulp van een statistische toets.
• *Positieve trend*: er zijn wel verschillen in de uitkomsten in de richting van de veronderstelling (in dit geval dat TT effect heeft), maar deze verschillen zijn (net) niet significant.

17.4.7   Laboratoriumonderzoek

Ten slotte wijzen we op het belang van laboratoriumonderzoek. Dit betreft bijvoorbeeld de chemische bestanddelen van etherische oliën. In onderzoek naar de vermindering van angst door complementaire zorg kan ook gebruik worden gemaakt van biomedische bepalingen, zoals het cortisolgehalte of de huidgeleiding. Ook wordt in sommige complementaire zorgvormen verondersteld dat de behandeling invloed heeft op het immuunfunctioneren, zoals bij complementaire zorg waarbij psychologische begeleiding centraal staat. Onderzoek waarin gebruik wordt gemaakt van biomedische maten is schaars. Dat is het gevolg van de hoge kosten. Overigens zou in ziekenhuizen waar complementaire zorg wordt toegepast, dergelijk laboratoriumonderzoek heel goed kunnen worden uitgevoerd.

17.5   Evidence based karakter van complementaire zorg

aantonen van
effect

Vaak wordt de indruk gewekt dat er uitsluitend één type onderzoek bestaat op grond waarvan het evidence based karakter van een complementaire zorginterventie kan worden aangetoond. Het gaat in dat geval om het aantonen van het effect, en als dat effect bestaat is er dus een bewijs (evidence) en kan het toepassen van de interventie daarop worden gebaseerd (based) (65). In de geneeskunde, maar ook in de psychologie wordt grote waarde gehecht aan een gecontroleerde, gerandomiseerde en geblindeerde onderzoeksopzet, de zogenoemde RCT: *randomized clinical trial*. Wat dat is wordt hierna besproken.

17.5.1 Experimentele opzet

samenstelling onderzoeksgroep

In de eerste plaats is er de eis dat het onderzoek een experimentele opzet heeft. Dat wil zeggen dat een willekeurige groep zorgvragers aan een ontworpen conditie wordt blootgesteld. In onderzoek naar massage zou dit betekenen dat er bijvoorbeeld van de dertig zorgvragers die in een bepaalde week op de afdeling worden opgenomen, een willekeurige helft de massage krijgt (experimentele groep). De groep kan door loting worden samengesteld, of gewoon door om en om een keuze te maken. De onderzoeker houdt daarover de controle. Van tevoren wordt vastgelegd voor welke groep patiënten de interventie bedoeld is (inclusiecriteria) en wie worden uitgesloten (exclusiecriteria).

17.5.2 Standaardinterventie

variatie in uitvoering

Een tweede belangrijke eis is dat de interventie gestandaardiseerd is, dat wil zeggen dat alle zorgvragers dezelfde experimentele behandeling ondergaan. Of anders gezegd: een andere onderzoeker of zorgverlener moet in staat zijn de behandeling exact te herhalen. In de complementaire zorg is dat een eis waaraan vaak moeilijk kan worden voldaan. Een massage wordt uitgevoerd in communicatie met de zorgvragers; de behandeling voor iedere zorgvrager kent dus enige variatie. Ook vertoont degene die de massage geeft, niet iedere dag precies hetzelfde gedrag. Als twee zorgverleners voor de behandeling worden ingezet, dan zal die variatie in de behandeling nog groter zijn.

17.5.3 Controlegroep

In de derde plaats vloeit uit het voorgaande voort dat er een controlegroep is die de interventie niet ondergaat. Dat moet dus ook een willekeurig samengestelde groep zijn. De cliënten mogen zelf geen invloed hebben op het feit of zij in de experimentele of in de controlegroep vallen. Daarom is het noodzakelijk dat de zorgvragers eerst om toestemming voor deelname aan het onderzoek wordt gevraagd (informed consent); willen ze meedoen, dan wordt daarna geloot (zie bijlage 5 voor een informedconsentformulier). Het kan voor de deelnemers teleurstellend zijn dat zij door het toeval niet die prettige behandeling ondergaan die zij eerst kregen voorgespiegeld. Dit kan tot uitval in het onderzoek leiden.

ethisch probleem

Hier duikt ook een ethisch probleem op, met enkele methodologische implicaties. Als het van tevoren duidelijk is dat een bepaalde interventie zeker een positief effect heeft op de zorgvragers, is het de vraag of die behandeling in het kader van het onderzoek wel aan de controlegroep mag worden onthouden. Een oplossing daarvoor is om in de controlegroep een andere interventie toe te passen, bijvoorbeeld door over het betrokken onderwerp wel voorlichting te geven of een andere behandeling te geven. Zo bieden Westcombe e.a. (64) in een onderzoek naar de effecten van aromatherapie en massage op mensen met kanker aan de controlegroep ontspanningstherapie aan. Een andere oplossing is om van een wachtlijstcontrolegroep gebruik te maken. Dat betekent dat een groep zorgvragers de behandeling nog niet krijgt, maar pas later ondergaat.

In een ziekenhuis zijn deze oplossingen voor een complementaire zorgvorm echter moeilijk te realiseren. Patiënten blijven maar kort in het ziekenhuis, waardoor een wachtlijstgroep dan moeilijk te realiseren is. Voorlichting over het belang van ontspanning aan de controlegroep is wel mogelijk (als de experimentele groep ontspanningsoefeningen krijgt), maar de kans bestaat dat de controlegroep zich ook meer gaat ontspannen, waardoor ook zij veranderen.

blokdesign Een andere oplossing is gebruik te maken van een zogenoemd blokdesign, waarbij eerst gedurende een bepaalde periode een controlegroep wordt onderzocht. In een latere periode wordt de experimentele conditie ingevoerd en wordt de experimentele groep onderzocht. Dit heeft het nadeel dat er geen sprake is van een echte willekeurige toedeling aan de experimentele en de controlegroep. Er kunnen in de tussentijd veranderingen optreden, bijvoorbeeld door een tv-uitzending waarin de positieve resultaten van een massageonderzoek uitvoerig worden besproken. Dan is er geen garantie dat de experimentele of de controlegroep daardoor niet wordt beïnvloed. Het uitvoeren van het controleonderzoek op een andere afdeling of in een ander ziekenhuis tast eveneens de randomisatie aan, terwijl er ook verschillen tussen de experimentele en de controlegroep kunnen ontstaan.

17.5.4 Gerandomiseerd en gecontroleerd experimenteel onderzoek (RCT)

Een vierde aspect van de eisen die aan een gerandomiseerd en gecontroleerd experimenteel onderzoek (RCT) worden gesteld, is dat moet worden uitgesloten dat de mogelijk optredende effecten aan **verwachting van** iets anders zijn toe te schrijven. Dat kan bijvoorbeeld de verwach- **zorgvragers** ting van de zorgvragers zijn. Als cliënten een prettige massage krijgen, kunnen ze verwachten dat ze wel beter slapen, zeker als de zorgverlener dat ook nog eens gezegd heeft. In medisch onderzoek wordt dan ook de eis gesteld dat de deelnemers aan een onderzoek zelf niet weten dat zij een bepaalde behandeling krijgen, dat wil zeggen niet weten of zij tot de experimentele dan wel de controlegroep behoren.

Een dergelijke opzet in onderzoek naar complementaire zorg is vaak niet te realiseren. Patiënten weten dat zij een massage krijgen, zij kunnen de daarbij gebruikte oliën ruiken en de handbewegingen van TT zijn voor iedereen zichtbaar. In onderzoek naar het effect van bepaalde kruiden of vitaminen is een dergelijke zogenoemde blindering wel mogelijk. Deze blindering heeft nog een ander aspect: eigenlijk zou ook de behandelaar of de onderzoeker niet moeten weten of een zorgvrager wel of niet tot de experimentele groep behoort. Want ook de behandelaar kan verwachtingen hebben over de effecten en die verwachtingen aan de zorgvrager overdragen. Ook dat is een eis waaraan veel onderzoek naar de effecten van een complementaire zorgvorm niet kan voldoen.

blindering

17.5.5   Placebo-effect

Een vijfde ideaal in zuiver experimenteel onderzoek dat nauw verbonden is met het voorgaande, is de toepassing van een placebobehandeling. In onderzoek naar een geneesmiddel weten de patiënten niet alleen niet of zij tot de experimentele groep behoren, maar een willekeurig deel krijgt bijvoorbeeld ook een pilletje dat helemaal geen werkzame stoffen bevat. Uit veel onderzoek blijkt dat patiënten die een placebo krijgen, ook daarvan beter worden (65). Het contact met de behandelaar kan ook als een vorm van placebo worden gezien. Het is in onderzoek naar complementaire zorg eigenlijk nodig de feitelijke interventie te vergelijken met het effect van het feit dat iemand aan de interventie deelneemt en daardoor aandacht krijgt.

Reflectie
• Ga na hoe er bij het geven van een slaapmiddel placebo-effecten kunnen optreden.

Onderzoek naar de rol van placebo's in complementair onderzoek wordt bemoeilijkt doordat de interventie vaak niet uit één duidelijk te identificeren factor bestaat, zoals dat wel het geval is bij een medicijn. In onderzoek naar de effecten van complementaire zorg zal er vaak sprake zijn van een placebo-effect als gevolg van de relatie tussen cliënt en therapeut, dus een algemene factor en niet de specifieke aanpak van de behandeling, bijvoorbeeld een bepaalde massage. Gelet op de definitie van complementaire zorg is de relatie tussen zorgvrager en zorgverlener evenwel van groot belang en is het dus juist onwenselijk het effect van de relatie met de zorgverlener uit te sluiten.

invloed van
aandacht

We stuiten daarmee opnieuw op de invloed van aandacht. Het krijgen van een massage is niet alleen het ondergaan van die bepaalde massage, maar er is ook een aardige zorgverlener die aandacht en tijd voor de cliënten heeft. Dat is veelgehoorde kritiek op onderzoek naar complementaire zorg. Het valt inderdaad niet uit te sluiten dat veranderingen in het welbevinden door bijvoorbeeld massage ook ontstaan zijn door de aandacht van de zorgverleners. Zo vroeg ooit een collega-onderzoeker: 'Het is heel fraai wat u met die massages bereikt, maar kunt u mij garanderen dat ik niet hetzelfde bereik als ik de cliënten een glaasje wijn geef of even met ze ga wandelen?' In onderzoek waarin een interventie door een mens wordt uitgevoerd, is aandacht moeilijk los te koppelen van de feitelijke interventie. Het creëren van uitsluitend een aandachtsconditie in een onderzoek, zoals bij een placebo, is vaak niet mogelijk. Aandacht heeft altijd een bepaalde inhoud.

17.5.6   Statistische kracht van een onderzoek

sterkte van het
effect van de
interventie

Een belangrijk zesde aspect van experimenteel onderzoek is dat er duidelijkheid is over de vereiste *power* (kracht) van het onderzoek. Om een experimenteel onderzoek goed te kunnen uitvoeren, is het van belang van tevoren te weten hoe sterk het effect van de interventie is. Hoeveel punten willen we dat de pijn op de visuele analoge schaal (VAS van 10 punten) daalt na een bepaalde behandeling? Ook is het van belang van tevoren na te denken over het feit op hoeveel terreinen we een effect van een behandeling verwachten: afname van de pijn, beter slapen, minder gespannen, enzovoort.

Als we die beide punten weten, kunnen we een schatting maken van het aantal cliënten dat we voor het onderzoek nodig hebben. Gaan we uit van een zeer krachtige interventie waarbij we een zeer specifiek effect verwachten, dan hebben we minder patiënten nodig om het effect aan te tonen dan wanneer het om een zwakke interventie gaat waarbij we op allerlei terreinen een effect verwachten. Of anders gezegd: als je onderzoek onder veel patiënten doet bij een niet zo sterke interventie, vind je altijd wel een effect. Of nog weer anders gezegd: als je slechts een kleine groep patiënten hebt, zal de interventie wel erg sterk moeten zijn om op allerlei terreinen effecten te vinden. Deze poweranalyse wordt in veel onderzoek in de complementaire zorg niet gemaakt omdat die onderzoeken geen experimentele opzet hebben en betrekking hebben op een relatief kleine steekproef.

statistische
significantie

Overigens is het belang van de statistische significantie (dat het effect niet op toeval berust) beperkt. Het gaat in feite om de klinische relevantie van het effect, dat wil zeggen wat het effect van een interventie in de praktijk betekent. Zo zijn er tests voor de metingen van depressie waarvan bekend is wat de betekenis is van de hoogte van een bepaalde score (sterk depressief, matig, normaal, enzovoort). Voor het effect van een complementaire zorginterventie (bijvoorbeeld het effect van massage op depressie) is het dan niet relevant of de verandering statistisch significant is, maar of de behandeling bijdraagt aan een verandering van een tevoren bekend meetniveau. Dit is de zogenoemde *effect-size*. In effectonderzoek wordt daarvan in toenemende mate gebruik gemaakt (56).

17.5.7 Goede meetinstrumenten

Als een zevende aspect van goed experimenteel onderzoek willen we wijzen op het belang van goede meetinstrumenten. De meetinstrumenten moeten betrouwbaar zijn, dat wil zeggen dat de metingen onder gelijkblijvende omstandigheden tot dezelfde resultaten leiden. De meetinstrumenten moeten ook valide zijn, dat willen zeggen dat we weten wat de betekenis is van de metingen. Het is dan ook van belang gebruik te maken van gestandaardiseerde meetinstrumenten. Als we het effect van massage op de ervaren pijn willen meten, dan moeten we niet zelf een vraag over pijn bedenken, maar gebruikmaken van een van de beschikbare meetinstrumenten op dit terrein (47). Kies altijd voor een instrument waarmee in eerder onderzoek positieve ervaringen zijn opgedaan wat betreft betrouwbaarheid en validiteit.

17.6 Evidence based nursing

Er moet een onderscheid worden gemaakt tussen *evidence based nursing* en *evidence based practice*. Evidence based nursing is het op gewetensvolle, expliciete en oordeelkundige wijze gebruikmaken van het huidige beste wetenschappelijke bewijsmateriaal om beslissingen te nemen voor de invoering van een bepaalde behandeling (zoals in paragraaf 17.5 is beschreven). Door Cullum (68) wordt evidence based nursing wat ruimer omschreven en dat is dan in feite evidence based practice: 'Evidence based nursing is het proces waarin verpleegkundigen hun klinische besluiten nemen op grond van de beste onderzoeksresultaten, hun klinische ervaring, de voorkeur van de patiënt en de beschikbare hulpmiddelen.'

In de evidence based practice ligt het accent op de afweging tussen de ervaring en voorkeur van de zorgvragers, de ervaring en voorkeur van de zorgverlener, afgezet tegen het huidige beschikbare wetenschappelijke bewijs, om zo tot een keuze van behandeling/interventie te komen. Dat betekent dat de rol van de zorgvragers en van de zorgverlener meeweegt bij de introductie van een bepaalde interventie. Het gaat niet alleen om het bewijs op basis van RCT's. Als een zorgvrager bijvoorbeeld uit ervaring weet dat hij goed reageert op een bepaald kruidenpreparaat, terwijl er geen bewijs is voor de effectiviteit ervan, maar het gebruik wel veilig is, dan is de evidence based practice dat de zorgverlener kan besluiten het preparaat toch aan de zorgvrager te geven. Dit relativeert de uitspraak dat 'alles evidence based' moet zijn en brengt het dichter bij de realiteit van het verpleegkundig werk.

17.7 Veelbelovend onderzoek en toch...

Aan goed onderzoek naar de effecten van complementaire zorg worden hoge eisen gesteld om tot een verantwoorde uitspraak te komen over het evidence based karakter van een interventie. De belangrijkste eisen zijn in de voorgaande paragraaf beschreven. Aan de hand van onderzoek naar de effecten van massage voor mensen met kanker willen we deze eisen toelichten.

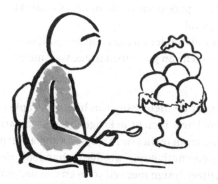

Figuur 17.8 Aan onderzoek worden hoge eisen gesteld

Naast lichamelijk lijden, brengt kanker ook op psychisch en sociaal vlak veel problemen met zich mee. De medische zorg voor kankerpatiënten richt zich naast de behandeling dan ook op het bevorderen van de kwaliteit van leven. Om zelf te kunnen bijdragen aan hun kwaliteit van leven, maken kankerpatiënten steeds vaker gebruik van complementaire zorg, zoals de toepassing van massage, beeldend werken, muziek en voeding (10, 26, 67-70). Aanraking kan voor

veel kankerpatiënten belangrijk zijn omdat dit een basale menselijke behoefte is die essentieel is voor het welbevinden en tijdens de
behandeling vaak wordt verwaarloosd (71-73).

In onderzoek onder mensen met kanker naar de invloed van diverse vormen van massage zijn positieve effecten aangetoond op de
mate van de ervaren angst, pijn, spanning, misselijkheid en kwaliteit van leven (74-77, 83, 84). Een tweetal Nederlandse onderzoeken
naar de effecten van aanraking bij mensen met kanker leveren een
goed inzicht in de eisen die aan dergelijk onderzoek gesteld moeten
worden (15, 48). Hierbij moet de kanttekening worden geplaatst dat
het in beide onderzoeken speciaal opgeleide therapeuten betrof. De
interventies werden niet door de zorgverleners van de afdeling zelf
uitgevoerd. In veel onderzoek naar bijvoorbeeld de effecten van aanraking, etherische oliën en muziek is dat ook het geval.

Reflectie
• Zoek in een van de onderzoeken naar massage in hoofdstuk 13 een onderzoek waarbij wel gebruik is gemaakt van een speciaal opgeleide therapeut
  en een onderzoek waarbij dat niet het geval is.

Kader 17.8 bevat een samenvatting van het onderzoek naar de effecten van haptonomische therapie voor mensen met kanker. Er worden enkele beperkingen in de opzet benadrukt die de resultaten
hebben bepaald.

Apart wordt hieronder ingegaan op de resultaten van het onderzoek
naar de effecten van gezichtsmassage voor mensen met kanker (15).

Kader 17.8 Onderzoek naar de toepassing van haptotherapie (13, 48)
Het doel van dit onderzoek was inzicht te krijgen in de evaluatie van haptotherapie en de effecten daarvan op het welbevinden van kankerpatiënten die
in dagbehandeling met chemotherapie worden behandeld. Het onderzoek
had een quasi-experimenteel design met een voor- en een nameting. De interventiegroep bestond uit 31 patiënten, de controlegroep uit 26 patiënten. Patiënten uit de controlegroep werden gematcht (in vergelijking gekozen) met
patiënten uit de interventiegroep wat betreft leeftijd, geslacht, type kanker,
type chemokuur, prognose en periode tussen voor- en nameting. De metingen werden verricht met gestandaardiseerde vragenlijsten over kwaliteit van
leven, stemming, zingeving, algemeen functioneren, klachten, slaapkwaliteit, lichaamsbeleving en satisfactie met de zorg. De interventie bestond uit
vijf haptotherapiebehandelingen van 45 minuten. De controlepatiënten kregen de standaard medische zorg.   >>

>> De patiënten beoordeelden de haptotherapiebehandelingen zeer positief en waren tevreden met de persoonlijke aandacht en de ervaren ontspanning. De haptotherapiebehandeling leidde tot significante verbeteringen van zowel de algemene kwaliteit van leven als het cognitief en sociaal functioneren. Beperkingen van het onderzoek: een grote uitval in de interventiegroep door de ongunstige conditie van de patiënten, een te kleine steekproef en een niet-gerandomiseerde opzet.

17.7.1 Gezichtsmassage

In een onderzoek is getracht enkele lessen te trekken uit het eerdere onderzoek naar de effecten van haptonomie op mensen met kanker. Het betreft onderzoek naar de effecten van gezichtsmassage (15). De samenvatting van het onderzoek staat in kader 17.9. Ook in dit project werd de massage verzorgd door een gespecialiseerde therapeut, maar deze interventie zou ook heel goed door een verpleegkundige of verzorgende gegeven kunnen worden, zoals dat in sommige ziekenhuizen ook gebeurt.

Kader 17.9 Opzet en resultaten van onderzoek naar gezichtsmassage (15)
Aanleiding. Kanker vergt veel van patiënten. Om de kwaliteit van leven te verhogen, zoeken patiënten steeds vaker ondersteuning in complementaire zorg. Als reactie daarop is in het Erasmus MC op drie afdelingen een gerandomiseerd kwantitatief onderzoek verricht naar de effecten van ontspannende gezichtsmassage (OGM).

Methode. Het onderzoek betrof patiënten bij wie de kwaliteit van leven werd bedreigd als gevolg van de behandeling of door het voortschrijdende ziekteproces. Het onderzoek werd uitgevoerd op de unit voor Palliatieve Zorg en Symptoomcontrole, de verpleegafdeling Radiotherapie en Nucleaire Geneeskunde en het behandelcentrum Ambulante Zorg. De deelnemende patiënten werden gerandomiseerd voor de controle- of de interventiegroep, die tweemaal OGM ontving. Beide groepen kregen tijdens het onderzoek geen andere aanvullende zorgvormen.

Er werden 222 patiënten benaderd voor het onderzoek, waarvan er 102 toestemming gaven (46%); 20 patiënten vielen in een later stadium uit. De controlegroep bestond uit 49 patiënten, de interventiegroep uit 51 patiënten. De gebruikte vragenlijsten betroffen kwaliteit van leven, gevoelens van malaise en levensvreugde, stemmingsstoornissen, slaapkwaliteit, pijn, vermoeidheid, lichaamsbeleving en de evaluatie van de aangeboden zorg.   >>

>> *Resultaten.* De OGM werd als zeer prettig ervaren, uitgedrukt in een gemiddeld rapportcijfer van 8,5 (range 1-10). Bij klinische patiënten was een afname te zien in pijnbeleving en werd een verbetering van levensvreugde waargenomen wanneer zij hun levensvreugde retrospectief inschatten. De poliklinische patiënten ervoeren een vermindering van boosheid.

Conclusie. Op basis van deze resultaten kan worden vastgesteld dat na een behandeling met OGM een positieve trend waarneembaar is in de verbetering van de kwaliteit van leven bij de kankerpatiënten in het Erasmus MC-Daniel den Hoed.

Het onderzoek leidde tot bescheiden effecten, hoewel er sprake was van een goed gerandomiseerde opzet. Wel was er wederom sprake van een behoorlijk grote uitval door weigeringen om aan het onderzoek deel te nemen en door de toestand van de patiënten. Ook blijkt dat er verschillen in effect zijn bij patiënten die klinisch worden behandeld (opgenomen zijn in het ziekhuis) en patiënten die op een afdeling dagbehandeling worden gemasseerd. Een belangrijk punt is ook het tijdstip van de nametingen van het welbevinden. Die metingen zouden namelijk niet moeten plaatsvinden op een vast aantal dagen na de behandeling, maar direct na de behandeling. Dan kan het effect van de massage veel directer worden vastgesteld. Dit betekent niet dat ook de effecten op lange termijn minder belangrijk zijn, maar dergelijke effecten zijn moeilijker vast te stellen. Ook het aantal massages zou verhoogd moeten worden wil er sprake zijn van meer invloed op het welbevinden. Verder is het belangrijk zich te realiseren dat patiënten in een palliatief stadium tijdens het verblijf op de afdeling door hun toestand erop achteruitgaan. De bijdrage van gezichtsmassage valt dan in het niet bij de achteruitgang van de patiënt.

17.7.2 Belang van aanraking

Beide onderzoeken naar de effecten van bepaalde vormen van aanraking maken duidelijk dat die aanraking sterk gewaardeerd wordt, maar dat de gemeten effecten groter zouden kunnen zijn als verbeteringen in de onderzoeksmethodologie worden aangebracht. In de volgende paragraaf gaan we daar dieper op in.

Reflectie
- Vraag aan twee zorgvragers in hoeverre zij behoefte hebben (gehad) aan intentioneel gerichte aanraking tijdens hun behandeling. Wat betekenen deze antwoorden voor de verpleegkundige zorg?

17.8   Waarom er soms geen effecten optreden

Onderzoek leidt soms tot de conclusie dat de verwachte effecten van een complementaire interventie niet optreden. Ook in dit hoofdstuk zijn daarvan voorbeelden te vinden. Als er geen effecten optreden, is dat teleurstellend. Soms willen beleidsmakers pas beslissingen nemen over het invoeren van een complementaire zorgvorm als een uitspraak over het effect positief is. Ook voor de onderzoeker is een negatief resultaat onprettig. Het kan de verdere ontwikkeling van onderzoek stagneren en het is doorgaans moeilijk de resultaten te publiceren. Men zegt wel dat er een vertekend beeld in de wetenschap ontstaat omdat alleen onderzoeken met een positief resultaat worden gepubliceerd. Dit geldt ook voor onderzoek naar complementaire zorg (78).

voordelen van negatieve resultaten
Negatieve resultaten hebben ook voordelen, hoe paradoxaal dat ook klinkt. Het dwingt de onderzoeker na te gaan wat de oorzaak is van de negatieve resultaten, in plaats van in een juichstemming te vervallen en niet meer na te denken over het bereikte effect. Een van de eerste en goed opgezette experimentele onderzoeken naar de effecten van een folder voor chirurgische patiënten in een ziekenhuis leidde tot de conclusie dat de folder geen invloed had op de kennis en het welbevinden van de patiënten (66). Dit leidde tot een kritische beoordeling van de functie van folders bij de voorlichting en tot het nagaan van omstandigheden waarin een folder wel effectief kan zijn.

Wat zijn de gangbaarste oorzaken als er in een complementair zorgonderzoek geen effect optreedt? De oorzaken kunnen gezocht worden in de theorie, in de interventie en in het onderzoeksdesign (80).

onjuiste theorie
In de eerste plaats kan de *theorie*, de veronderstellingen waarop de interventie is gebaseerd, niet deugen. We gaan er in onderzoek naar massage van uit dat aanraking door cliënten als prettig wordt ervaren. Maar dat hoeft niet voor alle cliënten op te gaan. Als zij al langere tijd niet intentioneel zijn aangeraakt, kan een eerste massage veel emoties oproepen. Daarna trekt dat wel bij, maar het netto-effect kan dan nul zijn. In een van de massageonderzoeken onder

kankerpatiënten is dit een van de verklaringen voor het uitblijven van effecten (14, 15).

verkeerd uitgevoerde interventie

In de tweede plaats is het mogelijk dat de *interventie* niet goed is uitgevoerd of niet krachtig genoeg is. Zo is het de vraag of het wel reëel is van twee massages – als onderdeel van de gehele zorg in een verpleeghuis – grote effecten te verwachten. Het werken met aanraking en geuren in een verpleeghuis moet systematisch met grote regelmaat worden uitgevoerd alvorens er sprake is van duurzame invloeden op het welbevinden van de bewoners (79).

gebrekkige onderzoeksopzet

In de derde plaats kan de *onderzoeksopzet* gebreken vertonen. Zo kan het gebeuren dat ook de controlegroep verandert. Dat kan het gevolg zijn van een 'lek' in de organisatie, bijvoorbeeld wanneer de controleafdeling de interventie ook gaat uitvoeren of meer aandacht gaat besteden aan de patiënten. De effecten kunnen ook uitblijven doordat de omstandigheden zijn veranderd. In onderzoek gaan we steeds uit van de veronderstelling: *ceterus paribus*, hetgeen wil zeggen dat in de onderzoekscondities niets verandert. Maar als bijvoorbeeld in de onderzoeksperiode de werkdruk toeneemt en er meer personeelsverzuim is, dan krijgt de ingevoerde complementaire zorgvorm minder aandacht en blijven de effecten uit.

Een ander methodologisch probleem kan zijn dat de effecten niet op een valide of betrouwbare wijze zijn gemeten. Een meetinstrument kan bijvoorbeeld niet gevoelig zijn om veranderingen te meten. Dat is soms het geval bij het meten van de kwaliteit van leven, waarop iedereen al relatief hoog scoort. Dan is er weinig ruimte voor verandering door een interventie. Sommige tests meten een meer duurzame trek van een persoon, zoals het angstige gevoel in het algemeen. Het is dan niet te verwachten dat een interventie de angst doet dalen. Vragenlijsten kunnen ook gevoelig zijn voor de neiging een sociaal wenselijk antwoord te geven. Patiënten durven soms geen kritiek te uiten en geven daarom maar aan dat ze zeer tevreden zijn. Dan is de waardering voor een bepaalde interventie nauwelijks goed te meten.

belemmeringen voor het opzetten van onderzoek

In een boek over onderzoek naar complementaire zorg in de VS (80) worden zeven factoren genoemd die een belemmering vormen om duidelijke onderzoeken naar de effecten op te zetten:

1 interventies zijn vaak een bundel van allerlei therapieën; we weten dan niet welk onderdeel welke effecten heeft;

2 het is niet altijd goed te omschrijven wat de interventie die wordt onderzocht, inhoudt;

3 de behandelingen zijn geïndividualiseerd voor elke patiënt; dan is het moeilijk een algemene uitspraak te doen over het effect van de interventie;

4 de effecten van sommige behandelingen worden toegeschreven aan unieke eigenschappen van de behandelaar of specifieke kenmerken van de relatie tussen zorgvrager en behandelaar;
5 er treden placebo-effecten op;
6 de eindpunten zijn moeilijk te definiëren;
7 de behandelaar heeft veel ruimte in de manier waarop de behandeling wordt uitgevoerd.

Er wordt voor gepleit met deze factoren rekening te houden bij de opzet van onderzoek, zoals gevals- en observatieonderzoeken, de handleidingen goed te omschrijven, aandacht te besteden aan placebo's en het doen van kwalitatief onderzoek. Het is de vraag of dergelijke onderzoeksstrategieën wel een oplossing bieden voor de gesignaleerde belemmeringen. Vooral het feit dat de behandelingen voor elke patiënt sterk geïndividualiseerd zijn, maakt het vrijwel onmogelijk een algemene uitspraak te doen over het effect van de interventie. Hier lijken onderzoek en de interventie met elkaar op gespannen voet te staan.

Er zijn dus nogal wat factoren die ervoor kunnen zorgen dat de zo gewenste effecten uitblijven. Onderzoek moet dan ook zeer zorgvuldig worden opgezet, waarbij alle hiervoor genoemde factoren in ogenschouw worden genomen.

17.9 Verborgen veranderingen door complementaire zorg

Het komt voor dat een onderzoek naar de effecten van een complementaire zorgvorm tot de conclusie leidt dat er bij de deelnemers geen veranderingen optreden wanneer het welbevinden voor en na de interventie wordt vergeleken. Dat is teleurstellend, terwijl bij alle betrokkenen het subjectieve gevoel kan bestaan dat het welbevinden van de deelnemers er wel op vooruit is gegaan. Een verklaring kan zijn dat tijdens de interventie de maatstaf waarmee de deelnemers hun welbevinden beoordelen, is veranderd. Een voorbeeld ontlenen we aan het onderzoek naar de evaluatie van beeldend werken voor mensen met kanker (19). In kader 17.10 staat een samenvatting van dit onderzoek.

Kader 17.10 Onderzoek naar het beeldend werken voor mensen met kanker (19)

De Stichting Kanker in Beeld en de School voor Imaginatie behartigen in Nederland al geruime tijd het belang van creatieve uitingen bij de verwerking van kanker. Zo werden er al twee nationale tentoonstellingen over Kanker in Beeld georganiseerd (61). Een ander initiatief op dit terrein was de ontwikkeling van de cursus Kanker en Beeld, in samenwerking met het Mesos Medisch Centrum Overvecht, het Helen Dowling Instituut en het Integraal Kankercentrum Midden-Nederland. De cursus Kanker en Beeld biedt een plaats waar Nederlandse kankerpatiënten creatief en expressief bezig kunnen zijn met de verwerking van hun ziekte. Onder vijf groepen met in totaal 35 deelnemers is een evaluatieonderzoek over deze cursus uitgevoerd. De cursus is met behulp van een vragenlijstonderzoek geëvalueerd, waarbij onder andere is nagegaan of de cursus bijdraagt aan een verbetering van het welbevinden van de deelnemers.

Iedereen was zeer positief over de inhoud en opzet van de cursus, terwijl de deelnemers ook aangaven dat er iets positiefs in hun leven is veranderd door de cursus Kanker en Beeld, zoals bij het omgaan met emoties, het bewustwordingsproces en de creativiteit.

Het effect van de cursus is ook nagegaan door de voormeting met de nameting te vergelijken.

De resultaten maakten duidelijk dat er slechts op enkele punten een significante verbetering optreedt op de diverse gemeten dimensies van het welbevinden. Het alledaagse functioneren (ADL) bleek te zijn achteruitgegaan. Dit is verklaarbaar, omdat het in veel gevallen patiënten betrof die ernstig ziek zijn. De scores op de stemmingsstoornis veranderden niet. Daarentegen was de score op de ervaren zingeving wel gestegen.

response shift   In een interventie kan sprake zijn van een *response shift*: de waarneming door de deelnemers van hun kwaliteit van leven is gedurende de cursus veranderd. Om dit te kunnen controleren, is het nodig de deelnemers aan de interventie te vragen tijdens de nameting ook retrospectief (achteraf dus) een oordeel te geven over hun kwaliteit van leven bij het begin van de interventie. Uit de resultaten die in tabel 17.2 zijn weergegeven, valt op te maken dat de waarden uit de voormeting en de retrospectieve voormeting verschillen: achteraf beoordelen de deelnemers de kwaliteit van leven lager dan zij aan het begin van de interventie deden. Als vervolgens de retrospectieve voormeting wordt gebruikt om het effect van de cursus op de kwaliteit van leven van de deelnemers te bepalen, blijkt dat de kwaliteit van leven na het beeldend werken is gestegen, ondanks het feit dat er tussen de voormeting en de nameting geen verschillen optreden.

Tabel 17.2 Vergelijking van voormeting, nameting en retrospectieve voormeting bij de kwaliteit van leven van de deelnemers aan de cursus creatieve therapie (19)

Kwaliteit van leven	Voormeting	Retrospectieve voormeting*	Nameting
gemiddelde scores (n = 24)	13,9	13,3	14,4

* Meting op het moment van de nameting waarbij wordt gevraagd terug te blikken naar de situatie tijdens de voormeting; vermeld zijn de gemiddelde scores.

Er kan de conclusie worden getrokken dat de kwaliteit van leven lijkt te verbeteren door het volgen van deze interventie. De verschuiving in normen tijdens een interventie doet zich ook op andere terreinen voor, zoals in onderzoek naar de effecten van psychotherapie (55). Een nadeel van de methode van een retrospectieve voormeting is dat dit leidt tot veel extra vragen aan de deelnemers, en de vragenlijsten zijn vaak al te lang.

17.10 Voorbeeld van onderzoek naar complementaire zorg in een organisatie

Introductie complementaire zorgvormen

In de gezondheidszorg vindt een verschuiving plaats, in die zin dat het accent minder op *cure* komt te liggen en meer op *care*. Dit blijkt bijvoorbeeld uit de groei van de palliatieve zorg, de zorg in verpleeghuizen en het aantal chronisch zieken. Vanuit deze optiek startte de Stichting MAIA in enkele verpleeghuizen in de regio's Rotterdam en Groningen zorgvernieuwingsprojecten onder de noemer 'Introductie complementaire zorgvormen'. De doelstelling van deze projecten is verzorgenden te leren werken met geur, aanraking en muziek, met het uiteindelijke doel deze complementaire zorgvormen te integreren in de dagelijkse verpleeghuiszorg. In beide regio's is effectonderzoek uitgevoerd onder bewoners en verzorgenden. Voor de verzorgenden bood het onderzoek de gelegenheid gunstige resultaten op hun werkbeleving te rapporteren (17, 18, 63, 79). Het onderzoek is een goede illustratie van bevorderende en belemmerende factoren waarmee een onderzoeker in een organisatie geconfronteerd kan worden. Voor informatie over de factoren die de implementatie hebben beïnvloed, wordt verwezen naar hoofdstuk 18.

In het onderzoek stonden twee vragen centraal:

1 Wat is het effect van complementaire zorgvormen op het welbevinden van verpleeghuisbewoners?

2 Heeft het werken met complementaire zorgvormen invloed op de werkbeleving, de competentie en de communicatie met de bewoners door verzorgenden?

Het onderzoek had een maximaal haalbare experimentele opzet. Er waren experimentele en controleafdelingen. Het is onmogelijk zorgvragers door het gehele huis heen willekeurig toe te wijzen aan de experimentele of de controlesituatie. Bovendien is het vrijwel onmogelijk op een afdeling bepaalde bewoners wel complementaire zorg te geven en andere bewoners op dezelfde afdeling niet. Het gevolg is dat in het onderzoek de afdelingen met elkaar worden vergeleken. Het nadeel daarvan is dat de ene afdeling nu eenmaal niet te vergelijken is met een andere afdeling. Ook bestaat het gevaar dat de controleafdelingen extra hun best gaan doen of ook complementaire zorg gaan toepassen om er niet ongunstiger uit te komen dan de experimentele afdeling (zie voor verdere details kader 17.11).

Kader 17.11 Opzet van het onderzoek in een verpleeghuis naar de effecten van het werken met geur en aanraking (17, 18)

Het onderzoek had een experimentele opzet. Er waren controle- en experimentele afdelingen waar de toepassing van aanraking en geuren werd ingevoerd. Het onderzoek is gehouden onder bewoners en verzorgenden.

Op de beide psychogeriatrische afdelingen deden 26 bewoners mee: 16 bewoners op de experimentele afdeling en 10 bewoners op de controleafdeling. Op beide afdelingen overleden twee bewoners tijdens de onderzoeksperiode. Voor deelname aan het onderzoek was toestemming gevraagd aan de contactpersonen van de bewoners. Op de somatische afdelingen werd in totaal door 15 bewoners deelgenomen: 9 bewoners van de experimentele afdeling en 6 bewoners van de controleafdeling. Bij de nameting waren op de experimentele afdeling twee bewoners overleden. Verder namen 2 bewoners wegens persoonlijke omstandigheden niet deel aan de nameting. Op de controleafdeling vielen tijdens de onderzoeksperiode geen bewoners uit. De gebruikte meetinstrumenten voor het onderzoek onder de bewoners waren grotendeels samengesteld uit onderdelen van reeds bestaande meetinstrumenten.

Het onderzoek onder de verzorgenden vond plaats onder 44 medewerkers. De experimentele groep bestond uit 19 verzorgenden, 2 activiteitenbegeleiders en 4 vrijwilligers. De controlegroep bestond uit 19 verzorgenden. Van de experimentele groep vielen in de onderzoeksperiode 5 personen uit; van de controlegroep namen 3 personen niet aan de nameting deel. De vragenlijst werd samengesteld uit onderdelen van bestaande meetinstrumenten.

Uit het onderzoek bleek dat de problemen in de omgang met bewoners verminderden en dat de kennis over bewoners was toegenomen. De werkcompetentie van de verzorgenden werd dus versterkt. Men vond echter geen effecten op de werkbeleving, zoals de werktevredenheid en burn-out.

De verzorgenden gaven in de evaluatie aan dat de aanvullende zorg prettig was.

Wat ook naar voren kwam is dat de verzorgenden bij de invoering van de complementaire zorg de steun misten van de leidinggevenden. De verzorgenden willen tijdens de coaching het liefst de interventie leren toepassen op hun eigen afdeling en niet op een andere afdeling, hoewel dat voor een afdeling met een klein aantal deelnemers aan de coaching soms onvermijdelijk was. Ook stuitte men door personeelsgebrek op de moeilijkheid extra zorg te bieden in de vorm van de complementaire zorg. Mogelijk hebben deze factoren geleid tot het ontbreken van verdere effecten en hebben ze tevens het gevoel gegeven dat de 'investeringen' in het project hoog waren. Voor de bewoners bleek dat er op de experimentele afdeling met somatisch zieken een significante stijging was in communicatief gedrag. In het begin van het project was er op de afdeling voor psychogeriatrische bewoners een duidelijke daling van het onrustige en angstige gedrag van de bewoners (17). Het onrustige gedrag onder de bewoners is later weer toegenomen (79). Deze stijging lijkt te wijten aan de aandacht die de verhuizings- en verbouwingswerkzaamheden vergden. De bewoners genoten van de interventie, zodat een toename van de levenstevredenheid optrad. Ook genoten de bewoners van de extra aandacht; de massages werkten zeer ontspannend: zowel bewoners op de psychogeriatrische afdeling als op de somatische afdeling vielen na de behandeling regelmatig in slaap.

conclusies Het onderzoek leidde tot twee algemene conclusies. In de eerste plaats hebben de interventies effecten op zowel de verzorgenden als de bewoners. De evenwel bescheiden effecten zouden versterkt kunnen worden als de introductie van de complementaire zorgvorm meer verankerd zou zijn op de verpleegafdelingen. Zo wordt in het kwantitatieve deel van het onderzoek in Groningen weinig tot geen bevestiging gevonden voor de positieve effecten van aanvullende zorgvormen. Uit het kwalitatieve deel blijkt echter wel een aantal waarneembare, tijdelijke effecten. Als verklaring kunnen verschillende factoren worden genoemd, zoals meetinstrumenten die onvoldoende gevoelig zijn voor het meten van veranderingen en het optreden van een plafondeffect, hetgeen betekent dat de betrokkenen al hoog scoorden op de metingen, waardoor er weinig ruimte tot verbetering was. Ook de randvoorwaarden, zoals de personeelsbezetting, hebben een grote invloed op de resultaten gehad.

Daarnaast heeft men te maken met allerlei organisatorische factoren die de uitvoering van het onderzoek en de implementatie belemmeren en die verhinderen dat bijvoorbeeld de waardevolle informatie uit de registratieformulieren ten volle wordt benut voor het verpleegplan voor de bewoners. Zo stonden de introductie en het gebruik van de aanvullende zorgvormen gepland met te veel andere activiteiten. Er waren verhuizings- en verbouwingswerkzaamheden en enkele afdelingen namen deel aan een ander onderzoek. Dit alles heeft in grote mate de werkomgeving beïnvloed en daarmee ook de resultaten van het onderzoek.

Reflectie
- Wat herken je vanuit je eigen organisatie in de beschrijving van dit onderzoek?

17.11   Waardering en risico's bij gebruik van complementaire zorg

Het gebruik van complementaire zorgvormen is erg populair, hoewel de omvang niet precies bekend is. De complementaire zorg wordt door de cliënten positief gewaardeerd. Uitgedrukt in een cijfer van 1-10 wordt in diverse onderzoeken een gemiddelde gevonden dat boven de acht ligt. Dat is hoog in vergelijking met de waardering van andere zorgvoorzieningen. In kader 17.12 zijn voorbeelden genoemd van de satisfactie van deelnemers aan gezichtsmassage (zie ook Bijlage 4).

Kader 17.12 Waardering voor ontspannende gezichtsmassage (14)
- 'De gezichtsmassage was voor het moment ontspannend.'
- 'Ik raad iedere patiënt aan om aan de gezichtsmassage mee te doen. Je vergeet door de ontspanning even waarvoor je in het ziekenhuis bent.'
- 'De schoonheidsspecialist heeft met de eerste massage kans gezien alle opgekropte spanning uit mijn lichaam te masseren. Mede door haar vakmanschap en levenservaring, liefde en begrip tonen, die van binnenuit kwam en niet uit een boekje was geleerd. De tweede massage gaf de ontspanning en rust die ik kende van eerdere schoonheidsbehandelingen.'
- 'Ik ben blij dat ik aan dit onderzoek mee heb kunnen/mogen doen en hoop dat er nog heel veel mensen in de toekomst van mogen meeprofiteren.'
- 'Doordat je deze ontspannende gezichtsmassage hebt mogen ervaren, betekent het dat je toch weer eens als vrouw gezien wordt en niet als een zieke wordt behandeld.'
- 'De overigens zeer professionele dame zou communicatief wat sterker mogen zijn: lijkt nu wat onzeker.'

Het toegenomen gebruik, de positieve effecten op het welbevinden en de hoge waardering door de zorgvragers kan tot de opvatting leiden dat complementaire zorg altijd goed is. Dat is echter niet juist. Uit steeds meer onderzoeken blijkt dat een aantal natuurgeneeskundige middelen op diverse manieren interacteren met reguliere medicatie die rond operaties wordt toegediend (zie hoofdstuk 12). Natuurlijke middelen zijn als complementaire zorginterventies dus niet altijd veilig en kunnen niet in elke situatie aanvullend worden gebruikt. Meer voorlichting op deze terreinen is gewenst. Zo wijst Ernst (81) op mogelijke indirecte risico's, zoals het belemmeren van juiste diagnoses en conventionele behandelingen, contra-indicaties, en reacties op het overgebruik van complementaire zorg. Verder zijn er directe effecten, zoals allergische reacties bij het gebruik van bepaalde etherische oliën (zie hoofdstuk 13). Meer duidelijkheid op deze terreinen is zeer gewenst. Ernst (81) pleit voor het opzetten van specifieke onderzoeken naar de veiligheid van CAM, zoals gevalsonderzoek, het registreren van spontane reacties, vragenlijstonderzoek, enzovoort.

interacties met
reguliere
medicatie

In deel 2 van dit boek wordt voor verschillende vormen van complementaire zorg stilgestaan bij de veiligheid en de mogelijke schadelijke effecten. Voor de meeste complementaire zorgvormen lijken de risico's echter minder groot, zoals voor visualisatie en werken met muziek.

17.12 Besluit: praktische tips voor de organisatie van een onderzoek naar complementaire zorg

Centraal in dit hoofdstuk staat de bruikbaarheid van de onderzoeksinzichten voor verpleegkundigen die betrokken zijn bij de ontwikkeling van onderzoek naar complementaire zorg, die onderzoek willen opzetten of het onderzoek van anderen willen begrijpen en beoordelen. Diverse aspecten van onderzoek naar complementaire zorg passeerden daartoe de revue: wat er nodig is bij dergelijk onderzoek, wat de lacunes zijn in onderzoek naar complementaire zorg in Nederland, de rol van verpleegkundigen in onderzoek naar complementaire zorg, soorten onderzoek, wat het zogenoemde evidence based karakter van complementaire zorg is, redenen waarom er in onderzoek soms geen effecten van interventies optreden, het meten van veranderingen, onderzoek naar complementaire zorg in een organisatie, de waardering voor complementaire zorg en de risico's bij het gebruik van complementaire zorg. We willen dit hoofdstuk afsluiten met enkele tips voor het organiseren van onderzoek door zorgverleners naar complementaire zorg: tien gouden regels.

De organisatie van onderzoek naar complementaire zorg

1. Complementaire zorg is een belangrijk domein voor zorgverleners. Betrek daarom altijd verpleegkundigen en verzorgenden bij het opzetten en uitvoeren van een onderzoek naar complementaire zorg. Als zij daartoe niet automatisch worden uitgenodigd, zorg dan dat dit wel gebeurt. Neem eventueel contact op met je beroepsorganisatie en informeer collega's over het project.

2. Betrek artsen bij het uit te voeren onderzoek. Artsen hebben verstand van onderzoek en hebben soms bezwaren tegen complementaire zorg. De betrokkenheid van een arts voorkomt weerstanden.

3. Het uitvoeren van een niet perfect en beperkt onderzoek is beter dan dat er helemaal geen onderzoek naar complementaire zorg wordt uitgevoerd. Er is behoefte aan onderzoeksgegevens in Nederland. Alle steentjes helpen om het gebouw van het Nederlandse complementaire zorghuis op te trekken.

4. Raadpleeg de literatuur voor de start van het project: zijn er eerdere onderzoeken op dit terrein gedaan? Wat waren de ervaringen? Neem zo nodig contact op met de betrokken onderzoekers.

5. Ga na of er risico's verbonden zijn aan de complementaire zorgvorm die wordt ingevoerd. Zijn er schadelijke neveneffecten? Zijn er interferenties met de standaardzorg?

6. Stel een onderzoeksprotocol op waarin de interventie en het gehele uit te voeren onderzoek worden beschreven. Een dergelijk document is niet alleen handig in de communicatie met anderen over het project, maar biedt ook een maatstaf waartegen alle ontwikkelingen en veranderingen gedurende de looptijd van het project kunnen worden afgezet.

7. Als het niet mogelijk is een effectonderzoek uit te voeren, doe dan wel altijd een evaluatieonderzoek bij de afronding van het project. Ga via vragenlijsten of interviews na wat de cliënten, de betrokken zorgverleners en degenen die de interventie deden van het project vonden. Wat zijn de sterke punten? Wat kan er verbeterd worden? Hoe tevreden is iedereen? Zijn er aanwijzingen dat het welbevinden van de cliënten en het werkklimaat voor de zorgverleners zijn veranderd?

8. Leg omvangrijke en ingrijpende onderzoeksplannen voor aan belangrijke opiniemakers en besluitvormers in de organisatie: de leiding van de afdeling, de directieleden, de leden van de MEC en de leden van de VAR. Zonder hun instemming en medewerking is het project gedoemd te mislukken.

>>

>> 9 Maak een inschatting van de tijd en het budget die voor het project nodig zijn. Het is voor alle betrokkenen van belang inzicht te hebben in de consequenties van het project. Zonder die informatie is er vaak geen toestemming te krijgen.

10 Het is van belang dat er over het uitgevoerde onderzoek publicaties verschijnen. Zorg er voor dat het verslag verspreid wordt onder collega's, opiniemakers en besluitvormers in de organisatie, de MEC en de VAR. Streef ernaar een artikel over het onderzoek te schrijven en de resultaten bijvoorbeeld op een congres te presenteren. Op die manier hebben ook anderen profijt van de opgedane ervaringen.

Deze aanwijzingen hebben nadrukkelijk betrekking op de organisatie van het onderzoek en op de voorwaarden waaraan het onderzoek moet voldoen. Onderzoek is meer dan onderzoeksmethodologie en statistiek. Onderzoek is het uitvoeren van een complexe activiteit in de betrokken zorgorganisatie, waarbij velen betrokken zijn.

18   Implementatie van complementaire zorg

Michel Wysmans

Uit wetenschappelijk onderzoek en uit ervaringen in de praktijk blijkt in toenemende mate dat complementaire zorg een waardevolle toevoeging biedt aan de gebruikelijke zorg zoals ze op dit ogenblik wordt geboden. Maar het tempo waarin deze vernieuwingen worden opgenomen in de dagelijkse zorg, is vaak teleurstellend. Deze vaststelling beperkt zich overigens niet tot de introductie van complementaire zorg. Zo stelt Grol, een bekend onderzoeker op het gebied van implementatieprocessen, dat 'onderzoeksresultaten of inzichten die betrekking hebben op effectieve en doelmatige zorg, soms tergend langzaam hun weg naar artsen, verpleegkundigen en andere werkers in de zorg vinden' (1).

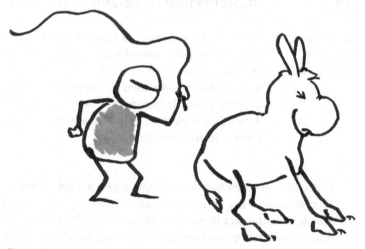

Figuur 18.1 Het tempo van vernieuwingen is soms tergend langzaam

Wel is het waarschijnlijk dat complementaire zorgvormen, gezien hun oorsprong in de niet-reguliere geneeskunde, het nog moeilijker hebben om geaccepteerd te worden. Of het nu het gebruik van calendulazalf betreft bij huidschade na bestraling, het toepassen van muziek bij pijnbestrijding, of het reduceren van angst en onrust van dementerenden door handmassage met etherische oliën, de ervaring leert dat invoering met de nodige moeilijkheden gepaard gaat.

Reflectie
- Is er op jouw afdeling al eens geprobeerd complementaire zorg te introduceren? En hoe gemakkelijk of moeilijk ging dat?

De problemen met het invoeren van vernieuwingen en veranderingen in de zorg ('implementatie') staan de laatste tijd in toenemende mate in de belangstelling (2). Immers, wat baten wetenschappelijke onderzoeksbevindingen en ideeën over kwaliteitsverbetering, wanneer er vervolgens weinig mee wordt gedaan?

In dit hoofdstuk gaan we in op de implementatie van complementaire zorg. Gebruikmakend van ervaringen in een aantal projecten reiken we de lezer een aantal inzichten en werkwijzen aan die de introductie van complementaire zorg in de eigen werksituatie kan vergemakkelijken en bespoedigen.

In enkele kaders worden verschillende thema's van de implementatie nader uitgediept.

18.1 Implementatie: reizen of trekken?

twee benaderingen van implementatie

Er zijn twee fundamenteel verschillende benaderingen van implementatie mogelijk. Sommige auteurs spreken in dit verband van het verschil tussen reizen en trekken. Een verwant onderscheid is het verschil tussen een rationele, planmatige aanpak en een meer participatieve benadering. In kader 18.1 wordt een indruk gegeven van de gevolgde aanpak bij de implementatie van complementaire zorgvormen in een verpleeghuis.

Kader 18.1 Werken met geur, aanraking en muziek in het verpleeghuis
In 1999 werd in het Verpleeghuis en Reactiveringscentrum Antonius IJsselmonde te Rotterdam in samenwerking met de Stichting MAIA een boeiend project gestart. Op somatische en psychogeriatrische afdelingen hebben medewerkers leren werken met aanraking en geur in het contact met bewoners. Het experiment omvatte een aantal eenvoudige massagetechnieken (zoals hand- en voetmassage) in combinatie met etherische oliën. Er werd ook aandacht besteed aan de invloed van klank en geluid op de zorgomgeving.

Het betreft hier heel duidelijk geen therapie. Therapie is gericht op behandeling, terwijl deze werkvormen zich richtten op het bevorderen van het welbevinden door het bieden van zintuiglijke ervaringen. De deelnemende zorgverleners ontvingen hiervoor een training door ervaren MAIA-trainers, >>

>> gevolgd door een periode van coaching op de werkvloer. Zij maakten zich de nieuwe werkvormen met opmerkelijk enthousiasme eigen.

Het bestuur van de Katholieke Verpleeg- en Verzorgingsinstellingen (KVV, nu onderdeel van de zorggroep LAURENS), een koepel van elf zorginstellingen in Rotterdam, vond het belangrijk dat deze voordelen ook beschikbaar kwamen voor de overige medewerkers en bewoners van andere huizen. Deze bijscholing is nu, vijf jaar later, aangeboden aan geïnteresseerde medewerkers van een aantal andere LAURENS-huizen. Een deel van de introductiekosten wordt door het bestuur beschikbaar gesteld. Aan de huizen zelf wordt gevraagd in ieder geval de vervangingstijd voor de opleiding beschikbaar te stellen.

Terugkijkend heeft deze ontwikkeling iets vanzelfsprekends. Het lijkt alsof de zaken zich op een vrij logische manier hebben ontvouwd. In de praktijk was het een lange trektocht, met veel onzekerheden, waarbij veel betrokkenen zich met hart en ziel hebben ingezet om dit resultaat te bereiken. Uiteraard is er vooraf gepland. Maar vele situaties waren niet bij voorbaat voorspelbaar en de betrokken projectmedewerkers hadden vaak het gevoel onderweg te zijn in onbekend gebied, zonder garanties vooraf dat deze missie ook zou slagen. Ook nu, vijf jaar later, blijft het een uitdaging om complementaire zorg op de agenda te houden en een plaats te geven in de dagelijkse zorgpraktijk.

18.1.1   Reizen of trekken?

Een voor de hand liggend probleem met zorgvernieuwing in het algemeen en met de invoering van complementaire vernieuwingen in het bijzonder, is dat er nog weinig ervaring mee is opgedaan en dat het dus moeilijk is van tevoren planmatig te bepalen welke stappen succesvol zullen zijn. Een verhelderend onderscheid in dit verband is het verschil tussen het reizigersmodel en een trekkersmodel (3). Reizigers gaan naar een reisbureau en boeken een reis die eerder is voorbereid en beproefd door de reisorganisatie. Van dag tot dag weten zij waar zij zullen verblijven en wat er die dag op het programma staat. Op deze manier reizen is alleen maar mogelijk omdat anderen de weg voor hen hebben verkend en in kaart gebracht. Mensen die zelf een tot dusver onbekend gebied willen ontdekken, zullen het anders moeten aanpakken: zij zullen gaan 'trekken'. Zij weten wel waar zij beginnen, maar niet welke vergezichten, mogelijkheden en obstakels zij op hun weg zullen tegenkomen.

implementatie is grotendeels onbekend

Met de introductie van complementaire zorg bevinden wij ons momenteel eigenlijk nog in een trekkerssituatie: de implementatie in reguliere instellingen is nog grotendeels onbekend. In dit hoofdstuk beschrijven we de ervaring van enkele pioniers die het pad al enigszins hebben verkend. De ervaringen en inzichten die zij daarbij hebben opgedaan, kunnen een steun zijn voor de lezer die hetzelfde of een verwant gebied wil gaan exploreren.

18.1.2   Rationele of participatieve benadering?

rationeel model en participatie-model

Een vergelijkbaar onderscheid bij het beschrijven van de implementatie van vernieuwing is het contrast tussen het rationele model en het participatiemodel van veranderingen in de zorg (4). Bij de rationele benadering verloopt de implementatie lineair: er is een duidelijk startpunt, het proces wordt aangestuurd van bovenaf, de weg ligt van tevoren vast en het te bereiken resultaat is van tevoren bekend. In de participatieve benadering is zelfs het startpunt niet altijd duidelijk: wie is er eigenlijk begonnen? Het proces verloopt stap voor stap en wordt aangestuurd door de opeenvolgende ervaringen in de praktijk. 'Wat is na deze stap, de eerstvolgende te nemen stap? (4). Het pad wordt eerder bepaald door de betrokkenen zelf dan van boven- of buitenaf. Daardoor is de kans groter dat het aansluit bij de behoeften en wensen in de praktijk.

In het geval van complementaire zorgvernieuwingen valt er in het huidige stadium veel te zeggen voor een participatieve benadering: door het betrekken van alle partijen die met de verandering te maken hebben, kan een route worden uitgewerkt die zo veel mogelijk voldoet aan de wensen en behoeften van de partijen. Naarmate meer ervaring wordt opgedaan kan het proces stelselmatig 'gerationaliseerd' worden en kan het beter vooraf gestuurd worden. Een belangrijke aanbeveling voor vernieuwers op dit gebied is daarom: betrek in een vroeg stadium de participatie van zo veel mogelijk belanghebbenden in het proces. De kwaliteit van de oplossing en de mate van acceptatie worden aanzienlijk vergroot naarmate in een vroeg stadium relevante anderen erbij worden betrokken.

18.1.3   Definitie van implementatie

In de praktijk heeft een veranderingstraject vaak beide benaderingen in zich. Een veelgebruikte definitie van implementatie is die door Zorg Onderzoek Nederland:

'Een procesmatige en planmatige invoering van vernieuwingen en/of veranderingen van bewezen waarde, met als doel dat deze een structurele plaats krijgen in het (beroepsmatig) handelen, in het functioneren van organisatie(s) of in de structuur van de gezondheidszorg' (5).

Dit houdt in dat – voor zover mogelijk – vooraf wordt gepland, maar dat ook voldoende ruimte wordt gelaten voor het inspelen op de situaties die zich aandienen. Uiteindelijk gaat het erom dat de vernieuwing geen eenmalige gebeurtenis blijft, maar structureel wordt ingebed.

Reflectie
- Welke aanpak lijkt het meest geschikt voor de introductie van complementaire zorg in jouw organisatie: reizen versus trekken, rationeel/planmatig of eerder participatief?

18.2 Doelgroep en doel van de implementatie

De uiteindelijke doelgroep van een verandering is meestal een categorie patiënten of bewoners. Vaak echter zullen verpleegkundigen en verzorgenden betrokken worden omdat zij de verandering in de praktijk zullen moeten uitvoeren. In een reizigersscenario kunnen en zullen het doel en de doelgroep bij voorbaat worden vastgesteld door de initiatiefnemers. In een trekkersbenadering valt er veel voor te zeggen om zelfs dit fundamentele aspect van de verandering te bepalen in samenspraak met de betrokkenen uit de organisatie waar de verandering zal moeten plaatsvinden. Dat houdt in dat men een flexibel idee heeft van wat de verandering zou kunnen inhouden en dat men in de dialoog met de uitvoerders en de leidinggevenden tot verdere formulering overgaat. Daarmee wordt de kans aanzienlijk groter dat de betrokkenen zich de doelstelling zullen 'toe-eigenen'.

doelgroepen

In het complementaire zorgproject in het verpleeghuis (zie hiervoor) werd na uitgebreid overleg besloten dat de doelgroep zou bestaan uit enerzijds somatische en psychogeriatrische bewoners van een verpleeghuis en anderzijds uit de medewerkers die hen verzorgden. Men achtte de aangeboden zorgvormen in principe geschikt voor het bevorderen van het welzijn van bewoners met (chronische) somatische ziekten. Ook konden ze een bijdrage leveren aan de kwaliteit van leven van psychogeriatrische bewoners. Medewerkers zouden meer werktevredenheid kunnen ervaren en de communicatie tussen bewoners en medewerkers zou worden bevorderd. Daarnaast was een belangrijk doel: het opdoen van kennis en ervaring met betrekking tot de bruikbaarheid en de toepassing van deze zorgvormen in zorginstellingen.

Reflectie
- Op welke doelgroep zou jij je willen richten en welke doelstellingen staan je daarbij voor ogen?

18.3 Ontwikkeling van een interventie

Bij het vormgeven van complementaire interventies doet zich een aantal keuzen voor, te weten:

1 het aantrekken van gespecialiseerd personeel versus het bijscholen van bestaande medewerkers;
2 het toevoegen van kennis en vaardigheden versus het ontwikkelen van attitude;
3 het trainen versus het coachen van medewerkers.

In kader 18.2 wordt ingegaan op de keuze van de inhoud van de interventie.

Kader 18.2 Keuze van de interventie
Er zijn vele aanvullende zorgvormen, maar ze lenen zich niet alle voor toepassing in een verzorgings- of verpleeghuis. Een van de uitgangspunten waaraan de zorg moet voldoen, is dat ze aansluit bij de woon- en zorgcultuur van het huis, dus van zowel de bewoners als de verzorgenden.
In overleg met de betrokken huizen hebben we gezocht naar zorgvormen waarvan positieve ervaringen bekend zijn bij bewoners en waarvan we inschatten dat ze inpasbaar zijn in de dagelijkse werkwijze van de deelnemende huizen. Daaruit is de keuze ontstaan: werken met geur (etherische oliën), werken met aanraking (massage) en werken met muziek (zie deel 2 van dit boek voor de interventies).

Werken met aanraking. Aanraking is verbonden met zorg en wordt door verzorgers gezien als een essentieel onderdeel van hun beroep. Kenmerkend hiervoor is bijvoorbeeld de overtuiging dat een troostend gebaar bij pijn of een bemoedigend schouderklopje kan bijdragen aan ontspanning en welbevinden. Daarentegen is aanraking in de vorm van massage nog geen gemeengoed in de dagelijkse verzorging. Toch kan het wrijven of het maken van strijkende bewegingen op ledematen van patiënten en bewoners ter bevordering van de bloedsomloop, worden gezien als een vorm van massage. Dit kan gebeuren tijdens het wassen, maar kan ook doelbewust in het zorgplan worden opgenomen. Uit een onderzoek van Noorden blijkt dat het doelbewust >>

>> masseren van handen en voeten, maar ook gezichtsmassage, steeds vaker wordt gebruikt als middel ter bevordering van het welbevinden van bewoners (6). De massage werkt ontspannend en ook verlichting van pijn wordt waargenomen. Er kan worden gesteld dat interventies op basis van aanraking, variërend van een schouderklopje tot doelbewuste massage van het lichaam, zich goed laten inpassen in de zorg zoals die nu door verpleegkundigen en verzorgenden wordt gegeven.

Werken met geuren. Het werken met massage kan worden ondersteund door het gebruik van etherische oliën. Ook bij het baden en bij verdampen in de kamer kunnen ze worden gebruikt. Deze oliën bezitten de heilzame werking van de planten waarvan ze afkomstig zijn. Ze staan bekend om hun harmoniserende werking op de mens. Voor het 'werken met geur' geldt dat zorgverleners met behulp van een aantal eenvoudige toepassingen en een beperkte investering in tijd en moeite, waarneembaar positieve effecten teweeg kunnen brengen op het welbevinden van de bewoners.

Werken met muziek. Muziek is van iedereen. Er is muziek voor alle stemmingen, leeftijden en gelegenheden. Tegelijk is ieder mens ook uniek. 'Muziek drukt uit wat niet in woorden gezegd – maar ook niet verzwegen – kan worden' (Victor Hugo). Hulpverleners kunnen leren om bewuster om te gaan met stemmingen en levensvragen van bewoners, gebruikmakend van de schatkamer van de muziek. Ook kan muziek de kwaliteit van de zorgomgeving aanzienlijk verbeteren door aandacht te besteden aan de invloed van klank en geluiden, maar vooral ook aan de waarde van stilte. Klank, geluid en muziek hebben invloed op hoofd, hart en ziel en kunnen leiden tot een verhoogd welzijn doordat een rustige en ontspannen sfeer op de afdeling tot stand wordt gebracht.

Ambitieuze aanpak. Terugkijkend kan gesteld worden dat de introductie van deze combinatie van interventies aan de ambitieuze kant is geweest. Gelet op de beperkte scholingstijd die beschikbaar was, en de gedragswijziging die van de verzorgenden werd gevraagd, alleen al om het werken met aanraking en geur op een consistente en competente manier toe te passen, was het 'werken met muziek' in het eerste stadium eigenlijk een brug te ver. De ziekte van de bij het project betrokken muziektherapeute was daarbij zeker van invloed. Het probleem lijkt echter breder. De complementaire benadering vindt haar oorsprong in een natuurgeneeskundige, integrale kijk op gezondheid en ziekte. Daardoor ontstaat de tendens om vele zorgaspecten die verbetering behoeven tegelijk te willen aanpakken. In het algemeen kan men echter stellen dat het de voorkeur verdient om simpel te beginnen. Hoe complexer de interventie, hoe groter de kans dat er haperingen optreden in de overdracht, die het >>

>> project in de kwetsbare beginfase parten kunnen spelen. Nu, een aantal jaren en diverse experimenten verder, lijkt een vorm gevonden waarin deze invalshoeken goed met elkaar gecombineerd kunnen worden.

externe deskundigen of eigen personeel

Ad 1. Een eerste wezenlijke keuze betreft de vraag of men de interventie zal laten uitvoeren door geschoolde therapeuten of deskundigen die worden ingehuurd, bijvoorbeeld muziektherapeuten, aromatherapeuten of massagedeskundigen, dan wel het eigen personeel bijschoolt in de betreffende disciplines (*multi-skilling*). Het inschakelen van extern opgeleide deskundigen heeft het voordeel dat men zeker is van de expertise die wordt ingezet. Hiermee wordt echter een nieuw specialisme ingevoerd dat op de een of andere manier ook geïntegreerd zal moeten worden in het bestaande zorgaanbod. Ook verhoogt men hiermee het aantal hulpverleners aan het bed, dat vaak al aan de hoge kant is en verwarrend kan zijn voor bewoners en patiënten. Het trainen van het aanwezige personeel kost tijd en geld, maar de integratie in de bestaande zorg is eenvoudiger. De interventies die in de complementaire zorg worden gebruikt, passen goed binnen het beroepsprofiel – de gebruikelijke taken – van verplegenden en verzorgenden. Daardoor kan complementaire zorg ook een verrijking zijn van de beroepsuitoefening van verpleegkundigen en verzorgenden.

Een voorbeeld van de eerste variant is de situatie in het Lorentz Ziekenhuis (nu Diakonessenhuis) te Zeist, waar op de oncologie-afdeling werd besloten de patiënten de mogelijkheid te bieden desgewenst en op kosten van het ziekenhuis vijfmaal gemasseerd te worden door interne massagedeskundigen (zie hoofdstuk 17). Een voorbeeld van de tweede variant is het project in het Brandwondencentrum in Rotterdam, waar personeel aan het bed werd getraind in therapeutic touch (zie hoofdstuk 17).

Veel natuurgeneeskundige en andere opleidingen duren enkele jaren. Het spreekt voor zichzelf dat het niet mogelijk is de eigen medewerkers op te leiden tot hooggekwalificeerde massagedeskundigen, aromatherapeuten of muziektherapeuten. Dat betekent echter niet dat het niet mogelijk zou zijn een aantal eenvoudige basisinterventies over te dragen die wel degelijk meerwaarde kunnen hebben voor de geboden zorg. Des te belangrijker wordt het dan om het verschil aan te geven tussen complementaire zorg en complementaire *therapie* (bijvoorbeeld aromatherapie, fysiotherapie, haptotherapie, muziektherapie) die worden beoefend door geschoolde therapeuten. Therapie is gericht op behandeling. Het werken met aanraking, geur en muziek, zoals dat bij complementaire zorg wordt aangeleerd, is uitsluitend gericht op het bevorderen van het welbevinden. Het gaat om eenvoudige werkvormen, ontleend aan de genoemde therapeutische disciplines, waarvan gebleken is dat ze op zelfzorgniveau het gevoel van welbevinden kunnen bevorderen.

andere categorieën medewerkers

Ook kan blijken dat de interventie kan worden toegepast door andere categorieën medewerkers dan degenen aan wie men oorspronkelijk had gedacht. Zo is er in het Rotterdamse verpleeghuisproject (zie kader 18.1) later een cursus ontwikkeld specifiek voor activiteitenbegeleiders, omdat gebleken is dat zij de ruimte en belangstelling hebben om deze zorgvormen toe te passen. Een voordeel hiervan is dat als door tijdgebrek verzorgenden aan het bed niet toekomen aan complementaire zorg, zij daarvoor de hulp van de activiteitenbegeleiders kunnen inroepen.

Ad 2. Een ander belangrijk aspect van de interventie is dat het bij complementaire zorg meestal niet uitsluitend gaat om het overdragen van kennis en vaardigheden, maar dat de kwaliteit in hoge mate

houding waarmee zorg wordt verleend

wordt bepaald door de houding waarmee de zorg wordt verleend. Zo zal een handmassage die wordt gegeven door een verpleegkundige die zelf onrustig is, eerder het tegengestelde effect hebben. Dat betekent dat het zichzelf tot rust brengen (het centeren) een integraal onderdeel moet zijn van de bijscholing. Om deze reden kan ook worden gesteld dat complementaire interventies in principe moeten worden uitgevoerd door medewerkers die er affiniteit mee hebben. Iemand die zich niet prettig voelt bij het aanraken van anderen, moet bij voorkeur geen massages geven en dus ook niet verplicht worden een bijscholing op dit terrein te volgen. Vrijwillige deelname is dan ook een basisprincipe bij dit soort zorgvormen.

Ad 3. Gelet op de personeelstekorten en de tijdsdruk waaronder gewerkt moet worden, is er begrijpelijkerwijs altijd de vraag of de

kortere opleiding

opleiding niet korter kan. Dat leidt vrijwel altijd tot een afweging tussen enerzijds het verzekeren van de kwaliteit van de bijscholing en anderzijds de tijdsdruk voor de rest van de afdeling die toeneemt door de afwezigheid van de cursisten. De cursisten moeten aan het einde van de opleiding het geleerde met zelfvertrouwen zelfstandig kunnen toepassen. Daarom is het van groot belang dat zij niet alleen theorie krijgen aangereikt, maar dat zij het geleerde onder supervisie ook toepassen bij bewoners. In projecten over het werken met aanraking, geur en muziek in het verpleeghuis heeft dit geleid tot een instructievorm waarin gebruik werd gemaakt van een combinatie van theorie en praktijk door op elkaar te oefenen en onder supervisie (coaching) te oefenen op bewoners. De totale basisscholing bedroeg oorspronkelijk twaalf dagdelen training en coaching, maar is inmiddels teruggebracht tot negen dagdelen, waarin theorie, praktijk, coaching en huiswerkopdrachten strak op elkaar worden afgestemd.

Reflectie
* Welke complementaire zorginterventies lijken het best aan te sluiten bij de cultuur en de behoeften in jouw werksituatie?

andere
doelgroepen

In de loop van het project kan het gaandeweg duidelijk worden dat de interventie, met de nodige aanpassingen, geschikt kan worden gemaakt voor andere doelgroepen. In het eerdergenoemde project zijn inmiddels andere, specifiekere groepen in beeld gekomen, zoals patiënten in de palliatieve en terminale fase, bewoners met mobiliteitsproblemen en pijnklachten over het bewegingsapparaat of bewoners met spijsverteringsproblemen en obstipatieklachten. Dit roept dan weer de vraag op of hiervoor specifieke interventies moeten worden ontwikkeld of in hoeverre de huidige interventie verbreed moet worden om ruimte te maken voor deze aparte doelgroepen.

18.4 Ontwikkeling van het draagvlak

vormen van het
creëren van
draagvlak

Bij het vaststellen van de doelstelling en de doelgroep van de verandering moet al een beroep worden gedaan op de belangrijkste personen die bij de verandering betrokken zijn. Eigenlijk geldt dat vrijwel voor iedere stap van een participatief veranderingsproces voldoende draagvlak aanwezig moet zijn. In die zin hadden we dit hoofdstuk net zo goed met het onderdeel draagvlakontwikkeling kunnen beginnen. Aan de orde komen enkele vormen van het creëren van intern draagvlak (disseminatie, implementatie) en extern draagvlak. In kader 18.3 wordt een overzicht gegeven van de partijen in het implementatieproces.

Kader 18.3 De partijen in het implementatieproces
Gesprekken met betrokkenen en belanghebbenden resulteren in een lijst van personen die hetzij bereid zijn om een rol te spelen in een stuurgroep, hetzij mee willen denken in het kader van een klankbordgroep, hetzij geïnformeerd willen blijven over de voortgang.
In het geval van het LAURENS-project bestond de klankbordgroep uit:
* sectorhoofd;
* twee teamleiders van de betrokken afdelingen;
* coördinator vrijwilligers en een vrijwilliger die zelf zeer actief was op het gebied van complementaire zorg;

>>

>> • vertegenwoordiger van de paramedici (fysiotherapeut);
• psycholoog;
• pastor;
• maatschappelijk werker;
• muziektherapeut;
• opleidingscoördinator.

Voor het lidmaatschap van een stuurgroep kan men denken aan vertegenwoordigers van:
• directie;
• managementteam;
• medische staf of artsenoverleg.

Partijen die in ieder geval geïnformeerd moeten worden, zijn onder andere:
• coördinator activiteitenbegeleiding;
• Verpleegkundige Adviesraad;
• Medisch-Ethische Commissie;
• externe sponsors (financieel of anderszins);
• voorzitter cliëntenraad.

Het verschilt per situatie welke van deze disciplines een bepalende invloed hebben op de gang van zaken en op de vraag of een nieuwe ontwikkeling überhaupt een kans krijgt. De informele machtsstructuur is daarbij van minstens zo groot belang als de formele verhoudingen.

18.4.1   Disseminatiefase

verschil tussen disseminatie en implementatie

Een nuttig onderscheid in dezen is het verschil tussen disseminatie en implementatie. Disseminatie betreft het vergroten van de belangstelling voor en kennis van de innovatie en het bevorderen van een positieve houding en de bereidheid tot het aanpassen van de bestaande werkwijze (1). Implementatie daarentegen betreft het bevorderen van de feitelijke toepassing en het ervoor zorgen dat de nieuwe werkwijze een vast onderdeel wordt van de dagelijkse routines.

Reflectie
• Wat zou je nu al kunnen doen om de bekendheid van complementaire zorg in je instelling te bevorderen?

De investering in draagvlakontwikkeling bij het begin van het proces – tijdens de disseminatiefase – betaalt zich dubbel en dwars terug in de latere fases. De neiging bestaat om zo snel mogelijk te beginnen, vooral als men overtuigd is van het belang van de verandering. Doorgaans onderschat men ook het aantal partijen en het aantal benodigde gesprekken. Het is tegenintuïtief om eerst veel tijd te steken in gepraat met allerlei partijen dat – zeker in het begin – nauwelijks zichtbaar resultaat oplevert. Toch kan men later een zware tol betalen voor het overslaan van deze stap.

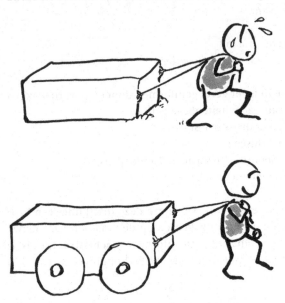

Figuur 18.2 Draagvlakontwikkeling levert wat op

Zonder diepgaande gesprekken met de directbetrokkenen krijgt men onvoldoende zicht op de belangen, de behoeften en (positieve of negatieve) beelden en opvattingen die er leven en die zich later kunnen vertalen in samenwerking of tegenwerking. Dan blijkt er ineens 'uit het niets' weerstand op te treden die men helemaal niet zag aankomen.

18.4.2 Implementatiefase

steun van directie Dat de steun van de directie belangrijk is, zal niemand verbazen. Indien de directie de verandering niet ziet zitten, worden de kansen op succes wel erg klein. Toch is het soms voldoende dat de directie de ontwikkeling gedoogt. Veel directies zijn niet op de eerste plaats inhoudelijk gedreven. Als een aantal gezaghebbende leden van een organisatie – niet noodzakelijkerwijs die aan de top – een ontwikkeling steunen, zal de directie geneigd zijn daarin mee te gaan, mits de financiële en organisatorische kant van de zaak goed wordt geregeld. Even belangrijk is dat men ergens in de organisatie een sponsor of *champion* weet te vinden: iemand met invloed die het project een goed hart toedraagt en bereid is op cruciale momenten de zaak te behartigen.

In onze ervaring zijn directies en directe zorgmedewerkers relatief snel gewonnen voor complementaire zorg. Moeilijker ligt het bij de artsen, omdat zij in de opleiding vaak een negatief beeld hebben meegekregen over 'alternatieve kwakzalverij' en niet geneigd zijn dit beeld bij te stellen. Uiteraard zijn er veel artsen die degelijke kennis over en inzicht in de meerwaarde van complementaire zorg hebben, maar in een gemiddelde medische staf zijn zij typisch in de minderheid. Er zijn inmiddels verschillende gevallen bekend van situaties waarin zeer gemotiveerde artsen werden teruggefloten door enkele collega's die flagrant tegen waren. Een of twee tegenstanders kunnen aldus de ontwikkelingen in een ziekenhuis voor lange tijd stilleggen. In verpleeghuizen en verzorgingshuizen is de situatie anders, omdat dan het aantal artsen klein is. Als men het geluk heeft dat deze kleine groep de complementaire vernieuwing ziet zitten of in ieder geval gedoogt, krijgen de initiatiefnemers de kans in de praktijk te laten zien wat de meerwaarde kan zijn. In dat geval kunnen enthousiaste verhalen, vooral van notoir moeilijke patiënten, wonderen doen.

negatief beeld bij artsen

professionele zelfbewustheid

Veel hangt af van de mate van 'professionele zelfbewustheid' van de groep zorgverleners. Er valt veel voor te zeggen om deze zorg te zien als onderdeel van het takenpakket van de verpleegkundige beroepsgroep (zie beroepsdeelprofiel complementair verpleegkundige). Complementaire zorgvormen gaan over zorg en expliciet niet over behandeling. In die zin behoren deze zorgvormen tot de beslissingsbevoegdheid van de verpleegkundigen en niet tot die van de artsen. Uiteraard moeten de artsen wel op de hoogte worden gehouden in het multidisciplinair overleg (MDO), zoals overigens alle andere disciplines die bij de zorg zijn betrokken.

middenmanagement

Een andere moeilijke groep – en vaak met reden – is het middenmanagement. Deze groep heeft als taak de uiteenlopende wensen en verlangens van zowel de directie als de ondergeschikte uitvoerende te behartigen. Vaak zijn de middenmanagers per definitie al ernstig overvraagd. Ieder bijkomend verzoek, ongeacht de feitelijke merites ervan, kan al snel worden ervaren als een onwelkome bijkomende belasting. In dat geval is de voor de hand liggende reactie alvast maar te beginnen met het afhouden van de vraag, in de hoop dat het mooie plan vanzelf overwaait. De uitdaging voor de initiatiefnemers is om in gesprekken met deze middenmanagers te achterhalen hoe de vernieuwing tegemoet kan komen aan de belangen en de inzichten van de middenmanagers zelf. De introductie van complementaire zorg kan bijvoorbeeld de werkmotivatie van medewerkers positief beïnvloeden, bijdragen aan een beter zorgklimaat of medewerkers in staat stellen beter om te gaan met moeilijk of onrustig bewonersgedrag. Als leidinggevenden eenmaal deze positieve kanten hebben ingezien of – beter nog – daadwerkelijk hebben kunnen vaststellen, is de kans groot dat men er bondgenoten heeft bij gekregen.

cliëntenraden   Het betrekken van cliëntenraden wordt vaak tot het laatst uitgesteld; ten onrechte omdat in die raden vaak veel medestanders te vinden zijn voor deze zorgvernieuwingen. De brede maatschappelijke belangstelling voor alternatieve geneeswijzen en complementaire zorg wordt uiteraard weerspiegeld in de samenstelling van de cliëntenraden. Ook het presenteren van de plannen op familiebijeenkomsten kan gunstig werken: vaak maken familieleden zich zorgen over de bejegening van hun naaste. Complementaire zorgvormen, met hun nadruk op persoonlijk contact, persoonlijke aandacht en welbevinden, komen hieraan tegemoet. Positieve reacties op familiebijeenkomsten (waarbij ook vaak de directie aanwezig is) kunnen de sfeer rond een project aanzienlijk verbeteren.

Reflectie
• Welke partijen beschikken over het vermogen je initiatief te steunen dan wel te dwarsbomen en hoe zou je ze het best kunnen benaderen om hun medewerking te verkrijgen?

18.4.3   Extern draagvlak

Als men in een organisatie werkt, ligt het voor de hand de mogelijkheden en onmogelijkheden van de situatie te bezien binnen de grenzen van de huidige organisatie. Daarmee leggen we onszelf vaak echter grote en onnodige beperkingen op. De organisatie is onderdeel van een bredere maatschappelijke context. Bewegingen in die bredere context raken ook de organisatie in de kern van haar bestaan. Daarom zijn patiëntenbewegingen en de ontwikkelingen die daar plaatsvinden van belang, zeker nu de Wet Medezeggenschap Cliënten Zorginstellingen van kracht is geworden. Externe fondsen hebben vaak sympathie voor initiatieven gericht op doelstellingen als meer autonomie voor de patiënten, aandacht voor dementerende ouderen, betere bejegening, vraaggestuurde zorg, enzovoort. Het vooruitzicht om ergens externe financiering vandaan te kunnen halen, kan soms wonderen doen voor de bereidheid van een directie om mee te gaan in een nieuwe ontwikkeling. Ook is het soms mogelijk een extern onderzoeksinstituut of een ideële stichting te interesseren om te participeren in een project. Daarmee is de innovatie ineens niet alleen meer afhankelijk van de interne krachtsverhoudingen, maar kan de externe partij optreden als een bevorderende of stabiliserende factor. Het is nu eenmaal moeilijker een samenwerking met een derde partij op te zeggen dan een interne medewerker af te schepen omdat het eens zo mooie plan om de een of andere reden ineens niet meer zo goed uitkomt.

18.5 Structurele randvoorwaarden

Onder randvoorwaarden verstaan we de factoren die gerelateerd zijn aan de economische, administratieve en organisatorische context van het systeem die de invoering kunnen ondersteunen of hinderen. Worden de benodigde middelen vrijgemaakt voor de vernieuwing? Is er voldoende personeel aanwezig om de verwachtingen waar te kunnen maken? Hoe staat het met de materiële voorwaarden? Met de taakverdeling, de logistieke processen? In veel gevallen vraagt een gedragsverandering ook enige aanpassing van de structuur. Pas als de structuur het nieuwe gedrag ondersteunt, is de kans groot dat het gedrag ook op langere termijn in stand blijft. Hieronder beschrijven we de randvoorwaarden waaraan kan worden gedacht bij de introductie van een nieuwe zorgvorm, te weten:

- personeelsformatie;
- cursuskosten en opleidingstijd;
- herschikking van prioriteiten;
- coördinatie;
- inbedding in het multidisciplinair overleg;
- materiële voorwaarden.

personeels-
formatie

Wanneer men voldoende continuïteit en kwaliteit wil bereiken bij de toepassing van complementaire zorg, zullen voldoende personeelsleden moeten worden opgeleid. Een eenmalige opleiding is meestal geen probleem, maar wanneer men de vernieuwing op brede schaal wil invoeren, lopen de opleidingskosten snel op. Is het management bereid om deze kosten te dekken uit het opleidingsbudget of uit een andere voorziening? Zo niet, dan is het gevaar zeer groot dat de vernieuwing een eendagsvlieg zal blijken te zijn, met alle frustraties die daaruit voortvloeien voor de enthousiaste medewerkers die zich ervoor hebben ingezet.

Een vaak onderschat verschijnsel is het grote personeelsverloop in de gezondheidszorg. Het is geen uitzondering dat na twee jaar meer dan de helft van de personeelsbezetting van een afdeling is gewijzigd. Voor de zorgvernieuwing houdt dat in dat vrijwel jaarlijks vervolgtrainingen georganiseerd moeten worden om het aantal geschoolde medewerkers op peil te houden.

cursuskosten en opleidingstijd

Naast de cursuskosten zelf is ook de opleidingstijd een gevoelig punt. Medewerkers die aan een cursus deelnemen, zijn niet beschikbaar voor het zorgproces en moeten dus voor de corresponderende uren worden vervangen. Ook dit is een kostenpost die snel kan oplopen. Hoe het management daarmee omgaat, verschilt aanzienlijk van situatie tot situatie. Soms wordt de opleidingstijd volledig als werktijd gezien.

Vaak wordt een regeling getroffen waarbij de opleidingstijd wordt verdeeld tussen de organisatie en de personeelsleden zelf, die immers aan het eind van de opleiding een certificaat krijgen en dus ook persoonlijk voordeel hebben van de bijscholing.

herschikking van prioriteiten

Zodra de medewerkers eenmaal geschoold zijn, begint de fase van de uitvoering en rijst de vraag of er ook extra tijd beschikbaar wordt gesteld om de nieuwe interventies uit te voeren. Zo niet, dan zullen andere activiteiten moeten wijken en moet er een keuzeproces worden gestart waarin duidelijke nieuwe prioriteiten met elkaar worden afgesproken. Het is naïef om te denken dat dit 'vanzelf' goed zal komen. In die zin behoort het tot de structurele randvoorwaarden dat er ofwel in bijkomende formatie wordt voorzien, ofwel andere zaken worden afgestoten.

coördinatie

Een ander aspect dat vaak wordt onderschat, is dat wanneer een innovatie organisatiebreed moet worden ingevoerd, dit aanzienlijke procesmatige vaardigheden en activiteiten vraagt gericht op draagvlakontwikkeling, communicatie, voorlichting en het in stand houden van het momentum. De kans dat een eenmaal gestarte vernieuwing 'vanzelf' haar eigen weg zal vinden, is erg klein. Een directie die het echt meent met een zorgvernieuwing, zal daarom een (parttime)projectleider of coördinator aanstellen die verantwoordelijk is voor de verdere verspreiding in de organisatie. Indien de organisatie ook naar buiten toe bekendheid wil geven aan de ingevoerde vernieuwing, stelt dit navenant hogere eisen aan de aangestelde coördinator. Idealiter moet hij in staat zijn de pers te woord te staan, een lezing te geven op een landelijk symposium of een artikel te schrijven in een vakblad. Dat betekent algauw iemand van hbo-niveau, met bijbehorende salariëring. In sommige gevallen kan men overwegen iemand van buiten aan te trekken die op tijdelijke basis fungeert als een soort buitenboordmotor, tot de vernieuwing daadwerkelijk is geïntegreerd in de dagelijkse praktijk.

inbedding in het
multidisciplinair
overleg

De inbedding in de dagelijkse praktijk is cruciaal voor de overlevingskansen van een innovatie. Bij complementaire zorg betekent dit dat de zorg een integraal en vanzelfsprekend onderdeel hoort te worden van het multidisciplinair overleg (MDO), maar ook: in de anamnese, het verpleegplan, de dagelijkse rapportage en de overdracht. Daardoor kan de complementaire zorg integreren in het normale zorgproces. Door complementaire zorg een vast aandachtspunt van het MDO te maken, wordt gegarandeerd dat het geen ondergeschoven kindje blijft dat aan de orde komt als er een keer tijd over is. Op die manier raken ook de deelnemende disciplines eraan gewend dat complementaire zorg een volwaardig onderdeel is van de geboden behandeling en verzorging. Het MDO staat er ook garant voor dat de complementaire zorg wordt verstrekt op basis van een weloverwogen beslissing over wie daadwerkelijk baat zou hebben bij deze zorg.

materiële
voorwaarden

Tot slot kunnen we bij de randvoorwaarden ook de materiële voorwaarden noemen. Het lijkt vanzelfsprekend, maar in een verpleeghuis met vier patiënten per kamer is het moeilijk persoonlijke complementaire zorg te geven aan iemand, omdat dit verstorend kan werken op de andere bewoners. Denk aan de indringendheid van bepaalde etherische oliën of van het werken met muziek. Het is dus wenselijk een kamer in te richten waar deze zorg met de nodige privacy kan worden geboden. Bij materiële voorwaarden kan men ten slotte ook denken aan de aanschaf van werkmiddelen zoals massagebanken, etherische oliën, kruiden, enzovoort. Behalve voor het aanschaffen van materialen is het belangrijk ook iemand verantwoordelijk te stellen voor het beheer en onderhoud van deze materialen.

Kader 18.4 Instrumenten voor draagkrachtontwikkeling

Behoeftenonderzoek. Een goede manier om groepen bij de verandering te betrekken, het draagvlak te vergroten en de aansluiting bij de organisatie te verbeteren, is het behoeftenonderzoek. In het eerdergenoemde project werd onder verzorgenden en leidinggevenden van diverse huizen een onderzoek gedaan naar 'behoeften, verwachtingen en opvattingen over complementaire zorg' (7). Daaruit bleek welke zorgvormen het best aansloten bij de reeds geboden standaardzorg. Ook werd daardoor duidelijk dat heel wat medewerkers al eerder kennis hadden gemaakt met deze zorgvormen. In sommige situaties had een aantal medewerkers al een opleiding gevolgd in eigen tijd, een potentieel aan kennis en ervaring dat tot dat moment niet werd benut door de organisatie. In andere gevallen bleek complementaire zorg al te worden beoefend, zonder dat het management daarvan op de hoogte was. Der- >>

>> gelijke enquêtes kunnen ook de aandacht vestigen op knelpunten die worden verwacht bij de invoering van de vernieuwing. In die zin zijn ze ondersteunend voor de uiteindelijke implementatie van de vernieuwing.

In algemene termen zijn een goed begrip van de motieven en de kennis en het inzicht van de doelgroep, hun leef- en werksituatie, hun normen en waarden en problemen belangrijk voor het ontwerpen van een goed implementatieprogramma. Hoe beter men de leefwereld van de doelgroepen kan invoelen, hoe groter de kans dat de aanpak die hierop wordt afgestemd, succesvol zal zijn. Individuele gesprekken, maar ook focusgroepen zijn hiervoor goed geschikt.

Werkconferentie. Een formeler instrument is de werkconferentie. Deze aanpak vraagt een gedegen voorbereiding, maar opent de mogelijkheid op relatief korte termijn alle betrokkenen bij elkaar te brengen en via gerichte vraagstellingen alle zorgen, verwachtingen, voetangels en klemmen boven tafel te krijgen. Een dergelijk initiatief veronderstelt wel de bereidheid bij de beleidsmakers om de invoering van de voorgestelde verandering op zijn minst in overweging te nemen en tijd vrij te maken in de organisatie voor het voorbereiden en uitvoeren van de conferentie (8).

Meer bescheiden middelen. In diverse stadia kunnen de volgende instrumenten met goed gevolg worden ingezet:
- een les door een interne of externe deskundige over het onderwerp;
- een demonstratiemiddag, bijvoorbeeld ter gelegenheid van de Dag van de Verpleging. Als iemand eenmaal 'aan den lijve' heeft ervaren wat complementaire zorg met je kan doen, smelt eventuele weerstand vaak als sneeuw voor de zon;
- een artikel in het personeelsblad;
- een verslag over een symposium waaraan men heeft deelgenomen;
- een afstudeeropdracht van een student verpleegkunde.

18.6 Kritische succesfactoren

Uit ervaring kan worden gesteld dat diverse factoren een doorslaggevende invloed hebben op het welslagen van een project. Hieronder worden zeven factoren besproken. Geen van deze factoren is op zichzelf een voldoende voorwaarde voor succes, maar wanneer aan al deze factoren gezamenlijk is voldaan, kunnen we zeggen dat het initiatief een veel grotere kans maakt om daadwerkelijk geïmplementeerd te worden. Aan de orde komen:
- interne trekker;
- zichtbare steun van de leiding;

- aansluiting bij de belangen en problemen van de belangrijkste betrokkenen;
- klankbordgroep;
- aansluiting bij de bestaande organisatiestructuur;
- communicatie;
- omgaan met tijd.

18.6.1 Interne trekker

Hoe aantrekkelijk een vernieuwing ook lijkt, als niemand in de organisatie zich verantwoordelijk voelt voor de daadwerkelijke invoering, is het onwaarschijnlijk dat die ook echt plaats zal vinden. In de organisatieliteratuur spreekt men van *ownership*, het eigenaarschap van een vernieuwing. Dit hoeft niet noodzakelijkerwijs betrekking te hebben op iemand aan de top van de organisatie. Wel moeten de 'eigenaars' beschikken over doorzettingsvermogen en over het netwerk in de organisatie om de zaak weer vlot te trekken wanneer ontwikkelingen, zoals onvermijdelijk zal gebeuren, dreigen vast te lopen. Vaak zijn trekkers bevlogen individuen die op grond van hun eigen ervaringen tot de conclusie zijn gekomen dat een vernieuwing meerwaarde heeft voor de gebruikers, en die bereid zijn alles op alles te zetten om de vernieuwing in te voeren. Vaak duurt dit veel langer dan verwacht, want het veranderen van gedrag in organisaties kan een stroperige aangelegenheid zijn. Van de trekkers vraagt dat een grote motivatie, maar ook het vermogen om in ogenschijnlijk moeilijke omstandigheden door te gaan en zich niet van de wijs te laten brengen door het feit dat 'er tussen droom en werkelijkheid wetten liggen en praktische bezwaren'. Goedbedoelende idealisten die menen dat de meerwaarde van een vernieuwing 'voor zichzelf spreekt', raken vaak voortijdig teleurgesteld als blijkt dat anderen hun inzichten (nog) niet delen. Een gezonde dosis nuchterheid, humor en vastbeslotenheid zijn onmisbare kwaliteiten voor ver-

vernieuwers   nieuwers.

Reflectie
- Hoe vastbesloten voel jij je om een complementaire zorgvernieuwing in je organisatie tot stand te brengen?

18.6.2 Zichtbare steun van de leiding

In een organisatie wordt vaak een groot beroep gedaan op de medewerkers om de doeleinden van de organisatie te realiseren, niet zelden meer dan in de beschikbare tijd en met de beschikbare energie mogelijk is. Dit leidt ertoe dat medewerkers steeds keuzen zullen moeten maken betreffende de taken die voorrang verdienen. De overige taken zullen dan aan bod komen wanneer er nog ruimte en tijd overschiet. Dit laatste vormt uiteraard geen basis om een vernieuwing op te grondvesten. Het is daarom van groot belang dat de medewerkers van de top het signaal krijgen dat een vernieuwing door de leiding wordt gesteund. In een vroeg stadium moet de inspanning van de voortrekkers erop gericht zijn de zichtbare steun van de leiding te krijgen. Dat kan vele vormen aannemen: vermelding in een jaarlijkse toespraak of een interview in het personeelsblad waarin de directie het enthousiasme deelt. Het vrijmaken van financiële en materiële middelen kan een zeer krachtig signaal afgeven dat de directie het meent en dat men bereid is de innovatie niet alleen met woorden maar ook met daden te ondersteunen.

Reflectie
- Wie van de leidinggevenden in jouw organisatie heeft volgens jou de meeste affiniteit met complementaire zorgvormen?

18.6.3 Aansluiting bij de belangen en problemen van de belangrijkste betrokkenen

Ongeacht hoe zinvol een vernieuwing in de ogen van de voortrekkers lijkt te zijn, er kan veel tijd overheen gaan voordat een ogenschijnlijk voor de hand liggende verbetering door andere betrokkenen als zodanig wordt herkend. Dat komt omdat die personen andere ervaringen en belangen hebben. In het geval van complementaire zorg is het mogelijk dat zij er nog helemaal geen ervaring mee hebben of zich in eerdere opleidingen een negatief beeld van hebben gevormd.

eigen belangen
Een ander aspect is dat de diverse betrokkenen hun eigen belangen hebben die, op het eerste gezicht, tegen complementaire zorg kunnen werken. Directies kunnen denken dat complementaire zorg alleen maar meer geld zal gaan kosten. Middenmanagers kunnen het idee hebben dat nu al de tijd ontbreekt om alle afgesproken taken voor elkaar te krijgen. Opleidingscoördinatoren worden gekort op hun budget en beschouwen opleidingen op het gebied van complementaire zorg als een luxeprobleem. Collega's kunnen met afgunst kijken naar medewerkers die toestemming krijgen om met bewoners leuke dingen te doen als hand- of voetmassage, terwijl zij zorgvragers wassen en naar het toilet brengen. De lijst van potentiële weerstanden is lang.

Toch is dit vaak niet het enige verhaal. Directies kunnen overtuigd raken van het feit dat complementaire zorg het imago van een instelling die zich bekommert om het welbevinden van haar bewoners kan versterken. Middenmanagers kunnen ontdekken dat complementaire zorg ook tijd kan besparen doordat angstige en onrustige patiënten dankzij complementaire zorg minder frequent een beroep doen op de verzorgenden. Of dat medewerkers zich dankzij complementaire zorg competenter en tevredener gaan voelen en daardoor minder snel last hebben van burn-outverschijnselen, met als resultaat minder ziekteverzuim en minder ziektekosten.

leeraspect van proefproject

Een belangrijk leeraspect van een proefproject is dat ontdekt wordt hoe de diverse betrokkenen aankijken tegen de vernieuwing en dat inzichtelijk kan worden gemaakt hoe de vernieuwing dienstbaar kan zijn aan hun belangen en hun problemen niet vergroot. Het vraagt vaak veel creativiteit om de meerwaarde van een innovatie op een overtuigende wijze duidelijk te maken voor de verschillende partijen, maar de winst, in termen van acceptatie, is aanzienlijk.

Reflectie
- Schrijf eens op welke tastbare voordelen de interventie zou kunnen hebben voor de diverse beroepsgroepen in jouw organisatie.

18.6.4 Klankbordgroep

Het is een vergissing als trekker alles zelf te willen bedenken, iedereen zelf te willen overtuigen, enzovoort. Daarom is het aan te raden in een vroeg stadium medestanders te zoeken in de organisatie. Dat kunnen personen zijn die zelf ook de meerwaarde van de vernieuwing hebben gezien of ervaren. Daarnaast zijn er vaak voldoende personen die nog niet zozeer overtuigd zijn, maar die wel bereid zijn de vernieuwing een kans te geven en proefondervindelijk te onderzoeken of de verandering inderdaad de voordelen oplevert die ze lijkt te beloven. Het is zeer aan te bevelen uit deze groep een klankbordgroep samen te stellen die op gezette tijden de voortgang van het project ondersteunt. Het effect hiervan is tweeledig. Enerzijds profiteert de vernieuwing van de kennis en de inzichten van de leden van de klankbordgroep, die ieder vanuit hun eigen perspectief zicht hebben op de effecten die de vernieuwing teweegbrengt. Zo kunnen de gunstige effecten zichtbaar worden gemaakt, terwijl bijtijds kan worden bijgestuurd om eventuele ongunstige effecten te reduceren. Anderzijds ziet men vaak dat naarmate de klankbordgroep meer energie besteedt aan de vernieuwing, de betrokkenheid van de leden

medestanders in de organisatie

ook toeneemt. Van neutrale waarnemers kunnen zij zich daardoor ontpoppen tot enthousiaste voorstanders.

Reflectie
- Schrijf op wie in de organisatie al overtuigd is van het belang van de vernieuwing die je voor ogen staat, en wie ten minste bereid is om de meerwaarde ervan te onderzoeken.

18.6.5 Aansluiting bij de bestaande organisatiestructuur

Zoals het menselijk lichaam de neiging heeft wezensvreemde elementen af te stoten, zo ziet men in organisaties het verschijnsel dat veranderingen die niet goed aansluiten bij de bestaande structuur en manier van werken, worden afgeweerd. Daarom is het van groot belang de voorgestane zorgvernieuwing zodanig vorm te geven dat ze optimaal past binnen de reeds bestaande gang van zaken in de zorg.

mogelijkheden in de organisatiecultuur

Complementaire zorg wordt in het beroepsdeelprofiel van de complementair verpleegkundige in alle verpleegkundige taken ingebed: in de zorgvragergebonden taken, de organisatorische en de professiegebonden taken. Om dit te kunnen realiseren is het van belang dat mogelijkheden in de bestaande organisatiecultuur worden benut.

Multidisciplinair overleg is zo'n mogelijkheid. In het multidisciplinair overleg (MDO) wordt doorgaans besproken welke doelen en interventies gerealiseerd moeten worden voor de zorgvrager. Ook wordt met elkaar afgesproken wie welke zorgtaken op zich neemt. Het ligt dus voor de hand ernaar te streven dat complementaire zorg standaard wordt besproken als een van de zorgvormen die op de afdeling worden aangeboden en die al of niet geïndiceerd is voor een patiënt of bewoner. Zolang een zorgvernieuwing nog niet is opgenomen in het standaardaanbod, is de kans dat ze op langere termijn gehandhaafd zal worden, gering. Daarom noemen wij het integreren van de vernieuwing in het multidisciplinair overleg een kritische factor voor een succesvolle implementatie.

intradisciplinair overleg

Ook het intradisciplinair overleg is hierbij van belang. In dit overleg wordt binnen de verpleegkundige discipline afgestemd wat de verpleegkundige doelen en acties zijn voor de zorgvrager. Net als in het MDO kunnen verpleegkundigen en verzorgenden beslissen welke meerwaarde complementaire zorg kan hebben in de zorg voor een bepaalde zorgvrager.

opname in het
zorgplan

Een andere kritische factor kan de opname van complementaire interventies in het zorgplan zijn. In het zorgplan is vermeld welke interventies bij een zorgvrager worden toegepast (zie hoofdstuk 5). Slechts als interventies deel uitmaken van de geplande zorg, is er enige garantie dat de zorg ook stelselmatig wordt uitgevoerd. In sommige instellingen is een speciaal formulier ontwikkeld voor het plannen en rapporteren van complementaire zorg. Ook is het mogelijk hiervoor een bestaande ruimte in het verpleegplan te gebruiken.

18.6.6 Communicatie

Communicatie is een manier om de perceptie van mensen te beïnvloeden. Voortrekkers van een zorgvernieuwing hebben het vaak al erg druk met het waarborgen van de factoren die hierboven zijn besproken, en hebben vanuit hun eigen enthousiasme gemakkelijk de neiging de communicatieaspecten van de verandering te verwaarlozen. Communicatie is een aspect van vrijwel iedere activiteit richting directie, zorgmanager, afdelingshoofden, artsen, paramedische disciplines en medewerkers. Bovendien is doeltreffende communicatie inmiddels bijna een vak apart geworden. Zorgvuldige aandacht voor de communicatiefacetten van het project kan veel verschil uitmaken voor de uiteindelijke invoering. Het verdient aanbeveling zich te laten adviseren door mensen met verstand van zaken op dit gebied. Veel instellingen hebben inmiddels een pr-medewerker, of zelfs een afdeling, die hierover geconsulteerd kan worden en met wie een communicatieplan kan worden opgesteld dat de beoogde doelstellingen dichterbij brengt. Daarmee kan het initiatief aanzienlijk aan uitstraling winnen, uitstraling die de succeskansen alleen maar vergroot. In sommige gevallen kan de pr-functionaris zelfs lid worden van de klankbordgroep.

Reflectie
- Vraag een pr-functionaris van je organisatie suggesties voor de disseminatie en de implementatie van een plan voor de introductie van complementaire zorg.

18.6.7 Omgaan met tijd

Een veelgehoorde opmerking bij vernieuwingsprocessen is 'daar hebben wij geen tijd voor'. Bij het bespreken van de noodzakelijke randvoorwaarden hebben we aangegeven dat het belangrijk is dat de directie voldoende tijd en formatie ter beschikking stelt om de vernieuwing te laten slagen. Toch is het aspect 'tijd' complexer dan vaak wordt gedacht. Zo is tijd niet zozeer een kwestie van de absoluut beschikbare tijd, maar meer van *tijdflexibiliteit* (9). Naarmate uitvoerende medewerkers meer mogelijkheden hebben hun tijd flexibel in te delen, is het vaak mogelijk om ruimte te maken voor vernieuwingsactiviteiten. Indien daarentegen in de beleving van medewerkers procedures onveranderlijk vastliggen, overheerst het gevoel dat er niets meer bij kan.

tijdflexibiliteit

Vervolgens is tijd ook een kwestie van *creativiteit*. Enthousiaste medewerkers die echt gecommitteerd zijn aan een verbetering, zijn vaak zeer vindingrijk in het vinden van mogelijkheden om die toch doorgang te laten vinden. Een onrustige bewoner kan heel veel tijd in beslag nemen. Een hand- of voetmassage op het juiste moment kost tijd, maar kan ook heel wat opleveren. Ook zijn er vaak mogelijkheden om interventies te combineren met andere activiteiten die al zijn gepland, bijvoorbeeld het gebruik van rustgevende etherische oliën bij het baden. Soms kan met minimaal ingrijpen en moeite toch een mooi resultaat worden bereikt, bijvoorbeeld door het aanbrengen van lavendel op een geursteentje bij het slapengaan, of door een bewoner een voetbad te geven. Dat kost niet veel tijd en doet wonderen.

creativiteit

Het meest verrijkend is echter het inzicht dat tijd vooral een kwestie is van *prioriteit*. De hoeveelheid tijd in een week is onveranderlijk. Wat wel kan veranderen is de gedeelde visie op wat we collectief – op afdelings- of instellingsniveau – definiëren als 'goede zorg'. Als we vinden dat goede zorg aandacht en persoonlijk contact inhoudt, dan vormt het beeld van een verzorgende die rustig een handmassage aan een bewoner geeft terwijl zij een praatje met hem maakt, een bevestiging van de zorgvisie die we met elkaar hebben afgesproken. Zo niet, dan roept het eerder irritatie op: 'zit je nu alweer te masseren, terwijl al het werk nog niet gedaan is?' Complementaire zorg kan dan door een aantal medewerkers worden ervaren als tijdverlies dat ten koste gaat van het 'echte werk'. Daarom is het van belang dat het trainen van nieuwe complementaire vaardigheden gepaard gaat met het gemeenschappelijk maken van de filosofie en de uitgangspunten die eraan ten grondslag liggen. Manieren voor draagkrachtontwikkeling zijn al genoemd in kader 18.4. Daarnaast is het van belang zorgverleners ook in de dagelijkse zorg bij de vernieuwing te betrekken. Als een zorgvrager bijvoorbeeld gemasseerd is door een verpleegkundige, moeten ook de verpleegkundigen van de avonddienst weten wat de effecten en bijeffecten van deze massage kunnen zijn. Zij hebben de verantwoordelijkheid te rapporteren, maar zullen dat alleen doen als zij het belang van de interventie onderkennen en zich betrokken voelen bij de implementatie.

prioriteit

18.7 Valkuilen

Er zijn diverse valkuilen die een succesvolle implementatie in de weg kunnen staan.

18.7.1 Te veel te snel willen

Mensen die complementaire zorg onlangs hebben ontdekt, willen vaak heel veel, terwijl de mogelijkheden in de beginfase nog relatief beperkt zijn omdat de kennis en het bewustzijn over complementaire zorg in de organisatie nog nauwelijks aanwezig zijn. Zij maken het zichzelf erg lastig door te snel te veel te willen.

Een bescheiden doelstelling die met verve wordt gehaald, doet daarentegen wonderen voor het moreel van de betrokkenen. Niets werkt zo overtuigend als succes. Daarmee is niet gezegd dat we geen grote dromen mogen koesteren. Streef onbekommerd naar het ideaal, maar zie dit ideaal als het kompas waarop je vaart en gebruik vervolgens een goede dosis gezond verstand bij het organiseren van de reis. De droom geeft de richting aan en werkt bezielend. De weg wordt stap voor stap afgelegd, van het ene (kleine) succes naar het volgende.

18.7.2 Onduidelijke criteria voor succes

haalbare doelen   Het helpt om bij het vertalen van je droom in tastbare doelstellingen te streven naar het formuleren van specifieke, meetbare, haalbare en tijdgebonden doelen. Als het streven bijvoorbeeld is om massage met etherische oliën te introduceren op een afdeling, vertaal dit dan in een doelstelling als: 'gedurende de komende drie maanden bieden wij tien sessies per week aan bewoners die daarvoor in aanmerking komen'. Of: 'van iedere cursist wordt verwacht dat zij eenmaal per week een massage uitvoert bij een bewoner'. Het voordeel hiervan is dat medewerkers weten wat van hen wordt verwacht, dat de verwachting realistisch is en dat achteraf gemakkelijk kan worden vastgesteld of de verwachting is gehaald. Het formuleren van een minder specifieke doelstelling leidt ertoe dat men achteraf last heeft van het feit dat de verwachtingen ongemerkt zijn bijgesteld naarmate de implementatie vordert en dat men als vanzelfsprekend aanneemt wat in het begin helemaal niet zo vanzelfsprekend was.

18.7.3 Niet kiezen

keuzeproces

Veel vernieuwingen sneuvelen omdat de werkbelasting sowieso al zwaar is en het nu eenmaal niet mogelijk is nog meer vloeistof toe te voegen aan een glas dat al helemaal vol is. Wil men derhalve iets toevoegen, dan zal er ook iets uit moeten. De kans bestaat dat een vernieuwing de mogelijkheid biedt om tijd te besparen bij andere activiteiten. Zo kan een hand- of voetmassage bij een dementerende bejaarde veel onrust tijdens de dag besparen, waardoor de verzorgenden meer ruimte hebben voor andere zaken. Therapeutic touch of een ontspanningsoefening voor het slapengaan kan ervoor zorgen dat iemand snel in slaap valt en kan voorkomen dat er voortdurend wordt gebeld. Andere zorgvernieuwingen kosten daadwerkelijk meer tijd en dus zal er gekozen moeten worden: welke zorg willen we hier bieden, wat krijgt dus voorrang, maar ook: wat laten we derhalve vallen. Dit keuzeproces wordt vergemakkelijkt als de betrokken sleutelfiguren met elkaar weten voor welke zorgvisie men wil gaan.

18.7.4 Vernieuwing als bijkomende stressor

Het niet kiezen zoals hierboven beschreven, kan ertoe leiden dat de meerwaarde van complementaire zorg verloren gaat omdat wat oorspronkelijk was bedoeld als verlichting van de werklast en verbetering van de kwaliteit, het tegendeel teweegbrengt. Dan wordt de vernieuwing een bijkomende stressor die de werklast nog verder opdrijft en de werksatisfactie ondermijnt.

18.7.5 Complementaire zorg reduceren tot een techniek

De kracht en de kwaliteit van complementaire zorg is dat wordt uitgegaan van een integrale visie op de mens. Bij een massage gaat het niet alleen om de ontspanning, maar ook om de kans die men krijgt om op een andere manier te communiceren met patiënten en bewoners. Een reëel risico is dat complementaire zorg wordt gereduceerd tot weer een techniek, waardoor de unieke meerwaarde van deze manier van kijken en handelen verloren gaat. Omdat de techniek niet is ingebed in de zorgvisie kan ze verworden tot iets dat alleen wordt uitgevoerd als er even minder druk op de ketel staat.

18.7.6   Verwaarlozing van de communicatie

Als de vernieuwing eenmaal op gang komt, wordt er veel gevraagd van de initiatiefnemers. Er moet aan veel verschillende zaken tegelijk worden gedacht en het gevaar is niet denkbeeldig dat men daardoor de interne en externe communicatie over het project verwaarloost: 'laten we eerst maar eens zorgen dat het loopt'. Hoe begrijpelijk ook, dit leidt ertoe dat de vernieuwing in de rest van de organisatie uit beeld verdwijnt. Daardoor kan de ontwikkeling op langere termijn in gevaar komen. De organisatie is met andere dingen bezig en heeft er geen oog meer voor.

18.7.7   Verwaarlozing van het evaluatieonderzoek

goede
dataverzameling

Een soortgelijke opmerking geldt het evaluatieonderzoek. Idealiter wil men aan het eind van de rit kunnen laten zien wat de nieuwe interventie oplevert. Het vraagt veel discipline om te midden van de hectiek van een zorgvernieuwing en de drukte van alledag aandacht te blijven houden voor evaluatieaspecten en te investeren in een zorgvuldige dataverzameling. Dit is niet evident, omdat zorgvernieuwers vaak inhoudelijk gedreven zijn en de neiging hebben minder oog te hebben voor het administreren van een goede dataverzameling. Dit kan alleen worden voorkomen door het evaluatieonderzoek vanaf het begin te zien als een integraal onderdeel van de vernieuwing en om de verantwoordelijkheid hiervoor duidelijk te maken. Het kan helpen om een onderzoeksinstituut of universiteit erbij te betrekken, omdat deze externe partner er belang bij heeft dat het onderzoek zorgvuldig wordt uitgevoerd. Aan de vernieuwende partij biedt het een onderbouwd inzicht in de processen en de effecten van de vernieuwing, hetgeen weer kan helpen bij het op gang brengen van een volgende vernieuwingscyclus. Op deze manier kan de samenwerking op het gebied van het onderzoek synergie opleveren waaraan beide partijen iets hebben. In kader 18.4 worden enkele instrumenten voor draagkrachtontwikkeling genoemd.

18.8   Zorgen voor jezelf

Machiavelli wees er eeuwen geleden al op dat innoveren tot de meest veeleisende activiteiten behoort waarin men zich kan begeven (10). Pioniers lopen vaak voor de troepen uit en lopen allerlei risico's. Door de gevestigde orde worden ze vaak als een bedreiging gezien. Ook als hun collega's de wenselijkheid van een vernieuwing inzien, dan nog zijn ze zich ervan bewust dat vernieuwing veel inzet vraagt en vaak voelt men zich nu al overvraagd.

Diepgaande veranderingen vragen doorgaans ook de betrokkenheid van diverse niveaus in de organisatie en vaak is het zo dat op een aantal niveaus wel degelijk belangstelling bestaat voor de verandering, maar dat een of meer personen het nodig vinden obstructie te voeren. In paragraaf 18.9 gaan we nader in op hoe beter kan worden omgegaan met weerstanden. Hier willen we de nadruk leggen op het belang van zelfzorg voor de *change agent*. Ook als een vernieuwing zonder al te veel problemen verloopt, vergt ze vrijwel altijd gedurende een langere periode een bovengemiddelde inzet van de initiatiefnemers. De ervaring leert ook dat daadwerkelijke implementatie een stroperig proces is en vaak veel meer tijd en moeite kost dan men oorspronkelijk had ingeschat. Wat betekent dit voor de enthousiaste vernieuwer?

een stroperig proces

18.8.1 Zoek bondgenoten

Trekken kan men alleen doen of in een groep. Als men zich een ambitieus doel voor ogen stelt of een project wil doorvoeren met het nodige afbreukrisico, doet de pionier er goed aan zich te verzekeren van de steun van medetrekkers, bondgenoten op wie hij te allen tijde kan rekenen. Dat geldt ook voor organisatievernieuwingsprojecten. Het gaat vaak om een lange weg met tegenslagen, onverwachte obstakels en hindernissen. Psychologisch is het allemaal veel beter te hanteren wanneer men zich verzekerd weet van *partners in distress*. Ons eerste advies aan iemand die het plan heeft opgevat om organisaties te veranderen, zou zijn: begin met het zoeken van een kleine groep hechte bondgenoten van wie je op aan kunt.

Dit geldt dus ook voor de introductie van complementaire zorg. Vaak zien we dat zorgverleners op eigen initiatief een cursus hebben gevolgd en daar vol vuur vandaan komen, omdat zij zich realiseren wat de meerwaarde ervan kan zijn in de reguliere zorg. Vervolgens proberen zij hun afdelingshoofd en hun collega's ervan te overtuigen deze benadering toe te passen, helaas zonder veel effect. Na een tijdje geven zij het op, een droom armer en een teleurstelling rijker. De meest vasthoudenden onder hen passen het geleerde toe op eigen initiatief, met medeweten van enkele intimi. Dit laatste, hoe begrijpelijk ook, is vanuit de organisatie gezien niet wenselijk, omdat er dan geen enkele controle is op de kwaliteit van de interventies en aan de zorgvrager ook geen continuïteit kan worden geboden.

Uit enquêtes onder zorgverleners in verpleeghuizen blijkt dat een verbazingwekkend aantal medewerkers opleidingen op dit gebied heeft gevolgd, vaak buiten medeweten van het management, maar ook buiten medeweten van elkaar (7). Daarom raden wij vernieuwers aan allereerst op zoek te gaan naar medestanders in de eigen organisatie. Het zijn er vaak meer dan je ooit had gedacht en dikwijls vind je ze in de meest onverwachte hoeken. In een werkgroepje kunnen gelijkgestemde medewerkers elkaar helpen creatieve oplossingen te vinden voor de problemen die zich aandienen. Zij kunnen elkaar steunen op momenten dat het even tegenzit.

18.8.2   Zorg goed voor eigen welzijn

Het is van grote waarde dat zorgverleners zich inzetten voor verbetering van de kwaliteit van de zorg. Maar als de gewenste doelen niet binnen een redelijke termijn worden gehaald, kan dit uiteindelijk leiden tot een verlies van kwaliteit in de eigen werksituatie. Men raakt ontmoedigd en hopeloos. In extreme situaties kan dit zelfs leiden tot burn-out en ziekteverzuim of personeelsverloop. Zorgverleners zouden zich altijd moeten afvragen 'waarom wil ik deze verandering eigenlijk?' Vaak blijkt er een vorm van projectie aan ten grondslag te liggen, waarbij men hoopt zichzelf beter te gaan te voelen door voor anderen te zorgen. Het spreekt voor zichzelf dat een dergelijke motivatie de deur naar teleurstelling wagenwijd openzet. Daarom willen we ervoor pleiten dat zorgverleners, alvorens in het diepe te springen, zich serieus afvragen waarom zij aan een vernieuwing willen beginnen en om in de eerste plaats goed hun eigen zelfzorg te regelen. In het zenboeddhisme kennen we de parabel van het overlopende glas: het is beter om je wijn te delen met anderen vanuit een situatie van overvloed. Geven vanuit een glas waarin hoofdzakelijk nog wat droesem zit, leidt uiteindelijk tot dissatisfactie bij zowel de gever als de ontvanger.

18.8.3   Neem deel aan netwerken

Vaak zijn er elders personen die in exact dezelfde situatie zitten en die tegen gelijksoortige problemen aanlopen. De Nederlandse Vereniging voor Complementaire Zorg (NVCZ) vormt een netwerk van verpleegkundigen die actief zijn op het gebied van complementaire zorg. De vereniging organiseert jaarlijkse bijeenkomsten waar actuele onderwerpen worden besproken. Het Van Praag Instituut heeft een groot netwerk van zorgverleners die geschoold zijn in therapeutic touch en velen passen dit toe in hun werk. De Stichting MAIA heeft een netwerk van massagedeskundigen en zorgverleners die complementaire zorg willen toepassen in hun dagelijks werk. De stichting organiseert symposia waarin aandacht wordt besteed aan complementaire zorg en de implementatie ervan. Vaak zijn er onder afgestudeerden van diverse opleidingen personen met belangstelling voor implementatie in de reguliere zorg. Breng ze bij elkaar en deel de ervaringen met implementatie en de strategieën die goed lijken te werken.

18.8.4 Roep de hulp in van externe deskundigen

In de beginfase is het soms moeilijk voldoende zelfvertrouwen en geloofwaardigheid te genereren om op een overtuigende manier een verhaal te houden voor een grotere groep mensen, voor een directie of een medische staf. In dergelijke omstandigheden kan het aan te bevelen zijn hulp in te roepen van externe deskundigen die in staat zijn een overtuigend verhaal te vertellen. Je hoeft niet alles alleen te doen. Ook dat is zelfzorg.

18.8.5 Ontspanning en centeren

Veel complementaire zorgvormen beogen niet alleen een fysieke verbetering van de zorg, maar ook een beter gevoel, meer ontspanning, een andere manier van in het leven staan. Hoe ontspannen zijn wijzelf eigenlijk bij het uitoefenen van ons beroep? Voor veel vormen van complementaire zorg geldt dat we slechts kunnen overbrengen wat we zelf in huis hebben en uitstralen. Een massage door een gestreste medewerker zal waarschijnlijk stressvermeerdering opleveren voor de ontvanger in plaats van de gehoopte ontspanning! Zoals inmiddels bekend, bestaat communicatie voor het overgrote deel uit non-verbale communicatie. Naarmate we zelf toepassen wat we met de mond belijden, is de kans groter dat we geloofwaardig en overtuigend overkomen op onze gesprekspartners. En patiënten en hoogbejaarde ouderen merken feilloos wanneer wat we zeggen afwijkt van wat we feitelijk doen. Daarom is de praktijk van centeren, zoals onder meer aangeleerd in de opleiding therapeutic touch, zo belangrijk (zie hoofdstuk 10 en 16). De attitude van het centeren is relevant voor alle zorgverleners, ongeacht de soort zorg die zij verlenen.

18.9 Anders omgaan met weerstanden

Beginnende veranderaars ergeren zich vaak aan de weigerachtige houding die zij ervaren bij hun leidinggevenden en collega's wanneer zij hun belevingen met complementaire zorg delen en aangeven hoe waardevol het zou kunnen zijn om die in de eigen organisatie toe te passen. De weerstanden die ze daarbij ontmoeten, frustreren hen en kunnen op termijn zeer demotiverend werken. Weerstanden maken echter een integraal onderdeel uit van alle veranderingsprocessen. Als er geen weerstanden lijken te zijn, kan dit betekenen dat de verandering die wordt voorgesteld, weinig om het lijf heeft en nauwelijks de moeite waard is, of dat er niet goed genoeg naar is gekeken en dat men ze later alsnog in verhevigde vorm zal tegenkomen. Geroutineerde veranderaars laten zich niet van hun stuk brengen door weerstanden. Zij zoeken de weerstanden juist op, want door ze in een vroeg stadium te herkennen, kun je gepaste acties ondernemen om ze het hoofd te bieden voordat de situatie zich heeft verhard tot een patstelling tussen voor- en tegenstanders.

gestalt-
psychologie

In dit opzicht is het nuttig de parallel te trekken met de manier waarop in de leer van de gestaltpsychologie wordt gedacht over weerstanden. In dat gedachtegoed wordt weerstand gezien als een gezond kenmerk van ieder levend organisme, zowel op lichamelijk als op psychologisch niveau. Zo behoedt het immuunsysteem het menselijk lichaam tegen onbekende indringers die de integriteit van het systeem zouden kunnen verstoren. Psychologisch gezien streeft een gezonde persoonlijkheid ernaar om niet alle externe invloeden ongefilterd toe te laten, maar alleen die invloeden toe te laten die de identiteit niet in gevaar zullen brengen en het functioneren van het systeem zullen bevorderen.

Wanneer we deze parallel doortrekken naar organisaties, kan weerstand worden gezien als een gezonde reactie van onderdelen in de organisatie die bepaalde veranderingen herkennen als mogelijkerwijs schadelijk voor het systeem. Voor de veranderaar die overtuigd is van de meerwaarde van zijn voorstel, lijkt dit onterecht. Hier past echter enige bescheidenheid. Vanuit de positie die we innemen, kunnen we niet altijd alle consequenties overzien van hetgeen we voorstellen. Enerzijds is het zeer wel mogelijk dat het vanuit een andere positie dan de onze duidelijk is dat aan ons voorstel belangrijke nadelen of problemen kleven. In dat geval kunnen we de weerstand maar beter serieus nemen, want hij bevat informatie die van levensbelang is voor het slagen van de verandering. We beschikken dan nog niet over alle relevante informatie voor een goede afloop. Anderzijds is het mogelijk dat de groep die zich verzet, het niet goed begrepen heeft of ten onrechte beren op de weg meent te zien. Ook in dat geval is het belangrijk de weerstand serieus te nemen, want de misverstanden, hoe onterecht ook, kunnen ertoe leiden dat de betrokkenen de invoering van de verandering ernstig belemmeren.

tegenargumenten
weerleggen

Met het oog op een succesvolle implementatie is het lonend om goed te luisteren naar de tegenargumenten en die waar nodig op een overtuigende manier te weerleggen. Met betrekking tot de opstelling van de veranderaars maakt dit een levensgroot verschil. In het ene geval komt de veranderaar over als krampachtig overtuigd van zijn eigen gelijk en gesloten voor de percepties van de andere betrokkenen. In het andere geval staat de veranderaar open voor de waarnemingen en de argumenten van de anderen en voelen zij zich echt gehoord. Dit vergroot de kans dat zij bereid zijn om te delen wat hen bezighoudt. Dan kan blijken dat wanneer daarmee rekening wordt gehouden en de voorgestelde verandering wordt aangepast, de oorspronkelijke tegenstanders zullen veranderen in fervente voorstanders.

18.10   Besluit

Al vijfhonderd jaar geleden schreef Niccolò Machiavelli (1469-1527):
'Men dient namelijk voor ogen te houden dat niets qua voorbereiding moeilijker, qua succes twijfelachtiger en qua uitwerking gevaarlijker is dan zich opwerpen als iemand die vernieuwingen wil doorvoeren. Want hij die dat doet, heeft hen die van de oude toestand profiteren tot vijanden, terwijl hij slechts lauwe verdedigers vindt in hen die van de nieuwe toestand zouden kunnen profiteren: een lauwheid die gedeeltelijk voortkomt uit vrees voor de tegenstanders, die immers de wet aan hun kant hebben, en gedeeltelijk uit het wantrouwen van de mensen, die in feite pas geloven aan vernieuwing als zij deze in werkelijkheid ervaren hebben' (10).
Implementatie is een complexe zaak. Er bestaan veel benaderingen en de nodige theorieën waarmee de implementatie kan worden onderbouwd. Het blijkt dat er veel valkuilen bestaan waarin de enthousiaste en onvoorbereide vernieuwer terecht kan komen. Tegelijk is het hopelijk ook duidelijk geworden dat men zich, net als voor een trektocht door nog onbekend gebied, kan voorbereiden om het doel met behoud van lijf en leden te bereiken. Het zoeken van bondgenoten, het betrekken van sleutelfiguren in een vroeg stadium, het goed voor jezelf zorgen, het creatief omgaan met weerstanden en het onderhandelen over adequate randvoorwaarden zijn enkele suggesties die zijn gedaan om de reis te veraangenamen. Avontuurlijk zal het altijd blijven: het veranderen van organisaties is een uitdaging die telkens weer verrassende wendingen oplevert. Iemand die van tevoren de route in detail wil plannen, komt meestal bedrogen uit. De trekker die in staat is flexibel om te springen met onvoorziene ontwikkelingen, zonder het einddoel uit het oog te verliezen, maakt een betere kans het doel heelhuids en goedgehumeurd te bereiken. Uiteindelijk is het de kunst te blijven genieten van de reis, ondanks vertragingen en tegenslagen. Vergeet niet te genieten van het uitzicht en bedenk dat het gezegde 'waar een wil is, is een (om)weg' vrijwel altijd ook geldt voor jou als organisatieveranderaar.

Slotbeschouwing en blik op de toekomst

Martine Busch, Anneke Huisman, Suzan Hupkens, Adriaan Visser

In dit boek is de stand van zaken beschreven van de complementaire zorg in Nederland en is een pleidooi gehouden voor de verdere ontwikkeling en integratie van deze zorg in de bestaande zorg. Het is niet meer de vraag of complementaire zorg in de zorg geïntegreerd wordt, maar wanneer en hoe dat zal gebeuren. Dit betekent evenwel niet dat er passief kan worden afgewacht. Op veel punten zal het beleid rond complementaire zorg actief vormgegeven moeten worden. Hieronder volgen enkele doelen waarop het kompas van complementaire zorg zich zou kunnen richten.

De plaats van complementaire zorg in het maatschappelijk kader

Nederland gaat zijn eigen weg bij de introductie van complementaire zorg doordat een nadrukkelijk onderscheid met CAM wordt gemaakt en de nadruk wordt gelegd op *care* en de integratie in verpleegkundige en verzorgende beroepen. De afbakening ten opzichte van CAM heeft het voordeel dat het beslist niet gaat om alternatieve therapieën. Een nadeel is dat we ons sterk onderscheiden ten opzichte van andere landen. Dit betekent evenwel niet dat Nederland geen aansluiting zou moeten zoeken bij andere Europese landen. Bovendien zou het beleid afgestemd kunnen worden op het beleid van de WHO. Hier ligt een taak voor de overheid en de verpleegkundige beroepsorganisaties.

groei van vraaggestuurde zorg

Een belangrijke reden om nationaal beleid inzake complementaire zorg te formuleren houdt verband met de sterke groei van vraaggestuurde zorg. In alle sectoren van de gezondheidszorg zoekt men naar vormen om zo goed mogelijk aan te sluiten bij wat de patiënt wil. Als het gebruik van complementaire zorg toeneemt en de leefstijl verandert, met de nadruk op gezondheidsbevordering, kan dit ook betekenen dat zorgvragers verwachten dat in de reguliere instelling een aanbod op dit vlak wordt gedaan. Een dergelijk aanbod sluit aan bij de trend tot eigen verantwoordelijkheid en zelfzorg.

interculturele
zorg

Complementaire zorg zal ook in relatie gebracht moeten worden met interculturele zorg. Het is bekend dat van oorsprong allochtone cliënten vaak gebruikmaken van complementaire zorgvormen. In de Verenigde Staten was dit – gegeven de grote culturele diversiteit – een reden de ontwikkeling van complementaire zorg ter hand te nemen. De maatschappelijke context van de complementaire zorg vereist meer financiële middelen en een actievere rol van de politiek en de overheid.

Trends in de gezondheidszorg waarbij complementaire zorg aansluit
Er is een duidelijke ontwikkeling naar meer technologie, schaalvergroting en *evidence based medicine* en *nursing*, maar tegelijkertijd komen de behoeften van de zorgvrager steeds meer centraal te staan. Er is:

- een toename van geïnformeerde cliënten;
- meer behoefte aan zelfmanagement en een gezonde leefstijl;
- meer keuzevrijheid en -mogelijkheden voor de zorgvrager;
- een toename van de zorglast door vergrijzing;
- een voortgaande verschuiving van intramuraal naar extramuraal.

Gezondheidszorg blijft uiteindelijk mensenwerk: ziekte treft altijd een individu en het is maar een kleine groep mensen die voor die ene zieke mens zorgt. Zorgvrager en zorgverlener hebben in de praktijk beiden behoefte aan zorg die afgestemd is op de 'menselijke maat'.

Inbedding van complementaire zorg

integratie in de
dagelijkse
praktijk

Voor iedere verandering in de gezondheidszorg geldt dat ze ook geïntegreerd moet worden in de dagelijkse praktijk. Dat is een lange weg. De ontdekking van de toegevoegde waarde van complementaire zorg is een belangrijke eerste stap. Inmiddels behoort complementaire zorg tot het verpleegkundig domein, hoewel daarover ook nog heel wat discussie is. De ontwikkeling van complementaire zorg zou gebaat zijn bij een plaats in het bredere kader van het gezondheidszorgbeleid dat gericht is op gezondheidsbevordering, bijvoorbeeld het bouwen en inrichten van ziekenhuizen en andere zorginstellingen met meer aandacht voor de helende aspecten van de omgeving. Ziekenhuizen kunnen zich ook onderscheiden door extra kwaliteit te bieden in de vorm van complementaire zorg. In de VS valt complementaire zorg onder de noemer van holistische verpleegkunde (*holistic nursing*). Ook het streven naar *integrative care* of *integrative medicine* vormt een goede thuishaven voor complementaire zorg, waardoor deze zorg minder apart komt te staan. Zo wil het Slotervaartziekenhuis in Amsterdam een voortrekkersrol gaan spelen in de ontwikkeling van integrative medicine in Nederland en doet de GGZ Winschoten dat op het gebied van de psychiatrie.

Deze verbreding zou ook gepaard kunnen gaan met een meer multidisciplinaire samenwerking bij het toepassen van complementaire zorg en een grotere betrokkenheid van artsen. Dit kan het ook makkelijker maken complementaire zorg bij directies en leidinggevenden op de agenda te krijgen en te houden.

Integrative medicine

Integrative medicine is geneeskunde waarbij een groot belang wordt gehecht aan de relatie tussen hulpverlener en zorgvrager, is gericht op de hele persoon, is gebaseerd op onderzoek en maakt op een multidisciplinaire wijze gebruik van alle geschikte therapeutische benaderingen, inclusief alternatieve en complementaire, met als doel optimale gezondheid en heelheid te bereiken.

In de VS is een consortium van 31 academische ziekenhuizen opgericht – het Consortium of Academic Health Centers for Integrative Medicine – dat zich ten doel stelt de gezondheidszorg tot integrale gezondheidszorg te veranderen met behulp van nieuwe modellen van klinische zorg en innovatieve opleidingsprogramma's, gericht op de hele mens en rekening houdend met het zelfhelende vermogen en de rijke diversiteit aan therapeutische systemen (www.imconsortium.org).

Verpleegkundige inbedding

Complementaire zorg past bij vele ontwikkelingen in de professionalisering van de verpleegkundige en verzorgende beroepen. Complementaire zorg wordt gedragen door de afdeling complementaire zorg van de beroepsorganisatie Verpleegkundigen en Verzorgenden Nederland (V&VN), voorheen de NVCZ. Voor de verdere ontwikkeling van complementaire zorg is het van belang dat de V&VN deze ontwikkeling steunt en verder helpt uitwerken. Ook NU'91 staat niet afwijzend tegenover complementaire zorg.

Complementaire zorg is een waardevol instrument voor ondersteuning van de zorg, kan het welbevinden van cliënten bevorderen en kan verlichting geven bij veel verschillende verpleegkundige diagnosen. Het is ook van belang te benadrukken dat complementaire zorg voor zorgverleners positieve implicaties kan hebben voor de eigen werkbeleving. Complementaire zorg versterkt de competentie

positieve
implicaties voor
de werkbeleving

van de zorgverleners. Er zal in de toekomst een verschuiving plaatsvinden van wat nu nog complementaire zorg is naar de reguliere zorg, zoals dat bijvoorbeeld ook bij snoezelen is gebeurd en in de psychosociale zorg bij kanker.

Verpleegkundigen laten zich soms omscholen tot complementair therapeut en verlaten het beroep. Wat missen deze beroepsbeoefenaars in de huidige gezondheidszorg? Misschien zijn deze verpleegkundigen te behouden voor de zorg als er meer complementaire zorg wordt toegepast. Complementaire zorg wordt toegepast in alle zorgsectoren (zie hoofdstuk 3). Er worden veel initiatieven genomen. Verdere inbedding van deze initiatieven vraagt aandacht en inspanning. We weten nog onvoldoende hoe verpleegkundigen en verzorgenden tegen complementaire zorg aankijken: hoe vaak wordt complementaire zorg toegepast? Waar liggen meer toepassingsmogelijkheden? Wat zijn de ervaringen met diverse complementaire zorginitiatieven? Met welke weerstanden heeft men te maken, enzovoort?

Complementaire zorg is niet meer weg te denken uit de huidige verpleegkundige ontwikkelingen, maar maakt er nog niet volledig deel van uit. Dat zal in de komende tijd wellicht gebeuren. Om dit mogelijk te maken is op de werkvloer meer deskundigheid nodig op het gebied van complementaire zorg en moeten voorwaarden voor kwaliteit en continuïteit worden gecreëerd.

Opleiding en bijscholing

Een zorgvernieuwing, zoals complementaire zorg kan worden beschouwd, is onmogelijk door te voeren zonder adequate opleidingen en bijscholingen. Er zijn in Nederland inmiddels diverse opleidingen op het terrein van complementaire zorg (zie hoofdstuk 2 voor een overzicht). Verpleegkundigen en verzorgenden zijn dikwijls gemotiveerd om scholingen te volgen op dit gebied, maar krijgen onvoldoende faciliteiten van hun management. Als directies, zorgverzekeraars en patiëntenorganisaties overtuigd zijn van de meerwaarde van complementaire zorg, zouden zij ook meer eisen kunnen stellen aan de opleidingen complementaire zorg: alleen een hulpverlener die over voldoende kennis en kunde beschikt, kan verantwoorde zorg leveren.

Complementaire zorg is nog onvoldoende geïntegreerd in de bestaande opleidingen tot verpleegkundige en verzorgende. Vaak is er wel een (keuze)oriëntatiemodule, maar worden complementaire interventies niet of onvoldoende aangeleerd. De scholing en opleiding moeten beter worden ingepast in de opleidingsstructuur.

De Saxion Hogescholen Deventer/Enschede hebben hierin een voortrekkersrol genomen: vanaf januari 2007 biedt deze school een specialiserende minor complementaire zorg aan voor studenten hbo-verpleegkunde/fysiotherapie/podotherapie. In het kader van de vernieuwingen op het gebied van specialisaties zou er wellicht een opleiding tot verpleegkundig specialist complementaire zorg kunnen ontstaan. De specialisten complementaire zorg zouden de implementatie van deze zorg in instellingen kunnen begeleiden. Daarbij kan ook niet worden uitgesloten dat complementaire zorg een onderwerp in de gezondheidswetenschappen wordt. In vergelijking met diverse Europese landen heeft Nederland op dit vlak duidelijk een achterstand.

Nodig is een inventarisatie van bestaande trainingen en opleidingen, gerelateerd aan een peiling van de behoefte aan scholing bij specifieke beroepsgroepen en van de kwaliteitseisen die eraan gesteld moeten worden, gekoppeld aan de financiële implicaties om deze veranderingen in de opleidingen te realiseren.

verpleegkundig specialist complementaire zorg *(marginalia)*

Voorlichting

Kennis van complementaire zorg is een belangrijke voorwaarde voor de ontwikkeling ervan. Er is geen landelijk kenniscentrum dat de voorlichting over complementaire zorg regelt. Dit belemmert de toename van de kennis van zorgverleners, artsen en cliënten. Voor deze groepen moet meer aandacht worden besteed aan voorlichting over complementaire zorg en CAM. Van de meeste CAM-therapieën en van sommige complementaire zorgvormen (zoals het gebruik van bepaalde kruiden) is niet goed bekend hoe veilig ze zijn. Toch komt het nog vaak voor dat patiënten niet wordt gevraagd of zij in de zelfzorg gebruikmaken van aanvullende therapieën en middelen. Voor artsen en verpleegkundigen zou het gebruik van complementaire zorg en CAM in de zelfzorg een standaardonderwerp moeten zijn in de anamnese. Patiënten blijken hun arts niet graag te vertellen dat zij complementaire zorgvormen gebruiken omdat zij denken dat dit tot negatieve reacties zal leiden.

patiënten-organisaties *(marginalia)*

Het is van groot belang de patiëntenorganisaties te betrekken bij de voorlichting over complementaire zorg en CAM. Geconcludeerd kan worden dat de ontwikkeling van voorlichting voor patiënten en zorgverleners over het gebruik van complementaire zorg prioriteit verdient.

Onderzoek

Onderzoek naar complementaire zorg neemt in de Nederlandse gezondheidszorg nog een te bescheiden plaats in. Onderzoek is van belang om inzicht te krijgen in de mate waarin complementaire zorg evidence based is en ook om meer evidence op te bouwen. Dat vereist meer onderzoeksmiddelen. Belangrijke thema's op de toekomstige onderzoeksagenda zijn:

- effecten en evidence goed in kaart brengen in voor verpleegkundigen leesbare overzichten;
- de relatie tussen complementaire zorg en aandacht en aanwezigheid;
- nagaan waar, in welke setting er behoefte is aan welke complementaire zorgvormen;
- aandacht voor risico's en contra-indicaties;
- aantonen van kosteneffectiviteit.

De oprichting van een kenniscentrum voor complementaire zorg kan een van de stappen zijn om ook in Nederland meer kennis te verzamelen.

Implementatie

Er zal geen toekomst voor complementaire zorg zijn als deze zorg niet duurzaam in de dagelijkse praktijk wordt verankerd. Er is nog te weinig bekend over de mate waarin complementaire zorg in de Nederlandse gezondheidszorg is geïntroduceerd en over de toepassing van de zorg in bestaande beroepsdomeinen. De implementatie zal zeker moeilijk verlopen als zorginstellingen soms complementaire zorg toelaten, maar daarop niet aangesproken willen worden. Hierbij moet worden aangetekend dat de introductie van complementaire zorg vaak plaatsvindt zonder degelijk behoefte- en effectonderzoek.

Vooral verpleegkundigen zijn bij complementaire zorgprojecten betrokken, in de vorm van massage, therapeutic touch, gebruik van etherische oliën, ontspanning en de toepassing van muziek. Factoren die volgens de verpleegkundigen duurzame implementatie in de weg staan, zijn enerzijds allerlei praktische barrières in de zin van financiële en organisatorische voorwaarden, maar anderzijds ook negatieve verwachtingen van directbetrokkenen bij de projecten. Onderwerpen als het omgaan met weerstanden, het verkrijgen van structurele middelen en het betrekken van leidinggevenden zullen centraal moeten staan bij de implementatie van complementaire zorg. Vastgesteld kan worden dat het van belang is meer inzicht te hebben in de feitelijke toepassingen van complementaire zorg en de factoren die de implementatie bevorderen en belemmeren.

Conclusie

In deze slotbeschouwing is een pleidooi gehouden voor meer aandacht voor de maatschappelijke implicaties van complementaire zorg, de inbedding in verplegende en verzorgende beroepen, de implementatie, het onderwijs, de voorlichting en het onderzoek op het gebied van de complementaire zorg in Nederland. Meer concreet betekent dit:

- aansluiting van het Nederlandse beleid bij Europees en WHO-beleid;
- inpassing van complementaire zorg in de vraaggestuurde zorg;
- onderzoek naar het gebruik van complementaire zorg, de implementatie in de zorg, de effecten en de veiligheid van toegepaste complementaire interventies;
- ervaring opdoen met systematische implementatie van complementaire zorg;
- meer opleidingsmogelijkheden voor verpleegkundigen, verzorgenden en gezondheidswetenschappers.

Integratie van complementaire zorg in de bestaande structuur en organisatie van de gezondheidszorg is niet alleen een uitdaging in praktische en beleidsmatige zin, maar ook inhoudelijk. Complementaire zorg is immers gebaseerd op een aantal uitgangspunten die op gespannen voet staan met de dagelijkse praktijk van bijvoorbeeld de hoge werk- en tijdsdruk, werken volgens protocollen en richtlijnen, en de nadruk op fysieke en externe aspecten van ziekte (en gezondheid). De integratie van complementaire zorg is haar doel voorbijgeschoten als complementaire interventies alleen worden opgenomen omdat ze de werkdruk zouden verminderen, in protocollen en richtlijnen gevangen kunnen worden zonder ruimte voor individuele invulling en omdat ze fysieke klachten zouden verminderen. Complementaire interventies zijn dan gewoon een nieuwe 'techniek' of een nieuwe 'methodiek' in een bestaand systeem.

Complementaire zorg is echter niet alleen aanvullende zorg omdat de interventies *naast* de standaardzorg worden gegeven en gericht zijn op welbevinden. Complementaire zorg is óók aanvullend vanwege de achterliggende holistische mensvisie die de huidige biomedische mensvisie aanvult met begrippen als zelfhelend vermogen, individualiteit, natuurlijke middelen, relationele zorg, aandacht, aanwezigheid en spiritualiteit. Deze mensvisie sluit aan bij de verpleegkundige mensvisie en kan een verdieping betekenen voor het beroep.

Complementaire zorg biedt daarmee interessante aanknopingspunten voor een dialoog binnen de bestaande gezondheidszorg die onder druk van marktwerking en vraagsturing zoekt naar een nieuwe vorm.

Veranderingen in de gezondheidszorg

Aandachtspunten in een veranderende gezondheidszorg, waaraan complementaire zorg een bijdrage kan leveren:

- een verschuiving van 'contact' naar 'relatie' tussen zorgvrager en hulpverlener, waarin elementen als empathie, compassie, vertrouwen en aanwezigheid het karakter van de relatie bepalen;
- een verschuiving van een 'ziektegerichte' naar een 'mensgerichte' benadering, waarmee recht gedaan wordt aan de uniciteit en de totaliteit van de zorgvrager;
- een verschuiving van versterking van instituties (medicalisering) naar versterking van de persoon (de patiënt als goedgeïnformeerde consument) waardoor de zorgvrager meer macht en invloed krijgt op zijn eigen herstelproces;
- een verschuiving van de nadruk op behandelen van ziekte naar het stimuleren van gezondheid, waarbij gezondheidszorg ook echt zorg voor *gezondheid* wordt.

Bijlage 1   Taakgebieden, kerntaken en competenties van de complementair verpleegkundige

Uit het beroepsdeelprofiel van de complementair verpleegkundige
(AVVV/NVCZ , Utrecht, maart 2004)

Inleiding

In samenhang met voorliggende onderwerpen, wordt in dit hoofdstuk een beschrijving gegeven van de deskundigheid van een complementair verpleegkundige. Deze deskundigheid manifesteert zich op drie taakgebieden, te weten:

1 *zorgvragergebonden taken*: de verzameling van taken die verbonden zijn aan het primaire proces, de directe zorgverlening;
2 *professiegebonden taken*: de verzameling van taken die verbonden zijn aan behoud, ontwikkeling en kwaliteit van professionele beroepsuitoefening;
3 *organisatiegebonden taken*: de verzameling van taken die verbonden zijn aan beleid en beheer met betrekking tot voorwaarden voor de directe zorgverlening in een zorgorganisatie of in een organisatie-eenheid.

Elk taakgebied is te beschouwen als een verzameling van kerntaken rond een aspect van complementaire zorg, waarvoor een complementair verpleegkundige verantwoordelijkheid draagt. Een kerntaak is op te vatten als een verzameling van inhoudelijk samenhangende en kenmerkende werkzaamheden van de complementair verpleegkundige.

Als ordening wordt hierbij gebruik gemaakt van zogeheten kernopgaven. Een kernopgave heeft betrekking op een opgave of probleem waarvoor een complementair verpleegkundige zich in haar beroepsuitoefening gesteld ziet en waarop zij geacht wordt adequaat te reageren.

De kernopgaven en kerntaken geven richting aan een of meer competenties. Competentie wordt in dit profiel omschreven als:

Een – continu te onderhouden en te ontwikkelen – combinatie van vaardigheden, kennis, attitudes en persoonskenmerken, nodig om in een bepaalde werksituatie adequaat, effectief en efficiënt te handelen.

De competenties – geformuleerd in termen van gedrag en resultaten – beschrijven de vermogens van een complementair verpleegkundige om taken en opgaven in haar beroepsuitoefening op een adequate, proces- en productgerichte wijze aan te pakken. Elke competentie wordt gecompleteerd met opsommingen van concreet en waarneembaar handelen en gedrag, die representatief zijn voor het competente gedrag. In feite geeft een competentie aan wat een complementair verpleegkundige doet, in welke situatie en met welk doel. Zoals de begripsomschrijving aangeeft, berust competent gedrag op een samenhangend gebruik van onderliggende vaardigheden, kennis, attitudes en persoonskenmerken.

Alle taakgebieden samen dekken het totale proces van complementaire zorg, zoals die als verbijzondering in de hulpverlening zal moeten verlopen.

Beroepsuitoefening als complementair verpleegkundige bouwt voort op een al aanwezig competentieniveau als hulpverlener in de zorg. Taken en competenties die daartoe gerekend mogen worden, zijn niet meer opgenomen in dit profiel. Het handelingsrepertoire van een complementair verpleegkundige kenmerkt zich door de voor iedere gezondheidszorgwerker geldende methodische beroepsuitoefening en beroepsmatig handelen, maar omvat daarnaast specifieke vaardigheden, procedures en handelingen. De beroepsethiek zoals vastgelegd in beroepscodes, is erg belangrijk voor de complementair verpleegkundige. Zij opereert vaak op het snijvlak van twee systemen met andere beginselen, andere waarden en normen. Zij toont respect voor beide zorgsystemen. Bovenal is zij gevoelig voor de positie van de zorgvrager met diens eigen overtuiging ten aanzien van gezondheid en ziekte en de manier waarop deze met de situatie wil omgaan: regulier of complementair.

De complementair verpleegkundige kan met tact en inlevingsvermogen bewegen in dit spanningsveld. Zij is zich bewust van haar eigen waarden en normen en maakt die zo nodig bespreekbaar. Zij bemiddelt in situaties waarin sprake is van verschillende belangen.

Zorgvragergebonden taken

Context en kernopgaven

De complementair verpleegkundige is een beroepsbeoefenaar die op alle verpleegkundige taakgebieden actief is. Op alle terreinen heeft zij meerwaarde. Door de kennis van de alternatieve/complementaire gezondheidszorg in al zijn facetten en door haar vaardigheden op het gebied van de complementaire zorg, is zij in staat om het verband te leggen tussen de reguliere en complementaire zorgverlening. Deze zorg is geen vervanging van de reguliere zorg, maar een aanvulling daarop. Hierdoor kan een synthese ontstaan tussen twee zorgsystemen. De complementair verpleegkundige is op grond van haar deskundigheid een voortrekker op het gebied van de complementaire zorg.

Zorgvragers maken een bewuste keuze voor complementaire zelfzorgmethoden in hun dagelijks leven. Bij opname in een zorginstelling of bij afhankelijkheid van hulp- en zorgverleners in het reguliere zorgsysteem kan het zijn dat hun (bewust gekozen) methoden van zelfzorg niet worden voortgezet. In de instelling ontbreekt het mogelijk aan kennis en kunde hierover, maar voortzetting hangt ook af van aandoening en actuele omstandigheden.

Soms zetten zorgvragers de methoden die zij thuis toepasten, ook voort zonder de hulpverleners in te lichten. In deze situatie kunnen er ongewenste neveneffecten ontstaan en ontstaat er onduidelijkheid over eventuele zorgresultaten. Deze discontinuïteit stelt de complementair verpleegkundige voor de opgave zorg te bieden die bij de zorgvrager past en waaraan hij gewend is volgens zijn eigen leefstijl. De complementaire zorg dient een zinvol geheel te vormen met de reguliere zorg.

Zorgvragers hebben hun eigen visie op gezondheid en ziekte. Steeds vaker wordt daarbij geput uit de filosofische achtergronden van westerse en oosterse geneeswijzen. Binnen de huidige 'technologische' aanpak in de gezondheidszorg voelen zij zich niet altijd begrepen. Zorgvragers hebben dikwijls het gevoel dat de hulpverleners in de gezondheidszorg niet openstaan voor andere benaderingswijzen. Dit schaadt het vertrouwen in de hulpverleners. De complementair verpleegkundige staat voor de opgave met respect en kennis te reageren op zorgvragers met complementaire zorgvragen, een gesprekspartner te zijn ten aanzien van zingeving en de zorg af te stemmen op de visie van de zorgvrager.

De complementair verpleegkundige wordt geconfronteerd met zorgvragers wier kwaliteit van leven wordt bedreigd door fysieke, psychosociale, spirituele en maatschappelijke problemen. Er kan sprake zijn van isolatie door een zich verkleinende wereld. Deze zorgvragers kunnen baat hebben bij complementaire zorg. Deze zorg wordt hun niet altijd aangeboden. Hier ligt een opgave om – samen met de zorgvrager en zijn naasten – de bedreigingen van de kwaliteit van leven onder ogen te zien en een andere invulling voor de kwaliteit van leven te vinden, waarbij complementaire zorg als een van de mogelijkheden wordt aangeboden.

De complementair verpleegkundige wordt geconfronteerd met zorgvragers bij wie voldoende kennis ontbreekt of die inadequate kennis hebben over de door henzelf toegepaste methoden, complementaire zorg of mogelijkheden voor complementaire therapieën. De meeste professionals in de zorg hebben onvoldoende kennis over deze onderwerpen. Hier ligt een opgave om bij de zorgvrager een adequaat en up-to-date niveau van kennis te bewerkstelligen en in stand te houden.

De complementair verpleegkundige wordt geconfronteerd met familie en andere mantelzorgers bij wie voldoende kennis ontbreekt of die inadequate kennis hebben. Vaak weten mantelzorgers ook niet hoe zij de zieke kunnen benaderen. Zij kunnen door hun zorgverlening overbelast raken en in veranderende rolpatronen terechtkomen. In deze veelvragende situatie kunnen complementaire interventies voor en door mantelzorgers waardevolle aanvullingen zijn. Hier ligt een opgave om bij familie en mantelzorgers een adequaat en up-to-date niveau van kennis te bewerkstelligen en in stand te houden en indien gewenst complementaire zorg te introduceren en te begeleiden. Het vraagt ondersteuning en advisering om het mantelzorgsysteem zo optimaal mogelijk te houden.

A Kerntaak: vaststellen van de behoefte aan en mogelijkheden tot complementaire zorg

Het bieden van complementair verpleegkundige zorg dient aan te sluiten bij de zorgvraag van de zorgvrager, zijn gezondheidssituatie en de regulier te verlenen zorg. Dit wordt bereikt door continue, systematische verzameling van lichamelijke, psychische, sociale en spirituele gegevens over en beeldvorming van de gezondheidssituatie van de zorgvrager in zijn totaal. Hierbij is de relatie van de zorgvrager tot de omgeving ook van belang. Specifiek gaat het daarbij om inschatting van de situatie van de zorgvrager op basis van twee paradigma's: dat van de complementaire zorg en dat van de reguliere zorg.

Competentie

Om de behoefte aan en de mogelijkheden tot complementaire zorg, passend bij de individuele gezondheidssituatie van een zorgvrager, te signaleren en te herkennen, verzamelt, analyseert en interpreteert de complementair verpleegkundige continu en op systematische wijze gegevens van de zorgvrager en zijn gezondheidssituatie en maakt daarbij gebruik van specifieke hulpmiddelen, zodat de zorgverlening optimaal wordt afgestemd op de zorgvraag van de zorgvrager.

Dit betekent in concreet handelen en gedrag dat de complementair verpleegkundige:
- een anamnese afneemt en hierin aandacht geeft aan eventuele natuurlijke zelfzorg;
- de niet uitgesproken vraag naar complementaire zorg verkent bij de zorgvrager;
- aandacht besteedt aan alle aspecten van het functioneren van de zorgvrager;
- klachten van de zorgvrager ziet als uiting van verstoring van de levensenergie (chi);
- de zorgvrager in zijn totaal observeert op zijn psychische, sociale en spirituele behoeften en de veranderingen daarin, en hieruit de belangstelling voor complementaire zorg destilleert;
- de aspecten observeert die zowel van belang zijn in de reguliere als in de complementaire zorg, en deze observaties met elkaar in verband brengt;
- symptomen duidt vanuit het Reckewegstelsel of natuurgeneeskundige typologieën;
- zich een beeld vormt van de manier waarop de zorgvrager reguliere en complementaire methoden combineert;
- zich een beeld vormt van de levenswijze en levensvisie van de zorgvrager en de mate waarin complementaire zorg daarbij past;
- de zorgvrager informeert over mogelijkheden voor complementaire zorg en complementaire therapie van de zorgorganisatie;
- navraagt of de zorgvrager in behandeling is bij een alternatief/complementair therapeut;
- aandacht besteedt aan de manier waarop de zorgvrager gewend is voor zichzelf te zorgen;
- zich een beeld vormt of de zorgvrager zelf al natuurlijke methoden toepast;
- zich een oordeelt vormt over natuurlijke methoden die de zorgvrager nog zelf kan toepassen en welke moeten worden overgenomen door de complementair verpleegkundige;

- zich een oordeelt vormt over het kennisniveau van de zorgvrager over de gebruikte zelfzorgmethoden en complementaire zorg;
- verwijst naar andere hulpverleners die de zorgvraag van de zorgvrager kunnen beantwoorden;
- relevante observaties adequaat rapporteert aan andere hulpverleners van de zorgvrager, vanuit zowel de reguliere als de complementaire hulpverlening.

B Kerntaak: verpleegkundige diagnosen stellen

Verantwoorde verpleegkundige zorg aan zorgvragers stoelt voor een belangrijk deel op eenduidige en hanteerbare beschrijvingen van de verpleegkundige diagnosen, die uiteindelijk richting geven aan doelen en interventies. Daarbij is het van belang een beeld te krijgen van de aard van de problemen: actueel/potentieel, acuut/chronisch. De beschrijvingen van verpleegkundige diagnosen, die samenhangen met de actuele gezondheidssituatie en de gevolgen ervan voor de zorgvrager, berusten op de continue en systematische gegevensverzameling.

De complementair verpleegkundige maakt gebruik van dezelfde methodieken en standaarden als de algemeen verpleegkundige (onder andere NANDA).

Competentie

De complementair verpleegkundige formuleert in eenduidige typeringen de verpleegkundige en specifieke diagnosen, die zij met de zorgvrager bespreekt, zodat gerichte keuzen gemaakt kunnen worden in doelen en interventies van zowel reguliere als complementaire verpleegkundige zorg.

Dit betekent in concreet handelen en gedrag dat de complementair verpleegkundige:
- gebruikmaakt van de standaard, algemeen aanvaarde omschrijvingen van verpleegkundige diagnosen bij de individuele gezondheidssituatie en deze zo nodig aan de zorgvrager aanpast;
- in overleg met de zorgvrager algemene en specifieke verpleegkundige diagnosen en de onderlinge samenhang daartussen beschrijft;
- gebruikmaakt van wetenschappelijke kennis en standaarden en haar inzicht in de beïnvloedende factoren vanuit de principes vanuit de complementaire zorg;
- onderscheid maakt tussen actuele of potentiële diagnosen.

C Kerntaak: het beoogde resultaat van de verpleegkundige zorg formuleren en verpleegkundige interventies kiezen

Competentie

Om het comfort van de zorgvrager en de kwaliteit van leven te bevorderen en de levensenergie te optimaliseren, formuleert de complementair verpleegkundige doelen, kiest interventies en legt dat vast in een zorgplan dat aansluit bij de wensen en mogelijkheden (levenswijze en levensvisie) van de zorgvrager, zodat klachten worden weggenomen, gereduceerd of voorkomen.

Dit betekent in concreet handelen en gedrag dat de complementair verpleegkundige:
- bij het plannen van zorgdoelen inschat hoe de combinatie van reguliere en complementaire zorg kan leiden tot een zo goed mogelijk resultaat;
- in overleg met de zorgvrager een plan maakt waarin reguliere en complementaire interventies als een zinvol geheel worden opgenomen;
- rekening houdt met de wensen en de gewoonten van de zorgvrager ten aanzien van de gekozen interventies;
- rekening houdt met de mogelijkheden tot uitvoering van interventies voor complementaire zorg door medewerkers;
- garanties inbouwt voor de continuïteit van de interventies, waarbij soms de mantelzorg uitkomst biedt;
- in samenspraak de doelen van de reguliere behandelaars en de complementaire therapeuten op elkaar afstemt;
- fungeert als verbindende schakel tussen de beide systemen van gezondheidszorg;
- rekening houdt met de standpunten van de organisatie met betrekking tot toegestane complementaire zorginterventies.

Voor al deze toepassingen geldt dat de verpleegkundige op basis van kennis (werking, neveneffecten, interacties en contra-indicaties) kan beslissen in welke situatie welke interventie passend is.

D Kerntaak: uitvoeren van zorg

Competentie
Om de beoogde resultaten te behalen verricht de complementair verpleegkundige interventies passend bij de levensvisie van de zorgvrager, zodat hij verbetering, comfort en kwaliteit van leven ervaart.

Dit betekent in concreet handelen en gedrag dat de complementair verpleegkundige:
- zorgvragers op een manier verzorgt die past bij hun levenswijze en levensvisie, waarbij zij complementaire interventies integreert en continueert;
- speciaal aandacht besteedt aan comfort en kwaliteit van leven;
- hierbij naasten betrekt en met hen overlegt hoe zij basiszorg en complementaire zorg kunnen uitvoeren;
- bij de ondersteuning in zelfzorg gebruikmaakt van principes uit de natuurgeneeswijzen;
- interventies verricht bij diagnosen als angst, verstoord energieveld, verstoord denken, verminderde ontplooiingsmogelijkheden, dreigend inactiviteitssyndroom, ineffectieve coping, identiteitsstoornis, machteloosheid, mobiliteitstekort, moedeloosheid, oververmoeidheid, pijn (acuut en chronisch), posttraumatische reactie, disfunctionele rouw, chronische verwardheid, verstoord slaappatroon, chronisch geringe zelfachting, vrees;
- methoden uit de natuurgeneeswijzen toepast:
  - kruiden,

- etherische oliën,
- baden,
- warmte- en koudetoepassingen,
- voedingsadviezen vanuit de natuurgeneeskunde, in overleg met arts/diëtist,
- massage,
- begeleiden bij ontspanningsoefeningen,
- therapeutic touch,
- reiki,
- muziek,
- vormen en kleuren,
- begeleiden van visualisaties,
- bach-remedies,
- voetreflexmassage.

E Kerntaak: advies, instructie en voorlichting geven

Competentie

Om de kennis en de keuzemogelijkheden van de zorgvrager te vergroten in situaties waarin een tekort aan kennis of onzekerheid bestaat over mogelijkheden en toepassingen met betrekking tot natuurlijke zelfzorg, complementaire zorg/therapie, geeft de complementair verpleegkundige advies, instructie en voorlichting, zodat de zorgvrager weloverwogen keuzen kan maken over aard en vorm van zorg en therapie.

Dit betekent in concreet handelen en gedrag dat de complementair verpleegkundige:
- tegenstrijdigheden signaleert in de combinatie regulier-complementair, in zowel zorg als therapie en de zorgvrager voorlichting geeft over methoden die elkaar kunnen aanvullen en tegenwerken;
- zo nodig naar een andere deskundige (arts, natuurgeneeskundige, fytotherapeut, orthomoleculair voedingsdeskundige) doorverwijst, indien de toepassing van de complementaire interventie buiten haar eigen competentiegebied valt;
- instructie geeft over het zelf toepassen van complementaire zorg aan zorgvrager en eventueel mantelzorg;
- over mogelijke beginverergering, bijwerkingen en interacties voorlichting geeft;
- informatie en advies geeft, individueel en aan groepen, over:
  - natuurlijke zelfzorgmethoden,
  - complementaire zorg,
  - complementaire therapieën;
- de informatie op de al aanwezige kennis en interesse van de zorgvrager afstemt;
- met de mogelijkheden en beperkingen van de organisatie rekening houdt;
- over betrouwbare informatiebronnen advies geeft of deze (in samenwerking met de organisatie) zelf ontwerpt;
- zorgvragers en mantelzorgers op een wijze begeleidt die past bij hun levensvisie;
- vanuit haar worteling in zowel de reguliere als de complementaire gezondheidszorg een gesprekspartner is voor zorgvragers met uiteenlopende visie;

- verschillende gesprekstechnieken hanteert in de begeleiding van zorgvrager en naasten, maar ook begeleidingstechnieken als massages, meditatie, ontspanningstechnieken;
- voor een aangenaam leefklimaat zorg draagt, zowel materieel, immaterieel als energetisch. Hierbij staan haar naast gebruikelijke zaken verschillende methoden ter beschikking als: kleuren, geuren, muziek, voeding.

F Kerntaak: coördineren

De complementair verpleegkundige is deskundig zowel op het terrein van de reguliere als de complementaire zorg. Er bestaat echter nog niet veel communicatie tussen beide zorgsystemen. Dit is niet in het belang van de zorgvrager en kan zelfs schade toebrengen als behandelwijzen niet op elkaar zijn afgestemd. De complementair verpleegkundige kan een netwerk opbouwen van beroepsbeoefenaars in beide zorgsystemen en de integratie bevorderen.

Competentie

Om continuïteit te verkrijgen in reguliere en complementaire zorg coördineert de complementair verpleegkundige de zorgverlening en behandeling van alle betrokken disciplines aan de zorgvrager, zodat hem continu, op elkaar afgestemde, multidisciplinaire en op zijn welzijn gerichte zorg en behandeling worden verleend.

Dit betekent in concreet handelen en gedrag dat de complementair verpleegkundige:
- ervoor zorgt dat er voldoende deskundigheid is om de geplande complementaire zorg uit te voeren;
- initiatieven neemt om de hulpverlening van zowel reguliere als complementaire hulpverleners op elkaar af te stemmen;
- deelneemt aan overlegsituaties binnen en buiten de eigen organisatie;
- eventuele knelpunten, overlap en tegenstrijdigheden in de zorgverlening signaleert en voorstellen doet om de zorg te verbeteren;
- bij onduidelijkheden en communicatiestoornissen als intermediair tussen reguliere en complementaire hulpverlening optreedt;
- samenwerkt, verwachtingen bespreekt en afstemming zoekt door besprekingen met zorgvrager, collega's, andere disciplines en eventueel relevante anderen uit de directe omgeving van de zorgvrager;
- samenwerkt met diverse beroepsbeoefenaars uit de reguliere en de complementaire/alternatieve gezondheidssector;
- ervoor zorgt dat – zonder overlap – de juiste activiteiten op het juiste moment door de juiste persoon worden verricht;
- deelneemt aan samenwerkingsverbanden en netwerken met beroepsgenoten en andere deskundigen;
- als contactpersoon fungeert tussen relevante disciplines of instellingen;
- in alle fases van het verpleegproces ondersteuning biedt aan collega's, leerlingen en stagiaires, door middel van inwerken, onderricht en consult.

G Kerntaak: evalueren van complementaire zorg

Het evalueren van complementaire zorg heeft betrekking op het vergelijken van het gerealiseerde resultaat met het beoogde resultaat. Het gaat dan om de efficiëntie en effectiviteit van de aanpak van verpleegkundige zorg, de samenwerking met andere disciplines en om de tevredenheid van de zorgvrager over de organisatie van zorg. De uitkomsten van de evaluaties vormen op korte termijn de basis voor eventuele bijstelling van behandeling en zorg, op langere termijn voor borging en bevordering van de kwaliteit van complementaire zorg.

Competentie

Om overzicht te houden op het proces van zorgverlening en om de kwaliteit van de zorgverlening te beoordelen, evalueert de complementair verpleegkundige (zowel tussentijds als na afloop) de effecten en efficiëntie van de complementaire zorg aan de hand van het opgestelde zorg- en behandelplan, zodat de complementaire zorg optimaal blijft afgestemd op de zorgvraag van de zorgvrager en een basis wordt verkregen voor verdergaande verbetering.

Dit betekent in concreet handelen en gedrag dat de complementair verpleegkundige:
- de eigen zorgverlening evalueert met zorgvrager en collega's;
- veranderingen signaleert en zo nodig het verpleegplan bijstelt;
- voor complementaire interventies waarvoor geen evaluatiecriteria aanwezig zijn, criteria zoekt in de literatuur of zelf nieuwe ontwerpt;
- de totale zorgverlening evalueert met zorgvrager, naasten en zorgverleners van binnen en buiten de eigen organisatie vanuit reguliere en complementaire gezondheidszorg;
- veranderingen signaleert en bespreekbaar maakt bij betrokkenen;
- het beoogde resultaat vergelijkt met gerealiseerd resultaat;
- besluiten neemt tot voortzetting, bijstelling of beëindiging van het zorgplan;
- voorstellen doet hoe het totale zorg- en behandelplan kan worden bijgesteld.

Professiegebonden taken

A Kerntaak: de deskundigheid in eigen beroepsmatig handelen ontwikkelen

Competentie

Om professionele en verantwoorde zorg te (blijven) leveren, investeert de complementair verpleegkundige in de ontwikkeling van haar eigen deskundigheid, zodat de kwaliteit van haar beroepsuitoefening in overeenstemming komt en blijft met de vraag en met de ontwikkelingen in beroep, beroepsethiek en gezondheidszorg.

Dit betekent in concreet handelen en gedrag dat de complementair verpleegkundige:
- een leerhouding ontwikkelt en deze uitdraagt, wat tot uiting kan komen in:
  - zelf leermogelijkheden zien en gebruiken,
  - reflectie op het eigen handelen,
  - zelf tekorten in kennis of vaardigheden signaleren en aanvullen;
- bij- en nascholingen volgt, bijvoorbeeld die van de beroepsvereniging, om kennis, vaardigheden en inzicht te vergroten en attitudes te verbeteren;
- in nationale en internationale bronnen actief op zoek gaat naar informatie en ontwikkelingen;
- publicaties en vakliteratuur bijhoudt betreffende huidige ontwikkelingen in de gezondheidszorg en in het bijzonder op het gebied van complementaire zorg;
- algemene verpleegkundige vakliteratuur volgt;
- zelf artikelen schrijft;
- meewerkt aan wetenschappelijk onderzoek en de toepassing van onderzoeksresultaten in het beroepsmatig handelen;
- eigen onderzoek verricht;
- zich op de hoogte houdt van achtergronden, principes en werkwijzen en nieuwe ontwikkelingen van verschillende complementaire therapieën en complementaire zorginterventies;
- actualiteiten in de maatschappij volgt en hun betekenis voor de complementaire zorg aangeeft;
- alert is op de manier waarop mensen met hun gezondheid omgaan en welke keuzen zij hierin bewust maken;
- nieuwe inzichten onderzoekt op het gebied van de complementaire zorg op bruikbaarheid voor de eigen organisatie.

B Kerntaak: de deskundigheid in beroepsmatig handelen van collega's bevorderen

Competentie
Om de kwaliteit van complementaire zorg door professionele hulpverlening te bevorderen, werkt de complementair verpleegkundige actief mee aan de uitwisseling en verspreiding van kennis en vaardigheden met betrekking tot complementaire zorg, zodat de deskundigheid van de beroepsgroep en van andere hulp- en zorgverleners op het gebied van complementaire zorg wordt bevorderd.

Dit betekent in concreet handelen en gedrag dat de complementair verpleegkundige:
- relevante en praktisch bruikbare vakliteratuur beoordeelt en bespreekt om een zo groot mogelijk kennisdraagvlak te bewerkstelligen;
- actuele literatuur en informatie betreffende de nieuwste ontwikkelingen op het vakgebied verspreidt dan wel toegankelijk maakt;
- meewerkt aan intercollegiale ondersteuning door middel van lezingen, het schrijven van publicaties en het organiseren van themabijeenkomsten en scholingen;

- nieuwe ontwikkelingen en stromingen in het beroep en de beroepspraktijk aan de orde stelt en deze zo nodig implementeert;
- de behoefte aan scholing over complementaire zorg en instructie van complementaire interventies inventariseert;
- scholingsmateriaal ontwikkelt op basis van actuele kennis op het gebied van complementaire zorg;
- hulp- en zorgverleners informeert en instrueert over toepassing van interventies – verbonden aan complementaire zorg – binnen hun eigen handelingscontext;
- hulp- en zorgverleners informeert en instrueert over toepassing van materialen en producten bij complementaire zorg binnen hun eigen handelingscontext;
- inhoudelijk bijdraagt aan scholing van collega's of stagiaires door het verzorgen van klinische lessen, trainingen, begeleiding bij scriptie of onderzoek en het houden van presentaties;
- optreedt als werk- of praktijkbegeleider bij het inwerken van nieuwe collega's en stagiaires van verpleegkundige beroepsopleidingen;
- een consultfunctie vervult voor de instelling op het gebied van complementaire zorg en therapieën;
- participeert in werkgroepen die raakvlakken hebben met complementaire zorg;
- een netwerk binnen en buiten de instelling onderhoudt om een bijdrage te kunnen leveren aan het beleid. Hierbij kunnen verschillende beroepsverenigingen van verpleegkundigen en therapeuten en patiëntenbelangenorganisaties van belang zijn, evenals interne werkgroepen en de verpleegkundige adviesraad.

C Kerntaak: de kwaliteit van complementaire zorg bevorderen

Gegevens uit de evaluaties van de complementaire zorg die is verleend, vormen de basis voor maatregelen ter borging en bevordering van de kwaliteit van complementaire zorg, zowel op het niveau van directe zorgverlening alsook op instellingsniveau.

Competentie

Om complementaire zorg in overeenstemming te laten komen en blijven met de vraag van zorgvragers en andere belangengroepen, participeert de complementair verpleegkundige in het ontwerpen en uitvoeren van kwaliteitszorg op afdelings- en instellingsniveau, zodat de kwaliteit van complementaire zorg wordt bewaakt en blijft gewaarborgd.

Dit betekent in concreet handelen en gedrag dat de complementair verpleegkundige:
- de complementaire zorgverlening in haar organisatie analyseert, tekortkomingen in de kwaliteit van zorg signaleert en de gewenste veranderingen inventariseert;
- voor de organisatie inzichtelijk maakt onder welke randvoorwaarden complementaire zorg op een goede manier is toe te passen;
- een bijdrage levert aan ontwikkeling en vaststelling van kwaliteitscriteria en meetinstrumenten;

- kwaliteitsinstrumenten ontwerpt en implementeert om de kwaliteit van zorg te beoordelen;
- samenwerkt met kwaliteitsfunctionarissen;
- haar standpunt over complementaire zorg en de daarbij gemaakte keuzen beargumenteert aan zorgvrager, collega's en organisatie;
- beoordeelt welke complementaire zorginterventies een meerwaarde kunnen geven aan de zorgverlening in de instelling.

D Kerntaak: professionalisering en innovatie van de beroepsuitoefening

Professionalisering heeft betrekking op het ontwikkelen van opvattingen over taken, houding en verantwoordelijkheden van de complementair verpleegkundige. Zo worden de specifieke kenmerken van deze differentiatie in verpleegkundige beroepsuitoefening zichtbaar gemaakt en gehouden ten opzichte van andere differentiaties in verpleegkundige beroepsuitoefening. De afdeling complementaire zorg van de beroepsorganisatie Verpleegkundigen en Verzorgenden Nederland (V&VN), voorheen de NVCZ, speelt hierbij een belangrijke rol.

Competentie

De complementair verpleegkundige vervult een actieve rol in vernieuwing en verdergaande onderbouwing van het beroep, zodat de professionele complementair verpleegkundige beroepsuitoefening in overeenstemming blijft met de ontwikkelingen in maatschappij, gezondheidszorg en in complementaire geneeswijzen.

Dit betekent in concreet handelen en gedrag dat de complementair verpleegkundige:
- een bijdrage levert aan de ontwikkeling van de inhoud en organisatie van innovaties;
- lid is van een verpleegkundige beroepsorganisatie op het gebied van de complementaire zorg;
- andere verpleegkundigen stimuleert zich te scholen in complementaire zorg;
- een consultfunctie heeft voor haar collega's;
- adviezen geeft aan de organisatie over de benodigde zorg, deskundigheid, scholingen, materialen, procedures;
- leersituaties creëert in de eigen instelling op het gebied van complementaire zorg;
- de discussie rondom dit onderwerp stimuleert en lessen geeft;
- een bijdrage levert aan discussies over complementaire zorg, zowel intra- als interdisciplinair, buiten de eigen organisatie;
- actief deelneemt aan congressen, seminars en discussies op de werkvloer en in de media;
- participeert in samenwerkingsverbanden met collega's van andere disciplines, andere hulpverleners uit reguliere en complementaire gezondheidszorg;
- onderzoeksresultaten verspreidt in en vertaalt naar de verpleegkundige praktijk en in de opleiding;
- artikelen schrijft voor de beroepsgroep;

- een bijdrage levert aan de uitvoering van (verpleegkundig) wetenschappelijk onderzoek;
- onderwerpen aandraagt uit het gebied van de complementaire zorg waarnaar onderzoek zou moeten worden gedaan;
- veranderingsprocessen begeleidt die nodig zijn om complementaire zorg op verantwoorde wijze in te voeren in de organisatie;
- een projectplanning maakt, deze uitvoert en evalueert.

Organisatiegebonden taken

Context en kernopgaven

Complementaire zorg als aanvulling op, of in combinatie met reguliere zorg, wordt in sommige zorginstellingen verboden, dan wel gedoogd. Het bieden van complementaire zorg en de effecten ervan voor gezondheid en bestaan, zijn nog geen vanzelfsprekend onderdeel van de Nederlandse gezondheidszorg. De complementair verpleegkundige staat hier voor de opgave nut, noodzaak en meerwaarde van complementaire zorg onderbouwd onder de aandacht te brengen en waar mogelijk onderdeel te laten zijn van verpleegbeleid.

Zorgverlening door complementair verpleegkundigen vraagt om de best mogelijke omstandigheden binnen de zorgorganisatie. Hier ligt een opgave om invloed uit te oefenen op het beleid binnen de eigen zorgorganisatie om de voorwaarden te creëren die nodig zijn voor toepassing van complementaire zorg.

Binnen de zorginstellingen is er geen of weinig contact met complementaire zorgverleners. Integratie tussen reguliere en complementaire zorg is nog niet gerealiseerd. Het is belangrijk voor de zorgvrager dat alle betrokken hulpverleners samenwerken. De verpleegkundige staat voor de opgave om de integratie van reguliere en complementaire zorg/behandeling te verbeteren.

A Kerntaak: bijdragen aan het verpleegbeleid van de organisatie

Competentie

Om complementair verpleegkundige zorg duidelijk te profileren, levert de complementair verpleegkundige een bijdrage aan het tot stand komen en invoeren van beleid met betrekking tot complementaire zorg binnen de zorginstelling, zodat deze zorg binnen en buiten de instelling – onder de best mogelijke omstandigheden – op kwalitatief hoog niveau verleend kan (blijven) worden.

Dit betekent in concreet handelen en gedrag dat de complementair verpleegkundige:
- de vraag naar complementaire zorg in de samenleving en in de organisatie signaleert en initiatieven neemt deze te bespreken in de instelling;

- de mogelijkheden voor complementaire zorg onderzoekt in relatie tot het instellingsbeleid;
- voeding geeft aan de verpleegkundige adviesraad (VAR) en participeert in de beleidsvorming over complementaire zorg;
- concrete voorstellen doet hoe complementaire zorg gestalte kan krijgen in de instelling/afdeling;
- een voortrekkersrol vervult in het formuleren van het beleid van de instelling op het gebied van complementaire zorg;
- informatie geeft over inhoud en vormgeving van complementaire zorg aan medewerkers;
- met de instelling onderhandelt over het zorgaanbod op het gebied van complementaire zorg;
- voorstellen doet over de toe te passen complementaire interventies in bepaalde zorgsituaties en de benodigde materialen (prijs-kwaliteitverhouding), waarbij zij rekening houdt met de (on)mogelijkheden van de organisatie, onder andere ten aanzien van budgetten.

B Kerntaak: bijdragen aan bedrijfsvoering en beheer van de organisatie-eenheid/instelling

Beleidsonderdelen zoals materiële en financiële middelen, personele zorg en organisatie van de verpleegkundige zorg vormen de voorwaarden voor de verpleegkundige beroepsuitoefening. De complementair verpleegkundige levert hieraan haar bijdrage in verschillende vormen van overleg.

Ze levert beheersmatig haar bijdrage door onder andere het bijhouden van de voorraad van voldoende en benodigde materialen, ruimten die voldoen aan eisen die nodig zijn om een zorgvrager te kunnen verplegen en het beheer van beschikbare geldelijke middelen. Hierbij spelen geautomatiseerde systemen een belangrijke rol.

Competentie

De complementair verpleegkundige levert een bijdrage aan bedrijfsvoering en beheer van de organisatie-eenheid, zodat de zorgverlening daar – onder de juiste arbeidsomstandigheden – optimaal, efficiënt en effectief kan (blijven) verlopen.

Dit betekent in concreet handelen en gedrag dat de complementair verpleegkundige:
- advies geeft over materiële en personele voorwaarden om complementaire zorg te kunnen toepassen, onder meer de aanschaf van materialen (oliën, kruiden, muziek), de inrichting van de ruimten;
- zich deskundig toont in het beoordelen van de prijs-kwaliteitverhouding;
- contact heeft met de groothandel en met hun vertegenwoordigers onderhandelt;
- zorg draagt voor juiste voorwaarden om de middelen veilig en verantwoord op te slaan (bijvoorbeeld gesloten kasten, etiketten, donker en koel, houdbaarheid);
- instructies geeft aan personeel over veiligheidsmaatregelen en hoe gehandeld dient te worden bij onjuiste toepassing van een middel;

- zij hiervoor protocollen ontwikkelt;
- in voorkomende situaties een eigen budget beheert waarmee zij complementaire zorg gestalte kan geven;
- verantwoording aflegt over gemaakte keuzen.

Bijlage 2   Plantennamen

Nederlandse naam	Latijnse naam
aloë	Aloe vera
anijs	Pimpinella anisum
bosbes	Vaccinium myrtillus
brandnetel, grote	Urtica dioica
cranberry	Vaccinium macrocarpon
citroenmelisse	Melissa officinalis
duivelsklauw	Harpagophytum procumbens
engelwortel, grote	Angelica archangelica
gember	Zingiber officinale
gentiaan, gele	Gentiana lutea
ginseng, Koreaanse/Chinese	Panax ginseng
ginseng, Siberische/Russische	Eleutherococcus senticosus
goudsbloem	Calendula officinalis
guldenroede, echte	Solidago virgaurea
kamille, echte	Matricaria chamomilla/ Chamomilla recutita
karwij, echte	Carum carvi
linde, kleinbladige	Tilia cordata
lijnzaad	Linum usitatissimum
moederkruid	Tanacetum parthenium
moerasspirea	Filipendula ulmaria
passiebloem	Passiflora incarnate
pepermunt	Mentha piperitha
salie, echte	Salvia officinalis
senna	Cassia senna
sint-janskruid	Hypericum perforatum
tempelboom, Japanse	Ginkgo biloba
tormentil	Potentilla erecta
tijm, echte	Thymus vulgaris
toverhazelaar	Hamamelis virginiana
valeriaan, echte	Valeriana officinalis
valkruid	Arnica montana
venkel	Foeniculum vulgare
vlierbes, vlierbloesem	Sambucus nigra
vlozaad, psylliumzaad	Plantago ovata
vuilboom	Rhamnus frangula
wegedoorn	Rhamnus catharticus
wilg, witte, schietwilg	Salix alba
wijnstof	Vitis vinifera
zoethout	Glycyrrhiza glabra
zonnehoed, rode	Echinacea purpurea

Latijnse naam	Nederlandse naam
Aloe vera	aloë
Angelica archangelica	grote engelwortel
Arnica montana	valkruid
Calendula officinalis	goudsbloem
Carum carvi	echte karwij
Cassia senna	senna
Chamomilla recutita	echte kamille
Echinacea purpurea	rode zonnehoed
Eleutherococcus senticosus	Russische/Siberische ginseng
Filipendula ulmaria	moerasspirea
Foeniculum vulgare	venkel
Gentiana lutea	gele gentiaan
Ginkgo biloba	Japanse tempelboom
Glycyrrhiza glabra	zoethout
Hamamelis virginiana	toverhazelaar
Harpagophytum procumbens	duivelsklauw
Hypericum perforatum	sint-janskruid
Linum usitatissimum	lijnzaad (vlas)
Matricaria chamomilla	echte kamille
Melissa officinalis	citroenmelisse
Mentha piperitha	pepermunt
Passiflora incarnata	passiebloem
Panax ginseng	Koreaanse/Chinese ginseng
Pimpinella anisum	anijs
Potentilla erecta	tormentil
Plantago ovata	vlozaad, psylliumzaad
Rhamnus catharticus	wegedoorn
Rhamnus frangula	vuilboom
Salix alba	witte wilg, schietwilg
Salvia officinalis	echte salie
Sambucus nigra	vlierbes
Solidago virgaurea	echte guldenroede
Tanacetum parthenium	moederkruid
Thymus vulgaris	echte tijm
Tilia cordata	kleinbladige linde
Urtica dioica	grote brandnetel
Vaccinium myrtillus	rode bosbes
Vaccinium macrocarpon	cranberry
Valeriana officinalis	echte valeriaan
Vitis vinifera	wijnstok
Zingiber officinale	gember

Bijlage 3 Voorbeeld van een registratieformulier voor het werken met geuren en aanraking (62)

Vóór de aanvullende zorg

Items 1-10 in te vullen door of namens de eerstverantwoordelijke

1 Datum/tijdstip: ....

2 Bewoner: de heer/mevrouw ....

   Naam zorgverlener ....

3 Toestemming verkregen van .... door ....

   datum ....

4 Hoe gaat het met de bewoner?

   Minder goed/'gewoon'   net als altijd/iets beter

   (omcirkel wat van toepassing is)

   Nadere omschrijving ....

   ....

5 Wat hoopt u te bereiken met aanvullende zorg (doel)?

   ....

6 De gekozen aanvullende zorgvorm:

   handmassage/voetmassage/muziek/voetenbad/totaalbad/

   verdamping

   (omcirkel het gekozene, ook combinaties).

   Is er een reden om juist voor deze vorm te kiezen?

   ....

7 Te gebruiken essentiële olie(ën):

a ...., omdat ....

b ...., omdat ....

8 Muziekkeuze: omdat ....

   ....

LET OP!!!

Hoofdpijn   flink drinken en rust nemen

Koud gevoel   stoppen, toedekken en warme thee geven

Hevig transpireren   stoppen en verzorgen

Bij irritatie of onrust veroorzaakt door de muziek   stoppen

Ná de aanvullende zorg

In te vullen door of namens degene die de zorg heeft uitgevoerd.

9 Welke reacties zijn bij de bewoner geobserveerd tijdens de sessie?

A Non-verbale reacties: (omcirkel wat van toepassing is)

ontspannen/rustig — niet – beetje – veel – erg veel

emotioneel (huilen/verdrietig) — niet – beetje – veel – erg veel

gapen — niet – beetje – veel – erg veel

anders, ...

B Verbale reacties:

Praten over: problemen/gevoelens/vroeger (omcirkel een of meer mogelijkheden)

anders, ...

C Lichamelijke reacties:

winden laten/alertheid/gemakkelijker bewegen/ontlasting/urine
(meer keuzen mogelijk)

anders, ...

Hoe is bovenstaand gedrag in vergelijking met normaal? Minder/hetzelfde/meer (omcirkel wat van toepassing is)

Opmerkingen verzorgende: (bijvoorbeeld hoe was het om de zorg uit te voeren, enzovoort)

....

En vervolgens vergelijkbare vragen over effecten ongeveer één uur na de sessie en na een paar dagen.

Bijlage 4   Vragen over de satisfactie van de cliënten (14)

1 Wat vindt u van de kwaliteit van de ontspannende gezichtsmassage?
   0 slecht 0 matig 0 goed 0 uitstekend

2 Heeft u de soort begeleiding gekregen tijdens de ontspannende gezichtsmassage
   die u hoopte te krijgen?
   0 nee, beslist niet 0 nee, nauwelijks 0 ja, in het algemeen wel
   0 zeker wel

3 In hoeverre heeft de ontspannende gezichtsmassage aan uw wensen voldaan?
   0 geen van mijn wensen 0 slechts enkele van mijn wensen
   0 de meeste van mijn wensen 0 bijna alle wensen

4 Stel dat een van uw kennissen dezelfde hulp nodig heeft, zou u de ontspannende
   gezichtsmassage dan aanbevelen?
   0 nee, beslist niet 0 nee 0 ja 0 ja, zeker

5 Vindt u dat u voldoende begeleiding heeft gehad tijdens de ontspannende
   gezichtsmassage?
   0 veel te weinig 0 niet genoeg 0 voldoende 0 ruim voldoende

6 Heeft de ontspannende gezichtsmassage u geholpen om beter met de ziekte om
   te gaan?
   0 nee, de problemen zijn verergerd 0 het heeft niet geholpen
   0 het heeft wel geholpen 0 ja, het heeft aanzienlijk geholpen

7 Hoe tevreden bent u over het geheel genomen met de ontspannende gezichtsmassage?
   0 zeer ontevreden 0 tamelijk ontevreden 0 tamelijk tevreden 0 zeer tevreden

8 Zou u nogmaals gebruik willen maken van de ontspannende gezichtsmassage?
   0 beslist niet 0 ik denk van niet 0 ik denk van wel 0 ja, zeker

9 Als u de ontspannende gezichtsmassage die u heeft ontvangen een rapportcijfer
   zou moeten geven (van 0 tot en met 10), welk cijfer zou u dan geven?
   Rapportcijfer: ....

Bijlage 5 Voorbeeld van een informedconsentbrief (14)

Toestemming voor deelname aan medisch-wetenschappelijk onderzoek
Effecten van ontspannende gezichtsmassage bij patiënten met kanker

Naam patiënt: ....

Geboortedatum: ....

Ondergetekende verklaart als volgt:

* Ik heb voldoende mondelinge en schriftelijke informatie ontvangen inzake opzet en doel van bovengenoemd onderzoek en heb dit volledig begrepen.
* Ik heb voldoende gelegenheid gehad tot nadenken, overleg en het stellen van vragen aan de onderzoeker(s).
* Ik stem geheel vrijwillig in met deelname aan bovengenoemd onderzoek, zolang ik deze toestemming niet herroep.
* Ik kan mij op ieder moment, zonder opgave van redenen, uit het onderzoek terugtrekken zonder nadelig effect op verdere behandeling, verzorging en/of begeleiding van mijzelf of mijn verwanten.
* Ik geef toestemming om mijn huisarts op de hoogte te brengen van mijn deelname aan dit onderzoek.
* Ik geef toestemming dat het onderzoeksteam, medewerkers van de Inspectie voor de Gezondheidszorg, bevoegde inspecteurs van een buitenlandse overheid of leden van de Medisch-Ethische Toetsingscommissie inzage kunnen krijgen in mijn medische gegevens en onderzoeksgegevens.
* Ik geef toestemming om mijn gegevens te verwerken voor de doelen zoals beschreven in de informatiebrief.
* Ik geef toestemming om mijn gegevens te bewaren.
* Ik geef toestemming voor deelname aan bovengenoemd onderzoek.

Datum....-....-200..   Handtekening patiënt ....

Datum....-....-200..   Naam onderzoeker ....

                          Handtekening onderzoeker ....

Bijlage 6 Websites

Beroepsverenigingen

www.venvn.nl

V&VN: Verpleegkundigen & Verzorgenden Nederland (voorheen AVVV), klik op 'afdelingen en platforms' voor V&VN afdeling Complementaire Zorg (voorheen Nederlandse Vereniging voor Complementaire Zorg), en V&VN platform Antroposofisch verpleegkundigen (voorheen Nederlandse Vereniging voor Antroposofisch Verpleegkundigen)

www.rcn.org.uk

Royal College of Nursing, Verenigd Koninkrijk

www.ahna.org

American Holistic Nurses Association

Informatie over complementaire zorg en complementaire therapieën

Gezond Nieuws: online nieuwsbrief van het Van Praag Instituut via:

www.vanpraaginstituut.nl

www.fyto.nl

Nederlandse Vereniging voor Fytotherapie

www.nursingworld.org

op deze site kan worden doorgeklikt naar een online nieuwskrant van de American Nursing Association (ANA)

www.nejm.org/content/index.asp

The New England Journal of Medicine

www.nlm.nih.gov/nccam/camonpubmed.html

NCCAM op Pubmed: onderzoeken naar complementaire zorg en CAM

Algemene onderzoeksinstituten in Nederland

www.cbo.nl

Kwaliteitsinstituut voor de Gezondheidszorg

www.zonmw.nl

Zorg Onderzoek Nederland

Gericht op complementaire zorg

www.hdi.nl

Helen Dowling Instituut

www.maia.nl

Stichting MAIA: onderzoek, scholing, projecten

www.vanpraaginstituut.nl

Van Praag Instituut: scholing, advies, (onderzoeks)projecten

Buitenlandse onderzoeksinstituten, algemeen

www.cochrane.org

Cochrane-instituut: wereldwijd netwerk van onderzoek in gezondheidszorg

Gericht op CAM en complementaire zorg

www.accmer.edu.au/

The Austrialian Centre for Complementary Medicine Education & Research

www.nccam.nih.gov

National Center for Complementary and Alternative Medicine, Verenigde Staten

www.fihealth.org.uk

Prince of Wales' Foundation of Integrated Health, Verenigd Koninkrijk

Ziekenhuisorganisaties

www.planetree.org

Planetree groep, Verenigde Staten

Opleidingsinstituten voor complementaire verpleegkundige interventies en competenties

www.mon3aan.nl

Mondriaan Onderwijsgroep: Basisopleiding Complementaire Zorg, cursussen op maat

www.vanpraaginstituut.nl

cursussen centeren, therapeutic touch en gezonde verbeelding

www.saxion.nl

Saxion Hogeschool: minor complementaire zorg in de opleiding tot verpleegkundige, fysiotherapie en podotherapie

Op het gebied van CAM zijn er veel verschillende beroepsverenigingen. Deze worden regelmatig door de Consumentenbond gecontroleerd op kwaliteit.

Er zijn zeer veel verschillende opleidingsinstituten voor scholing van complementair therapeuten. Zie hiervoor bijvoorbeeld de *Onkruid Opleidingsgids*. Deze instituten verzorgen soms ook aanvullende cursussen voor zorgverleners.

Daarnaast zijn er commerciële bedrijven die scholingen verzorgen (zoals groothandels in etherische oliën) en kleine particuliere cursusinstituten.

Literatuur

Hoofdstuk 1

1 Noorden, A., 'De toepassing van natuurlijke behandelmethoden door verpleegkundigen'. In: *Tijdschrift voor Integrale Geneeskunde* 12 (1996), nr. 5, pp. 198-205.

2 Leistra, E., S. Liefhebber, M. Geomini, e.a., *Beroepsprofiel van de verpleegkundige.* Elsevier/De Tijdstroom/LCVV, Maarssen 1999, pp. 8-17.

3 Boogaart, J., A. Visser, D. de Ridder, M. Busch & M. Wysmans, *Implementatie van complementaire zorg; onderzoek naar de factoren die het implementatieproces van complementaire zorg in de standaardzorg beïnvloeden.* Helen Dowling Instituut, Utrecht 2004.

4 Snyder, M., *Independent nursing interventions.* Delmar publishers, New York 1992, nr. 7, pp. 238-243.

5 Wijngaarden, B. van, 'De kern van het vak'. In: *Tijdschrift voor Verzorgenden* oktober (2004), pp. 11-13.

6 Biemen, I., R. Blokhuis, S. Hupkens & C. Jansen, *Beroepsdeelprofiel complementair verpleegkundige.* AVVV, Utrecht 2004.

7 Johnson, M., M. Maas, M. Aquilino, e.a., *Verpleegkundige zorgresultaten.* Elsevier/De Tijdstroom, Maarssen 1999, pp. 132, 306.

8 Gordon, M., *Handleiding verpleegkundige diagnostiek.* Elsevier, Maarssen 2002.

9 Dijk, P. van, *Geneeswijzen in Nederland; compendium van alternatieve geneeswijzen.* Ankh Hermes, Deventer 2003, p. 19.

10 McCloskey, J.C. & G.M. Bulechek, *Verpleegkundige interventies.* Elsevier Gezondheidszorg, Maarssen 1999, p. 84.

Overige geraadpleegde literatuur

McCabe, P., E. Duffy, J. Hall, e.a., *Complementary therapies in nursing and midwifery: from vision to practice.* AusmedPublications, Ascot Vale 2001, pp. 7-18.

Hupkens, S., 'Complementaire zorg, een waardevolle aanvulling op de verpleegkundige hulpverlening'. In: *Tijdschrift voor Ziekenverpleging* (2001), nr. 10, pp. 302-306.

Hupkens, S., 'Complementaire zorg is niet obscuur'. In: *Tijdschrift voor Ziekenverpleging* (2001), nr. 17, pp. 602-605.

Snyder, M., 'Overview and summary of complementary therapies: Are these really nursing?' In: *Nursing World* (mei 2001), www.nursingworld.org.

Snyder, M. & R. Lindquist, 'Issues in complementary therapies: How we got to where we are'. In: *Nursing World* (mei 2001), www.nursingworld.org.

Hoofdstuk 2

1 Hildegard van Bingen, translated by Hozeski, B., *Hildegard's healing plants: from her medieval classic Physica.* Beacon Press, Boston 2001, pp. 1-3.

2 Nightingale, F., vertaald door Busken Huet-van der Tholl, A.D., *Over Ziekenverpleging; wat men, om de herstelling te bevorderen, te doen en te vermijden heeft.* Erasmus Publishing, Rotterdam 2005.

3 WHO, *Legal status of traditional medicine and complementary/alternative medicine.* WHO, Genève 2001.

4 Montgomery, B., L. Keegan & C. Guzzetta, *Holistic nursing, a handbook for practice.* Jones and Bar-

lett Publishers, Boston 2005.

5   McCabe, P., E. Duffy, J. Hall, e.a., *Complementary therapies in nursing and midwifery: from vision to practice*. AusmedPublications, Ascot Vale 2001.

6   Snyder, M. & R. Lindquist, 'Issues in complementary therapies: how we got to where we are'. In: *Online Journal of Issues in Nursing* (mei 2001), nursingworld.org.

7   Frisch, N., 'Standards for holistic nursing practice: a way to think about our care that includes complementary and alternative modalities'. In: *Online Journal of Issues in Nursing* (mei 2001), nursingworld.org.

8   White House Commission on Complementary and Alternative Medicine Policy, Final report 2002, download van http://www.whccamp.hhs.gov/finalreport.html.

9   Barbato Gaydos, H., 'Complementary and alternative therapies in nursing education: trends and issues'. In: *Online Journal of Issues in Nursing* (mei 2001), nursingworld.org.

10 Sparber, A., 'State boards of nursing and scope of registered nurses performing complementary therapies'. In: *Online Journal of Issues in Nursing* (augustus 2001), nursingworld.org.

11 Bowles, E., J. Cheras, S. Stevens, e.a., 'A survey of aromatherapy practices in aged care facilities in NSW, Australia'. In: *International Journal of Aromatherapy* 15 (2005), pp. 42-50.

12 Calsbeek, H., e.a., *Feiten over verpleegkundige en verzorgende beroepen in Nederland*. Elsevier en LCVV, Maarssen 2001.

13 Tijmstra, T.J. & M. Andela, 'Keuzen in de zorg, meningen van publiek en professie vergeleken'. In: *Medisch Contact* (1993), nr. 39, pp. 1119-1124.

14 Boogaart, J., A. Visser, D. de Ridder, M. Busch & M. Wysmans, *Implementatie van complementaire zorg; onderzoek naar de factoren die het implementatieproces van complementaire zorg in de standaardzorg beïnvloeden*. Helen Dowling Instituut, Utrecht 2004.

15 Wormer-Bezuijen, T., *Beroepsprofiel van de antroposofisch verpleegkundige*. Nederlandse Vereniging van Antroposofisch Verpleegkundigen, Bussum 2003.

16 Graeff, A. de, E.H. Verhagen, M.R. Eliel, e.a., *Oncologieboek: richtlijnen palliatieve zorg*. IKMN, Utrecht 2002, pp. 349-363.

17 Graeff, A. de, G.M. Hesselmann, R.J.A. Krol, e.a., *Palliatieve zorg: richtlijnen voor de praktijk*. VIKC, Utrecht 2006, pp. 91-139.

18 Noorden, A., 'De toepassing van natuurlijke behandelmethoden door verpleegkundigen'. In: *Tijdschrift voor Integrale Geneeskunde* 12 (1996), nr. 5, pp. 198-205.

Overige geraadpleegde literatuur

Biemen, I., R. Blokhuis, S. Hupkens & C. Jansen, *Beroepsdeelprofiel complementair verpleegkundige*. AVVV, Utrecht 2004.

Bruntink, R. & J. Zwanikken-Leenders, *Verwenzorg, gewoon doen!* Elsevier, Maarssen 2004, pp. 11-55.

Buckle, J., *Clinical aromatherapy*. Churchill Livingstone, Edinburgh 2003, pp. 11-19, 393-396, 403-406.

Capra, F., *The web of life, a new scientific understanding of living systems*. Doubleday Dell Publishing Group, Inc., New York 1996.

Dane, C., *Geschiedenis van de ziekenverpleging*. Lemma, Utrecht 1994, pp. 9-42, 62-75, 81-95.

Doorakkers, P., 'Wens van de patiënt moet uitgangspunt zijn'. In: *Verpleegkunde Nieuws* 20 (2002), pp. 18-19.

Doorakkers, P., 'Complementaire zorg schaadt verpleegkundige beroepsgroep'. In: *Verpleegkunde Nieuws* 20 (2002), pp. 20-21.

Goudswaard, N.B., *Inleiding tot de geschiedenis van de verpleegkunst*. Erasmus Publishing, Rotterdam 1994, pp. 13-53, 95-102.

Graaf, T. de, 'Gedogen is geen keuze'. In: *Zorgvisie* 5 (2003), pp. 26-29.

Hupkens, S., 'Complementaire zorg, een waardevolle aanvulling op de verpleegkundige hulpverlening'. In: *Tijdschrift voor Ziekenverpleging* (2001), nr. 10, pp. 302-306.

Hupkens, S., 'Complementaire zorg is niet obscuur'. In: *Tijdschrift voor Ziekenverpleging* (2001), nr. 17, pp. 602-605.

Keukens, R., 'Complementaire zorg, terecht omstreden'. In: *Tijdschrift voor Ziekenverpleging* (2001), nr. 11, pp. 336-338.

Keukens, R., 'Complementaire zorg blijft omstreden'. In: *Tijdschrift voor Ziekenverpleging* (2002), nr. 1, pp. 34-36.

Laan, H. van der, 'Verpleegkunde en natuurgeneeskunde hebben elkaar gevonden'. In: *Care* (1994), pp. 26-27.

Mackereth, P., 'Complementary and alternative therapies in cancer care: greater evidence and greater organisation of provision'. In: *European Journal of Oncology Nursing* (mei 2004), pp. 1-2.

Maseland, A., 'De knop moet om'. In: *Nursing bijlage complementaire zorg* (december 2004), pp. 5-6.

Norton, L., 'Ethische aspecten van aanvullende therapieën'. In: *Verpleegkundig Perspectief* (1996), nr. 3, pp. 51-60.

Pool, A. e.a., *Zorgen heb je samen: belevingsgerichte zorg in de praktijk*. NIZW Uitgeverij, Utrecht 1998.

Rankin-Box, D., *The nurses' handbook of complementary therapies*. Baillière Tindall, Edinburgh 2001, pp. 9-14, 63-70.

Renckens, C. & F. van Dam, 'Open brief over complementaire zorg'. In: *Tijdschrift voor Ziekenverpleging* (2002), nr. 2, pp. 30-31.

Schoonhoven, L. & T. Achterberg, 'Mix van basiszorg en hocus pocus'. In: *Nursing bijlage complementaire zorg* (december 2004), pp. 7-8.

Verbeek, G., *De cliënt centraal, wat nu? Management van vraaggerichte en vraaggestuurde zorg*. Elsevier, Maarssen 2002, pp. 9-34, 61-70.

Verdult, R., *De pijn van dement zijn: de belevingsgerichte aanpak van probleemgedrag*. HB Uitgevers, Baarn 2003, pp. 19-79.

Weert, J. van, *Multi-sensory stimulation in 24-h dementia care*. NIVEL, Utrecht 2004, download van www.nivel.nl.

Wijk-Veldman, I. van & A. Visser, *Complementaire zorgvormen in het verpleeghuis*. Stichting MAIA, Rotterdam 2001.

Witkamp, E. e.a., 'Complementaire zorg in een Rotterdams ziekenhuis'. In: *Pallium* (september/oktober 2002).

Hoofdstuk 3

1 Wit, R. de, *Cancerpain & how to relieve it; effects of a Pain Education Program in cancer patients with chronic pain*. Print Partners Ipskakamp, Enschede 1999.

2 Boogaart, J., A. Visser, M. Busch, M. Wysmans & D. de Ridder, *Implementatie van complementaire zorg*. Helen Dowling Instituut, Utrecht 2004.

3 Zwanikken, J. & R. Bruntink, *Verwenzorg, gewoon doen*. Elsevier Gezondheidszorg, Maarssen 2004.

4 Wijk-Veldman, I. van & A.P. Visser, *Complementaire zorgvormen in het verpleeghuis*. Stichting MAIA, Rotterdam 2001.

5 Koot-Fokkink, A., *Aroma-activiteiten met ouderen*. HB Uitgevers, Baarn 2004.

6 Biemen, I., R. Blokhuis, S. Hupkens & C. Jansen, *Beroepsdeelprofiel complementair verpleegkundige*. AVVV, Utrecht 2004.

Hoofdstuk 4

1 Visser, A., M. Busch & M. Wysmans, *Complementaire zorg in Nederland; een pleidooi voor implementatie, opleiding, voorlichting en onderzoek*. Forum Complementaire Zorg, Utrecht 2004.

2 Institute of Medicine, Committee on the Use of Complementary and Alternative Medicine by the American Public, *Complementary and alternative medicine in the United States*. The National Academic Press, Washington 2005.

3 Biemen, I., R. Blokhuis, S. Hupkens & C. Jansen, *Beroepsdeelprofiel complementair verpleegkundige*. AVVV, Utrecht 2004.

4 Aakster, C.W., 'Alternatieve geneeswijzen anno 2001, deel 1'. In: *Tijdschrift voor Integrale Geneeskunde* (2001) nr. 17, pp. 201-213.

5 Oskam, N., *Alternatieve geneeswijzen: zorg of zegen?* NIPO, Amsterdam 1998.

6 Consumentenbond Nieuwsbrief (digitaal), augustus 2005.

7 Van Dijk, P., *Geneeswijzen in Nederland. Compendium van alternatieve geneeswijzen*. Ankh-Hermes, Deventer 2003.

8 Verwey, G.C.G., 'Het raadplegen van alternatieve genezers 1991-1995'. In: *Maandbericht Gezondheidszorg* (CBS) (1996), nr. 12.

9 Zouwe, N. van der & F.S.M. van Dam, 'De betekenis van alternatieve behandelwijze voor patiënten in de oncologie'. In: J.C.J.M. de Haes, e.a. (red.), *Psychologische zorg in de oncologie*. NKB/Van Gorcum, Amsterdam/Assen 2001, pp. 271-284.

10 Graeff, A. de & G.J. Kroeze-Hoogendoorn, *Complementaire zorg in de palliatieve zorg*. Bulletin COPZ-U, Utrecht 1999.

11 Dam, F.S.A.M. van, M. Goudsmit, Th. Jonker, C.J.T. Eeltink & M.J. Muller, 'Minder gebruik van alternatieve behandelingen door kankerpatiënten in 2002 dan in 1999'. In: *Nederlands Tijdschrift voor Geneeskunde* (2003), nr. 147, pp. 1731-34.

12 Hoenders, R., M. Appelo & F. Milders, 'Complementaire en alternatieve geneeswijzen (CAG) en psychiatrie: feiten en meningen'. In: *Ggzet Wetenschappelijk* (2004), nr. 8, pp. 4-26.

13 Aakster, C.W., *Medische sociologie*. Wolters Noordhoff, Groningen 1991.

14 Stam, C., *Summary of results of a representative public survey homeopathy*. Bureau Interview, Amsterdam 1998.

15 Sohn, P.M., C.A. Loveland & D. Cook, 'Nurse practitioner knowledge of complementary alternative health care: foundation for practice'. In: *Journal of Advanced Nursing* (2002), nr. 39, pp. 9-16.

16 National Center for Complementary and Alternative Medicine: http://nccam.nih.gov/about/budget/institute-center.htm.

17 Gordon, J.S., 'The White House Commission and the future health care'. In: *Alternative Therapies* (2000), nr. 6.

18 Halcón, L.L., L.L. Clan, M.J. Kreitzer & B.J. Leonard, 'Complementary therapies and healing practices: faculty/student belief and attitudes and the implication for nursing education'. In: *Journal of Professional Nursing* (2003), nr. 19, pp. 387-397.

19 Eisenberg, D.M. 'NCCAM'. In: *Newsletter* (2000), nr. 7, p. 2.

20 Eisenberg, D.M., R.C. Kessler, M.I. van Rompay, T.J. Kaptchuk, S.A. Wilkey, S. Appel & R.B. Davis, 'Perceptions about complementary therapies relative to conventional therapies among adults who use both: results from a national survey'. In: *Annals of Internal Medicine* 4 (2001), nr. 135, pp. 344-51.

21 House of Lords, *Complementary and alternative medicine*. The Stationary Office, London 2000.

22 Tavares, M., *National guidelines for the use of complementary therapies in supportive and palliative care*. The Prince of Wales' Foundation of Integrated Health, London 2003.

23 Thomson, A., *A healthy partnership: integrating complementary healthcare into primary care*. Prince of Wales' Foundation for Integrated Health, London 2005.

24 Marstedt, G. & S. Moebus, 'Inanspruchnahme alternativer Methoden in der Medizin'. In: *Gesundheitsberichterstattung des Bundes* (oktober 2002), Heft 9.

25 Barberis, L., et al., 'Unconventional medicine teaching at the universities of the European Union'. In: *Journal of Alternative and Complementary Medicine* (2001), nr. 7, pp. 337-43.

26 Nicolai, T., *Buiten gebaande Nederlands paden: over Europese ontwikkelingen*. Lezing Academisch Ziekenhuis, Groningen december 2003.

27 WHO, 'Traditional medicine: growing needs and potential'. In: *WHO Policy Perspectives and Medicines* nr. 2. WHO, Genève 2002.

28 Praag, H. van, *Lezingenreeks 5 cultuurcodes*. International University Lugano, Zwitserland 1981-82.

29 Busch, M., *Cursusboek therapeutic touch*. Van Praag Instituut, Utrecht 2004.

Hoofdstuk 5

1 Gordon, M., *Proces en toepassing*, Lemma, Utrecht 1995.

Overige geraadpleegde literatuur:

Carpenito, L., *Zakboek verpleegkundige diagnosen*. Wolters-Noordhoff, Groningen 2002.

Gordon, M., *Handleiding verpleegkundige diagnostiek*. Elsevier, Maarssen 2002.

Johnson, M., e.a., *Verpleegkundige zorgresultaten*. Elsevier/De Tijdstroom, Maarssen 1997, pp. 21-40, 75-90.

McCabe, P., E. Duffy, J. Hall, e.a., *Complementary therapies in nursing and midwifery: from vision to practice*. AusmedPublications, Ascot Vale 2001, pp. 10-17.

McCloskey, J.C. & G.M. Bulechek, *Verpleegkundige interventies*. Elsevier Gezondheidszorg, Maarssen 1999, pp. 3-17, 50-58.

Montgomery, B., L. Keegan & C. Guzzetta, *Holistic nursing, a handbook for practice*. Jones and Barlett Publishers, Boston 2005, pp. 341-375.

Zelm, R. van & A. Eliens, *Verpleegkundige besluitvorming*. Kavannah, Dwingelo 2005.

Hoofdstuk 6

1 Sohn, P.M., C.A. Loveland & D. Cook, 'Nurse practitioner knowledge of complementary and alternative health care: foundation for practice'. In: *Journal of Advanced Nursing* 39 (2002), nr. 1, pp. 9-12.

2 Burgt, M. van de, E. Mechelen-Gevers & B. Terra, *Doen wat kan: patiëntenvoorlichting door verpleegkundigen*. Elsevier, Maarssen 2000.

3 Biemen, I., R. Blokhuis, S. Hupkens & C. Jansen, *Beroepsdeelprofiel complementair verpleegkundige*.

AVVV, Utrecht 2004.

4 WHO, *Legal status of traditional medicine and complementary/alternative medicine: a worldwide review*, 2001, download van www.who.int.

5 Zouwe, N. van der, e.a., *Omvang en achtergronden van het gebruik van alternatieve kankertherapieën*. Thesis. Rotterdam 1991.

6 Harrington, J., L.M. Noble & S.P. Newman, 'Improving patients' communication with doctors: a systematic review of intervention studies'. In: *Patient Education and Counselling* (2003), 52, pp. 7-16.

7 Parchman, M.L., T.G. Arambula-Solomon, P.H. Noel, e.a., 'Stages of change advancement for diabetes self-management behaviors and glucose control'. In: *Diabetes Education* 29 (2003), nr. 1, pp. 18-34.

8 Dekkers, F., *Patiëntenvoorlichting, de onmacht en de pijn*, Ambo, Baarn 1981.

9 Gordon, M., *Handleiding verpleegkundige diagnostiek*. Elsevier, Maarssen 2002.

10 McCloskey, J.C. & G.M. Bulechek, *Verpleegkundige interventies*. Elsevier Gezondheidszorg, Maarssen 1999, pp. 704.

11 Dijk, P. van, *Geneeswijzen in Nederland; compendium van alternatieve geneeswijzen*. Ankh Hermes, Deventer 2003, pp. 363-366.

12 Gragert, M., 'Use of music therapy and other ITNS in acute care'. In: *Journal of Psychosocial Nursing* 39 (2001), nr. 10, pp. 26-37. Vertaald door: A. van der Wiel, 'Gebruik van muziektherapie en andere therapeutische verpleegkundige interventies in de acute zorg', In: *Verpleegkundig Perspectief* 6 (2002).

13 Ministerie van VWS, *Brief aan de voorzitter van Tweede Kamer IGZ-rapport: 'De zorgverlening aan S.M., een voorbeeldcasus'*. Ministerie van VWS, Den Haag 2004.

14 Persbericht inzake de uitspraken op 7 april in vier klachtzaken van de Inspectie voor de Gezondheidszorg, 2006, www.tuchtcollege-gezondheidszorg.nl.

Overige geraadpleegde literatuur:

Damoiseaux, V., 'Patiëntenvoorlichting, een nadere begripsbepaling' en 'Determinanten van het communicatieproces'. In: V. Damoiseaux & A. Visser (red.), *Patiëntenvoorlichting, een interdisciplinaire benadering*. Van Gorcum, Assen/Maastricht 1988.

Deenen, T., e.a., *Gezondheidsvoorlichting in de verpleegkundige beroepsuitoefening*. Spruyt, Van Mantgem & De Does, Leiden 2000, pp. 165-166.

Dols, M., J. Galdermans & A. Huisman, e.a., 'Principes, indicaties en contra-indicaties; CZ-interventies op een rij'. In: *Nursing* (december 2004).

Jong, J. de, *Basiselementen voor de verpleegkundige theorie en praktijk*. Elsevier, Amsterdam/Brussel 1983.

Sassen, B., *Gezondheidsvoorlichting en preventie. Leidraad voor verpleegkundigen*. Elsevier/De Tijdstroom, Utrecht 2004, pp. 305-307, 340, 356-357.

Hoofdstuk 7

1 Nationale Raad voor de Volksgezondheid, *Discussienota Begrippenkader kwaliteit beroepsuitoefening*. NRV, Zoetermeer 1986.

2 Langley, G.J., K.M. Nolan, T.W. Nolan, C.L. Norma & L.P. Provost, *The improvement guide: a practical approach to enhancing organisational performance*. Jossey-Bass Publishers, San Francisco 1996.

3 Biemen, I., R. Blokhuis, S. Hupkens & C. Jansen, *Beroepsdeelprofiel complementair verpleegkundige*. AVVV, Utrecht 2004.

Hoofdstuk 8

1 *Tuchtrecht in de gezondheidszorg*, Ministerie van VWS, Rijswijk 1997.

2 *Onder voorbehoud*, Ministerie van VWS, Den Haag 1999.

3 Dammer, Y., *De student en voorbehouden handelingen*. Elsevier Gezondheidszorg, Maarssen 2000.

4 Beumer, F.J.A. & R.M. den Hartog-van ter Tholen, *Recht voor verpleegkundigen*. Wolters-Noordhoff, Groningen/Houten 2002.

5 Leistra, E., S. Liefhebber, M. Geomini & H. Hens, *Beroepsprofiel van de verpleegkundige*. Elsevier Gezondheidszorg, Maarsen 2000.

6 CBO, *Herziening consensus verpleegkundige verslaglegging*, Kwaliteitsinstituut voor de gezondheidszorg CBO/VWR, Utrecht 1999.

Hoofdstuk 9

1 Beauchamp, T.L. & J.F. Childress, *Principles of biomedical ethics*. Oxford University Press, New York/Oxford 1994.

2 Fugh-Berman, A. & J.M. Cott, 'Dietary supplements and natural products as psychotherapeutic agents'. In: *Psychosomatic Medicine* 61 (1999), pp. 712-728.

3 Wong, A.H.C., M. Smith & H.S. Boom, 'Herbal remedies in psychiatric practice'. In: *Archives of General Psychiatry* 55 (1998), pp. 1033-1044.

4 Noorden, A., 'De toepassing van natuurlijke behandelmethoden door verpleegkundigen'. In: *Tijdschrift voor Integrale Geneeskunde* 12 (1996), nr. 5, pp. 198-205.

5 Ang-Lee, M.K., J. Moss & C.S. Yuan, 'Herbal medicines and perioperative care'. In: *JAMA* (Journal of the American Medical Association) 286 (2001), nr. 2, pp. 208-216.

6 Aung, S.K.H., 'Bioethics and complementary medicine: an overview and personal perspective'. In: *Health Ethics Today* 11 (2000), nr. 3 (http://www.phen.ab.ca/materials/het/het11- 03c.html).

7 Cohen, M.H., 'Legal and ethical issues in complementary medicine: a United States perspective'. In: *Medical Journal of Australia* 181 (2004), nr. 3, pp. 168-169.

8 Cohen, M.H. & K.J. Kemper, 'Complementary therapies in pediatrics: a legal perspective'. In: *Pediatrics* 115 (2005), nr. 3, pp. 774-780.

9 Deng, G. & B.R. Cassileth, 'Integrative oncology: complementary therapies for pain, anxiety, and mood disturbance'. In: *CA: a Cancer Journal for Clinicians* 55 (2005), pp. 109-116.

10 Ernst, E., 'The ethics of complementary medicine'. In: *Journal of Medical Ethics* 22 (1996), pp. 197-198.

11 Ernst, E., M.H. Cohen & J. Stone, 'Ethical problems arising in evidence based complementary and alternative medicine'. In: *Journal of Medical Ethics* 30 (2004), pp. 156-159.

12 Frisch, N.C., 'Nursing as a context for alternative/complementary modalities'. In: *Online Journal of Issues in Nursing* 6 (2001), nr. 2.

13 Frisch, N.C., 'Standards for holistic nursing practice: a way to think about our care that includes complementary and alternative modalities'. In: *Online Issues in Nursing* 6 (2001), nr. 2.

14 Kemper, K.J., 'For chronic pain, complementary and alternative medical approaches'. In: *Contemporary Pediatrics* 20 (2003), p. 117.

15 Kemper, K.J. & M. Cohen, 'Ethics meet complementary and alternative medicine: new lights on old principles'. In: *Contemporary Pediatrics* 21 (2004), p. 61.

16 Kerridge, H. & J.R. McPhee, 'Ethical and legal issues at the interface of complementary and conventional medicine'. In: *Medical Journal of Australia* 181 (2004), nr. 3, pp. 164-166.

17 Kaptchuk, T.J. & F.G. Miller, 'What is the best and most ethical model for the relationship between mainstream and alternative medicine: opposition, integration or pluralism?' In: *Academic Medicine* 80 (2005), nr. 3, pp. 286-290.

18 Miller, F.G., E.J. Emanuel, D.L. Rosenstein & S.E. Straus, 'Ethical issues concerning research in complementary and alternative medicine'. In: *JAMA* (Journal of the American Medical Association) 291 (2004), nr. 5, pp. 599-604.

19 Silva, M.C. & R. Luthwick, 'Ethical issues in complementary/alternative therapies'. In: *Online Journal of Issues in Nursing* 6 (2001).

20 Swanson, K.M. & D.M. Wojnar, 'Optimal healing environments in nursing'. In: *The Journal of Alternative and Complementary Medicine* 10 (2004), supplement 1, pp. S43-S48.

Hoofdstuk 10

1 Kunz, D., Krieger, D., *Therapeutic touch, de spirituele dimensie*. Ankh-Hermes, Deventer 2005.

2 Busch, M., 'De drie aspecten van centeren'. In: *TT-Wijzer* 9 (2004), nr. 35, pp. 20-21.

3 Busch, M., *Cursusboek therapeutic touch*. Van Praag Instituut, Utrecht 2004.

4 Dossey, B.M., L. Keegan & C.E. Guzetta, *Holistic nursing. A handbook for practice*. Aspen Publishers, Gaithersburg 2000.

5 Micozzi, M.S. (red.), *Fundamentals of complementary and integrative medicine*. Saunders Elsevier, St. Louis 2006.

6 Quinn, J.F., 'Holding sacred space: the nurse as healing environment'. In: *Holistic Nursing Practice* 6 (1992), nr. 4, pp. 26-36.

7 Compernolle, T., *Stress, vriend en vijand. Vitaal stressmanagement op het werk...en in het gezin*. Scriptum Books, Schiedam 2002.

8 Brochure *Nu even niet. Over stress op het werk*. Nationaal Fonds Geestelijke Volksgezondheid, Utrecht.

9 Brochure *Stress, overspannen en burnout. Informatie over stress, het verloop naar overspannenheid en burnout*. Nationaal Fonds Geestelijke Volksgezondheid, Utrecht.

10 Mulder, M. & J. Kruyt, 'Reflectie belevingsgerichte zorg'. In: *Tijdschrift voor Verpleegkundigen* 4 (2002), pp. 50-52.

11 Benner, P. & C. Tanner, 'How nurses use intuition'. In: *American Journal of Nursing* 87 (1987), pp. 23-31.

12 Kooij, C. van der, *Gewoon lief zijn? Het maieutisch zorgconcept van geïntegreerde belevingsgerichte zorg op psychogeriatrische verpleeghuisafdelingen*. Lemma, Utrecht 2003.

13 Thiel, G.J.M.W. van & A.K. Huibers, 'De vergeten deugden van de verpleegkundige. Een ethisch tegenwicht tegen de regelgerichtheid in de zorg'. In: *Verpleegkundig Management* (1996), nr. 5, pp. 6-10.

14 Grypdonk, M., 'Informeren en communiceren 2, een verpleegkundige opdracht'. In: *Tijdschrift voor Verpleegkundigen* (1993), nr. 19, pp. 683-8.

15 Godkin, J., 'Healing presence'. In: *Journal of Holistic Nursing* (2001), nr. 19, pp. 5-21.

16 McCloskey, J.C. & G.M. Bulechek, *Verpleegkundige interventies*. Elsevier Gezondheidszorg, Maarssen 1999, nr. 84.

17 Benner, P., *From novice to expert. Excellence and power in clinical nursing practice*. Addison-Wesley Publishing Company, Boston 1984.

18 Osselen-Riem, J. van, *Theorie en praktijk van de palliatieve zorg*. Lemma, Utrecht 2000, pp. 143-144.

19 Tesinga, L.J., R. Driebergen & D. Post, 'Spiritualiteit en verplegen. Een literatuurstudie naar de plaats van spiritualiteit binnen het verpleegkundig kennis- en beroepsdomein'. In: *Verpleegkunde* 18 (2003).

20 Chokyi Nyima & D.R. Shlim, *Medicine & compassion: a Tibetan Lama's guidance for caregivers*. Wisdom Publications, Somerville 2004.

21 Leguijt, B., 'Verplegen in het hier en nu'. In: *Tijdschrift voor Verpleegkundigen* (2002), nr. 10, pp. 30-33.

22 Slater, V.E., J.P. Maloney, S.D. Krau & C.A. Eckert, 'Journey to holism'. In: *Journal of Holistic Nursing* (1999), nr. 17, pp. 365-384.

Deel 2 Inleiding

1 Biemen, I., R. Blokhuis, S. Hupkens & C. Jansen, *Beroepsdeelprofiel complementair verpleegkundige*. AVVV, Utrecht 2004.

2 Boogaart, J., A. Visser, M. Busch & M. Wysmans, *Implementatie van complementaire zorg; onderzoek naar de factoren die het implementatieproces van complementaire zorg in de standaardzorg beïnvloeden*. Helen Dowling Instituut, Utrecht 2004.

3 McCloskey, J.C. & G.M. Bulechek, *Verpleegkundige interventies*. Elsevier Gezondheidszorg, Maarssen 1999, p. 84.

Hoofdstuk 11

1 Cassar, M-P., *Handbook of clinical massage*. Elsevier/Churchill Livingstone, Londen 2004.

2 Lindeboom, G.A., *Inleiding tot de geschiedenis der geneeskunde*. Erasmus Publishing, Rotterdam 2000.

3 Rodenburg, C., *Sportmassage*. Nijgh en Van Ditmar, 's-Gravenhage 1973.

4 Fritz, S., *Mosby's fundamentals of therapeutic massage*. Elsevier/Mosby, St. Louis 2004.

5 Buma, J.T., *Hippokrates de Grote*. Stichting Rapportage, Doetinchem 1979.

6 McCloskey, J.C. & G.M. Bulechek, *Verpleegkundige interventies*. Elsevier Gezondheidszorg, Maarssen 2000.

7 Leffelaar, E.G., *Compendium massage*. De Tijdstroom, Lochem 1974.

8 Dijk, P. van, *Geneeswijzen in Nederland. Compendium van alternatieve geneeswijzen*. Ankh-Hermes, Deventer 2003, pp. 280-283.

9 Field, T., C. Morrow & C. Valdeon, 'Massage reduces anxiety in child and adolescent psychiatric patients'. In: *Journal of American Academic Child Adolescent Psychiatry* (1992), nr. 31, pp. 125-131.

10 CBO, *Consensus pijnbestrijding*. Kwaliteitsinstituut voor de gezondheidszorg CBO, Utrecht 1997.

11 Graeff, A. de, G.M. Hesselmann, R.J.A. Krol, e.a., *Palliatieve zorg. Richtlijnen voor de praktijk*. VIKC, Utrecht 2006, pp. 565-621.

12 Tovar, M.K. & V.L. Cassmere, 'Touch – the beneficial effects for the surgical patient'. In: *AORN Journal* (1989), nr. 49, pp. 1356-1361.

13 Field, T.M., 'Massage therapy for immune disorders'. In: J.G. Rich, *Massage therapy: the evidence for practice*. Mosby, Edinburgh 2002.

14 Uvas-Moberg K., K.A.M. Widstrom & G. Marchini, 'Release of GI hormones in mother and infant by sensory stimulation'. In: *Acta Paediatrica Scandinavia* (1987), nr. 76, pp. 851-860.

15 Benson, H., *The relaxation response*. Avon, New York 1976.

16 Acolet, D., N. Modi & X. Giannakoulopoulos, 'Changes in plasma and catecholamine concentrations in response to massage in preterm infants'. In: *Archives of Disease of the Child* (1993), nr. 68, pp. 29-31.

17 Gordon, M., *Handleiding verpleegkundige diagnostiek*. Elsevier, Maarssen 2002.

18 Sunshine, W., T. Field & S. Schanberg, 'Massage therapy and transcutaneous electrical stimulation effects on fibromyalgia'. In: *Journal of Clinical Rheumatology* (1996), nr. 2, pp. 18-22.

19 Greenman, P.E., *Priciples of manual medicine*. Williams and Wilkins, Baltimore 1989.

20 Walsh, D., 'Nociceptive pathways, relevance tot the physiotherapist'. In: *Physiotherapy Journal* (1991), nr. 77, p. 5.

21 Grealish, L., A. Lomasney & B. Whiteman, 'Foot massage. A nursing intervention to modify the distressing symptoms of pain and nausea in patients hospitalized with cancer'. In: *Cancer Nursing* (2000), nr. 23, pp. 237-243.

22 McCaffery, M. & C. Pasero, 'Practical non drug approaches to pain'. In: *Clinical Manual*. Mosby Inc., St. Louis 1999.

23 Stephenson, N.K.N., S.P. Weinrich & A.S. Tavakoli, 'The effect of foot reflexology massage on anxiety and pain in patients with breast cancer and lung cancer'. In: *Oncology Nursing Forum* (2000), nr. 27, pp. 67-72.

24 Wilkie, D.J., J. Kampbell & S. Cutshall, 'Effects of massage on pain intensity, analgesics and quality of life in patients with cancer pain; a pilot study of a randomised clinical trial conducted within hospice care delivery'. In: *Hospice Journal-Physical, Psychosocial and Pastoral Care of the Dying* (2000), nr. 15, pp. 31-50.

25 Wit, R. de, *Cancer pain and how to relieve it: effects of a Pain Education Program in cancer patients with chronic pain*. Print Partners Ipskamp, Enschede 2001.

26 Goats, G., 'Massage – the scientific basis of an ancient art: part 1. The techniques'. In: *British Journal of Sports Medicine* (1994), nr. 28, pp. 149-152.

27 Jacobson, E., 'Variation of blood pressure with skeletal muscle tension and relaxation'. In: *Annals of Internal Medicine* (1939), nr. 12, pp. 1194-1212.

28 Bell, A.J., 'Massage and the physiotherapist'. In: *Physiotherapy* (1964), nr. 50, pp. 1679-1691.

29 Ernst, E. & I.E. Magyrosy, 'Massage cause changes in blood fluidity'. In: *Physiotherapy Journal* (1987), nr. 73.

30 Wang, G. & S. Zhong, 'Experimental study of lymphatic contractility and its clinical importance'. In: *Annals of Plastic Surgery* (1985), nr. 15, pp. 278-279.

31 Xujian, S., 'Effect of massage and temperature on the permeability of initial lymfatics'. In: *Lymphology* (1990), nr. 23, pp. 48-50.

32 Kim, M.A., *Effect of aromatherapy massage for the relief of obstipation in the elderly*. College of Nursing, Keimyung University, Korea 1999.

33 MacNamara, P., *Massage for people with cancer*. Wandsworth Cancer Support Centre London, London 1993.

34 Corner, J., N. Cawley & S. Hildebrand, 'An evaluation of the use of massage and essential oils on the wellbeing of cancer patients'. In: *International Journal of Cancer Nursing* (1995), pp. 67-73.

35 Ferrell-Tony, A.T. & O.J. Glick, 'The use of therapeutic massage as a nursing intervention to modify anxiety and the perception of cancer pain'. In: *Cancer Nursing* (1993), nr. 16, pp. 93-101.

36 Hadfield, N., 'The role of aromatherapy massage in reducing anxiety in patient with malignant brain tumours'. In: *International Journal of Palliative Nursing* (2001), nr. 7, pp. 279-285.

37 Faber, J. & B.H. Wienerman, 'A comparison of different support group formats in aiding cancer patients in coping with their disease and treatment'. In: *Proceedings of American Social Clinical Oncology* (1981), nr. 4, pp. 422.

38 Gelder, R. de, A. Visser & N. Michilsen, *Evaluation and effects of relaxing facial massage for hospitalized and ambulatory cancer patient*. Rapport HDI/Erasmus MC, Rotterdam 2005.

39 Hnyckyj, A., J. Faber, M.C. Cheang & B.H. Wienerman, 'A randomized controlled trial of psychotherapeutic intervention in cancer patients'. In: *Annals of the Royal College of Physicians and Surgeons of Canada* (1994), nr. 27, pp. 93-96.

40 Zee, T. van der, *Invoering handmassage op de verpleegafdeling.'Doorbraakproject in het kader van de Leergang Complementaire Zorg'*. Hogeschool Holland, Diemen 2001.

41 Bauer, J. & K.A. Dracup, 'Physiologic effects of back massage in patients with acute myocardial infarction'. In: *Focus on Critical Care Nursing* (1987), nr. 14, pp. 42-46.

42 Langedijk, P., *Vitaliteitsmassage en lichaamsbewustzijn*. Ankh-Hermes, Deventer 2002.

43 Snyder, M., *Independent nursing interventions*. Delmar Publishers, Albany, New York 1992, pp. 199-205.

44 Maanum, A. & H. Montgomery, *The complete book of Swedish massage*. Harper & Row, New York 1985.

45 Longworth, J., 'Psychophysiological effects of slow stroke back massage in normotensive females'. In: *Advances in Nursing Science* 1982, nr. 4, pp. 44-61.

46 Francon, F., Massage, *manipulation and traction*. Elisabeth Licht Publisher, New Haven 1960.

47 Wakim, K., 'Physiologic effects of massage'. In: J. Basmajian, e.a., *Manipulation, traction and massage*. Williams & Wilkins, Baltimore 1985.

48 Farber, S., *Neurorehabilitation*. W.B. Saunders, Philadelphia 1982.

49 Ebner, M., 'Connective tissue massage: therapeutic application'. In: *New Zealand Journal of Physiotherapy* (1968), nr. 3, pp. 18-22.

50 Mennel James M.A., *Massage: its principles and practice*. Churchill Livingstone, Edinburgh 1920.

51 Lidell, L., S. Thomas, C. Beresford, e.a., *Massage. Anleitung zu östlichen und westlichen Techniken*. Mosaik Verlag, München 1986.

52 Rankin-Box, D., *The nurses handbook of complementary therapies*, Bailière Tindall, Edinburgh 2001.

53 Wessels, P., *Massage. Sportief, gezond en weldadig*. Weleda Nederland NV, Zoetermeer 2002.

54 *Werkboek praktijklessen, holistische massage, klassieke massage*. Holos, Academie voor Holistische Massagetherapie, Utrecht 2002.

55 Krediet, P., 'Echte troost geeft kracht'. In: *Nursing* (1999), nr. 3, pp. 52-55.

56 Rosier, L., 'Pijnbestrijding. De kracht van eenvoud'. In: *Nursing* (1999), nr. 2, pp. 57-62.

57 Busch, M., 'Voetreflexologie en voetmassage: ontspannen via de voet'. In: *Nursing* (2002), nr. 4, pp. 50-51.

58 Spieker, P., 'Regulier of alternatief, verpleegkundigen zoeken alternatieven'. In: *Verpleegkunde Nieuws* (1998), pp. 26-27.

59 Labyak, S.E. & B.L. Metzger, 'The effects of effleurage backrub on the physiological components of relexation: a meta-analysis'. In: *Nursing Research* (1997), nr. 46, pp. 59-62.

60 Nederlandse Vereniging Complementaire Zorg. *Massage*, www.complementairezorg.nl.

61 Dols, M., J. Galdermans, A. Huisman, e.a., 'Principes, indicaties en contra-indicaties'. CZ-interventies op een rij. In: *Nursing* (december 2004).

Hoofdstuk 12

1 Mills, S. & K. Bone, *Principles and practice of phytotherapy, modern herbal medicine*. Churchill Livingstone, London 2000.

Relevante onderzoeken voor de inhoud van dit hoofdstuk:

– p. 495: Brandnetel en vermindering van klachten door reumatische artritis:

Sommer, R.G. & B. Sinner, *Therapiewoche* 46 (1996), nr. 1, pp. 44-49.

Chrubasik, S., W. Enderlein, R. Bauer, e.a., *Phytomed* 4 (1997), nr. 2, pp. 105-108.

– p. 495: Brandnetel en vermindering van allergische neusverkoudheid:

Mittman, P., *Planta Med* 56 (1990), nr. 1, pp. 44-47.

– p. 224-227: Cranberry, rode bosbes en vermindering blaasontsteking:

Ofek, I., J. Goldhar, D. Zafiri, e.a., Anti-*Escherichia* adhesin activity of cranberry and blueberry juice. *New England Journal of Medicine* (1991), nr. 324, p. 1559.

Avorn, J., M. Monane, J.H. Gurwitz, e.a., Reduction of bacteriuria and pyuria after ingestion of cranberry juice. *JAMA* (1994), nr. 271, pp. 751-754.

– *Ginkgo biloba* en verbetering van doorbloeding en betere loopprestaties bij etalagebenen:

Schneider, B., *Arzneim Forsch* 42 (1992), nr. 4, pp. 428-436.

Letzel, H. & W. Schoop, Vasa 21 (1992), nr. 4, pp. 403-410.

Mouren, X., P. Caillard & F. Schwats, *Angiology* 45 (1994), nr. 6, pp. 413-417.

– p. 63-67: Goudsbloem en kamille verminderen ontstoken huid:

Klouchek-Popova, E., A. Popov, N. Pavlova & S. Krsteva, S., 'Influence of the physiological regeneration and epithelisation using fractions isolated from *Calendula officinalis*'. *Acta Physiologica et Pharmacologica Bulgaria* 8 (1982), nr. 4, pp. 63-67.

Shipochliev, T., A. Dimitrov & E. Aleksandrova, 'Anti-inflammatory action of a group of plant extracts'. *Veterinarno-Meditsinski Nauki* 18 (1981), nr. 6, pp. 87-94.

– p. 400: Gember en pijnstillend effect bij spier- en gewrichtsklachten:

Srivastava, K.C. & T. Mustrafa, Med. *Hypotheses* 39 (1992), nr. 4, pp. 342-348.

– p. 399: Gember en vermindering van misselijkheid bij zeeziekte:

Smith, R., T. Schick, R. Steffen, e.a., *J Travel Med* (1994), nr. 1, pp. 203-206.

– p. 399: Gember en vermindering misselijkheid bij kinderen met hyperketonemie:

Careddu, P., Unpublished Pharmaton report 1986.

– p. 538: Ginseng (Siberische) en invloed op immuniteit en vermindering van infectie:

Fulder, S., *The root of being: ginseng and the pharmacology of harmony*. Hutchinson, London 1980, p. 189.

Farnsworth, N.R., A.D. Kinghorn, D.D. Soefarto, e.a., 'Siberian ginseng (*Eleutrococcus senticosus*): current status as an adaptogen'. In: N.R. Farnsworth, e.a. (red), *Economic and medicinal plant research, vol. 1.* Academic Press, London 1985, p. 185.

– p. 320-321: Kamille en ontstekingsremmende werking (huid):

Della Loggia R., R. Carle, S. Sosa, e.a., *Planta Medica* (1990), nr. 56, pp. 657-658.

Nissen, H.P., H. Biltz & H.W. Kreysel, *Z. Hautkr* 63 (1988), nr. 3, pp. 184-190.

Allbring, M., H. Albrecht, C. Alcorn, e.a., *Meth Find Exp Clin Pharmacolog* 5 (1983), nr. 8, pp. 575-577.

– p. 324: Kamille en vermindering van diarree:

De La Motte, S., S. Bose-O'Reilly, M. Heinisch, e.a., *Arzneim Forsch* 47 (1997), nr. 11, pp. 1247-1249.

– p. 322: Kamille en anti-ulcerwerking:

Szeleny, I., O. Isaac & K. Thiemer, *Planta Med* (1979), nr. 35, pp. 218-227.

Torrado, S., S. Torrado, A. Agis, e.a., *Pharmazie* 50 (1995), nr. 2, pp. 141-143.

– p. 322: Kamille en ontkrampende werking darmen (samen met zoethout, venkel, verveine, citroenmelisse):

Achterrath-Tuckermann, U., R. Kunde, E. Flaskamp, e.a., *Planta Med* (1980), nr. 39, pp. 38-50.

Weizman, Z., S. Alkrinawi, D. Goldfarb, e.a., *J Pediatrics* 122 (1993), nr. 4, pp. 650-652.

– p. 323: Kamille en wondhelend effect:

Carle, R. & O. Isaac, *Z Phytother* (1987), nr. 8, pp. 66-67.

Glowania, H.J., Chr. Raulin & M. Swoboda, *Z Hautkr* 62 (1987), nr. 17, pp. 1262-1272.

– p. 322: Kamille en sedatieve werking:

Viola, H., C. Wasowski, M. Levi de Stein, e.a., *Planta Med* (1995), nr. 61, pp. 213-215.

– p. 324: Kamille en slaapinducerende eigenschappen:

Gould, L., R.C.V. Reddy & R.F. Gompecht, *Journal Clinical Pharmacology* (1973), nr. 13, pp. 475-479.

– p. 358-362: Rode zonnehoed en vermindering van infecties van bovenste luchtwegen, en verbetering van het immuunsysteem:

Bräunig, B., M. Dorn & E. Knick, *Z. Phytotherapy* (1992), nr. 13, pp. 7-13.

Melchart, D., K. Linde, F. Worku, e.a., *Phytomed* (1994), nr. 1, pp. 245-254.

Schöneberger, D., *Forum Immunol* (1992), nr. 2, pp. 18-22.

– p. 198: Knoflook en circulatiebevorderende eigenschappen:

Oi, Y., M. Okamoto, M. Nitta, e.a., 'Alliin and volatile sulfurcontaining compounds in garlic enhance the thermogenesis bij increasing norepinephrine secretion in rats'. *Journal of Nutritional Biochemistry* 9 (1998), nr. 2, pp. 60-66.

– p. 390: Moederkruid en pijnstillende werking bij hoofdpijn en migraine:

Johnson, E.S., *Feverfew (overcoming common problems)*. Sheldon Press, London 1984, pp. 42-55.

Groenewegen, W.A., Unpublished data. Cited in: W.A. Groenwegen, D.W. Knight & S. Heptinsall, *Prog Med Chem* (1992), nr. 29, pp. 217-238.

Palevitch, E., G. Earon & R. Carasso, *Phytother Res* 11 (1997), nr. 7, pp. 508-511.

– p. 547-548: Sint-janskruid en antidepressieve en angstverminderende eigenschappen:

Linde, K., G. Raminez, C.D. Mulrow, e.a., *BMJ* (1996), nr. 313 (7052), pp. 253-258.

Woelk, H., G. Burkhard & J. Grünwald, *J Nervenheilkunde* (1993), nr. 12, pp. 308-313.

Wheatley, D., 2nd International Congres on Phytomedicine, Munich, September 11-14, 1996.

– p. 584-585: Valeriaan en slaapbevorderende effecten (e.v. in combinatie met melisse en hop):

Smidt-Voigt, J., *Therapiewoche* (1986), nr. 36, pp. 663-667.

Kamm-Kohl, A.V., W. Jansen & P. Brockman, *Med Welt* (1984), nr. 35, pp. 1450-1454.

Lindahl, O. & L. Lindwall, *Pharmacol Biochem Behav* (1989), nr. 32, pp. 1065-1066.

Leathwood, P.D., F. Chauffard, E. Heck, e.a., *Pharmacol Biochem Behav* (1982), nr. 17, pp. 65-71.

Leathwood, P.D. & F. Chauffard, *Psychiatr Res* 17 (1983), nr. 2, pp. 115-122.

Leathwood, P.D., F. Chauffard & R. Munoz-Bos, Sleep 1982, 6th European Congres on Sleep Research, Zurich 1982, pp. 402-405.

– p. 381: Venkel en hoestverminderend effect:

Muller-Limmroth, W. & H.H. Frohlich, *Fortschr Med* 98 (1980), nr. 3, pp. 95-101.

– p. 381: Venkel en vermindering van spijsverteringsklachten zoals krampen, winderigheid:

Westphal, J., M. Hörning & K. Leonhardt, *Phytomedicine* 2 (1996), nr. 4, pp. 285-291.

Silberhorn, H., N. Landgrebe, D. Wohling, e.a., 6th Phytotherapy Conference, Berlin October 5-7, 1995.

2   Fetrow, C.W. & R. Avila Juan, *Professional's handbook of complementary & alternative medicine*. Springhouse Corporation, Pennsylvania 1999.
Relevante onderzoeken voor de inhoud van dit hoofdstuk:
– p. 28: *Aloe vera* en ontstekingsremmende, bevochtigende, wondhelende en jeukstillende werking op de huid:
Grindlay, D. & T. Reynolds, 'The *Aloe vera* phenomenon: a review of the properties and modern use of the leaf parenchyma gel'. J *Ethnopharmacol (1986)*, nr. 16, pp. 117-51.
– p. 276: Gember en zwangerschapsmisselijkheid:
Fischer-Rasmussen T, e.a., 'Ginger treatment of hyperemesis gravidum'. *Eur Journal of Obstetric Gynaecology Reproductive Biology* (1990), nr. 38, pp. 19-24.
– p. 416: Goudsbloem en wondheling:
Klouchek-Popova, E., e.a., 'Influence of the physiological regeneration and epithelisation using fractions isolated from *Calendula officinalis*'. *Acta Physiology Pharmacology Bulgaria* (1982), nr. 8, pp. 63-67.
– p. 259: Lijnzaadolie en gewichtstoename bij hiv-patiënten:
Sittman, U., e.a., 'Weight gain and increased concentrations receptor proteins for tumor necrosis factor after patient with symptomatic HIV infection recieved fortified nutrition support'. *Journal Am Diet Association* (1996), nr. 96, pp. 565-69.
– p. 594: Vuilboom (senna) en laxerende eigenschappen:
Morton, J.F., 'Major medicinal plants – Botany, culture and uses'. Charles C. Thomas, Bannerstone House, Springfield 1977.
3   Sonn, A. & U. Bühring, *Heilpflanzen in der Pflege*. Verlag Hans Huber, Bern 2004.
Therapeutische toepassing uit positieve monografieën: Kommission E van Blumenthal, Busse, Goldberg e.a., *The complete German Commission E Monographs; Therapeutic guide tot herbal medicine*. 1st ed. America Botanical Counsil 1998.
4   Munck-Khoe, L.K. de, 'Farmacovigilantie van fytotherapeutica; het Verenigd Koninkrijk als voorbeeld'. In: *Nederlands Tijdschrift voor Fytotherapie* 17 (december 2005), nr. 4, pp. 5-9.
5   Halkes, S.B.A., 'Fytotherapie: van wetenschap naar patiëntenzorg'. Een congresverslag. In: *Nederlands Tijdschrift voor Fytotherapie* 17 (juli 2004), nr. 2, pp. 3-15.
6   Asseldonk, A.G.M. van, O.S. Kievit & I. van der Venne, 'Reacties op het Warenwetbesluit Kruidenpreparaten'. In: *Nederlands Tijdschrift voor Fytotherapie* 14 (april 2001), nr. 1, pp. 4-16.
7   Asseldonk, A.G.M. van, 'Kruiden als geneesmiddel: een toelichting op veel gestelde vragen'. In: *VNT-nieuws* (juli 2005), pp. 11-13.
8   Glossary voor 'Quality of Herbal Remedies', 'The rules governing medicinal products in The European Community, Vol. III. Guidelines on the Quality, safety and efficacy of medicinal products for human use' (pdf op http://ec.europa.eu).
9   Verhelst, G., *Groot handboek geneeskrachtige planten, leidraad voor fytotherapie*. BVBA Mannavita, Wevelgem 2005.
10 Glazer, H., *Alte und neue Hausmittel zur äusseren Anwendung*. Gesundheitsplege-Initiative, 1999.
11 McCloskey, J.C. & G.M. Bulechek, *Verpleegkundige interventies*. Elsevier Gezondheidszorg, Maarssen 2002[2].
12 Glazer, H., *Erfolgreiche Wundbehandlung, aus der Praxis der anthroposophisch erweiterten Kranken-Plege*. Verlag Urachshaus, 2000.

13 Plantenmonografieën van de European Scientific Coöporative on fytotherapy (ESCOP), Exeter/Devon 1996.
Relevante monografieën en therapeutische indicatie zie tabel 3.1 en 4.1.

14 Pommier, P., F. Gomez, M.P. Sunyach, e.a., 'Phase III randomized trial of *Calendula officinalis* compared with tromaline for prevention of acute dermatitis during irridiation for breast cancer'. In: *Journal of Oncology* (2004), nr. 22, pp. 1447-1453.

15 Woerdenbag, H.J., J.H. van Meer, 'Fytotherapeutica voor dermatologische toepassing, een kort overzicht van traditionele huidmiddelen'. In: *Nederlands Tijdschrift voor Fytotherapie* 14 (december 2001), nr. 4, pp. 2-3.

16 Munck-Khoe, L.K. de, 'Wilgenbast (*Salicis cortex*), een comeback als veilige pijnstiller?' In: *Nederlands Tijdschrift voor Fytotherapie* 14 (zomer 2001), nr. 2, pp. 3-10.

17 Graeff, A. de, E.H. Verhagen, M.R. Eliel, e.a., *IKMN, Oncologieboek, deel II. Richtlijnen palliatieve zorg.* Hoofdstuk complementaire zorg. IKMN, Utrecht 2002, pp. 351-356.

18 Asseldonk, A.G.M. van & H.F. Smit, 'Fytotherapie en (on)veiligheid in relatie tot de gevaren verbonden aan synthetische geneesmiddelen'. In: *Nederlands Tijdschrift voor Fytotherapie* 17 (december 2004), nr. 4, pp. 10-14.

19 Halkes, S.B.A., 'Fytotherapie bij zwangerschap'. In: *Nederlands Tijdschrift voor Fytotherapie* 17 (najaar 2004), nr. 3, pp. 2-7.

20 Newall, C.A., L.A. Anderson & D.J. Phillipson, *Herbal medicines, a guide for health care professionals.* 1996.
Relevante onderzoeksbeschrijvingen:
– p. 70: Kamillemondspoeling bij stomatitis:
Mann, C. & E.J. Staba, 'The chemistry, pharmacology en commercial formulations of chamomile'. In: *Herbs, spices and medical plants: recent advances in botany, horticulture and pharmacology,* vol. 1. Oryx Press, Arizona 1986, pp. 235-80.
– Calendula en vermindering van pijn:
Casley-Smith, J.R., 'The effect of unguentum lymfaticum on acute experimental lymfedema and other high protein edemas'. *Lymfology* (1983), nr. 16, pp. 150-6.

21 Halkes, S.B.A., F.J. Zijm & J.H. van Meer, 'Interacties tussen voedingsmiddelen, fytotherapeutica en geneesmiddelen, een kort overzicht'. In: *Nederlands Tijdschrift voor Fytotherapie* 13 (voorjaar 2000), nr. 1, pp. 15-18.

22 Verslag van congres 'Fytotherapie, van wetenschap naar patiëntenzorg'; van Nationaal PAO-centrum Pharmacie in samenwerking met de Nederlandse Vereniging voor Fytotherapie; 13 mei 2004.

23 Gordon, M., *Handleiding verpleegkundige diagnostiek.* Elsevier, Maarssen 2002.

Hoofdstuk 13

1 Lawless, J., *Encyclopedie van de etherische oliën.* De Ster, Tilburg 1997, pp. 13-20.

2 Price, S. & L. Price, *Aromatherapy for health professionals.* Churchill Livingstone, London 1997.
Gebruikte onderzoeken uit dit boek: Etherische olie tijdens de bevalling:
– pp. 193-194: Burns, E. & D. Blamey, 'Using aromatherapy in childbirth'. In: *Nursing Times* 90 (1994), nr. 9, pp. 9-11.
– pp. 194: Reed, L. & S. Norfolk, 'Aromatherapy in midwifery'. In: *Aromatherapy World* (1993), pp. 15-17.

3 Boogaart, J., M. Busch, A.P. Visser & M. Wysmans, *Implementatie van complementaire zorg; onderzoek naar de factoren die het implementatieproces van complementaire zorg in de standaardzorg beïnvloeden*. Helen Dowling Instituut, Utrecht 2004.

4 Tisserand, R. & T. Balacs, *Essential oils safety, a guide for health care professionals*. Churchill Livingstone, Edinburgh 1995.

5 Corbin, A., *Pestdamp en bloesemgeur; een geschiedenis van de reuk*. Sun, Nijmegen 1986.

6 http://www.nobelprize.org/medicine/2004/press.html.

7 Vroon, P., A. van Amerongen & H. de Vries, *Verborgen verleider, psychologie van de reuk*. AMBO, Baarn 1994.

8 Buckle, J., *Clinical aromatherapy, essential oils in practice*. Churchill Livingstone, New York 2003. Gebruikte onderzoeken uit dit boek: Reactie van het lichaam op inhalatie van geuren:
– pp. 105: Saeki, Y. & M. Shiohara, 'Physiological effects of inhaling fragrances'. In: *International Journal of Aromatherapy* 11 (2001), nr. 3, pp. 118-125.
Massage met en zonder etherische olie:
– pp. 242: Stevenson, C., 'Orange blossom evaluation'. In: *International Journal of Aromatherapy* 4 (1992), nr 3, pp. 22-24.
Angst, spanning, onrust, depressie:
– pp. 236: Lehrner, J., C. Eckersberger, P. Walla, e.a., 'Ambient odour of orange in a dentist office reduces anxiety and improves mood in female patients'. In: *Physiology & Behaviour* 71 (2000), nr. 1-2, pp. 83-86.
– pp. 242: Woolfson, A. & D. Hewitt, 'Intensive aroma care'. In: *International Journal of Aromatherapy* 4 (1992), nr. 2, pp. 12-13.
Pijn:
– pp. 220: Wilkinson, S., 'Aromatherapy and massage in palliative care'. In: *International Journal of Palliative Nursing* 1 (1995), nr. 1, pp. 21-30.
– pp. 220: Gobel, H., G. Schmidt & D. Soyka, 'Effect of peppermint and eucalyptus oil preparations on neurophysiological and experimental algesimetric headache parameters'. In: *Cephalalgia* (1991), nr. 14, pp. 228-234.
– pp. 221: Krall, B. & W. Kraus, *Efficacy and tolerance of menthe arvensis aethooeroleum*. International symposium on essential oils, Berlin 1993.
Infectie:
– pp. 174: Mazurella, J. & N. Siculerra, 'Antibacterial activity of essential oil vapors'. In: *Journal of the American Pharmaceutical Association (scientific edition)* 49 (1960), nr. 11, pp. 693-695.
– pp. 183: May, G. & G. Willuhn, 'Antiviral activity of aqueous extracts from medicinal plants in tissue cultures'. In: *Arzneimittel-Forschung Drug Research* 28 (1979), nr. 1, pp. 1-7.
– pp. 188: Galal, E., M. Adel & S. El-Sherif, 'Evaluation of certain volatile oils for their antifungal properties'. In: *Journal of Drug Research* 5 (1973), nr. 2, pp. 235-245.
– pp. 193: Hammer, K., C. Carson & T. Riley, 'Antimicrobial activity of essential oils and other plant extracts'. In: *Journal of Applied Microbiology* 86 (1999), nr. 6, pp. 985-990.
– pp. 223: Wagner, H., M. Wierer & R. Bauer, 'In vitro inhibition of prostaglandin biosynthesis by essential oils and phenolic compounds'. In: *Planta Medica* 52 (1986), nr. 3, pp. 184-187.

Ademhalingsproblemen:
- pp. 367: Ferley, J., N. Poutignat & D. Mirou, 'Prophylactic aromatherapy for supervening infections in patients with chronic bronchitis. Statistical evaluation conducted in clinics against a placebo'. In: *Phytotherapy Research* 3 (1989), nr. 3, pp. 97-100.
- pp. 367: Lockhart, N., *Inhalation of frankincense and its effect on asthmatics*, unpublished dissertation. R.J. Buckle, Hunter 2000.

Terminale zorg:
- pp. 307: Katz, J., *Does aromatherapy enhance the dying process?*, unpublished dissertation. R.J. Buckle, Hunter 1999.
- pp. 307: O'Keefe, M., *The effects of Boswellia carteri and Lavendula angustifolia on the dying process*, unpublished dissertation. R.J. Buckle, Hunter 2000.

9 Graeff, A. de, E.H. Verhagen, M.R. Eliel, e.a., *Oncologieboek. Richtlijnen palliatieve zorg. Deel II.* IKMN, Utrecht 2002.

10 Graeff, A. de, G.M. Hesselmann & R.J.A. Krol, e.a., *Palliatieve zorg. Richtlijnen voor de praktijk.* VIKC, Utrecht 2006, pp. 102-110.

11 Lawless, J., *Het complete handboek etherische oliën, geïllustreerde encyclopedie voor de toepassing van oliën in aromatherapie en kruidengeneeskunde.* Elmar, Beverwijk 1997.

12 Fischer-Rizzi, S., *Himmlische Düfte, Aromatherapie, Anwendung wohlriechender Pflanzenessenzen und ihre Wirkung auf Körper und Seele.* AT Verlag, Aarau 2002.

13 Rijpkema, H., *Aromecum, aromatherapie van absint tot zonnebloem.* Beljon, Breda 2004.

14 Vanhove, M. & G. Devliegere, *Etherische oliën, handboek voor aromatherapie.* De Eenhoorn, Wielsbeke 1994.

15 Rijpkema, H., *Echte lavendel, de meest veelzijdige olie; ervarings- en wetenschappelijke gegevens op een rij.* SANGO, Breda 2004.

16 Gordon, M., *Proces en toepassing.* Lemma, Utrecht 1995.

17 McCloskey, J.C. & G.M. Bulechek, *Verpleegkundige interventies.* Elsevier Gezondheidszorg, Maarssen 1999.

18 Fellowes, D., K. Barnes & S. Wilkinson, 'Aromatherapy and massage for symptom relief in patients with cancer'. *Cochrane Database* (2004), nr. 2, CD2287.

19 Rankin-Box, D., *The nurses handbook of complementary therapies.* Ballière Tindall, London 2001.

20 Kerr, J., 'Using essential oils in wound care'. In: *In Essence* 1 (1999), nr. 4, pp. 13-17.

21 Kerr, J., 'Using essential oils in wound care for the elderly'. In: *Aromatherapy Today* (2002), nr. 23, pp. 14-19.

22 Sherry, E. e.a., 'Topical application of a new formulation of eucalyptus oil phytochemical clears methicillin-resistant *Staphylococcus aureus* infection'. In: *Aromatherapy Today* 29 (2002), nr. 3, pp. 346.

23 Satchell, A.C., A. Saurajen, C. Bell, e.a., 'Treatment of dandruff with a 5% teatree oil shampoo'. In: *Journal of the American Academy of Dermatology* (2002), nr. 47.

24 Henry, J., 'Aromatherapy for people with dementia'. In: *In Essence* 2 (2003), nr. 3, pp. 23-25.

25 Koot-Fokkink, A., *Aroma-activiteiten met ouderen.* HB Uitgevers, Baarn 2004.

26 Lemon, K., 'An assessment of treating depression and anxiety with aromatherapy'. In: *The International Journal of Aromatherapy* 14 (2004), nr. 2, pp. 63-69.

27 Wijk-Veldman, I. van & A. Visser, *Complementaire zorgvormen in het verpleeghuis. Onderzoek naar de effecten van aromatherapie en massage in verpleeghuis en reactiveringscentrum Antonius IJsselmonde te Rotterdam.* Stichting MAIA, Rotterdam 2001.

28 Wilkinson, S., J. Aldridge, I. Salmon, e.a., 'An evaluation of aromatherapy massage in palliatieve care'. In: *Palliative Medicine* 13 (1999), nr. 5, pp. 409-417.

29 Dunn, C., J. Sleep & D. Collet, 'Sensing an improvement: an experimental study to evaluate the use of aromatherapy, massage and periods of rest in an intensive care unit'. In: *Journal of Advanced Nursing* (1995), nr. 21, pp. 34-40.

30 Weert, J. van, *Multi-sensory stimulation in 24 h dementia care*, download van samenvatting www.nivel.nl 2004.

31 Burns, E., C. Blamey, S.J. Ersser, e.a., 'The use of aromatherapy in intrapartum midwifery practice, an observational study'. In: *Complementary Therapies in Nursing & Midwifery* (2000), nr. 6, pp. 33-34.

Hoofdstuk 14

1 Broeckx, J.L., *Grondslagen van de muziekgeschiedenis*. Metropolis, Antwerpen 1972.

2 Ruud, E., *Musikk som kommunikasjon og samhandling. Teoretiske perspektiv på musikkterapien.* Solum Forlag, Oslo 1990.

3 Bjørkvold, J., *Det musiske mennesk*. Freidig Forlag, Oslo 1998.

4 Thompson, R.G., e.a., 'Music enhances category fluency in healthy older adults and Alzheimer's disease patients'. In: *Experimental Aging Research* 31 (2005), nr. 1, pp. 91-99.

5 Smeijsters, H., *Handboek creatieve therapie*. Coutinho, Bussum 2000.

6 Gordon, M., *Proces en toepassing*. Lemma, Utrecht 1995, pp. 433-436.

7 McCloskey, J.C. & G.M. Bulechek, *Verpleegkundige interventies*. Elsevier Gezondheidszorg, Maarssen 1999, pp. 702-781, pp. 117-118, pp. 461.

8 Smeijsters, dr. H., *Neurologische en fysiologische aspecten van muziektherapie*. Melos, Heerlen 1996.

9 Clynes, M., *Music, mind and brain. The neuropsychology of music*. Plenum Press, New York 1983.

10 Krout, R.E., 'The effect of single-session music therapy interventions on the observed and self-reported levels of pain control, physical comfort, and relaxation of hospice patients'. In: *The American Journal of Hospice and Palliative Care* 18 (2001), nr. 6, pp. 383-90.

11 Hsu, W.C. & H.L. Lai, 'Effects of music on major depression in psychiatric inpatients.'In: *Archives of Psychiatric Nursing* 18 (2004), nr. 5, pp. 193-199.

12 Triller, N. e.a., 'Music during bronchoscopic examination: the physiological effects'. In: *Respiration* (november 2005), 15.

13 Cooke, M., W. Chaboyer & H.A. Hiratos, 'Music and its effect on anxiety in short waiting periods: a critical appraisal'. In: *Journal of clinical nursing* 14 (2005), nr. 2, pp. 145-155.

14 Burns, D., 'Geleide imaginatie en muziek, Het effect van geleide imaginatie en muziek op de stemming en kwaliteit van leven van kankerpatiënten'. In: *Jounal of Music Therapy* 38 (2001), nr. 1, pp. 51-65.

15 Ruth, M. & R. Locsin, 'The effect of music listening on acute confusion and delirium in elders undergoing elective hip and knee surgery'. In: *Journal of Clinical Nursing* 13 (2004), nr. 6B, pp. 91-96.

16 Bloo, G.J.A., *De effectiviteit van muziek als interventie om acute pijn en angst te verminderen bij volwassen patiënten*. Universitair systematische review 06/04/2004 19/07/2004. UMCN St Radboud, Nijmegen 2002.

17 Tse, M.M., M.F. Chan & I.F. Benzie, 'The effect of music therapy on postoperative pain, heart rate, systolic blood pressures and analgesic use following nasal surgery'. In: *Journal Palliative Care Pharmacotherapy* 19 (2005), nr. 3, pp. 21-29.

18 McCaffrey, R. & E. Freeman, 'Effect of music on chronic osteoarthritis pain in older people'. In: *Journal of Advanced Nursing* 44 (2003), nr. 5, pp. 517-524.

19 Bernatzky, G., e.a., 'Stimulating music increases motor coordination in patients afflicted with morbus Parkinson'. In: *Neuroscience Letters* 6 (2004), nr. 361(1-3), pp. 4-8.

20 Standley, J.M., 'The effect of music and multimodal stimulation on responses of premature infants in neonatal intensive care'. In: *Pediatric Nursing* 24 (1998), nr. 6, pp. 532-538.

21 Bloemendal, G., *Met de muziek mee, muziek met (dementerende) ouderen.* Elsevier Gezondheidszorg, Maarssen 2001.

22 Bernardi, L., e.a., 'Cardiovascular, cerebrovascular and respiratory changes induced by different types of music in musicians and non-musicians: the importance of silence'. In: *Heart (British Cardiac Society)* (september 2005), 30.

23 Almerud, S. & K. Petersson, 'Music therapy a complementary treatment for mechanically ventilated intensive care patients'. In: *Intensive and Critical Care Nursing* 19 (2003), nr. 1, pp. 21-30.

24 Lai, H.L. & M. Good, 'Music improves sleep quality in older adults'. In: *Journal of Advanced Nursing* 49 (2005), nr. 3, pp. 234-244.

25 Baker, F., T. Wigram & C. Gold, 'The effects of a song-singing programme on the affective speaking intonation of people with traumatic brain injury'. In: *Brain Injury* 19 (2005), nr. 7, pp. 519-528.

26 Hilliard, R.E., 'The effects of music therapy on the quality and length of life of people diagnosed with terminal cancer'. In: *Journal of Music Therapy* 40 (2003), nr. 2, pp. 113-137.

27 McCaffrey, R. & R.C. Locsin, 'Music listening as a nursing intervention: a symphony of practice'. In: *Holistic Nursing Practice* 16 (2002), nr. 3, pp. 70-77.

Hoofdstuk 15

1 Snyder, M., *Independent nursing interventions.* Delmar Publisher Inc., Albany 1992, pp. 47-62.

2 Brown, B., *Stress and the art of biofeedback.* Bantam, New York 1977.

3 Khan, H.I., *Het mysterie van de adem.* Sufi International Headquarters Publishing Society, Genève 1969.

4 Bernards, J.A. & L.N. Bouman, *Fysiologie van de mens.* Bohn, Scheltema & Holkema, Utrecht 1983, pp. 87-110.

5 Kirchman, L.L., J.C. Jansen & A.A. van Horssen, *Anatomie, fysiologie en enige pathologie.* De Tijdstroom, Lochem-Gent 1985, pp. 423-483.

6 Parow, J., *Ademhandboekje, ademgymnastiek en ademtherapie.* De Driehoek, Amsterdam 1981.

7 Borkovec, T., D. Kaloupek & K. Slama, 'The facilitative effect of muscle tension-release in the relaxation treatment of sleep disturbance'. In: *Behavior Therapy* 6 (1975), pp. 301-309.

8 Bentema, R., 'De adem van het leven. Adem en angst'. In: *Prana* (1991), nr. 16, pp. 30-35.

9 Jacobson, E., *Anxiety and tension control; a physiologic approach.* J.B. Lippincott, Philadelphia 1964.

10 Shapiro, S. & P. Lehrer, 'Psychophysiological effects of autogenic training and progressive relaxation'. In: *Biofeedback and self-regulation* (1980), nr. 5, pp. 249-255.

11 Dijk, P. van, *Geneeswijzen in Nederland. Compendium van alternatieve geneeswijzen.* Ankh Hermes, Deventer 2003, p. 19.

12 Dixhoorn, J.J. van, *Ontspanningsinstructie. Principes en oefeningen.* Elsevier Gezondheidszorg, Maarssen 2001.

13 Meijer, K., *Handboek Psychosomatiek*. HB Uitgevers, Baarn 2004.

14 CD-reeks 'Gezonde Verbeelding'. Elsevier Gezondheidszorg & Van Praag Instituut, Maarssen 2005.

15 McCloskey, J.C. & G.M. Bulechek, *Verpleegkundige interventies*. Elsevier Gezondheidszorg, Maarssen 1999.

16 Gordon, M., *Proces en toepassing*. Lemma, Utrecht 1995.

16 McCloskey, J.C. & G.M. Bulechek, *Verpleegkundige interventies*. Elsevier Gezondheidszorg, Maarssen 1999.

17 McCloskey, J.C. & G.M. Bulechek, *Verpleegkundige interventies*. Deel IV Koppeling tussen de NIC-interventies en de NANDA-diagnosen. Elsevier Gezondheidszorg, Maarssen 1999, pp. 832-955.

18 Heide, F. & T. Borkovec, 'Relaxation induced anxiety: mechanisms and theoretical implications'. In: *Behavior Research and Therapy* (1984), nr. 22, pp. 1-12.

19 Snyder, M., 'Effect of relaxation on psychosocial functioning in persons with epilepsy'. In:*Journal of Neurosurgical Nursing* (1984), nr. 15, pp. 250-225.

20 Flaherty, G. & J. Fitzpatrick, 'Relaxation technique to increase comfort level of postoperative patients: a preliminary study'. In: *Nursing Research* (1998), nr. 27, pp. 352-355.

21 'NIH technology assessment panel on integration of behavioral and relaxation approaches into the treatment of chronic pain and insomnia'. In: *JAMA* (1998), nr. 276, pp. 313-318.

22 McCaffert, M. & C. Pasero, *Clinical manual: practical nondrug approaches to pain*. Mosby, St. Louis 1999.

23 Renfroe, K.L., 'Effect of progressive relaxation on dyspnoea and state anxiety in patients with chronic obstructive pulmonary disease'. In: *Heart Lung* (1988), nr. 17, pp. 408-413.

24 Quirijnen, J.M.S.P., *Progressieve spierrelaxatie in combinatie met geleide verbeelding ter reductie van misselijkheid en braken als gevolg van chemotherapie*. Academisch Proefschrift. Utrecht 1991.

25 Walker, L.G., M.B. Walker & K. Ogston, 'Psychological, clinical and pathological effects of relaxation training and guided imagery during primary chemotherapy'. In: *British Journal of Cancer* (1999), nr. 80, pp. 262-268.

26 Decker, T.W., J. Cline & M. Gallagher, 'Relaxation therapy as an adjunct in radiation oncology'. In:*Journal of Clinical Psychology* (1992), nr. 48, pp. 388-393.

27 Luebbert, K., B. Dahme & M. Hasenbring, 'The effectiveness of relaxation training in reducing treatment-related symptoms and improving emotional adjustment in acute non-surgical cancer treatment: a meta-analytical review'. In: *Psycho-oncology* (2001), nr. 10, pp. 490-502.

28 Graffam, S. & A. Johnson, 'A comparison of two relaxation strategies for the relief of pain and its distress'. In:*Journal of Pain and Symptom Management* (1987), nr. 2, pp. 229-231.

29 Sloman, R.P., E. Brown, E. Aldana & E. Chee, 'The use of relaxation for the promotion of comfort and pain relief in persons with advanced cancer'. In: *Contemporary Nursing* (1994), nr. 3, pp. 333-339.

30 Sloman, R., 'Relaxation and imagery for anxiety and depression control in community patients with advanced cancer'. In: *Cancer Nursing* (2002), nr. 25, pp. 432-435.

31 Holland, J.C., G.R. Morrow & A. Schmale, 'A randomised clinical trial of alprazolam versus progressive muscle relaxation in cancer patients with anxiety and depressive. In: *Journal of Clinical Oncology* (1991), nr. 9, pp. 1004-1011.

32 Petersen, R.W. & J.A. Quinlivan, 'Preventing anxiety and depression in gynaecological cancer: a randomized controlled trial'. In: *British Journal of Obstetrics and Gynaecology* (2002), nr. 109, pp. 386-394.

33 Fleming, U., 'Relaxation therapy for far-advanced cancer'. In: *Practitioner* (1985), nr. 229, pp. 471-475.

34 Yessavage, J.A., 'Relaxation and memory training in 39 elderly patients'. In: *American Journal of Psychiatry* (1984), nr. 141, pp. 778-781.

35 Zuckerman, M., 'The development of an adjective checklist for the measurement of anxiety'. In: *Journal of Consulting Psychology* (1960), nr. 24, pp. 457-462.

36 McNair, D.M., M. Lorr & L.F. Droppleman, *Profile of moods*. Educational and Industrial Testing Service, San Diego 1971.

37 Melzack, R. & P. Wall, 'Pain mechanisms: a new theory'. In: *Science* (1965), nr. 150, pp. 971-978.

38 Greziak, R., 'Relaxation techniques in treatment of chronic pain'. In: *Archives of Physical Medicine and Rehabilitation* (1977), nr. 58, pp. 270-272.

39 Snyder, M., 'Effect of relaxation on psychosocial functioning in persons with epilepsy'. In: *Journal of Neurosurgical Nursing* (1983), nr. 15, pp. 250-254.

40 Beiman, I., L. Graham & A. Ciminero, 'Self-control progressive relaxation as an alternative non-pharmocological treatment for essential hypertension: therapeutic effects in the natural environment'. In: *Behavior Research and Therapy* (1978), nr. 16, pp. 371-375.

41 Pender, N., 'Effects of progressive muscle relaxation training on anxiety and health locus of control among hypertensive adults'. In: *Research in Nursing and Health* (1985), nr. 8, pp. 67-82.

42 Broussard, R., 'Using relaxation for COPD'. In: *American Journal of Nursing* (1963), p. 79.

43 Alexander, A., 'Systematic relaxation and flow rates in asthmatic children: relationship to emotional precipitants and anxiety'. In: *Journal of Psychosomatic Research* (1972), nr. 16, pp. 405-410.

44 Freedberg, P.D., L.A. Hoffman, W.C. Light & M.K. Kreps, 'Effect of progressive relaxation on the objective symptoms and subjective responses associated with asthma'. In: *Heart and Lung* (1987), nr. 16, pp. 24-30.

45 Flaherty, G. & J. Fitzpatrick, 'Relaxation technique to increase comfort level of postoperative patients: a preliminary study'. In: *Nursing Research* (1978), nr. 27, pp. 352-355.

46 Baird, C.L. & L. Sands, 'A pilot study of the effectiveness of guided imagery with progressive muscle relaxation to reduce chronic pain and mobility difficulties of osteoarthritis'. In: *Pain Management Nursing* (2004), nr. 5, pp. 97-104.

47 Fors, E.A., H. Sexton & K.G. Gotestam, 'The effect of guided imagery and amitriptyline on daily fibromyalgia pain: a prospective, randomized, controlled trial'. In: *Journal of Psychiatric Research* (2002), nr. 36, pp. 179-87.

48 Mannix, L.K., R.S. Chandurkar, L.A. Rybicki, D.L. Tusek & G.D. Solomon, 'Effect of guided imagery on quality of life for patients with chronic tension-type headache'. In: *Headache* (1999), nr. 39, pp. 326-34.

49 Manyande, A., S. Berg, D. Gettins, S.C. Stanford, e.a., 'Preoperative rehearsal of active coping imagery influences subjective and hormonal responses to abdominal surgery'. In: *Psychosomatic Medicine* (1995), nr. 57, pp. 177-82.

50 Renzi, C., L. Peticca & M. Pescatori, 'The use of relaxation techniques in the peri-operative management of proctological patients: preliminary results'. In: *International Journal of Colorectal Disease* (2000), nr. 15, pp. 313-16.

51 Halpin, L.S., A.M. Speir, P. CapoBianco & S.D. Barnett, 'Guided imagery in cardiac surgery'. In: *Outcomes Management* (2002), nr. 6, pp. 132-7.

52 Kuiken, D. van, 'A meta-analysis of the effect of guided imagery practice on outcomes'. In: *Journal of Holistics Nursing* (2004), nr. 22, pp. 164-79.

53 Donaldson, V.W., 'A clinical study of visualization on depressed white blood cell count in medical patients'. In: *Applied Psychophysiol Biofeedback* (2000), nr. 25, pp. 117-128.

54 Baider, L., T. Peretz, P.E. Hadani & U. Koch, 'Psychological intervention in cancer patients: a randomized study'. In: *General Hospital Psychiatry* (2001), nr. 23, p. 272.

55 Lazarus, R.S. & S. Folkman, *Stress, appraisal of coping*. Springer, New York 1984.

56 Targ, E.F. & E.G. Levin, 'The efficacy of a mind-body-spirit group for women with breast cancer: a randomized controlled trial'. In: *General Hospital Psychiatry* (2002), nr. 24, pp. 238-248.

Hoofdstuk 16

1 Boogerd, H. van de & I. Tyson, 'Meer dagen rust, helderheid en plezier: TT bij een verstandelijk gehandicapte vrouw'. In: *TT-Wijzer* (2004), nr. 9, pp. 13-15.

2 McCloskey, J.C. & G.M. Bulechek, *Verpleegkundige interventies*. De Tijdstroom, Utrecht 1997, pp. 497.

3 Quinn, J.F., 'Therapeutic touch as energy exchange: testing the theory'. In: *Advances in Nursing Science* (1984), nr. 6, pp. 42-49.

4 Meehan, Th.C., 'Therapeutic touch and postoperative pain: a Rogerian research study'. In: *Nursing Science Quarterly* (1993), nr. 6, pp. 69-78.

5 Samarel, N., J. Fawcett, M.M. Davis & F.M. Ryan, 'Effects of dialogue and therapeutic touch on preoperative and postoperative experiences of breast cancer surgery: an exploratory study'. In: *Oncology Nursing Forum* (1998), nr. 25, pp. 1369-1376.

6 Rogers, M.E., 'Nursing: science of unitary, irreducible, human beings: update 1990'. In: E.A.M. Barrett (ed.), *Visions of Rogers' science based nursing*. National League for Nursing Press, New York 1990, pp. 5-12.

7 Gordon, M., *Proces en toepassing*. Lemma, Utrecht 1995.

8 Eybrechts, M.V. & M. Busch, *Hoe evidence based is therapeutic touch?* Van Praag Instituut, Utrecht 2006.

9 Peters, R.M., 'The effectiveness of therapeutic touch: a meta-analytic review'. In: *Nursing Science Quarterly* (1999), nr. 12, pp. 52-61.

10 Winstead-Fry, P. & J. Kijek, 'An integrative review and meta-analysis of therapeutic touch research'. In: *Alternative Therapies* (1999), nr. 5, pp. 58-67.

11 Woods, D.L. & M. Dimond, 'The effect of therapeutic touch on agitated behavior and cortisol in persons with Alzheimers' disease'. In: *Biological Research for Nursing* (2002), nr. 4, pp. 104-114.

12 Turner, J.G., A.J. Clark, D.K. Gauthier & M. Williams, 'The effect of therapeutic touch on pain and anxiety in burn patients'. In: *Journal of Advanced Nursing* (1998), nr. 28, pp. 10-20.

13 Smyth, D., 'Healing through nursing: the lived experience of therapeutic touch, part 1'. In: *Australian Journal of Holistic Nursing* (1995), nr. 3, pp. 18-24.

14 Samarel, N., 'The experience of receiving therapeutic touch'. In: *Journal of Advanced Nursing* (1992), nr. 17, pp. 651-657.

15 Hughes, P.P., R. Meize-Grochowski & C.N. Harris, 'Therapeutic touch with adolescent psychiatric patients'. In: *Journal of Holistic Nursing* (1996), nr. 14, pp. 6-23.

16 Hoeve, J.C. van, *De toepassing van therapeutic touch in Nederland*. Afstudeeronderzoek verplegingswetenschap. Maastricht 1998.

17 Threels-Eenkhoorn, T., *Therapeutic touch bij mensen met multiple sclerose*. Van Praag Instituut, Utrecht 2001.

18 Busch, M., 'Zorg voor verstandelijk gehandicapten is stilstaan bij jezelf'. In: *TT-Wijzer* (2003), nr. 8, pp. 7-11.

19 Bosga, D., 'TT op een afdeling psychiatrie'. In: *TT-Wijzer* (2005), nr. 10, pp. 9-13.

20 Busch, M., 'TT in het hospice: 'Je wordt er zo rustig van...''. In: *TT-Wijzer* (2003), nr. 8, pp. 6-9.

21 Busch, M., 'TT in een psychotherapeutische praktijk'. In: *TT-Wijzer* (2005), nr. 10, pp. 6-8.

22 Denison, B., 'Touch the pain away: new research on therapeutic touch and persons with fibromyalgia syndrome'. In: *Holistic Nursing Practice* (2004), nr. 18, pp. 142-151.

23 Cox, C. & J. Hayes, 'Physiologic and psychodynamic responses to the administration of therapeutic touch in critical care'. In: *Complementary Therapy in Nursing and Midwifery* (1999), nr. 5, pp. 87-92.

24 Peck, S.D., 'The efficacy of therapeutic touch for improving functional ability in elders with degenerative arthritis'. In: *Nursing Science Quarterly* (1998), nr. 11, pp. 123-132.

25 Giasson, M., G. Leroux, H. Tardif & L. Bouchard, 'Therapeutic touch'. In: *Infirmière du Quebec* (1999), nr. 6, pp. 38-47.

26 Gagne, D. & R.C. Toye, 'The effects of therapeutic touch and relaxation therapy in reducing anxiety'. In: *Archives of Psychiatric Nursing* (1994), nr. 8, pp. 184-9.

27 Giasson, M., Bouchard, L., 'Effect of therapeutic touch on the well-being of persons with terminal cancer'. In: *Journal of Holistic Nursing* (september 1998), nr. 16, pp. 383-398.

28 Ireland, M., 'Therapeutic touch with HIV-infected children: a pilot study'. In: *The Journal of the Association of Nurses in AIDS Care* (1998), nr. 9, pp. 68-77.

29 Lafreniere, K.D., B. Mutus, S. Cameron, M. Tannous, M. Giannotti, H. Abu-Zahra & E. Laukkanen, 'Effects of therapeutic touch on biochemical and mood indicators in women'. In: *Journal of Alternative and Complementary Medicine* (1999), nr. 5, pp. 367-370.

30 Olson, M. & N. Sneed, 'Anxiety and therapeutic touch'. In: *Issues in Mental Health Nursing* (1995), nr. 16, pp. 97-108.

31 Simington, J.A. & G.P. Laing, 'Effects of therapeutic touch on anxiety in the institutionalized elderly'. In: *Clinical Nursing Research* 2 (1993), nr. 4, pp. 438-450.

32 Gordon, A., J.H. Merenstein, F. D'Amico & D. Hudgens, 'The effects of therapeutic touch on patients with osteoarthritis of the knee'. In: *Journal of Family Practice* (1998), nr. 47, pp. 271-277.

33 Keller, E. & V.M. Bzdek, 'Effects of therapeutic touch on tension headache pain'. In: *Nursing Research* (1986), nr. 35, pp. 101-106.

34 Eckes Peck, S.D., 'The effectiveness of therapeutic touch for decreasing pain in elders with degenerative arthritis'. In: *Journal of Holistic Nursing* (1997), nr. 15, pp. 176-198.

35 Smith, D.W., P. Arnstein, K.C. Rosa & C. Wells-Federman, 'Effects of integrating therapeutic touch into a cognitive behavioral pain treatment program. Report of a pilot clinical trial'. In: *Journal of Holistic Nursing* (2002), nr. 20, pp. 367-387.

36 Snyder, M., E.C. Egan & K.R. Burns, 'Interventions for decreasing agitation behaviors in persons with dementia'. In: *Journal of Gerontology Nursing* (1995), nr. 21, pp. 34-40.

Hoofdstuk 17

1 Hupkens, S., 'Complementaire zorg: een waardevolle aanvulling op de verpleegkundige zorgverlening'. In: *Tijdschrift voor Ziekenverpleging* 110 (2001), nr. 10, pp. 302-306.

2 Graaf, T. de, 'Taboe op complementaire zorg'. In: *Zorgvisie* (2003), nr. 5 pp. 26-27.

3 Busch, M. & M. Eybrechts, *Twee vormen van verpleegkundige aandacht: een gerandomiseerd, vergelijkend onderzoek naar het effect van therapeutic touch versus aandacht op angst, pijn, stress en bij brandwondenpatiënten*. Van Praag Instituut, Utrecht 2004.

4 Threels-Eenkhoorn, T., 'Een eigen onderzoek naar TT... Waar moet je aan denken?' In: *TT-Wij-zer* (2000), nr. 19, pp. 18-19.

5 Jong, A. de, H. Vandenbroeke, M. Glorieux, L. de Maesschalck & M. Visser, *Inleiding wetenschappelijk onderzoek voor het gezondheidsonderwijs*. Elsevier Gezondheidszorg, Maarssen 1995.

6 Hart, H. 't, J. van Dijk, M. de Goed, W. Jansen & J. Teunissen, *Onderzoeksmethoden*. Boom, Amsterdam 1998.

7 Polit, D.F. & B.P. Hungler, *Nursing research: principles and methods*. J.B. Lippincott, New York/London/Hagerstown 1991.

8 Lewith, G., W.B. Jonas & H. Walach, *Clinical research in complementary therapies*. Churchill Livingstone, Edinburgh 2002.

9 Vickers, A.J., 'Inspiration and perspiration: what every researcher needs to know before they start'. In: G. Lewith, W.B. Jonas & H. Walach, *Clinical research in complementary therapies*. Churchill Livingstone, Edinburgh 2002.

10 Visser, A., M. Busch & M. Wysmans, *Complementaire zorg in Nederland: pleidooi voor implementatie, opleiding, voorlichting en onderzoek*. Forum Complementaire Zorg, Rotterdam/Utrecht 2004.

11 Schoolmeesters, A., A.P. Visser & P. Edelman, 'Schoonheidsbehandeling bij chemotherapie: een verkenning van de effecten'. In: *Oncologica* (2002), nr. 1, pp. 20-23.

12 Schoolmeesters, A., A.P. Visser & P. Edelman, *Effecten van massage bij chemotherapie*. Helen Dowling Instituut, Utrecht 2001.

13 Berg, M. van den, A. Visser, A. Schoolmeesters, P. Edelman & B. van den Borne, 'Evaluation of haptotherapy for patients with cancer treated with chemotherapy at a day clinic'. In: *Patient Education and Counseling* 60 (2006), nr. 3, pp. 336-343.

14 Schell, N., M. van den Berg & A.P. Visser, *Effecten van gezichtsmassage-ontspanning als complementaire zorgvorm op de kwaliteit van leven van palliatieve kankerpatiënten*. Helen Dowling Instituut, Utrecht 2003.

15 Gelder, R. de, A. Visser, L. van Zuylen, e.a., *Effects of facial massage on quality of life of patients with cancer*. Helen Dowling Instituut, Utrecht 2005.

16 Berg, M. van den & A. Visser, 'Massage en het welzijn van kankerpatiënten: indrukken uit de literatuur'. In: *Psychosociale Oncologie* 10 (2002), nr. 3, pp. 20-21.

17 Wijk, I. van & A.P. Visser, *Complementaire zorgvormen in het verpleeghuis. Deel I. Interim-verslag van het onderzoek naar effecten van aromatherapie en massage in het Verpleeghuis en Reactiveringscentrum Antonius IJsselmonde Rotterdam*. Stichting MAIA, Rotterdam 2001.

18 Kieviet, A., A.P. Visser & I. van Wijk, *Complementaire zorgvormen in het verpleeghuis. Deel III. Onderzoek naar de effecten van het werken met geur, aanraking en muziek in het verpleeghuis Het Zonnehuis te Zuidhorn*. Stichting MAIA, Rotterdam 2003.

19 Visser, A., M. op 't Hoog & J. Taal, 'Creatieve therapie voor mensen met kanker: evaluatie van de cursus Kanker en Beeld'. In: *Tijdschrift Kanker* 29 (2005), nr. 1, pp. 24-27.

20 Threels-Eenkhoorn, T., *Therapeutic touch bij mensen met multiple sclerose*. Van Praag Instituut, Utrecht 2001.

21 Weert, J. van, *Multi-sensory stimulation in 24-hour dementia care*. Proefschrift. NIVEL, Utrecht 2004.

22 Kooij, C. van der, *Gewoon lief zijn?* Proefschrift. Lemma, Utrecht 2001.

23 Boogaart, J., A. Visser, D. de Ridder, M. Busch & M. Wysmans, *Implementatie van complementaire zorg: onderzoek naar factoren die het implementatieproces van complementaire zorg in de standaard zorg beïnvloeden*. Helen Dowling Instituut, Utrecht 2004.

24 Hoenders, R., M. Appelo & F. Milders, 'Complementaire en alternatieve geneeswijzen (CAG) en psychiatrie: feiten en meningen'. In: *Ggzet Wetenschappelijk* 8 (2004), nr. 2, pp. 4-26.

25 Hoeve, J.C. van, *De toepassing van therapeutic touch in Nederland*. Doctoraal scriptie. Universiteit van Maastricht, Maastricht 1998.

26 Dam, F.S.M. van, 'Houtsmuller is in, Moerman is uit: een onderzoek naar het gebruik van alternatieve diëten en andere alternatieve behandelingen door kankerpatiënten in 1999'. In: *Nederlands Tijdschrift voor Geneeskunde* (1999), nr. 143, pp. 1421-1424.

27 Zouwe, N. van der & F.S.M. van Dam, 'De betekenis van alternatieve behandelwijze voor patiënten in de oncologie'. In: J.C.J.M. de Haes, e.a. (red.), *Psychologische zorg in de oncologie*. NKB/Van Gorcum, Amsterdam/Assen 2001.

28 Dijk, P. van, *Geneeswijzen in Nederland. Compendium van alternatieve geneeswijzen*. Uitgeverij Ankh-Hermes, Deventer 2003.

29 Gezondheidsraad, *Alternatieve behandelwijzen en wetenschappelijk onderzoek*. Den Haag 1993.

30 Noorden, A., 'De toepassing van natuurlijke behandelmethoden door verpleegkundigen'. In: *Tijdschrift voor Integrale Geneeskunde* 12 (1996), nr. 5, pp. 198-205.

31 Koot-Fokkink, A., *Aroma-activiteiten met ouderen*. HB Uitgevers, Baarn 2004.

32 Herman, P.M., B.M. Craig & O. Caspi, 'Is complementary and alternative medicine (CAM) cost-effective? A systematic review'. In: *BMC complementary and alternative medicine* (2005), nr. 5, pp. 1-15.

33 Zollman, C. & A. Vickers, 'ABC of complementary medicine. What is complementary medicine?' In: *British Medical Journal* (1999) nr. 39, pp. 693-696.

34 Decker, T.W., J. Cline & M. Gallagher, 'Relaxation therapy as an adjunct in radiation oncology'. In: *Journal of Clinical Psychology* (1992), nr. 48, pp. 388-393.

35 Baider, L., B. Uziely & A. Kaplan De-Noir, 'Progressive muscle relaxation and guided mental imagery in cancer patients'. In: *General Hospital Psychiatry* (1994), nr. 16, pp. 340-347.

36 Lyles, J.N., T.G. Burish, M.G. Krozely, e.a., 'Efficacy of relaxation training and guided imagery in reducing the aversive ness of cancer chemotherapy'. In: *Journal of Consulting and Clinical Psychology* (1982), nr. 50, pp. 509-524.

37 Syrjala, K.L., G.W. Donaldson, M.W. Davis, M.E. Kippes & J.E. Carr, 'Relaxation and imagery and cognitive-behavioral training reduce pain during cancer treatment: a controlled clinical trial'. In: *Pain* 63 (1995), nr. 2, pp. 189-198.

38 Fleming, U., 'Relaxation therapy for far-advanced cancer'. In: *The Practitioner* (1985), nr. 229, pp. 471-475.

39 Ferrell, B.R., B.A. Ferrell & C. Ahn, 'Pain management for elderly patients with cancer at home'. In: *Cancer* (1994), nr. 72, pp. 2139-2146.

40 Bridge, L.R., P. Benson, P.C. Pietroni & R.G. Priest, 'Relaxation and imagery in the treatment of breast cancer'. In: *British Medical Journal* (1988), nr. 297, pp. 1169-1172.

41 Troesch, L.M., C.B. Rodehaver, E.A. Delaney & B. Yanes, 'The influence of guided imagery on chemotherapy-related nausea and vomiting'. In: *Oncology Nursing Forum* (1996), nr. 20, pp. 1179-1185.

42 Faber, J. & B. Wienerman, *A comparison of different support group formats in aiding cancer patients in coping with their disease and treatment*. Proceedings of American Social Clinical Oncology 1981, April C-422.

43 Fellowes, D., K. Barnes & S. Wilkinson, 'Aromatherapy and massage for symptom relief in patients with cancer'. Review. In: *The Cochrane Library* (2005), nr. 1, pp. 1-21.

44 Cooke, B. & E. Ernst, 'Aromatherapy: a systematic review'. In: *British Journal of General Practice* (2000), nr. 50, pp. 493-496.

45 Baarda, D.B., M.PM. Goede & J. Teunissen, *Kwalitatief onderzoek: praktische handleiding voor het opzetten en uitvoeren van kwalitatief onderzoek.* Stenfert, Groningen 2001.

46 Creswell, J., *Research design: qualitative, quantitative, and mixed methods approaches.* Sage Publications, Thousands Oaks/London/New Delhi 2003.

47 Wit, A.J.E.F. de, R.J.J. van Boxtel & E.J. Elfrink, 'Het gebruik van pijnanamnese en pijnintensiteitsmeting'. In: *Tijdschrift voor Verpleegkundigen* (1999), nr. 6, pp. 191-194.

48 Berg, M. van den, A. Visser & B. van den Borne, *Complementaire zorg voor kankerpatiënten die chemokuren volgen: effectiviteit van haptotherapie.* Helen Dowling Instituut, Utrecht 2003.

49 Corner, J., N. Cawley & S. Hildebrand, 'An evaluation of the use of massage and essential oils on the well-being of cancer patients'. In: *International Journal of Palliative Nursing* 1 (1995), nr. 2, pp. 67-73.

50 Wilkinson, S., 'Palliative care. Get the massage'. In: *Nursing Times* 92 (1996), nr. 34, pp. 61-64.

51 Steeg, A.F.W. van der, J. de Vries & J.A. Roukema, 'Quality of life and health status in breast cancer carcinoma'. In: *European Journal of Surgical Oncology* (2004), nr. 30, pp. 1051-1057.

52 Spilker, B., *Quality of life assessments in clinical trials.* Raven Press, New York 1990.

53 Essink-Bot, M.L., *Kwaliteit van leven in medisch onderzoek.* University Press, Amsterdam 1996.

54 Haes, J.C.J.M. de, *Kwaliteit van leven van kankerpatiënten.* Swets & Zeitlinger, Amsterdam/Lisse 1988.

55 Remie, M., M. Zoeteman, J. Brommer, E. Maex, A. Visser & B. Garssen, *Ruimte voor jezelf. Evaluatie groepsbegeleiding voor mensen met kanker door het Helen Dowling Instituut.* Humadruk, Utrecht 2000.

56 Ahles T.A.D.M., Tope, B., Pinkson, B., Walch, S. e.a., 'Massage therapy for patients undergoing autologous bone marrow transplantation'. In: *Journal of Pain and Symptom Management* (1999), nr. 18, pp. 157-163.

57 Aaronson, N.K., S. Ahmedzai, B. Bergman, e.a., 'The European Organization for Research and Treatment of Cancer-C30: a quality-of-life instrument for use in international clinical trials in oncology'. In: *Journal of the National Cancer Institute* (1993), nr. 85, pp. 365-376.

58 Haes, J.C.J.M. de, Gualthérie van Weezel, R. Sanderman & H.B.M. van de Wiel, *Psychologische patiëntenzorg in de oncologie.* Koninklijke Van Gorcum, Assen 2001, pp. 34-46.

59 Sprangers, M.A.G., E.M.A. Smets & H. Stiegelis, 'Gevolgen van de ziekte'. In: J.C.J.M. de Haes, L.M. Gualthérie van Weezel, R. Sanderman & H.B.M. van de Wiel, *Psychologische patiëntenzorg in de oncologie.* Koninklijke Van Gorcum, Assen 2001, pp. 34-46.

60 Wald, F.D.M. & G.J. Mellenbergh, 'De verkorte versie van de Nederlandse vertaling van de Profile of Mood States (POMS)'. In: *Nederlands Tijdschrift voor de Psychologie* (1990), nr. 45, pp. 86-90.

61 Holzenspies, C. & J. Taal, *Kanker in beeld: Verwerking door creatieve expressie.* Stichting Kanker in Beeld, Amsterdam 2003.

62 Nanuruw, F., A.P. Visser, H. Finkenflugel & M. Wijsmans, *Het proces van implementatie van complementaire zorg in verpleeg- en verzorgingshuizen.* Stichting MAIA, Rotterdam 2006.

63 Visser, A., I. van Wijk-Veldman & M. Wysmans, 'Toepassing van massage en aromatherapie bij verpleeghuisbewoners'. In: *Nederlands Tijdschrift voor Palliatieve Zorg* 4 (2003), nr. 1, pp. 5-11.

64 Westcomb, A.M., M.A. Gambles, S.M. Wilkinson, e.a. 'Learning the hard way! Setting up an RCT of aromatherapy massage for patients with advanced cancer'. In: *Palliative Medicine* (2003), nr. 17, pp. 300-307.

65 Kirsch, I., 'The placebo effect in complementary medicine'. In: G. Lewith, W.B. Jonas & H. Walach, *Clinical research in complementary therapies.* Churchill Livingstone, Edinburgh 2002.

66 Visser, A.P., 'De beïnvloeding van de voorlichting aan chirurgische patiënten'. In: *Gezondheid en Samenleving* (1980), nr. 1, pp. 194-221.

67 Cullum, N., 'Evidence based nursing: uitdaging en mogelijkheden'. A. Reynvaan Lezing 2000. In: *Verpleegkunde Nieuws*, mei 2000.

68 Jordan, M.L. & L.R. Delunas, 'Quality of life and patterns of non-traditional therapy use by patients with cancer'. In: *Oncology Nursing Forum* (2001), nr. 28, pp. 1107-1113.

69 Lee, M.M., S.S. Lin, M.R. Wrensch, S.R. Adler & D. Eisenberg, 'Alternative therapies used by women with breast cancer in four ethnic populations'. In: *Journal of the National Cancer Institute* (2002), nr. 92, pp. 42-47.

70 Ernst, E. & B.R. Cassileth, 'The prevalence of complementary/alternative medicine in cancer: a systematic review'. In: *Cancer* (1998), nr. 83, pp. 777-782.

71 Turton, P., 'Europe against cancer. Touch me, feel me, heal me'. In: *Nursing Times* 85 (1989), nr 19, pp. 42-44.

72 Barnett, K., 'A theoretical construct of the concepts of touch as they relate to nursing'. In: *Nursing Research* (1972), nr. 21, pp. 102-110.

73 Erkelens, T., J. de Kler & A. Francke, 'Aanraking en massage: waar woorden tekort schieten'. In: *Verpleegkunde Nieuws* (1985), nr. 28.

74 Grealish, L., A. Lamasney & B. Whiteman, 'Foot massage – a nursing intervention to modify the distressing symptoms of pain and nausea in patients hospitalized with cancer'. In: *Cancer Nursing* (2000), nr. 23, pp. 237-243.

75 Weinrich, S.P. & M.C. Weinrich, 'The effect of massage on pain in cancer patients'. In: *Applied Nursing Research* (1990), nr. 3, pp. 140-145.

76 Wilkie, D.J., J. Kampbell, S. Cutshall, e.a., 'Effects of massage on pain intensity, analgesics and quality of life in patients with cancer pain: a pilot study of a randomized clinical trial conducted within hospice care delivery'. In: *The Hospice Journal* (2000), nr. 15, pp. 31-53.

77 Stephenson, N.L.N., S.P. Weinrich & A.S. Tavakoli, 'The effects of foot reflexology on anxiety and pain in patients with breast and lung cancer'. In: *Oncology Nursing Forum* (XXXX), nr. 27, pp. 67-72.

78 *Expert opinions on methodology: development of cancer CAM symptom research.* National Cancer Institute, Bethesda 2001.

79 Cleuver, L., A.P. Visser & I. van Wijk, *Complementaire zorgvormen in het verpleeghuis. Deel II. Evaluatie van de tweede fase van het werken met aromatherapie en massage in het Verpleeghuis en Reactiveringscentrum Antonius IJsselmonde Rotterdam.* Stichting MAIA, Rotterdam 2003.

80 Institute of Medicine of the National Academies, *Complementary and alternative medicine in the United States.* The National Academic Press, Washington 2005.

81 Ernst, E., 'Investigating the safety of complementary medicine'. In: G. Lewith, W.B. Jonas & H. Walach, *Clinical research in complementary therapies.* Churchill Livingstone, Edinburgh 2002, pp. 171-186.

Hoofdstuk 18

1 Grol, R. & M. Wensing (red.), *Implementatie, effectieve verandering in de patiëntenzorg.* Elsevier Gezondheidszorg, Maarsen 2001, p. 26.

2 De landelijke implementatiecongressen 'Kennis Beter Delen', georganiseerd door ZON (Zorg-Onderzoek Nederland) zijn na twee geslaagde edities in 2004 en 2005 een begrip geworden. Zij bieden een platform waar veranderaars ideeën, werkvormen en inspiratie kunnen uitwisselen. Zie www.kennisbeterdelen.nl.

3 Swieringa, J. & B. Elmers, *In plaats van reorganiseren*. Groningen, Wolters Noordhoff 1996.

4 Woerkom, C. van & L. Adolfse, *Interactieve kennisontwikkeling en -benutting*, SI 1998;1:10-9, geciteerd in Grol en Wensing (1), pp. 108-109.

5 ZorgOnderzoek Nederland. *Met het oog op toepassing. Beleidsnota Implementatie ZON 1997-1999*. ZON, Den Haag 1997.

6 Noorden, A., 'De toepassing van natuurlijke behandelmethoden door verpleegkundigen'. In: *Tijdschrift voor Integrale Geneeskunde* 12 (1996), nr. 5, pp. 198-205.

7 Visser, A. & I. van Wijk, *Onderzoek naar wensen, behoeften verwachtingen omtrent complementaire zorg in het verpleeghuis*. Intern Rapport. Stichting MAIA, Rotterdam 2000.

8 Berge, A.P. van den, A.J. de Boer & J.W. Klootwijk, *Werkboek werkconferenties: Concepten en recepten voor werkconferenties als veranderingsinstrument*. Elsevier, Maarssen 1997.

9 Senge, P., *De dans der verandering, Nieuwe uitdagingen voor de lerende organisatie*. Academic Service, Schoonhoven 2000, p. 63.

10 Machiavelli, N., *De Heerser*. Athenaeum/Polak & van Gennep, Amsterdam 1976, p. 83.

11 Ross, S.M. & L.R. Offerman, 'Transformational leaders: measurement of personality attributes and work group performance'. In: *Personality and Social Psychology Bulletin* (1997), nr. 23, pp. 1078-86. Aangehaald in Grol en Wensing (1).

12 Rodgers, E.M. e.a., 'Influence of top management commitment on management program success'. In: *Journal of Applied Psychology* (1993), nr. 78, pp. 151-155. In Grol en Wensing (1), pp. 53.

Illustratieverantwoording

Figuur 1.1, 2.2, 3.4, 4.1, 6.1, 6.2, 6.3, 6.4, 6.5. 6.6, 7.2, 8.1, 9.1, 9.2, 9.3, 10.2, 10.3, 10.4, 10.6, 10.7, 17.1, 17.2, 17.4, 17.8, 18.1, 18.2
Tekeningen: Erik Dries

Figuur 1.2, 14.2, 14.3
Foto's: WZH De Strijp-Waterhof – Conny Hogeslag

Figuur 2.1, 12.2, 12.3
Foto:'s Nederlands Openlucht Museum, Arnhem (figuur 2.1 en 12.3 komt uit *Florum et coronarium odoratumque nonnularum herbarum historia*, auteur Rembertus Dodonaeus en is in bezit van dr. J.S. Meulenhof, Oosterbeek)

Figuur 2.3, 11.2
Foto's: Stichting Anders Beleven

Figuur 3.1
Foto: Susan Hupkens

Figuur 3.2, 11.3
Foto's: Erik Kottier (TVV)

Figuur 3.3, 10.1, 16.1, 16.2, 16.3
Foto's: Marja Leeuwenberg (Van Praag Instituut)

Figuur 4.3
Bron: Painted by Graham Dyer 1994 (53 Tyrrell Street, Leicester LE3 5SB), Abacus (Colour Printers) Ltd., Cumbria (01229) 885361.

Figuur 4.4
Bron: Newcomb, Frank J. & Gladys A. Reichard, *Sandpaintings of the Navajo Shooting Chant*. Dover Publications INC., New York, 1975.

Figuur 5.3, 12.4
Schema's: Marilène Dols

Figuur 6.1
Foto: Frank Muller (Zorginbeeld.nl)

Figuur 10.5
Foto: Frits van der Veldt (Van Praag Instituut)

Figuur 11.1
Foto: Imelda Wahlen

Figuur 11.4, 11.5
Foto's: Mieke Schlaman

Figuur 12.1, 12.5, 12.6, 12.7, 12.8, 12.9, 12.10, 12.11, 12.12, 13.5, 13.6, 13.7, 13.8, 13.9
Foto's: Weleda Nederland NV

Figuur 13.1, 13.2
Foto's: Theo Thijssen

Figuur 13.3 en 15.2
Tekeningen: John Rabou, 's-Hertogenbosch

Figuur 13.4
Foto: Thomas Thijssen

Figuur 14.1
Foto: Jasperien van der Pasch-Fliermans

Figuur 15.1
Foto: Susan Hupkens

Figuur 15.3
Foto: Igor Corbeau, Van Praag Instituut

Figuur 16.3
Foto: Franciscus Gasthuis, Rotterdam

Figuur 17.3
Foto: Adriaan Visser

Figuur 17.5
Frank van den Ham, Diakonessenhuis, Utrecht

Figuur 17.7
Tekening: Mayke Op 't Hoog

Register

>>

>>

Printed in the United States
by Baker & Taylor Publisher Services

Printed in the United States
by Baker & Taylor Publisher Services